Frank Lammert, Petra Lynen Jansen, Markus M. Lerch, Heiner Wedemeyer (Hrsg.)

Weißbuch Gastroenterologie 2023/24

Frank Lammert, Petra Lynen Jansen,
Markus M. Lerch, Heiner Wedemeyer (Hrsg.)

Weißbuch Gastroenterologie 2023/24

Erkrankungen des Magen-Darm-Traktes,
der Leber und der Bauchspeicheldrüse —
Gegenwart und Zukunft

DE GRUYTER

Herausgeber
Prof. Dr. Frank Lammert
Medizinische Hochschule Hannover
Carl-Neuberg-Straße 1
30625 Hannover

PD Dr. Petra Lynen Jansen
DGVS - Deutsche Gesellschaft für
Gastroenterologie, Verdauungs- und
Stoffwechselkrankheiten - Gastro Haus
Olivaer Platz 7
10707 Berlin

Prof. Dr. Markus M. Lerch
LMU Klinikum
Campus Großhadern
Marchioninistr. 15
81337 München

Prof. Dr. Heiner Wedemeyer
Klinik für Gastroenterologie, Hepatologie,
Infektiologie und Endokrinologie
Medizinische Hochschule Hannover
Carl-Neuberg-Str. 1
30625 Hannover

ISBN: 978-3-11-099575-6
e-ISBN (PDF): 978-3-11-098433-0
e-ISBN (EPUB): 978-3-11-098448-4

Library of Congress Control Number: 2023941006

Bibliografische Information der Deutschen Nationalbibliothek
Die Deutsche Nationalbibliothek verzeichnet diese Publikation in der Deutschen Nationalbiblio-
graphie; detaillierte bibliografische Daten sind im Internet über http://dnb.d-nb.de abrufbar.

Der Verlag hat für die Wiedergabe aller in diesem Buch enthaltenen Informationen mit den Autoren
große Mühe darauf verwandt, diese Angaben genau entsprechend dem Wissensstand bei Fertigstellung des Werkes abzudrucken. Trotz sorgfältiger Manuskriptherstellung und Korrektur des Satzes
können Fehler nicht ganz ausgeschlossen werden. Autoren und Verlag übernehmen infolgedessen
keine Verantwortung und keine daraus folgende oder sonstige Haftung, die auf irgendeine Art aus
der Benutzung der in dem Werk enthaltenen Informationen oder Teilen davon entsteht.
Die Wiedergabe der Gebrauchsnamen, Handelsnamen, Warenbezeichnungen und dergleichen in
diesem Buch berechtigt nicht zu der Annahme, dass solche Namen ohne weiteres von jedermann
benutzt werden dürfen. Vielmehr handelt es sich häufig um gesetzlich geschützte, eingetragene
Warenzeichen, auch wenn sie nicht eigens als solche gekennzeichnet sind.

© 2023 Frank Lammert, Petra Lynen Jansen, Markus M. Lerch, Heiner Wedemeyer publiziert von
Walter de Gruyter GmbH, Berlin/Boston.
Dieses Buch ist als Open-Access-Publikation verfügbar über www.degruyter.com.

Einbandabbildung: Grafik DGVS
Satz/Datenkonvertierung: L42 AG, Berlin
Druck und Bindung: CPI Books GmbH, Leck

www.degruyter.com

Wichtiger Hinweis

Wie jede Wissenschaft ist die Medizin ständigen Entwicklungen unterworfen. Forschung und klinische Erfahrungen erweitern unsere Erkenntnisse, insbesondere was Behandlung und medikamentöse Therapie anbelangt. Soweit in diesem Werk Medikamente, eine Dosierung oder eine Applikation erwähnt werden, darf der Leser zwar darauf vertrauen, dass Autoren, Herausgeber und Verlag große Sorgfalt darauf verwandt haben, dass diese Angaben dem Wissensstand bei Fertigstellung des Werkes entsprechen, aber es kann weder von den Autoren, den Herausgebern noch vom Verlag eine Gewähr übernommen werden.

Jeder Benutzer ist angehalten, durch sorgfältige Prüfung und ggf. nach Konsultation eines Spezialisten festzustellen, ob die dort gegebene Empfehlung für Dosierung oder Applikation oder die Beachtung von Kontraindikationen gegenüber den Angaben in diesem Buch abweicht. Autoren, Herausgeber und Verlag appellieren an den Benutzer, ihm eventuell auffallende Ungenauigkeiten mitzuteilen.

Geschützte Warennamen (oder Warenzeichen) werden nicht besonders kenntlich gemacht. Aus dem Fehlen eines solchen Hinweises kann also nicht geschlossen werden, dass es sich um einen freien Warennamen handelt. Das Werk einschließlich aller seiner Teile ist urheberrechtlich geschützt. Jede Verwertung außerhalb der engen Grenzen des Urheberrechtsgesetzes ist ohne Zustimmung der Deutschen Gesellschaft für Gastroenterologie, Verdauungs- und Stoffwechselerkrankungen e. V. unzulässig und strafbar. Das gilt insbesondere für Vervielfältigungen, Übersetzungen, Mikroverfilmungen und die Einspeicherung und Verarbeitung in elektronischen Systemen. Erlaubt sind hingegen das Zitieren und die Nennung der Quelle (dieses Buches).

Wenn nicht überall im Text die genderkorrekte Schreibweise Verwendung findet, bitten wir dies nachzusehen. Es sind immer Benutzerinnen und Benutzer, Patientinnen und Patienten, Leserinnen und Leser in gleicher Weise gemeint. Dies gilt selbstverständlich auch für vergleichbare Begriffe, die wir hier nicht aufgelistet haben.

Vorwort zur 4. Auflage 2023/24

Heiner Wedemeyer, Frank Lammert, Petra Lynen-Jansen, Markus M. Lerch

Wir freuen uns sehr, bereits zum vierten Mal eine aktualisierte Auflage des Weißbuchs Gastroenterologie vorzulegen. Eine so umfangreiche Neubearbeitung durchzuführen, war nur wegen des großen Engagements zahlreicher Autoren möglich, die ihr Kapitel sorgfältig überarbeitet und die statistischen Daten auf den neuesten Stand gebracht haben. Unser Dank gilt auch den zahlreichen DGVS-Mitgliedern und Lesern, die uns mit Rückmeldungen auf nötige Korrekturen und Ergänzungen aufmerksam gemacht haben.

Die Inzidenz und Prävalenz der chronisch entzündlichen und der malignen Erkrankungen der Verdauungsorgane nimmt stetig zu. Inzwischen hat sich auch in der Laienöffentlichkeit, der Gesundheits- und der Forschungspolitik herumgesprochen, dass die Krankheiten der Verdauungsorgane mit mehreren Millionen Behandlungen und zehntausenden Todesfällen pro Jahr im Krankenhaus wirkliche Volkskrankheiten sind – in ihrer Bedeutung nur mit den Herzkreislauferkrankungen vergleichbar.

Der Zunahme der Morbidität und Mortalität von gastroenterologischen Krankheiten werden wir nur begegnen können, wenn wir das erhebliche präventive Potential unseres Faches nutzen und verbessern. Prävention in der Gastroenterologie verbessert nicht nur die Prognose der chronischen und der Krebserkrankungen im Magen-Darm-Trakt, sie hat auch das Potenzial Herzkreislauf-, Stoffwechsel und neurologische Erkrankungen zu reduzieren.

Hierzu forscht die Gastroenterologie in mehreren Verbundprojekten und ist zurzeit mit sechs Sonderforschungsbereichen und zwei Exzellenzclustern hervorragend aufgestellt (Kapitel 12). Angesichts der Zahl der betroffenen Patienten, der gesundheitsökonomischen Bedeutung der Verdauungskrankheiten und der hohen Kompetenz in der Einwerbung von Forschungsverbünden, ist nach wie vor nicht nachvollziehbar, warum in Deutschland immer noch kein Nationales Gesundheitszentrum für Gastroenterologie gefördert wird. Während Gastroenterologen bereits höchst erfolgreich Prävention praktizieren, soll parallel mit der Dekade gegen Krebs eine wichtige aber bisher inhaltlich noch offene Präventionsinitiative entstehen. Es bleibt somit Ziel der DGVS die Politik von der Notwendigkeit eines Nationalen Gesundheitszentrums für die Krankheiten der Verdauungsorgane zu überzeugen – ein besseres Argument dafür als dieses Weißbuch könnte es kaum geben. Betrachtet man das Einzugsgebiet der erfolgreichen gastroenterologischen Verbundförderungen, so lässt sich leicht errechnen, dass über ein Nationales Gesundheitszentrum jeder zweite Bundesbürger erreicht würde.

Unverzichtbarer Partner in der unmittelbaren Patientenversorgung sind die niedergelassenen Kolleginnen und Kollegen, die schon jetzt mit der Vorsorgekoloskopie und der Betreuung chronisch kranker Patienten zentrale Bereiche der gastroenterologischen Versorgung abdecken. Die Vorsorgekoloskopie in Deutschland ist eine Erfolgsgeschichte, die nur durch das große Engagement und die hohe Qualität der Maßnahme möglich geworden ist.

Besonders das Thema Qualität erfordert einen sehr engen Schulterschluss zwischen den Interessengruppen unserer Fachgesellschaft. Die schrittweise Einführung eines Instruments zur Qualitätssicherung ist politisch beschlossen. Da wir uns selbst zur Sicherung und Verbesserung der Qualität verpflichtet haben, wollen wir dieses Thema als Gastroenterologen auch mitgestalten. Mit der Gründung der Kommission Qualität haben wir bereits 2018 diese Herausforderung aufgenommen und begonnen, gastroenterologische Qualitätskriterien zu definieren (Kapitel 14).

Die Herausgeber danken Herrn Klug aus der Geschäftsstelle der DGVS für seine exzellente Projektbetreuung und dem De Gruyter Verlag für die Umsetzung und viele gute Gestaltungsideen.

Wir hoffen, dass Sie uns bei der Verbreitung dieses Buches und der enthaltenen Informationen unterstützen. Lassen Sie uns gemeinsam in allen Bereichen – als Ärzte, Wissenschaftler, Weiterbilder und Dozenten – daran arbeiten, die Bedeutung unseres vielseitigen und spannenden Fachgebiets zu vermitteln und uns dadurch für die Zukunft gut aufzustellen. Nach dem Leitbild:

Gesundheit durch Gastroenterologie!

Berlin, im April 2023

Heiner Wedemeyer, Frank Lammert, Petra Lynen Jansen und Markus M. Lerch

Inhalt

Autorenverzeichnis

PD Dr. med. Viola Andresen
Medizinische Klinik
Israelitisches Krankenhaus
Orchideenstieg 14
22297 Hamburg
Kapitel 4.2.1

PD Dr. med. Beate Appenrodt
Abteilung Innere Medizin
St. Elisabeth-Krankenhaus
Werthmannstr. 1
50935 Köln
Kapitel 5.3.1

Prof. Dr. med. Michael Bitzer
Medizinische Klinik I – Gastroenterologie,
Gastrointestinale Onkologie, Hepatologie,
Infektiologie und Geriatrie
Universitätsklinikum Tübingen
Otfried-Müller-Str. 10
72076 Tübingen
Kapitel 8.3.1

PD Dr. med. Irina Blumenstein
Medizinische Klinik I Gastroent., Hepat.,
Pneum., Endokrin.
Universitätsklinikum Frankfurt
Theodor-Stern-Kai 7
60596 Frankfurt am Main
Kapitel 4.1.1

PD Dr. med. Jan Bornschein
Translational Gastroenterology Unit
John Radcliffe Hospital Oxford University Hospitals
Headley Way
OX39DU Oxford
Vereinigtes Königreich
Kapitel 8.2.1

Univ.-Prof. Dr. med. Ali E. Canbay
Medizinische Klinik
Universitätsklinikum Knappschaftskrankenhaus
Bochum
In der Schornau 23–25
44892 Bochum
Kapitel 11.2

Prof. Dr. med. Markus Cornberg
Klinik für Gastroenterologie, Hepatologie,
Infektiologie und Endokrinologie
Medizinische Hochschule Hannover
Carl-Neuberg-Str. 1
30625 Hannover
Kapitel 10.6.1

Prof. Dr. med. Ulrike Denzer
Klinik für Gastroenterologie und Endokrinologie
Universitätsklinikum Gießen und Marburg
Baldingerstr.
35043 Marburg
Kapitel 14

Prof. Dr. med. Matthias Ebert
II. Medizinische Klinik Gastroent.,
Hepatologie, Infektiologie
Universitätsmedizin Mannheim
Theodor-Kutzer-Ufer 1–3
68167 Mannheim
Kapitel 8.5.1, 11.3

Dr. med. Jörg Felber
Medizinische Klinik II – Gastroenterologie,
Hepatologie, Endokrinologie, Hämatologie und
Onkologie
RoMed Klinikum Rosenheim
Ellmaierstr. 23
83022 Rosenheim
Kapitel 3.4.1

Prof. Dr. med. Thomas Gress
Klinik für Gastroenterologie und Endokrinologie
Universitätsklinikum Gießen und Marburg
Baldingerstr.
35043 Marburg
Kapitel 8.6.1

Sabrina Groß
Medizinische Klinik I – Gastroenterologie,
Gastrointestinale Onkologie, Hepatologie,
Infektiologie und Geriatrie
Universitätsklinikum Tübingen
Otfried-Müller-Str. 10
72076 Tübingen
Kapitel 8.3.1

Prof. Dr. Dr. Ahmed Nabil Hegazy
Medizinische Klinik für Gastroenterologie,
Infektiologie und Rheumatologie
Charité – Universitätsmedizin Berlin, Campus
Benjamin Franklin
Hindenburgdamm 30
12203 Berlin
Kapitel 3.5

M. Sc. Juliana Hoeper
Center for Health Economics Research Hannover
(CHERH)
Leibniz Universität Hannover
Otto-Brenner-Straße 7
30159 Hannover
Kapitel 2, 3.1.2, 3.2.2, 3.3.2, 3.4.2, 4.1.2, 4.2.2,
4.3.2, 5.1.2, 5.2.2, 5.3.2, 5.4.2, 5.5.2, 5.6.2,
6.1.2, 6.2.2, 6.3.2, 7.2, 8.1.2, 8.2.2, 8.3.2,
8.4.2, 8.5.2, 8.6.2, 9.2, 10.2.2, 10.3.2, 10.4.2,
10.5.2, 10.6.2, 10.7.2, 10.8.2

Prof. Dr. med. Verena Keitel-Anselmino
Klinik für Gastroenterologie, Hepatologie und
Infektiologie
Universitätsklinikum Magdeburg
Leipziger Str. 44
39120 Magdeburg
Kapitel 10.8.1

Prof. Dr. med. Gabriele Kirchner
Innere Medizin I
Caritaskrankenhaus St. Josef
Landshuter Straße 65
93053 Regensburg
und
Lebertransplantationsambulanz
Klinik und Poliklinik für Chirurgie
Universitätsklinikum Regensburg
Franz-Josef-Strauß-Allee 11
93053 Regensburg
Kapitel 5.5.1

Prof. Dr. med. Frank Thomas Kolligs
Klinik für Innere Medizin – Gastroenterologie,
Hepatologie & Diabetologie
Helios Klinikum Berlin-Buch
Schwanebecker Chaussee 50
13125 Berlin
Kapitel 10.2.1

Prof. Dr. med. Wolfgang Kruis
Am Dorfplatz 1
50259 Freimersdorf / Pulheim
Kapitel 4.3.1

Univ.-Prof. Dr. med. Antonios Katsounas
Medizinische Klinik
Universitätsklinikum Knappschaftskrankenhaus
Bochum
In der Schornau 23–25
44892 Bochum
Kapitel 11.2

Prof. Dr. med. Joachim Labenz
am Diakonie Klinikum Jung Stilling
Privatpraxis für Gastroenterologie
Wichernstr. 40
57074 Siegen
Kapitel 3.3.1, 10.3.1

**Univ.-Prof. Dr. med. Dipl.-Kfm. Dipl.-Volksw.
Frank Lammert**
Vorstand für Krankenversorgung
Medizinische Hochschule Hannover
Carl-Neuberg-Straße 1
30625 Hannover
Kapitel 1

Dr. Ansgar Lange
Center for Health Economics Research Hannover
(CHERH)
Leibniz Universität Hannover
Otto-Brenner-Straße 7
30159 Hannover
Kapitel 2, 3.1.2, 3.2.2, 3.3.2, 3.4.2, 4.1.2, 4.2.2,
4.3.2, 5.1.2, 5.2.2, 5.3.2, 5.4.2, 5.5.2, 5.6.2,
6.1.2, 6.2.2, 6.3.2, 7.2, 8.1.2, 8.2.2, 8.3.2,
8.4.2, 8.5.2, 8.6.2, 9.2, 10.2.2, 10.3.2, 10.4.2,
10.5.2, 10.6.2, 10.7.2, 10.8.2

Prof. Dr. med. Ludger Leifeld
Klinik für Allgemeine Innere Medizin & -
Gastroenterologie – Medizinische Klinik III
St. Bernward Krankenhaus
Treibestr. 9
31134 Hildesheim
Kapitel 4.3.1, 11.5

Prof. Dr. Markus M. Lerch
LMU Klinikum
Ärztliche Direktion
Universitätsklinikum München
Marchioninistr. 15
81337 München
Kapitel 5.6.1, 10.4.1

Dr. med. Simone Lieberknecht
Medizinische Klinik II
Universitätsklinikum Frankfurt
Theodor-Stern-Kai 7
60596 Frankfurt
Kapitel 6.2.1

Dr. rer. pol. Ute Lohse
Institute of Risk and Insurance
Leibniz Universität Hannover
Otto-Brenner-Straße 7
30159 Hannover
Kapitel 2, 3.1.2, 3.2.2, 3.3.2, 3.4.2, 4.1.2, 4.2.2,
4.3.2, 5.1.2, 5.2.2, 5.3.2, 5.4.2, 5.5.2, 5.6.2,
6.1.2, 6.2.2, 6.3.2, 7.2, 8.1.2, 8.2.2, 8.3.2,
8.4.2, 8.5.2, 8.6.2, 9.2, 10.2.2, 10.3.2, 10.4.2,
10.5.2, 10.6.2, 10.7.2, 10.8.2

Prof. Dr. med. Christoph Lübbert, DTM & H
Bereich Infektiologie und Tropenmedizin
Klinik und Poliklinik für Hämatologie,
Zelltherapie, Hämostaseologie und Infektiologie
Universitätsklinikum Leipzig
Liebigstr. 20
04103 Leipzig
Kapitel 6, 6.3.1

PD Dr. med. Petra Lynen Jansen
Deutsche Gesellschaft für Gastroenterologie,
Verdauungs- und
Stoffwechselkrankrankheiten (DGVS)
Olivaer Platz 7
10707 Berlin
Kapitel 1, 10.1, 12

Prof. Dr. med. Ahmed Madisch
Centrum Gastroenterologie
Agaplesion Krankenhaus Bethanien
Im Prüfling 23
60389 Frankfurt am Main
Kapitel 3.3.1

Prof. Dr. med. Nisar P. Malek
Medizinische Klinik I – Gastroenterologie,
Gastrointestinale Onkologie, Hepatologie,
Infektiologie und Geriatrie
Universitätsklinikum Tübingen
Otfried-Müller-Str. 10
72076 Tübingen
Kapitel 8.3.1

Prof. Dr. med. Julia Mayerle
LMU Klinikum
Medizinische Klinik und Poliklinik II
Universitätsklinikum München
Marchioninistr. 15
81377 München
Kapitel 5.6.1, 10.4.1

Prof. Dr. med. Alexander G. Meining
Medizinische Klinik und Poliklinik II
Universitätsklinikum Würzburg
Oberdürrbacher Str. 6–8
97080 Würzburg
Kapitel 9.1

Prof. Dr. med. Johann Ockenga
Medizinische Klinik II
Klinikum Bremen Mitte – Gesundheit Nord
Sankt-Jürgen-Str. 1
28205 Bremen
Kapitel 11.4

Prof. Dr. med. Rainer Porschen
Gastroenterologische Praxis am
Kreiskrankenhaus Osterholz
Am Krankenhaus 4
27711 Osterholz-Scharmbeck
Kapitel 8.5.1

PD Dr. med. Christian Peter Pox
Medizinische Klinik
Krankenhaus St. Joseph-Stift
Schwachhauser Heerstr. 54
28209 Bremen
Kapitel 8.1.1

PD Dr. med. Philipp Reuken
Klinik für Innere Medizin IV Gastroenterologie,
Hepatologie, Infektiologie
Universitätsklinikum Jena
Am Klinikum 1
07747 Jena
Kapitel 7.1

Univ.-Prof. Dr. med. Elke Roeb
Gastroenterologie, Medizinische Klinik II
Universitätsklinikum Gießen und Marburg
Klinikstr. 33
35392 Gießen
Kapitel 5.1.1

Dr. med. Lisa Sandmann
Klinik für Gastroenterologie, Hepatologie,
Infektiologie und Endokrinologie
Medizinische Hochschule Hannover (MHH)
Carl-Neuberg-Str. 1
30625 Hannover
Kapitel 10.6.1

Prof. Dr. med. Christoph Sarrazin
Medizinische Klinik II mit Schwerpunkt
Gastroenterologie, Hepatologie, Infektiologie
und Diabetologie
St. Josefs-Hospital
Beethovenstr. 20
65189 Wiesbaden
Kapitel 5.2.1

Prof. Dr. med. Jörn M. Schattenberg
I. Medizinische Klinik und Poliklinik
Universitätsmedizin Mainz
Langenbeckstr. 1
55131 Mainz
Kapitel 10.5.1

**Prof. Dr. Johann-Matthias Graf von der Schulen-
burg**
Institute of Risk and Insurance
Leibniz Universität Hannover
Otto-Brenner-Straße 1
30159 Hannover
Kapitel 2, 3.1.2, 3.2.2, 3.3.2, 3.4.2, 4.1.2, 4.2.2,
4.3.2, 5.1.2, 5.2.2, 5.3.2, 5.4.2, 5.5.2, 5.6.2,
6.1.2, 6.2.2, 6.3.2, 7.2, 8.1.2, 8.2.2, 8.3.2,
8.4.2, 8.5.2, 8.6.2, 9.2, 10.2.2, 10.3.2, 10.4.2,
10.5.2, 10.6.2, 10.7.2, 10.8.2

PD Dr. med. Christian Schulz
Med. Klinik und Poliklinik 2
Universitätsklinikum München –
Campus Großhadern
Marchioninistr. 15
81377 München
Kapitel 3.2.1

PD Dr. med. Michael Schumann
Medizinische Klinik für Gastroenterologie,
Infektiologie und Rheumatologie
Charité – Universitätsmedizin Berlin,
Campus Benjamin Franklin
Hindenburgdamm 30
12203 Berlin
Kapitel 3.4.1, 3.5

Dr. Christoph Schwarzbach
Europäische Fernhochschule Hamburg GmbH
Doberaner Weg 20
22143 Hamburg
Kapitel 2, 3.1.2, 3.2.2, 3.3.2, 3.4.2, 4.1.2, 4.2.2,
4.3.2, 5.1.2, 5.2.2, 5.3.2, 5.4.2, 5.5.2, 5.6.2,
6.1.2, 6.2.2, 6.3.2, 7.2, 8.1.2, 8.2.2, 8.3.2,
8.4.2, 8.5.2, 8.6.2, 9.2, 10.2.2, 10.3.2, 10.4.2,
10.5.2, 10.6.2, 10.7.2, 10.8.2

Prof. Dr. med. Thomas Seufferlein
Klinik für Innere Medizin I – Gastroenterologie,
Endokrinologie, Nephrologie, Ernährung und
Stoffwechsel
Universitätsklinikum Ulm
Albert-Einstein-Allee 23
89081 Ulm
Kapitel 8.4.1

Prof. Dr. med. Andreas Stallmach
Klinik für Innere Medizin IV Gastroenterologie,
Hepatologie, Infektiologie
Universitätsklinikum Jena
Am Klinikum 1
07747 Jena
Kapitel 6.1.1, 7.1, 10.7.1

Dr. med. Vera Stiehr
Abteilung Innere Medizin mit Schwerpunkt
Gastroenterologie
Evangelische Elisabeth Klinik
Lützowstr. 24–26
10785 Berlin
Kapitel 11.1

Prof. Dr. med. Christian P. Strassburg
Medizinische Klinik und Poliklinik I
Universitätsklinikum Bonn
Venusberg-Campus 1
53127 Bonn
Kapitel 5.4.1

Dr. med. Ulrich Tappe
Gastro-Praxis-Hamm an der St. Barbaraklinik
Am Heessener Wald 1
59073 Hamm
Kapitel 13

PD Dr. med. Birgit Terjung
Betriebsstätte St. Josef Abteilung Innere
Medizin – Gastroenterologie
GFO Kliniken Bonn
Hermannstr. 37
53225 Bonn
Kapitel 5.3.1

Univ.-Prof. Dr. med. Maria Vehreschild
Klinische Mikrobiomforschung, Klinische
Infektiologie
Universitätsklinikum Köln
Kerpener Str. 62
50937 Köln
Kapitel 6.2.1

Prof. Dr. med. Stephan vom Dahl
Klinik für Gastroenterologie, Hepatologie und
Infektiologie
Universitätsklinikum Düsseldorf
Moorenstr. 5
40225 Düsseldorf
Kapitel 10.8.1

Prof. Dr. med. Heiner Wedemeyer
Klinik für Gastroenterologie, Hepatologie,
Infektiologie und Endokrinologie
Medizinische Hochschule Hannover (MHH)
Carl-Neuberg-Str. 1
30625 Hannover
Kapitel 12

Dr. rer. pol. Jan Zeidler
Center for Health Economics Research Hannover
(CHERH)
Leibniz Universität Hannover
Otto-Brenner-Straße 7
30159 Hannover
Kapitel 2, 3.1.2, 3.2.2, 3.3.2, 3.4.2, 4.1.2, 4.2.2,
4.3.2, 5.1.2, 5.2.2, 5.3.2, 5.4.2, 5.5.2, 5.6.2,
6.1.2, 6.2.2, 6.3.2, 7.2, 8.1.2, 8.2.2, 8.3.2,
8.4.2, 8.5.2, 8.6.2, 9.2, 10.2.2, 10.3.2, 10.4.2,
10.5.2, 10.6.2, 10.7.2, 10.8.2

1 Krankheiten der Verdauungsorgane in Deutschland

Petra Lynen Jansen, Frank Lammert

Vorbemerkung: Die Covid-19-Pandemie hat erheblichen Einfluss auf die Gesundheitsversorgung weltweit und in Deutschland gehabt. Bei der Interpretation der in diesem Weißbuch genannten Zahlen sollte die COVID-19 Pandemie mit berücksichtigt werden.

Die Krankheiten der Verdauungsorgane umfassen die des Magen-Darm-Trakts, der Leber, der Gallenblase und der Bauchspeicheldrüse. Zu den häufigsten gastroenterologischen Erkrankungen zählen die Ulkuskrankheit, das Kolonkarzinom, die Pankreatitis, Lebererkrankungen (Leberzirrhose, Virushepatitis, Fettlebererkrankung) und Darmerkrankungen wie die Zöliakie oder die chronisch-entzündlichen Darmerkrankungen (Morbus Crohn und Colitis ulcerosa). Darüber hinaus sind die Funktionsstörungen (funktionelle Dyspepsie, Reizdarmsyndrom) von hoher medizinischer und gesundheitsökonomischer Relevanz. Eine besondere Rolle in der Therapie nimmt die Lebertransplantation ein. Nach der Niere ist sie das zweithäufigste Organ, das in Deutschland transplantiert wird.

Die Komplexität des Fachgebietes, das sich anders als die Pulmologie oder die Kardiologie nicht nur mit einem Organ, sondern mit einem (Verdauungs-)Organsystem befasst, macht seine besondere Attraktivität aus, sie bedingt aber auch, dass die Häufigkeit gastroenterologischer Krankheiten in der Öffentlichkeit deutlich unterschätzt wird. Dabei ist das pathologische Prinzip meist ähnlich, beruhend auf einer Kaskade aus Entzündung, Fibrose und Organversagen. Dieses Weißbuch hat das Ziel, die Bedeutung der gastroenterologischen Krankheiten als Volkskrankheiten für das deutsche Gesundheitssystem und für die Volkswirtschaft unseres Landes darzustellen, aber auch das hohe Präventionspotenzial gerade dieses Krankheitsgebietes auszuleuchten und die großen Fortschritte in der Therapie in den letzten Jahren zu beschreiben.

Fallzahlen und Sterbefälle

Die nicht-malignen Krankheiten der Verdauungsorgane (ICD K00-K93) gehören nach den Herz-Kreislauf-Störungen zu den häufigsten Krankheiten der Deutschen. Sie liegen deutlich vor den Erkrankungen des muskuloskelettalen Systems, den Atemwegserkrankungen und den psychischen Störungen (Abb. 1.1) [1].

Hinzugerechnet müssen darüber hinaus die infektiösen Darmkrankheiten (ICD: A00–A09, 146.689 Fälle 2020), zu denen zum Beispiel Infektionen durch Salmonellen, Campylobacter, Noroviren oder Clostridien gehören, sowie der Bereich der Virushepatiden, insbesondere der Hepatitis B und C (ICD: B15–B19, 2.748 Fälle 2020), Beide Krankheitsgruppen werden durch Gastroenterologinnen und Gastroenterologen versorgt.

Dass es sich hierbei um ernste Krankheiten handelt, zeigt die Analyse der Sterbe-fälle in Krankenhäusern, bei der die gastroenterologischen Krankheiten mit knapp 35.000 Sterbefällen in 2020 im Krankenhaus hinter den Krankheiten des Kreislauf-system und den Atemwegskrankheiten kontinuierlich Platz 3 belegen (Abb. 1.2) [1].

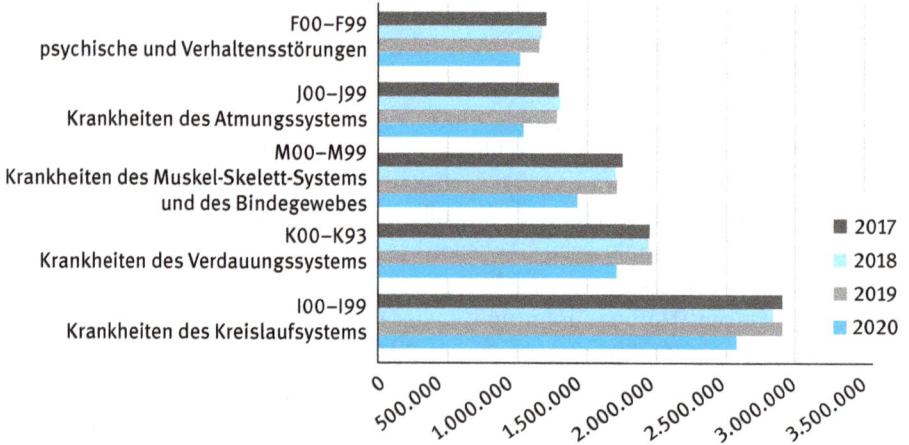

Abb. 1.1: Absolute Fallzahlen stationärer Behandlungsfälle nicht-maligner gastroenterologischer Krankheiten 2017–2020 nach ICD (Statistisches Bundesamt/Destatis 2022, eigene Darstellung) [1].

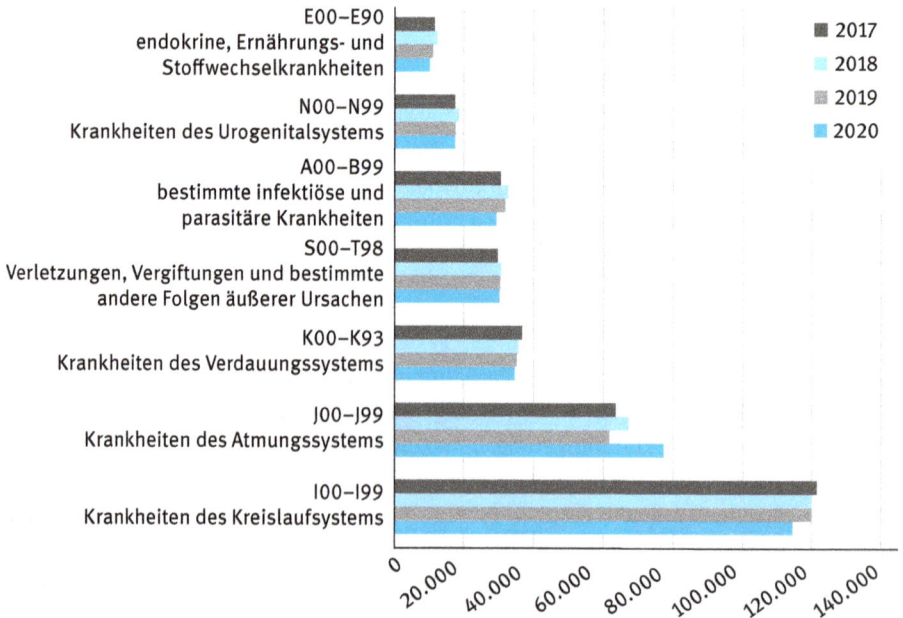

Abb. 1.2: Absolute Sterbefälle stationärer Behandlungsfälle 2020 nach ICD (Statistisches Bundes-amt/Destatis 2022, eigene Darstellung) [1].

C50–C50 bösartige Neubildung der Brustdrüse	122.858
C64–C68 bösartige Neubildungen der Harnorgane	133.229
C81–C96 bösartige Neubildungen des lymphatischen, blutbildenden und verwandten Gewebes, als primär festgestellt oder vermutet	151.290
C30–C39 bösartige Neubildungen der Atmungsorgane und sonstiger intrathorakaler Organe	203.913
C15–C26 bösartige Neubildungen der Verdauungsorgane	313.151

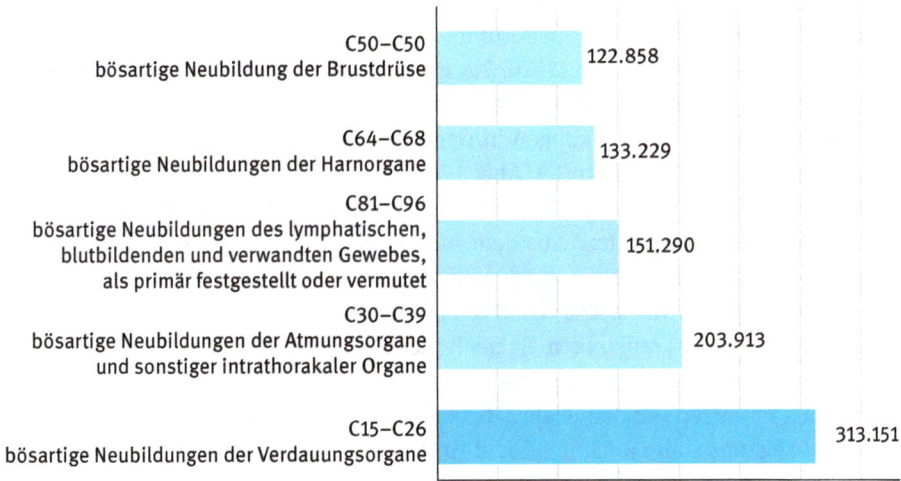

Abb. 1.3: Absolute Fallzahlen stationärer Behandlungsfälle maligner Erkrankungen 2020 nach ICD (Statistische Bundesamt/Destatis 2022, eigene Darstellung) [1].

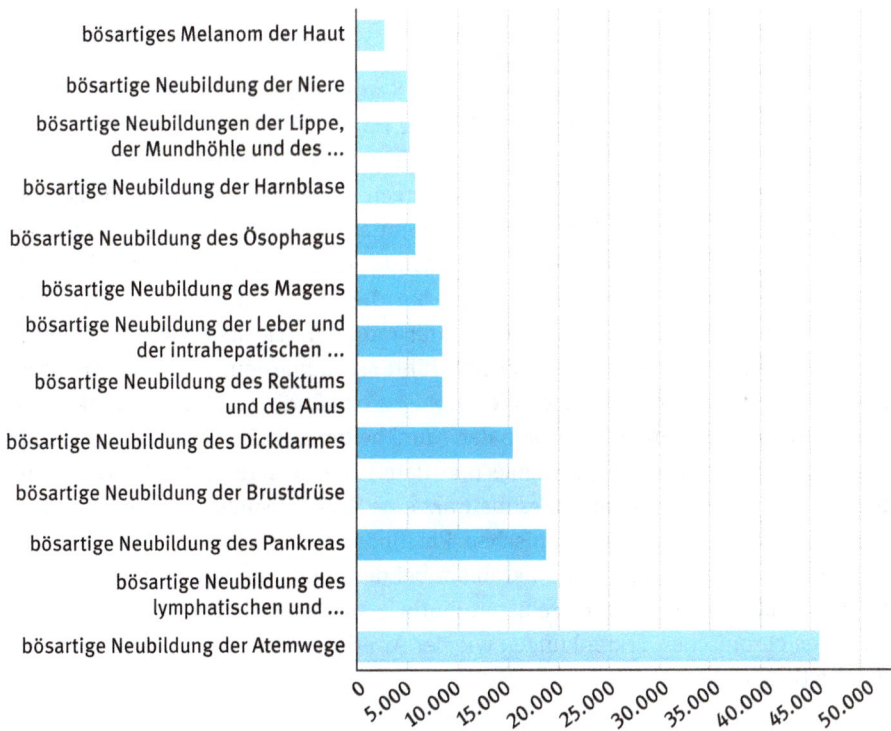

- bösartiges Melanom der Haut
- bösartige Neubildung der Niere
- bösartige Neubildungen der Lippe, der Mundhöhle und des …
- bösartige Neubildung der Harnblase
- bösartige Neubildung des Ösophagus
- bösartige Neubildung des Magens
- bösartige Neubildung der Leber und der intrahepatischen …
- bösartige Neubildung des Rektums und des Anus
- bösartige Neubildung des Dickdarmes
- bösartige Neubildung der Brustdrüse
- bösartige Neubildung des Pankreas
- bösartige Neubildung des lymphatischen und …
- bösartige Neubildung der Atemwege

(0, 5.000, 10.000, 15.000, 20.000, 25.000, 30.000, 35.000, 40.000, 45.000, 50.000)

Abb. 1.4: Absolute Sterbefälle maligner Erkrankungen 2020. Todesursachen laut Europäischer Kurzliste (Statistisches Bundesamt/Destatis, eigene Darstellung) [2].

Dabei stellen die bisher genannten Zahlen nur einen Teilbereich dar, da auch die malignen Erkrankungen von Speiseröhre, Magen, Leber und Gallenwegen, Darm und Bauchspeicheldrüse (ICD C15–26, 313.151 Fälle 2020) in das Gebiet der Gastroenterologie fallen. Die Tumorerkrankungen des Magen-Darm-Trakts sind nicht nur die häufigsten bösartigen Erkrankungen in Deutschland, sie machen auch den größten Anteil der Sterbefälle aus (Abb. 1.3, Abb. 1.4) [1,2].

2020 ist unter dem Eindruck der Pandemie erstmals ein Rückgang der stationären Fallzahlen zu beobachten. Aus dem AOK-Krankenhausreport 2020 geht hervor, dass dieser Rückgang 2020 bei –13 % und 2021 bei –14 % niedriger lag als zum jeweiligen Vorjahr. Der Rückgang betraf dabei sowohl schwere Krankheiten wie Herzinfarkte und Tumorerkrankungen als auch planbare Leistungen. Bei Darmkrebsoperationen war der Rückgang 2020 mit –13 % gegenüber 2019 deutlich stärker ausgeprägt als im ersten Pandemiejahr (2020: –10 %) [3]. Bei der Interpretation dieses Fallzahlrückgangs sollte auch die Covid-19 Pandemie berücksichtigt werden und es bleibt abzuwarten, wie sich dieser Rückgang auf die zukünftigen Fallzahlen und die Sterblichkeitsrate auswirkt. Da in Deutschland keine guten Zahlen zu ambulanten Behandlungsfällen zur Verfügung stehen, ist eine Aussage über die Auswirkungen der Pandemie hier nicht möglich.

Auswirkungen auf andere Organsysteme

Auch der Einfluss von gastroenterologischen Krankheiten auf andere Organe darf nicht außer Acht bleiben. Ein Beispiel: Bei der Hälfte der Patientinnen und Patienten, die an einer Fettleber leiden – dies betrifft inzwischen nahezu 30 % der deutschen Bevölkerung – liegen weitere Erkrankungen und Störungen des Stoffwechsels vor (Dyslipidämie, Typ-2-Diabetes mellitus). Mehr als 70 % sind von Adipositas oder Hypertonie betroffen [4]. Von allen chronischen Krankheiten, die in Deutschland die Einweisung in ein Krankenhaus erfordern, hat die fortgeschrittene Form der Fettleber, die Leberzirrhose, die höchste Mortalitätsrate. Wird sie als Komorbidität anderer chronischer Krankheiten diagnostiziert, führt sie mindestens zu einer Verdoppelung der Sterblichkeitsrate [5]. Auch die chronisch-entzündlichen Darmerkrankungen sind häufig mit weiteren, extraintestinalen Krankheiten assoziiert. Als entscheidende Stellgröße für die Nahrungsaufnahme und damit die Steuerung der Energiebilanz des Körpers kommt dem Gastrointestinaltrakt eine Schüsselstellung für entitätsübergreifende Mechanismen bei chronischen Entzündungsprozessen zu. Das Wechselspiel zwischen Leber, Darm und Mikrobiom bei der Steuerung von Stoffwechselprozessen hat dadurch einen unmittelbaren Einfluss auf die Initiation und Progression von vielen chronischen Erkrankungen wie der Arteriosklerose, des Diabetes mellitus oder der Demenz.

Arbeitsunfähigkeit

Der Fehlzeitenreport 2022 beschreibt, dass das Krankheitsgeschehen in Deutschland im Wesentlichen von sechs großen Krankheitsgruppen (nach ICD-10) bestimmt wird: Den muskuloskelettalen Krankheiten, den Atemwegskrankheiten, Verletzungen, psychischen und Verhaltensstörungen, Herz- Kreislauf-Krankheiten und Krankheiten der Verdauungsorgane. 55,7 % der Arbeitsunfähigkeitsfälle und 62,1 % der Arbeitsunfähigkeitstage wurden 2021 durch diese sechs Krankheitsarten verursacht. Krankheiten der Verdauungsorgane stehen dabei mit einem Anteil von 6,8 % nach den Atemwegskrankheiten (16,7 %) und den muskuloskelettalen Krankheiten (15,8 %) an dritter Stelle. Ihr Anteil an den Arbeitsunfähigkeitstagen betrug 4,9 % was im Vergleich zu den Atemwegserkrankungen (9,8 %) auf eine im Verhältnis lange Krankheitsdauer hinweist [6].

Krankheitskosten

2020 verursachten die nicht-malignen Krankheiten des Verdauungssystems pro Einwohner Kosten von 565 Euro, die Durchschnittskosten bei den malignen Krankheiten betragen 525 Euro. Teurer für das Gesundheitssystem waren nur die psychischen und Verhaltensstörungen (680 Euro) und die Krankheiten des Kreislaufsystems (Mittelwert pro Einwohner: 680 Euro) (Abb. 1.5). Die sehr häufigen Atemwegskrankheiten belasten mit Kosten von 225 Euro pro Einwohner das System deutlich geringer [7].

Von 2015 bis 2020 ist ein erheblicher Kostenanstieg nachvollziehbar, der hier exemplarisch für die malignen Krankheiten des Gastrointestinaltrakte dargestellt wird.

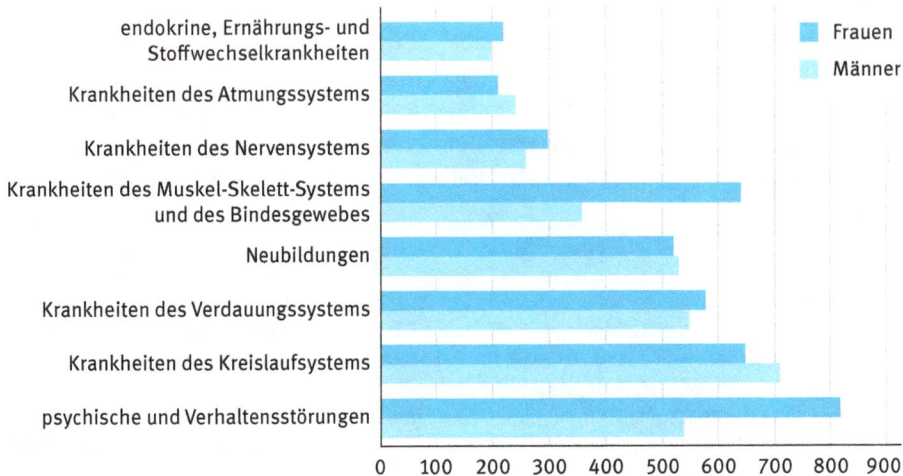

Abb. 1.5: Krankheitskosten 2020 nach ausgewählten Krankheitskapiteln und Geschlecht in Euro je Einwohner 2020 (Statistische Bundesamt/Destatis 2022, eigne Darstellung).

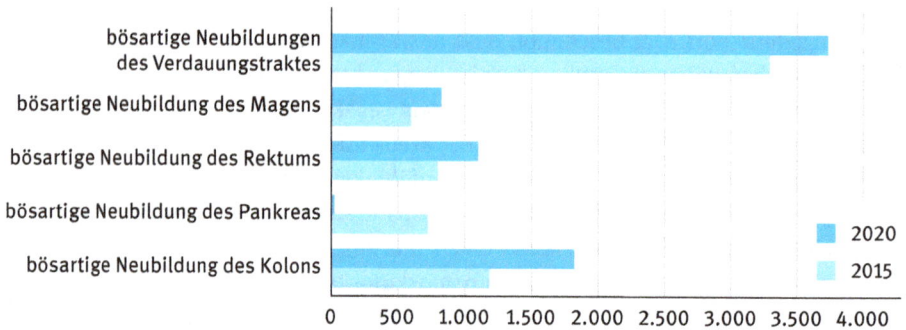

Abb. 1.6: Krankheitskosten maligner gastroenterologischer Krankheiten in 2015 und 2020 in Millionen Euro (Statistische Bundesamt/Destatis 2022, eigene Darstellung).

Für die bösartigen Neubildungen des Kolons, Rektums, Pankreas und des Magens stiegen die Gesamtkosten von 3309 auf 3752 Millionen Euro um 13,4 % an. Am deutlichsten fiel dieser Anstieg mit über 52 % für das Kolonkarzinom aus. Für das Leberzellkarzinom standen keine Daten zur Verfügung.

Durch eine zunehmend individualisierte Therapie sind insbesondere im Bereich der Krebserkrankungen in den nächsten Jahren weiter erhebliche Kostensteigerungen zu erwarten. Eine Stärkung von Prävention und Vorsorge ist daher nicht nur im Sinne unserer Patientinnen und Patienten, sondern auch die Voraussetzung für ein effizient gestaltetes Gesundheitssystem.

In den folgenden Kapiteln werden die medizinischen Aspekte, epidemiologischen Parameter und Kosten gastroenterologischer Erkrankungen detailliert dargestellt. Jedes einzelne Kapitel enthält eine Liste „offener Fragen", die den aktuellen Bedarf an wissenschaftlichen Studien, medizinischen Innovationen und gesundheitsökonomischen Verbesserungen darlegt. Auch für die vierte Auflage des Weißbuches ist die verfügbare Datenlage für Deutschland weiter schlecht, da in vielen Bereichen aussagekräftige Studien insbesondere zu der Epidemiologie und den Kosten fehlen.

Literatur

[1] Statistisches Bundesamt. Krankenhausstatistik – Diagnosedaten der Patienten und Patientinnen in Krankenhäusern. [cited 2022 Okt 10]. Available from: https://www.gbe-bund.de/.

[2] Statistisches Bundesamt. Todesursachenstatistik. Todesursachen nach Europäischer Kurzliste [cited 2022 Okt 10]. Available from: https://www.gbe-bund.de.

[3] Gesundheitsreport 2021 der AOK Rheinland/Hamburg – Die Gesundheitskasse [Available from: https://www.aok.de/pk/magazin/cms/fileadmin/pk/rheinland-hamburg/pdf/gesundheitsreport-2021.pdf, letzter Zugriff 12.05.2023]

[4] Estes C, Anstee QM, Arias-Loste MT, et al. Modeling NAFLD disease burden in China, France, Germany, Italy, Japan, Spain, United Kingdom, and United States for the period 2016–2030. Journal of hepatology. 2018;69(4):896–904.

[5]   Gu W, Hortlik H, Erasmus H-P, et al. Trends and the course of liver cirrhosis and its complicati-
      ons in Germany: Nationwide population-based study (2005 to 2018). The Lancet Regional He-
      alth – Europe. 2022;12:100240.
[6]   Meyer M, Wing L, Schenkel A. Krankheitsbedingte Fehlzeiten in der deutschen Wirtschaft im
      Jahr 2021. In: Badura B, Ducki A, Meyer M, Schröder H, editors. Fehlzeiten-Report 2022: Verant-
      wortung und Gesundheit. Berlin, Heidelberg: Springer Berlin Heidelberg; 2022. p. 287–368.
[7]   Statistisches Bundesamt (Destatis); [cited 2022 August]. Available from: https://www-genesis.
      destatis.de.

2 Methodik

Juliana Hoeper, Christoph Schwarzbach, Ute Lohse, Ansgar Lange, Jan Zeidler, J.-Matthias von der Schulenburg

Die Kapitel zu den einzelnen Erkrankungen, die im Rahmen des Weißbuchs „Gastroenterologie" verfasst wurden, sind in jeweils zwei Unterkapitel aufgegliedert. Zunächst erfolgt eine medizinische Übersicht, in der die Erkrankung definiert wird, sowie Angaben zur Pathogenese, Diagnostik und Therapie gemacht werden. Das Unterkapitel schließt mit einer Zusammenfassung der wichtigsten, ungelösten Fragen.

Nach der medizinischen Übersicht wird in einem zweiten Unterkapiteln ein Überblick zu Epidemiologie und Gesundheitsökonomie gegeben. Diese Übersicht wurde anhand zweier systematischer Literaturrecherchen und unter Einbeziehung öffentlich zugänglicher Statistiken, z. B. des Statistischen Bundesamtes, erstellt.

Die dieser Aktualisierung zugrundeliegenden systematischen Literaturrecherchen wurde in der Datenbank PubMed durchgeführt. Die Suchen erfolgten dabei einerseits in den MESH-Terms und andererseits in Titel und Abstract. Die systematischen Suchen wurden um eine Handrecherche, wie bspw. Publikationen, die von Mitautoren empfohlen wurden, ergänzt.

Anschließend wurden die Ergebnisse um Duplikate bereinigt. Sämtliche verbliebenen Treffer wurden von zwei Autoren hinsichtlich der Ein- und Ausschlusskriterien zuerst nach Titel, dann nach Abstract und abschließend nach Sichtung der Volltexte durchgesehen. Der Ablauf und die quantitativen Ergebnisse der Recherchen können dem nachfolgenden PRISMA Flow Chart entnommen werden (Abb. 2.1).

Die systematischen Literaturrecherchen zielten einerseits darauf ab, Publikationen bzgl. der Krankheitshäufigkeit (bspw. Prävalenz und Inzidenz) zu identifizieren. Andererseits sollten gesundheitsökonomische Ergebnisse mit Bezug zu Deutschland gefunden werden.

Die Prävalenz einer Erkrankung ist definiert als die Zahl der Erkrankungsfälle mit einer Diagnose in einer bestimmten Bevölkerung im Verhältnis zur Gesamtzahl dieser Bevölkerung. Abhängig davon, ob sich die Berechnung auf einen Zeitraum oder Zeitpunkt bezieht, werden verschiedene Maße für die Berechnung der Prävalenz (z. B. Punkt-, 12-Monats- und Lebenszeitprävalenz) unterschieden. Unter einer Punktprävalenz wird die Anzahl der in einer definierten Bevölkerungsgruppe vorliegenden Krankheitsfälle zu einem bestimmten Zeitpunkt verstanden. Im Gegensatz dazu bezieht sich die 12-Monats-Prävalenz auf einen Zeitraum von einem Jahr. Bei der Lebenszeitprävalenz werden die Personen berücksichtigt, die bereits mindestens einmal in ihrem Leben an der Krankheit erkrankt sind. Im Ergebnis wird die Prävalenz i. d. R. in Prozentangaben oder als Angabe pro 10.000 oder 100.000 Personen angegeben (z. B. 5/10.000 Personen). Die Inzidenz bezieht sich nur auf die Neuerkrankungsfälle in einer definierten Population innerhalb eines vorgegebenen Zeitraums (meist ein Jahr). Diese Erkrankungsanzahl wird in das Verhältnis zur Populati-

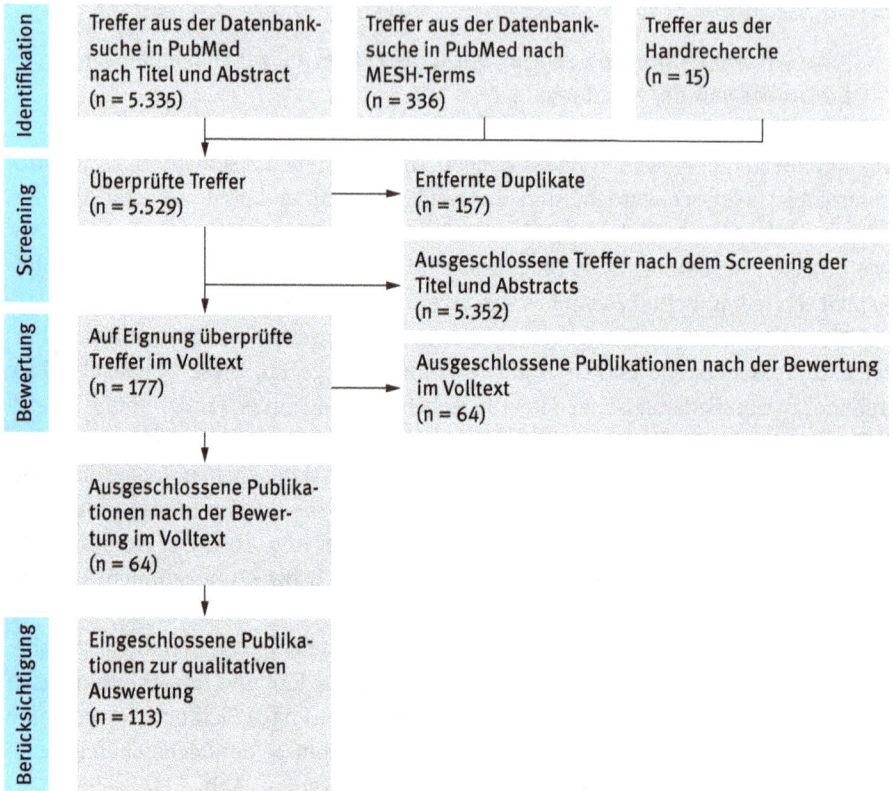

Identifikation	Treffer aus der Datenbank-suche in PubMed nach Titel und Abstract (n = 5.335)

Treffer aus der Datenbank-suche in PubMed nach MESH-Terms (n = 336)

Treffer aus der Handrecherche (n = 15)

Screening

Überprüfte Treffer (n = 5.529)

Entfernte Duplikate (n = 157)

Ausgeschlossene Treffer nach dem Screening der Titel und Abstracts (n = 5.352)

Bewertung

Auf Eignung überprüfte Treffer im Volltext (n = 177)

Ausgeschlossene Publikationen nach der Bewertung im Volltext (n = 64)

Ausgeschlossene Publika-tionen nach der Bewer-tung im Volltext (n = 64)

Berücksichtigung

Eingeschlossene Publika-tionen zur qualitativen Auswertung (n = 113)

Abb. 2.1: Ablaufschema und Ergebnisse der systematischen Literaturrecherchen.

on gesetzt, die theoretisch neu hätte erkranken können. Die Inzidenz wird ebenfalls häufig in Prozent oder als Angabe pro 10.000 oder 100.000 Personen deklariert. Eine Angabe in pro 1.000 Personenjahre ist auch in der Literatur zu finden.

Die gesundheitsökonomische Suche zielt primär auf die Identifizierung geeigneter Krankheitskostenstudien für Deutschland ab. Da sowohl direkte als auch indirekte Krankheitskosten in die Auswertung einfließen, wurde allgemein nach den Parame-tern Kosten gesucht. Bei direkten Kosten wird zwischen direktem medizinischen und direktem nicht-medizinischen Mitteleinsatz unterschieden. Während unter direkten medizinischen Kosten der monetär bewertete Verbrauch von Gütern und Dienstleis-tungen verstanden wird, der unmittelbar mit der Inanspruchnahme von medizinischen Leistungen verbunden ist (z. B. ärztliche Leistungen, Krankenhausaufenthalte, Einsatz von Arzneimitteln), können direkte Kosten auch außerhalb des medizinischen Be-reichs als Folgen der Behandlung oder Erkrankung anfallen (z. B. Fahrtkosten, Hilfs-mittel). Als indirekte Kosten wird der bewertete volkswirtschaftliche Produktivitätsver-lust aufgrund von krankheitsbedingter Abwesenheit vom Arbeitsplatz (Arbeitsunfähig-keit), Erwerbsunfähigkeit oder vorzeitigem Tod eines Erwerbstätigen bezeichnet.

Die Suchstrategien waren nach dem folgenden Schema aufgebaut, wobei zuerst in den MESH-Terms und anschließend in Titel und Abstract gesucht wurde:

(Name of the Disease) AND (Occurrence OR cost) AND (German)

Für sämtliche Suchbegriffe wurden jeweils englisch- und deutschsprachige Synonyme genutzt. Die Erkrankungen wurden, wenn möglich, anhand von Mesh Terms (Medical Subject Headings) ausgewählt. Unter einem Mesh Term sind alle möglichen Begriffe, mit der die Erkrankung beschrieben werden kann, zusammengefasst. Beim Auftreten und den Kosten der Krankheit wurden eine Vielzahl von Begriffen gewählt, die die Inzidenz, Prävalenz, Mortalität, Kosten oder Ökonomie erfassen. Da in der systematischen Literaturrecherche nur Studien einbezogen werden sollen, die Daten aus Deutschland beinhalten, wurde die Recherche mit den Suchbegriffen „German* OR Deutsch*" verknüpft. Die Suche beschränkt sich auf den Zeitraum vom 17.11.2018 bis 31.05.2022. Eingeschlossen wurden alle Studien, die eine Primärstudie oder ein Review in deutscher oder englischer Sprache darstellen.

Für die primäre Auswahl der Studien wurden alle Studien eingeschlossen, die epidemiologische Parameter in der Allgemeinbevölkerung (populationsbasiert) berichten. Erst wenn keine Studien aus der Allgemeinbevölkerung vorlagen, wurden Studien einbezogen, in denen die Inzidenz oder Prävalenz in bestimmten Patienten- oder Risikogruppen erfasst wurde.

Die Darstellungen zur Inzidenz, Prävalenz, Mortalität und Überleben der verschiedenen malignen Erkrankungen der Verdauungsorgane (Kapitel 8) basieren überwiegend auf Informationen des Zentrums für Krebsregisterdaten am Robert Koch Institut [1]. Neben den Informationen zur Inzidenz und Prävalenz werden bei Erkrankungen, die insbesondere im stationären Bereich behandelt werden, zusätzlich Daten zu den stationären Fällen aus der Krankenhausstatistik des Statistischen Bundesamtes ergänzt [2]. Für Erkrankungen, bei denen keine geeigneten Krankheitskostenstudien bei der systematischen Literaturrecherche identifiziert werden konnten, werden nach Möglichkeit die Ergebnisse der Krankheitskostenanalyse (auf ICD Basis) ebenfalls des Statistischen Bundesamtes präsentiert [3].

Neben den beiden systematischen Literaturrecherchen wurden weitere Informationen von öffentlichen Statistiken eingeholt. Dazu wurden, wenn vorhanden, die Informationen zu den Arbeitsunfähigkeitstagen aus den Ergebnissen der Krankheitsartenstatistik der gesetzlichen Krankenversicherung [4] für die einzelnen Erkrankungen identifiziert. Zusätzlich erfolgt eine Darstellung der durchschnittlichen Anzahl an Sterbefällen auf Basis der Todesursachenstatistik des statistischen Bundesamtes [5] sowie eine Analyse der Erwerbsunfähigkeitsstatistiken [6].

Literatur

[1] Robert Koch Institut. Zentrum für Krebsregister – Datenbankabfrage. http://www.krebsdaten. de/Krebs/DE/Datenbankabfrage/datenbankabfrage_stufe1_node.html, Zugriff 15.03.2023

[2] Statistisches Bundesamt. Gesundheit – Tiefgegliederte Diagnosedaten der Kranken-hauspa-tientinnen und -patienten 2020

[3] Statistisches Bundesamt. Krankheitskosten, Krankheitskosten je Einwohner

[4] Bundesministerium für Gesundheit. Arbeitsunfähigkeit: Fälle und Tage nach Diagnosen 2020 – Ergebnisse der Krankheitsartenstatistik der gesetzlichen Krankenversicherung

[5] Statistisches Bundesamt. Gesundheit – Ergebnisse der Todesursachenstatistik für Deutschland ausführliche 4-stellige ICD-Klassifikation 2020

[6] Deutsche Rentenversicherung Bund. Statistik des Rentenzugangs

GASTRO
GEPLAUDER

Der **gastroenterologische**
Wissens-Podcast

www.dgvs.de/podcast

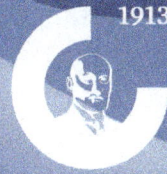

1913

3 Oberer Gastrointestinaltrakt

Symptome, die von der Speiseröhre und Organen des oberen Verdauungstraktes ausgehen oder ihnen zumindest zugeschrieben werden, sind in Klinik und Praxis häufig und stellen damit ein relevantes medizinisches Anliegen der Patienten, aber auch ein bedeutsames gesundheitspolitisches Feld dar.

Die heute häufigste organische Oberbaucherkrankung ist die gastroösophageale Refluxkrankheit, im allgemeinen Sprachgebrauch mit dem Symptom „Sodbrennen" beschrieben. Sodbrennen und saures Aufstoßen sind in der Allgemeinbevölkerung häufig, werden aber nur dann als „Reflux*krankheit*" bezeichnet, wenn darunter ein belästigendes, die Lebensqualität beeinträchtigendes Beschwerdebild verstanden wird. Immerhin geben in einer populationsbasierten Untersuchung rund ein Viertel der Menschen an, mindestens einmal wöchentlich unter Refluxsymptomen zu leiden, und schließlich finden sich bei jedem sechsten Erwachsenen Veränderungen einer Refluxösophagitis in der Speiseröhre, wenngleich die Zahl derjenigen Menschen, die deswegen den Arzt aufsuchen, klein ist. Die Refluxkrankheit hat aber über die belästigende Symptomatik hinaus noch eine andere Dimension, weil ein Teil der Patienten einen Schleimhautumbau in der Speiseröhre (Barrett-Ösophagus) entwickelt, der mit einem erhöhten Risiko für die Entwicklung einer Krebserkrankung der Speiseröhre verbunden ist. Zwar hat eine Klasse von Säurehemmern (Protenenpumpeninhibitoren; PPI) seit ca. 1990 die Behandlung vieler Patienten grundlegend verbessert, es bleiben aber eine Reihe von ungelösten Problemen.

Noch vor zwei bis drei Jahrzehnten dominierten unter den Oberbaucherkrankungen die Magen- bzw. Zwölffingerdarmgeschwüre (Ulcus ventriculi bzw. duodeni). Die Ulkuskrankheit hat aber in dieser Zeit einen fundamentalen Wandel vollzogen: die Entdeckung von *Helicobacter pylori* (H. p.) als einem essenziellen Faktor für die Entstehung und die Chronizität des Ulkus hat zu einer effektiven Therapie geführt, die nachhaltig das Wiederaufflackern des Ulkus reduziert hat und damit neue Ulkusepisoden einschließlich deren Komplikationen wie Blutung und Perforation verhindern konnte. Parallel dazu hat aber der Konsum von Pharmaka, die ihrerseits Ulzera induzieren können, massiv zugenommen, und diese vermehrte Einnahme von Antirheumatika (und Azetylsalizylsäure) führte – trotz der Erfolge durch die Helicobacter-Eradikation – zu einer nur geringen Abnahme der Ulkuskrankheit, allerdings mit der Konsequenz, dass Ulkuspatienten heute 10 bis 20 Jahre (also 60+ Jahre) älter sind, die Dominanz des männlichen Geschlechts nicht mehr besteht und Komplikationen wie eine Ulkusblutung nahezu unverändert über die Jahrzehnte geblieben ist. Erschwerend kommt hinzu, dass in den letzten Jahren Patienten vermehrt mit gerinnungshemmenden Substanzen behandelt werden (vor allem bei Herz- und Gefäßkrankheiten), und dies hat wesentlich zur gleichbleibenden Inzidenz von oberen gastrointestinalen Blutungen beigetragen. Mit den positiven Effekten der H.p.-Therapie bei Ulkuspatienten ist neuerdings – und bisher wenig erforscht – das zunehmende Auftreten von nicht H. p., aber auch nicht Antirheumatika-assoziierten Ulzera in den

Fokus getreten: es ist weitgehend unbekannt, welchen Verlauf diese Subgruppe von Ulzera nimmt, wie häufig sie zu Komplikation führen und wie schnell sich neue Ulkusschübe entwickeln.

Nach wie vor stellt die große Zahl von Patienten mit einem Reizmagensyndrom (Synonym: funktionelle Dyspepsie) ein gleichermaßen medizinisch wie gesundheitsökonomisch großes Problemfeld dar. Die Zahl der betroffenen Patienten ist erheblich, die Zahl der bisher gesicherten Therapiestrategien klein, so dass daraus eine relevante Beanspruchung des Gesundheitssystems vor allem im ambulanten Bereich resultiert. H. p. spielt in diesem Patientenkollektiv eine untergeordnete Rolle, so dass von der H. p.-Therapie nur eine geringe Therapieverbesserung ausgehen kann. Zentralnervöse Mechanismen sind in der Symptomentstehung bzw. -modulation von Bedeutung, aber daraus abgeleitete Therapiestrategien bisher noch unbefriedigend. Neben einer symptomorientierten medikamentösen Therapie steht therapeutisch vor allem die Aufklärung der Patienten über die gute Prognose im Vordergrund.

Funktionsstörungen anderer Art können sich sowohl an der Speiseröhre als auch am Magen manifestieren, wobei die Transportfunktion der Hohlorgane betroffen ist. Dabei kann die motorische Aktivität des Ösophagus einerseits erhöht sein (diffuser Ösophagusspasmus, Nussknacker-Ösophagus), aber auch vermindert wie bei der Achalasie, bei der sich der Schließmuskel am Übergang zum Magen nicht oder nicht ausreichend öffnet. Oft dauert es Jahre, bis die Diagnose gestellt wird, und die Therapie erfährt derzeit eine Erweiterung durch eine endoskopische Behandlungsmethode (POEM) in Ergänzung zu etablierten Verfahren wie der pneumatischen Dilatation bzw. Operation (Myotomie). Am Magen ist der Verlust der Motorik (Gastroparese) ein häufiges Problem im Langzeitverlauf von Diabetikern.

Eine gleichermaßen Kinder wie Erwachsene betreffende Dünndarmerkrankung ist die Zöliakie (früher auch glutensensitive oder einheimische Sprue genannt). Es handelt sich um eine immunologisch vermittelte Schädigung durch das Getreideprotein Gluten. Sreening-Untersuchungen zeigten ein Vorkommen der Erkrankung bei ca. 1 % der Bevölkerung, und das klinische Erscheinungsbild ist äußerst vielgestaltig und sehr variabel in der Intensität der Symptome. Die zentrale therapeutische Maßnahme ist die Elimination von Getreide bzw. deren Produkte aus der Nahrung („glutenfreie Diät"), und dies wird erfreulicherweise heute erleichtert durch eine zunehmende Verfügbarkeit und Kennzeichnung glutenfreier Lebensmittel. Dies ist nicht zuletzt darauf zurückzuführen, dass glutenfreie Nahrungsmittel bei Patienten mit einer Weizenallergie bzw. einer Weizenunverträglichkeit („non-celiac gluten sensitivity") zum Einsatz kommen.

3.1 Gastroösophageale Refluxkrankheit

3.1.1 Medizinische Übersicht
Ahmed Madisch

Die Gastroösophageale Refluxkrankheit (GERD) stellt eine der häufigsten Erkrankungen des Gastrointestinaltraktes dar und gilt als Volkskrankheit [1]. Neben der hohen Prävalenz und der deutlichen Einschränkung der Lebensqualität liegt die Bedeutung der Erkrankung im breiten klinischen Spektrum an Symptomen, Komplikationen und Folgeerkrankungen [2].

Definition
Nach der Montreal-Klassifikation liegt eine Refluxkrankheit vor, wenn durch Reflux von Mageninhalt Symptome und/oder strukturelle Veränderungen hervorgerufen werden, die auch zu einer Einschränkung der Lebensqualität führen kann [4] (Abb. 3.1).

Pathogenese
Die Pathophysiologie der GERD ist komplex und bis heute nicht bis ins letzte Detail verstanden. Im Mittelpunkt der GERD steht eine Funktionsstörung und Inkompetenz der Antirefluxbarriere, die aus dem unteren Ösophagussphinkter und den Zwerchfellschenkeln besteht und neben der anatomischen vor allem auch eine funktionelle Einheit bildet. Ist die Antirefluxbarriere funktionell durch pathologisch gehäufte transiente Sphinkterrelaxationen und/oder anatomisch z. B. durch eine Hiatushernie gestört, kommt es zu einem vermehrten Reflux von Mageninhalt in die Speiseröhre.

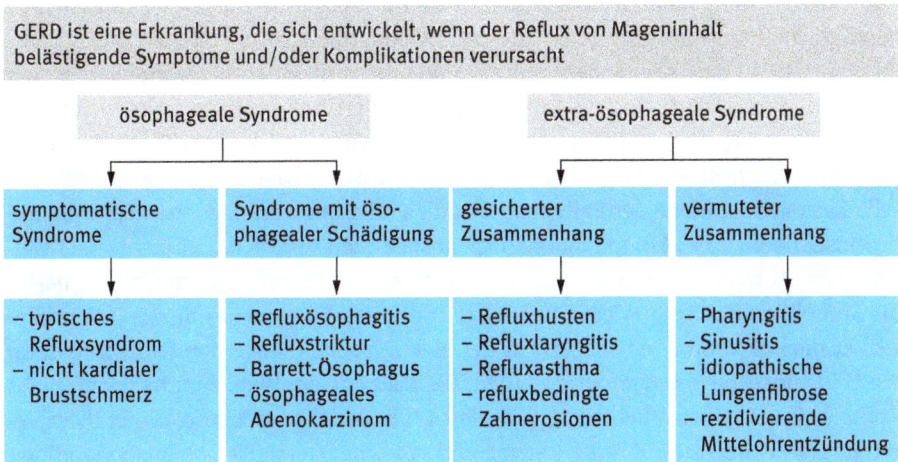

GERD ist eine Erkrankung, die sich entwickelt, wenn der Reflux von Mageninhalt belästigende Symptome und/oder Komplikationen verursacht			
ösophageale Syndrome		extra-ösophageale Syndrome	
symptomatische Syndrome	Syndrome mit ösophagealer Schädigung	gesicherter Zusammenhang	vermuteter Zusammenhang
– typisches Refluxsyndrom – nicht kardialer Brustschmerz	– Refluxösophagitis – Refluxstriktur – Barrett-Ösophagus – ösophageales Adenokarzinom	– Refluxhusten – Refluxlaryngitis – Refluxasthma – refluxbedingte Zahnerosionen	– Pharyngitis – Sinusitis – idiopathische Lungenfibrose – rezidivierende Mittelohrentzündung

Abb. 3.1: Montreal-Definition der Gastroösophagealen Refluxkrankheit [1].

Die Kontaktzeit, die Zusammensetzung des Refluats und die Resistenz der Ösophagusmukosa gegenüber des Refluats entscheidet darüber, inwieweit durch eine entstandene Barrierestörung der Mukosa u. a. die Säure entsprechende Symptome und/oder strukturelle Läsionen auslöst. Weitere Faktoren sind eine Motilitätseinschränkung der Speiseröhre mit gestörter Reinigungsfunktion der distalen Speiseröhre sowie eine gesteigerte ösophageale Hypersensitivität, die vor allem für Symptome verantwortlich sein kann. Auch eine verzögerte Magenentleerung kann bei einer Subgruppe von Patienten zu einem vermehrten Reflux führen.

Diagnostik

Legt man die Definition der Montreal-Klassifikation zugrunde [4], muss für die Diagnosesicherung der GERD nachgewiesen werden, dass der Reflux von Mageninhalt für die Refluxsymptome des Patienten verantwortlich ist. Dieser Nachweis ist im klinischen Alltag in der Routine nicht trivial. Aus diesem Grund wird in der 2023 aktualisierten S2k-Leitlinie der DGVS bei der Behandlung und Charakterisierung zwischen Refluxbeschwerden ohne oder mit einer gesicherten GERD unterschieden werden. Diese Feststellung spielt für die initiale und probatorische Therapie bei Patienten mit typischen Refluxbeschwerden nur eine untergeordnete Rolle, bekommt aber eine Bedeutung, wenn die Patienten auf eine Standardtherapie mit einem Protonenpumpenblocker (PPI) nicht ansprechen. Auch ein Ansprechen der Refluxbeschwerden auf einen PPI beweist darüber hinaus nicht das Vorliegen einer GERD. Für die Diagnosesicherung einer GERD gibt es keinen diagnostischen Goldstandard, da keine singuläre Methode für sich allein das Vorliegen einer GERD beweisen oder ausschließen kann. In Anlehnung an den Lyon-Konsensus (Tab. 3.1) [5], der anhand der Endoskopie und funktionsdiagnostischen Methoden mit hochauflösender Manometrie und Impedanz-pH-Metrie Kriterien für das Vorliegen oder den Ausschluss einer GERD entwickelt hat, besteht eine konklusive Evidenz für das Vorliegen einer GERD, wenn eine ausgeprägte Refluxösophagitis (Los Angeles[LA]-Klassifikation C und D), ein Barrett-Ösophagus (> 1 cm) oder eine peptische Stenose vorliegt. In allen anderen Fällen müssen Befunde der Endoskopie und Funktionsuntersuchungen kombiniert werden, um die Diagnose einer GERD zu stellen oder sie auszuschließen. Im Zentrum der apparativen Diagnostik steht nach wie vor die Endoskopie, die entsprechende strukturelle Läsionen im Sinne der Refluxösophagitis und damit verschiedenen Schweregrade einschließlich der Komplikationen (peptische Stenose, Ulcus, Blutung) nachweisen kann. Auch kann nur anhand der Endoskopie und Biopsie der Barrett-Ösophagus als Komplikation nachgewiesen werden. Für die Detektion von Frühneoplasien können zusätzliche Färbe- einschließlich der elektronischen Methoden (NBI, Fice u. a.) zur Unterstützung herangezogen werden. Die Methode der Wahl zum Nachweis eines Refluxes (sauer versus nicht-sauer) ist die 24 h Impedanz-pH-Metrie, die in therapierefraktären Fällen zum Einsatz kommt und vor einer operativen Refluxbehandlung obligat ist.

Tab. 3.1: Lyon-Konsensus [5].

	Endoskopie	pH-Metrie ± Impedanz	HMR
schlüssige Evidenz für pathologischen Reflux	Ösophagitis LA C & D Langsegment Barrett peptische Striktur	Säureexposition > 6 %	
Grenzwerte oder nicht schlüssige Evidenz	Ösophagitis LA C & D	Säureexposition 4–6 % Refluxepisoden: 40–80	
zusätzliche oder unterstützende Evidenz	Histologie Elektronenmikroskopie mukosale Impedanz ↓	SAP > 90 % Refluxepisoden: > 80 MNBI niedrig PSPWI niedrig	hypotensiver UÖS Hiatushernie Ösophageale Hypomotilität
Evidenz gegen pathologischen Reflux		Säureexposition < 4 % Refluxexposition < 4 %	

HRM = hochauflösende Ösophagus-Manometrie

Therapie

Der Protonenpumpenblocker (PPI) ist nach wie vor der Therapiestandard bei allen Manifestationsformen der GERD. Die Ansprechraten liegen zur Abheilung der Refluxösophagitis zwischen 75 und 90 % je nach zugrundeliegendem initialen Ausprägungsgrad der Refluxösophagitis, die Beschwerdefreiheit wird in bis zu 70 % erreicht. Insbesondere Patienten mit einer ausgeprägten Refluxösophagitis LA C/D sowie einer peptischen Striktur bedürfen einer langfristigen PPI-Therapie, da in dieser Patientengruppe ein Risiko für eine Progression der Erkrankung einschließlich Komplikationen besteht. Zwar stellen PPI auch für die anderen Patienten (Nicht-erosive Refluxkrankheit, Refluxösophagitis LA/B), die mit über 90 % die größte Gruppe darstellen, die bevorzugte Substanzklasse dar, jedoch kommen auch alternativen Therapien (Alginate, Antazida, H2-Rezeptor-Antagonisten) infrage, insbesondere vor dem Hintergrund, dass in dieser Patientengruppe die Symptomkontrolle das alleinige Therapieziel darstellt. In der Leitlinie wird dabei ausdrücklich betont, dass auch Übertherapien insbesondere im Langzeitmanagement vermieden werden sollten [3]. Alle Patienten sollen darüber hinaus über den Stellenwert der Allgemeinmaßnahmen aufgeklärt werden, da diese einen evidenten Einfluss auf den Verlauf einer GERD besitzen [6]. Die Allgemeinmaßnahmen betreffen in erster Linie die Gewichtsabnahme, die Erhöhung des Kopfendes, Vermeidung von späten Mahlzeiten und die verstärkte Bauchatmung.

In den letzten Jahren gibt es zahlreiche Untersuchungen, dass bis zu 30 % der Patienten mit unterschiedlichen Manifestationsformen der Refluxkrankheit nicht auf einen PPI ansprechen und somit im Sinne einer therapeutischen Lücke als therapierefraktär gelten. Für Patienten mit PPI-refraktären Refluxbeschwerden gibt die neue Leitlinie einen dezidierten Algorithmus vor, wie im klinischen Alltag vorgegangen werden sollte (Abb. 3.2) [3]. Diese betrifft neben der Optimierung der PPI-Therapie (Compliance, Präparatewechsel, Splittung oder Verdopplung der Dosis) vor allem die Ösophagogastroduodenoskopie mit Stufenbiopsien im Bereich der Speiseröhre sowie im Anschluss daran die entsprechende Funktionsdiagnostik mit Impedanz-pH-Messung und ggf. hochauflösender Manometrie. Kontrollierte Untersuchungen haben gezeigt, dass in 10 % der Patienten eine andere Erkrankung des Ösophagus gefunden

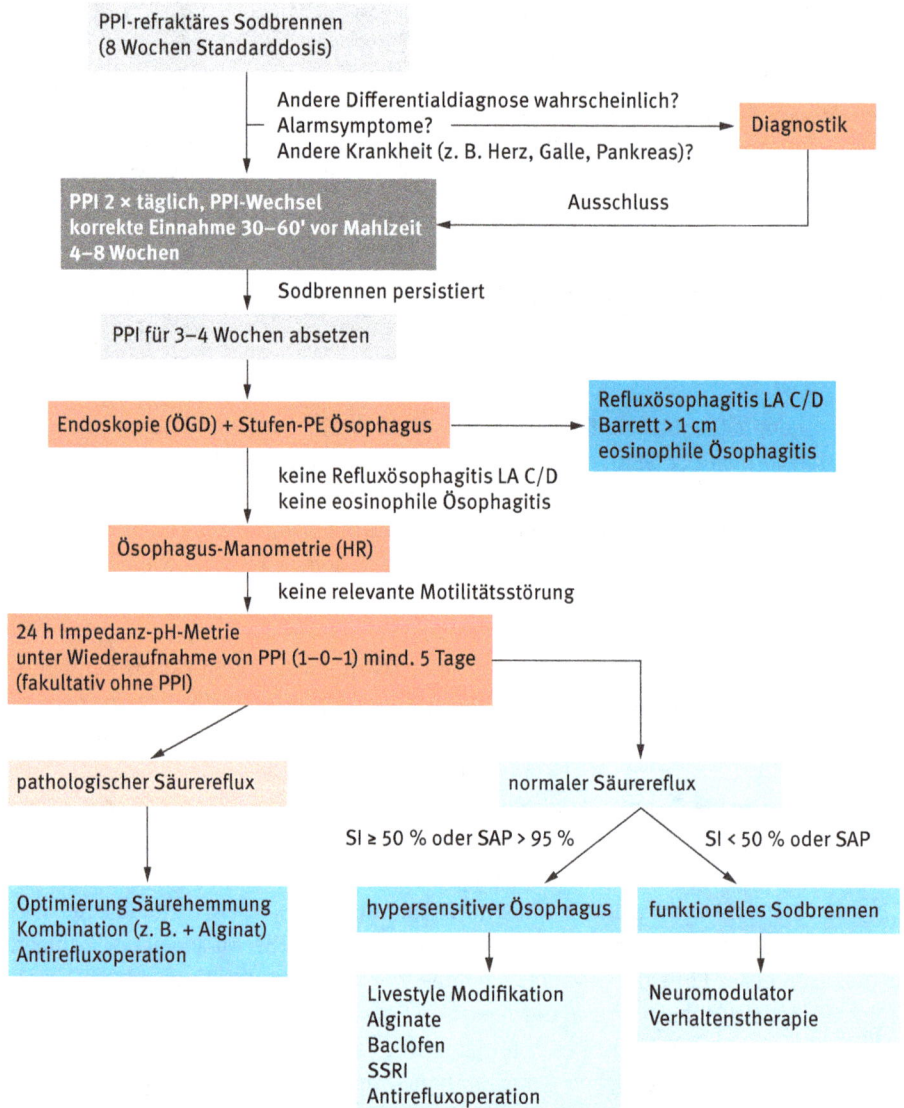

Abb. 3.2: Algorithmus zum Management von PPI-refraktärem Refluxbeschwerden nach der neuen S2k-Leitlinie [3].

wurde, in ca. 50 % der Patienten liegt ein funktionelles Sodbrennen vor, bei der andere Faktoren als die Säure ursächlich für die Beschwerden sind.

Auch bei Vorliegen von vermeintlichen extraösophagealen Manifestationen, die deutlich seltener sind als früher angenommen, wurde in der S2k-Leitlinie ein Algorithmus erarbeitet, der in erster Linie pragmatisch die probatorische hochdosierte PPI-Therapie über 8–12 Wochen vorsieht.

Mit sehr guter Datenbasis bleibt die laparoskopische Fundoplicatio die Methode der Wahl bei der operativen Behandlung der GERD [7]. In Deutschland werden weniger als 1 % der Patienten mit GERD einer Operation unterzogen. Die gute Selektion der Patienten, die eine Funktionsdiagnostik präoperativ obligat vorsieht, entscheidet maßgeblich über das Outcome der Patienten nach einem operativem Eingriff. Auch zeigen neuere Untersuchungen, dass die Expertise eines Zentrums mit ausreichender Anzahl von Operationen pro Jahr eine wichtige Rolle spielt. Andere operative Verfahren sowie endoskopische Methoden zeigen entsprechende Therapieeffekte, müssen sich allerdings erst in Vergleich- und Langzeitstudien beweisen.

Patienten mit einem nachgewiesenem Barrett-Ösophagus bedürfen einer regelmäßigen Überwachung, wobei das intraindividuelle Risiko einer malignen Entartung mit ca. 0,25 bis 0,5 %/Jahr sehr niedrig ist. Bei Nachweis eines Barrett-Ösophagus ohne Dysplasie erfolgt leitliniengerecht die erste Kontrolle nach 1 Jahr, im folgendem dann alle 3–4 Jahre. Risikofaktoren für eine maligne Entartung sind dabei das männliche Geschlecht, Nikotinabusus sowie ein langsegmentiger Barrett-Ösophagus (s. auch Kap. 10.3).

Offene Fragen

–   Prädiktoren für einen komplikativen GERD-Verlauf einschließlich Barrettkarzinomentstehung
–   Vergleichsstudie der Magnetischen Sphinkteraugmentation mit dem Standard der Fundoplicatio
–   Evaluation neuer endoskopischer Antirefluxtherapien

Literatur

[1]   Richter JE, Rubenstein JH. Presentation and epidemiology of gastroesophageal reflux disease. Gastroenterology. 2018;154:267–276.
[2]   Koop H, Fuchs KH, Labenz J, et al. S2k-Leitlinie: Gastroösophageale Refluxkrankheit unter Federführung der Deutschen Gesellschaft für Gastroenterologie, Verdauungs- und Stoffwechselkrankheiten (DGVS). Z Gastroenterol. 2014;52:1299–1346.
[3]   Madisch A, Koop H, Miehlke S, et al. S2k-Leitlinie: Gastroösophageale Refluxkrankheit unter Federführung der Deutschen Gesellschaft für Gastroenterologie, Verdauungs- und Stoffwechselkrankheiten (DGVS). Z Gastroenterol. 2023. In prep.
[4]   Vakil N, van Zanten SV, Kahrilas P, et al. The Montreal Definition and classification of gastroesophageal reflux disease: A global evidence-based consensus. The American Journal of Gastroenterology. 2006;101:1900–1920.

[5] Gyawali CP, Kahrilas PJ, Savarino E, et al. Modern diagnosis of GERD: the Lyon Consensus. Gut. 2018;67:1351–1362.

[6] Mehta RS, Staller K, Chan AT. Review of gastroesophageal reflux disease. JAMA. 2021;325:1472.

[7] Csendes A, Orellana O, Cuneo N, et al. Long-term (15-year) objective evaluation of 150 patients after laparoscopic Nissen fundoplication. Surgery. 2019;166:886–894.

3.1.2 Epidemiologie und Gesundheitsökonomie

Juliana Hoeper, Christoph Schwarzbach, Ute Lohse, Ansgar Lange, Jan Zeidler, J.-Matthias von der Schulenburg

Prävalenz und Inzidenz

Die Spannweite der Prävalenz der Refluxkrankheit (gastroösophageale Refluxkrankheit (engl. gastroesophageal reflux disease – GERD) liegt je nach Studie zwischen 9 % und 51 % [1–5]. Ergänzend zu den Studien für Deutschland können die Ergebnisse einer populationsbasierten Studie aus Norwegen für eine Projektion auf die deutsche Bevölkerung herangezogen werden [6]. Demnach würden bei einer Prävalenz von ca. 40 % insgesamt 33,4 Millionen Personen (etwa 16,1 Millionen Frauen und 17,3 Millionen Männer) in Deutschland an gastroösophagealen Refluxsymptomen leiden. Die Anzahl derer, die hiervon an schweren Symptomen leiden, läge insgesamt bei 5,4 Millionen Personen (2,7 Millionen Frauen sowie 2,7 Millionen Männern). Durch diese Studie zeigt sich zudem, dass die Prävalenz mit zunehmendem Alter ansteigt. Als jährliche Inzidenzrate konnte ein Wert von 3,07 % berechnet werden.

Insgesamt zeigen die Ergebnisse vorbehaltlich der limitierten Anzahl der Studien, dass 1. eine Symptomatik, die das Vorliegen einer Refluxkrankheit nahelegt, bei ca. 20–25 % besteht; 2. offenbar eine Zunahme der Häufigkeit mit dem Lebensalter zu beobachten ist; 3. keine gravierenden Geschlechtsunterschiede bestehen; 4. eine Refluxösophagitis in wenigen Fällen bestehen kann, ohne dass die betroffen Patienten typische Refluxsymptome haben. Eine im Jahr 2020 veröffentlichte Studie geht auf die Relevanz des Barrett-Ösophagus ein, da etwa 10 % der an einer Refluxkrankheit leidenden Personen ein Barrett-Ösophagus entwickelt, was wiederum eine Vorstufe eines Ösophaguskarzinoms sein kann [7].

Nocon et al. beschreiben die Prävalenz der Refluxkrankheit je Altersgruppe und Symptomstärke (Abb. 3.3).

Die große Spannweite der deutschen Daten ist neben der unterschiedlichen Zusammensetzung der Stichprobe auch durch die unterschiedliche Diagnosesicherung beeinflusst: Es gibt keinen Goldstandard für die Diagnose einer Refluxkrankheit, lediglich die Refluxösophagitis (als Subgruppe der Refluxkrankheit) lässt eine eindeutige Aussage zu. Studien mit Nachweis von radiologisch nachgewiesenem Reflux [8] sind ohne klinische Relevanz. Alle Studien sind, mit Ausnahme von Nocon et al. [5] regional begrenzt, zudem liegen die Erhebungszeitpunkte der einzelnen Studien und

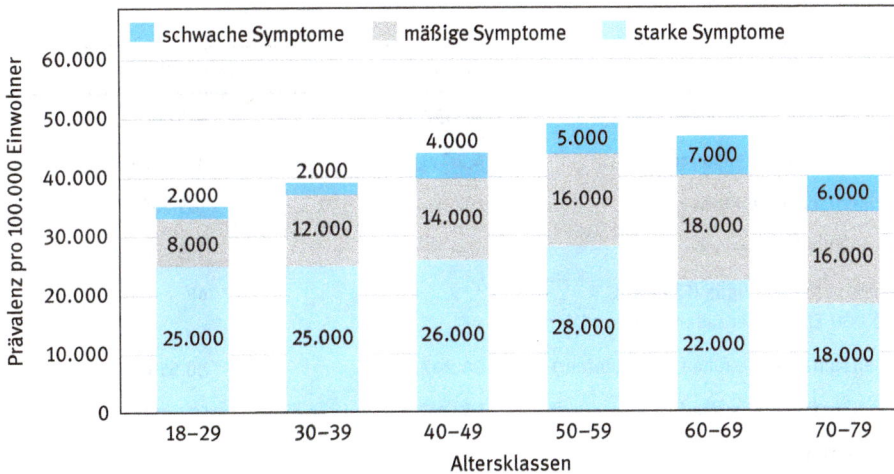

Abb. 3.3: Prävalenz pro 100.000 Einwohner der Refluxkrankheit je Altersgruppe und Symptomstärke (eigene Darstellung in Anlehnung an Nocon et al. (2006) [5]).

insbesondere der Studien mit einem großen Studienkollektiv bis in das Ende der 1990er Jahre bzw. Anfang der 2000er zurück.

Eine Ausnahme bildet eine Übersichtsstudie aus dem Jahr 2020, die global, regional und national die Veränderung des Aufkommens der Refluxkrankheit für das Jahr 2017 untersucht hat [9]. Von 1990 bis 2017 wird in Deutschland ein Anstieg der altersstandardisierten Prävalenz um 5,5 % (global 0,3 %, Westeuropa 1,2 %) berichtet. Die Prävalenz liegt bei 7285,2 (6385,4–8158,8) je 100.000 Einwohner (95 % KI) (global 8818,9 [7780,9–9863,1], Westeuropa 8589,5 [7558,7–9567,2]). Im Jahr 2017 gab es demnach 8.533.010 (7.527.225–9.540.594) Fälle in Deutschland.

Arbeitsunfähigkeits- und Sterbefälle sowie Rentenzugänge wegen verminderter Erwerbsfähigkeit

Auf Basis der Daten des statistischen Bundesamtes wurden im Jahr 2020 365 Todesfälle mit Gastroösophagealer Refluxkrankheit (ICD: K21) dokumentiert, die am ehesten Ausdruck einer Koinzidenz sind (Tab. 3.2, Abb. 3.4) [10].

Tab. 3.2: Gastroösophageale Refluxkrankheit (ICD K21).

	2016/2017	2020
Behandlungsfälle Krankenhaus	47.337	41.856
Krankenhausverweildauer	4,2 Tage	3,9 Tage
Behandlungstage Krankenhaus	197.613	165.168
Sterbefälle Krankenhaus	268	365
Inzidenz Krankenhaus (Fälle pro 100.000 Einwohner, altersstandardisiert)	n. v.	48
Arbeitsunfähigkeitsfälle (ohne Rentner)	86.967	80.554
Arbeitsunfähigkeitstage	563.157	593.790
Fälle stationäre Rehabilitation	212	160
vorzeitige Berentungen wegen verminderter Erwerbsfähigkeit (2015)	5	n. v.
Durchschnittliches Berentungsalter (2015)	54,5 Jahre (m) 44,3 Jahre (w)	n. v.

Arbeitsunfähigkeitsfälle (ohne Rentner) und Arbeitsunfähigkeitstage von Bundesministerium für Gesundheit (2016/2020), Sterbefälle, Behandlungsfälle Krankenhaus, Krankenhausverweildauer und Behandlungstage Krankenhaus von Statistisches Bundesamt (Todesursachenstatistik 2016/2020, Krankenhausstatistik 2016/2020), restliche Daten von Gesundheitsberichterstattung des Bundes (www.gbe-bund.de, 2015/2017/2020)

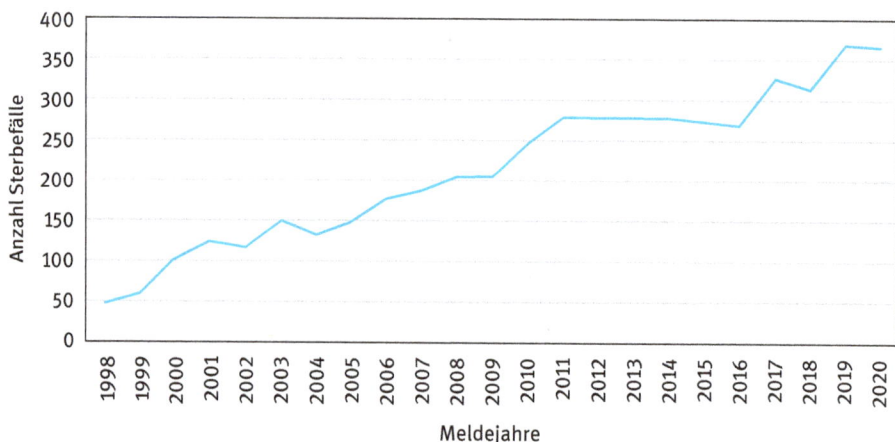

Abb. 3.4: Entwicklung der Sterbefälle mit Gastroösophageale Refluxkrankheit (ICD: K21). (Eigene Darstellung in Anlehnung an Statistisches Bundesamt (2020) [10]).

Die ursächliche Todesursache ist bei diesen dokumentierten Fällen jedoch unklar, da eine reine Refluxkrankheit als Todesursache auszuschließen ist.

In Bezug auf die Arbeitsunfähigkeit sind für die Refluxkrankheit Daten des Bundesministeriums für Gesundheit verfügbar [11]. Für das Jahr 2020 waren insgesamt 80.554 Fälle von Arbeitsunfähigkeit aufgrund der Refluxkrankheit zu verzeichnen. Männer waren mit 53,8 % aller Fälle häufiger arbeitsunfähig gemeldet. Im Durchschnitt waren pro Fall Männer 7 und Frauen 8 Tage arbeitsunfähig.

Aufgrund von Sodbrennen (ICD: R12) wurden im Jahr 2020 11.836 Fälle von Arbeitsunfähigkeit mit einer durchschnittlichen Arbeitsunfähigkeitsdauer von 6 Tagen pro Fall dokumentiert. Männer waren mit 53,2 % häufiger arbeitsunfähig gemeldet als Frauen. Im Jahr 2009 wurden nur 6.046 Fälle von Arbeitsunfähigkeit dokumentiert. Aus den Daten des statistischen Bundesamts lässt sich erkennen, dass die Anzahl der Fälle von Arbeitsunfähigkeit aufgrund von Sodbrennen in den letzten Jahren angestiegen ist.

Für das Jahr 2020 wurden 41.856 stationäre Fälle aufgrund der gastroösophagealen Refluxkrankheit in der Krankenhausstatistik des Statistischen Bundesamtes dokumentiert, wobei etwa 56,6 % aller Fälle auf Personen unter 65 Jahren zurückzuführen sind [12]. Aufgrund von Sodbrennen wurden 304 Personen im Krankenhaus behandelt, von denen etwa 78,6 % unter 65 Jahre alt waren.

Die Anzahl der Rentenzugänge aufgrund der Refluxkrankheit ist sehr gering. In der Statistik des Rentenzugangs der Deutsche Rentenversicherung Bund werden für das Jahr 2015 fünf Rentenzugänge aufgrund der Gastroösophageale Refluxkrankheit angegeben [13]. Für die Diagnose Sodbrennen sind keine Daten in Bezug auf die Rentenzugänge verfügbar.

Krankheitskosten

Anhand einer früheren systematischen Literaturrecherche konnten sechs Kostenstudien zur Refluxkrankheit in Deutschland identifiziert werden. Zwei Studien wurden hiervon vor der Euro-Einführung 2002 durchgeführt, sodass diese beiden Studien Ergebnisse in Deutscher Mark (DM) dokumentieren [14,15]. Aufgrund der mangelnden Aktualität dieser beiden Studien werden die Ergebnisse im Folgenden nicht ausführlich beschrieben. Zusätzlich wurde ein Review identifiziert, was sich mit der gesundheitsökonomischen Evaluation zweier als Goldstandard beschriebenen Therapieoptionen beschäftigt.

Auf Basis des National Health and Wellness Survey (NHWS) und dem UK Office of National Statistics wurden in einer Studie durchschnittliche Kosten der Refluxkrankheit für die Länder Deutschland, Frankreich, Italien, Spanien und Großbritannien ermittelt [16]. Die Kosten wurden hierbei nur zusammenfassend in britischen Pfund (£) dargelegt und nicht aufgeteilt auf die einzelnen Länder. Die monatlichen direkten Kosten pro Patient liegen zwischen 84 £ und 152 £, die indirekte Kosten in Bezug auf Produktionsverlust der Erkrankten zwischen 867 £ und 1.414 £. Wurde eine Refluxkrankheit durch einen Arzt diagnostiziert, liegen die direkten und indirekten Kosten höher als bei erkrankten Personen, die eine Selbstdiagnose durchgeführt haben.

Auf Basis der ProGerd-Studie wurden die Daten von 2.078 Patienten aus drei Ländern (Deutschland, Österreich und Schweiz) analysiert, um die indirekten Kosten der Refluxkrankheit zu berechnen [17]. Bei unbehandelter Refluxkrankheit entstehen indirekte Kosten in Deutschland von 891 Mio. € bei einer Prävalenz von 10 % und 1.73 Mrd. € bei einer der Berechnung zugrundgelegten Prävalenzrate von 20 %. Dem gegenüber stehen indirekte Kosten bei behandelter Refluxkrankheit von 446 Mio. € bei einer Prävalenz von 10 % und 891 Mio. € bei einer Prävalenzrate von 20 %.

Die Autoren Willich et al. analysierten ebenfalls auf Basis der ProGerd-Studie die direkten Kosten der Refluxkrankheit [18]. Hierfür standen die Daten von 5.273 Patienten zur Verfügung. Es konnten direkte Kosten von 342 € pro Patient pro Jahr berechnet werden. Indirekte Kosten wurden auf Basis des Humankapitalansatzes auf durchschnittlich 40 € pro Jahr pro Patient geschätzt. 64 % der Gesamtkosten fallen nach dieser Berechnung auf die Kosten für Medikation an, 19 % auf Krankenhauskosten, 10 % auf die Kosten durch Arbeitsausfall und 7 % auf Arztbesuche. Die Verteilung der Kosten ist in Abb. 3.5 dargestellt.

Weiterführend berechneten die Autoren Darba et al. auf Basis der zuvor genannten Studie Gesamtkosten für die Behandlung aller Refluxerkrankten in Deutschland von 4,811 Mrd. € bei einer zugrundgelegten Prävalenz von 18 %. Zusätzlich werden in dieser Studie Kosten für die Arbeitsunfähigkeit von allen Refluxerkrankten in Deutschland von 1,025 Mrd. € pro Jahr und Kosten für die Leistungsminderung aller Erkrankten von 3,468 Mrd. € pro Jahr ermittelt.

Ein Review aus dem Jahr 2018 hat die medikamentöse Therapie mit Säureblockern und die laparoskopische Fundoplikatio gesundheitsökonomisch untersucht und verglichen [20]. Es wurden sowohl Kosten-Effektivitäts- als auch Kosten-Nutzen-Analysen eingeschlossen. Aus gesundheitsökonomischer Perspektive war keine der als Goldstandard bezeichneten Therapiemöglichkeiten der anderen überlegen. Die eingeschlossenen Studien stammen jedoch nicht aus Deutschland.

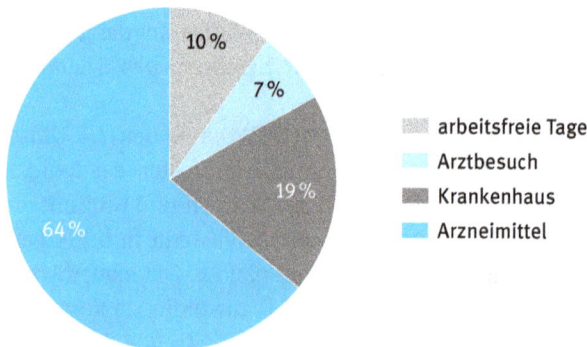

arbeitsfreie Tage
Arztbesuch
Krankenhaus
Arzneimittel

Abb. 3.5: Verteilung der krankheitsbezogenen Kosten in % (Eigene Darstellung in Anlehnung an Willich et al. (2006) [18]).

Fazit

Insgesamt fehlen weiterhin aktuelle Studien zur Prävalenz und Inzidenz der Reflux-krankheit. Aufgrund der hohen Prävalenz scheint eine Berücksichtigung der Erkran-kung in den Fragebögen des Gesundheitssurveys des Robert Koch Instituts oder des Sozioökonomischen Panels sinnvoll. Im Bereich der Kostenstudien sind die vorlie-genden Daten recht alt, so dass neuere Studien wünschenswert wären.

Literatur

[1]   Bollschweiler E, Knoppe K, Wolfgarten E, Holscher AH. Prevalence of dysphagia in patients with gastroesophageal reflux in Germany. Dysphagia. 2008;23:172–176.

[2]   Gao L, Weck MN, Rothenbacher D, Brenner H. Body mass index, chronic atrophic gastritis and heartburn: a population-based study among 8936 older adults from Germany. Alimentary phar-macology & therapeutics. 2010;32:296–302.

[3]   Hollenz M, Stolte M, Labenz J. Prevalence of gastro-oesophageal reflux disease in general practice. Deutsche medizinische Wochenschrift. 2002;127:1007–1012.

[4]   Malfertheiner SF, Malfertheiner MV, Kropf S, Costa S, Malfertheiner P. A prospective longitudi-nal cohort study: evolution of GERD symptoms during the course of pregnancy. BMC gastroente-rology. 2012;12:131.

[5]   Nocon M, Keil T, Willich SN. Prevalence and sociodemographics of reflux symptoms in Germa-ny – results from a national survey. Alimentary pharmacology & therapeutics. 2006;23:1601–1605.

[6]   Ness-Jensen E, Lindam A, Lagergren J, Hveem K. Changes in prevalence, incidence and sponta-neous loss of gastro-oesophageal reflux symptoms: a prospective population-based cohort stu-dy, the HUNT study. Gut. 2012;61:1390–1397.

[7]   Schmidt M, Ankerst DP, Chen Y, et al. Epidemiologic Risk Factors in a Comparison of a Barrett Esophagus Registry (BarrettNET) and a Case–Control Population in Germany. Cancer Prevention Research. 2020;13:377–384.

[8]   Brackins-Romero J, Bruning B, Beyer HK. Incidence of gastroesophageal reflux in geriatric pa-tients – a clinico-radiological study. Rontgenpraxis; Zeitschrift fur radiologische Technik. 1984;37:167–170.

[9]   GBD 2017 Gastro-oesophageal Reflux Disease Collaborators. The global, regional, and national burden of gastrooesophageal reflux disease in 195 countries and territories, 1990–2017: a sys-tematic analysis for the Global Burden of Disease Study 2017. Lancet Gastroenterology & Hepa-tology. 2020;5:561–581.

[10] Statistisches Bundesamt. Gesundheit – Ergebnisse der Todesursachenstatistik für Deutschland ausführliche 4-stellige ICD-Klassifikation 2020.

[11] Bundesministerium für Gesundheit. Arbeitsunfähigkeit: Fälle und Tage nach Diagnosen 2020 – Ergebnisse der Krankheitsartenstatistik der gesetzlichen Krankenversicherung.

[12] Statistisches Bundesamt. Gesundheit – Tiefgegliederte Diagnosedaten der Krankenhauspatien-tinnen und -patienten 2020.

[13] Deutsche Rentenversicherung Bund. Statistik des Rentenzugangs. Zugegriffen: 8. Februar 2019.

[14] Stalhammar NO, Carlsson J, Peacock R et al. Cost effectiveness of omeprazole and ranitidine in intermittent treatment of symptomatic gastro-oesophageal reflux disease. PharmacoEconomics. 1999;16:483–497.

[15] Fuchs KH, Tigges H, Heimbucher J, Freys SM, Thiede A. How expensive is treatment of reflux disease? Langenbecks Archiv fur Chirurgie. Supplement. Kongressband. Deutsche Gesellschaft für Chirurgie. Kongress 1997;114:1170–1172.

[16] Toghanian S, Wahlqvist P, Johnson DA, Bolge SC, Liljas B. The burden of disrupting gastro-oeso-phageal reflux disease: a database study in US and European cohorts. Clinical drug investigation. 2010;30:167–178.

[17] Leodolter A, Nocon M, Kulig M, et al. Gastro esophageal reflux disease is associated with absence from work: results from a prospective cohort study. World journal of gastroenterology. 2005;11:7148–7151.

[18] Willich SN, Nocon M, Kulig M, et al. Cost-of-disease analysis in patients with gastro-oesophageal reflux disease and Barrett's mucosa. Alimentary pharmacology & therapeutics. 2006;23:371–376.

[19] Darba J, Kaskens L, Plans P, et al. Epidemiology and societal costs of gastroesophageal reflux disease and Barrett's syndrome in Germany, Italy and Spain. Expert review of pharmacoeconomics & outcomes research. 2011;11:225–232.

[20] Gockel I, Lange UG, Schürmann O, et al. Kosten-Effektivitäts- und Kosten-Nutzwert-Analysen der Antirefluxmedizin. Gesundheitswesen. 2019;81(12):1048–1056.

3.2 Helicobacter plyori und gastroduodenale Ulkuskrankheit

3.2.1 Medizinische Übersicht

Christian Schulz

Definition

Als das höchstprävalente obligate bakterielle Pathogen mit einer weltweiten Prävalenz von ca. 50 % nimmt *Helicobacter pylori* (*H. pylori*) nicht nur in der Gastroenterologie eine herausragende Rolle ein. Seit der Erstbeschreibung 1983 [1] haben sich die Schwerpunkte von der initialen Befassung mit der gastroduodenalen Ulkuserkrankung um die Erkenntnis eines relevanten Karzinogens, das für über 90 % aller Magenkarzinome verantwortlich ist, eine zunehmende Resistenzproblematik und das Zusammenspiel des Erregers mit dem gastrointestinalen Mikrobiom erweitert [2–4]. 80 % aller Infizierten bleiben asymptomatisch. Sowohl einzelne Virulenzfaktoren des Bakteriums als auch die Topographie des Befalls des Magens sind mit unterschiedlichen Risiken für das Auftreten von Komplikationen verbunden.

Die Infektion mit *H. pylori* wird unabhängig von Symptomen oder Komplikationen als Infektionserkrankung definiert und stellt immer eine Indikation zur Eradikation dar [5].

Andere häufige Ursachen der gastroduodenalen Ulkuskrankheit sind neben einer Infektion mit *H. pylori* die Therapie mit nicht-steroidalen Antirheumatika. Zu den selteneren Ursachen zählen Virusinfektionen, primäre oder sekundäre Malignome, eine Magenbeteiligung eines Morbus Crohn und eine Hyperazidität des Magens wie etwa bei einem Gastrinom.

Pathogenese

Die bei einer persistierenden Infektion immer histologisch nachweisbare chronisch aktive Gastritis kann bei einer Subgruppe der Infizierten über verschiedene präneo-

H. pylori Infektion

chronisch aktive
Gastritis

atrophe Gastritis

intestinale Metaplasie

Dysplasia

Magenkarzinom

Wahrscheinlichkeit der Progression

Monate   Jahre   Dekaden

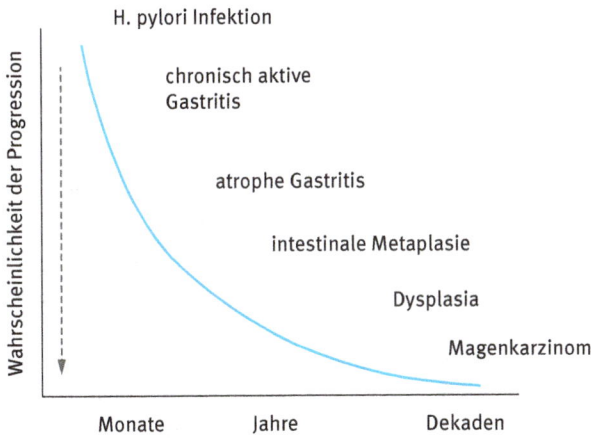

Abb. 3.6: Modell der gastralen Karzinogenese für das Magenkarzinom vom intestinalen Typ (Correa-Kaskade).

plastische Konditionen zur Entstehung eines Magenkarzinoms führen. Diese Kaskade wird – für das Magenkarzinom vom intestinalen Typ – in der Correa-Kaskade zusammengefasst und in Abb. 3.6 dargestellt [6]. Für wenige extraintestinale Erkrankungen wie der idiopathischen thrombozytopenischen Purpura (ITP) und der nicht geklärten Eisenmangelanämie bestehen starke Assoziationen zu einer Infektion mit *H. pylori*, ohne dass der jeweilige pathophysiologische Zusammenhang geklärt ist [7]. Zu anderen, auch autoimmunen Erkrankungen, sind Assoziationen mit teils widersprüchlichen Ergebnissen in Studien beschrieben [7]. Neben dem Magenkarzinom kann eine Infektion mit *H. pylori* zur Entstehung eines mukosa-assoziierten Lymphoms des Magens – dem MALT-Lymphom – führen, das in frühen Stadien sowohl bei Nachweis einer persistierenden *H. pylori* Infektion als auch bei einem fehlenden Nachweis des Erregers häufig allein durch die Eradikationstherapie geheilt werden kann [8].

Diagnostik

Nachdem die *H. pylori*-Infektion als Infektionserkrankung bei Nachweis immer eine Indikation zur Eradikation darstellt, haben sich vormalige Empfehlungen zur Eradikation zu Empfehlungen für die Diagnostik weiterentwickelt. Diese sind in Tab. 3.3 dargestellt. Für die Diagnostik der *H. pylori*-Infektion unterscheidet man grundsätzlich zwischen einem invasiven und einem nichtinvasiven Zugang [1,3]. Grundsätzlich richtet sich der Zugang zur Diagnostik nach der Indikation. Insbesondere für Patienten mit dyspeptischen Beschwerden, einem Alter < 50 Jahren und ohne Alarmsymptome wie Gewichtsabnahme und Blutungszeichen besteht formal keine Indikation zur Durchführung einer Gastroskopie. Hier ist die nichtinvasive Diagnostik durch einen 13C-Urease-Atemtest (UBT) oder einen Stuhlantigentest (SAT) indiziert [9].

Infolge einer rückläufigen Infektionsprävalenz in Deutschland steigt bei Verwendung nur eines Nachweisverfahrens das Risiko falsch positiver Befunde. Eindeutige Befundkonstellationen (direkter Nachweis des Pathogens in der Histologie und der Kultur oder Kombination eines positiven Tests mit dem Vorliegen eines Ulcus duodeni) erfordern kein zweites Testverfahren, ähnlich kann mit positiven Befunden aus der nichtinvasiven Diagnostik bei dyspeptischen Personen umgegangen werden.

Einen zunehmenden Stellenwert erfährt die Empfindlichkeitstestung auf für die Eradikation eingesetzte Antibiotika [10]. Sind bisher kulturbasierte Verfahren (phänotypische Resistenztestung) erst nach dem Versagen mindestens einer empirischen Therapie etabliert, konnten molekularbiologisch basierte Verfahren (genotypische Resistenztestung) sowohl an frischen Biopsien als auch an Formalin-eingebetteten Proben und aus Stuhlproben zur Vermeidung unwirksamer Antibiotikatherapien gute Übereinstimmungen zeigen und könnten künftig eine prätherapeutische Positionierung erfahren [11–13].

Eine Übersicht der möglichen Testverfahren zeigt Tab. 3.3. Eine Übersicht über die Sensitivität und Spezifität der etablierten Nachweisverfahren ist in Tab. 3.4 dargestellt.

Tab. 3.3: Übersicht der Indikationen zur Helicobacter pylori Diagnostik.

Indikation	soll	sollte	kann
Ulkus vetrikuli/duodeni	X		
gastreales MALT-Lymphom	X		
Dyspepsie	X		
PPI-Dauermedikation		X	
idiopathische thrombozytopenische Purpura	X		
Morbus Menetrier, lymphozytäre Gastritis		X	
Sjögren-Syndrom			X
IgA Vaskulitis		X	
ungeklärte Eisenmangelanämie	X		
ASS-Dauermedikation	X		
NSAR-Dauermedikation	X		
Antikoagulation (VKA, NOAKs, Heparin, Fondaparinux)		X	
SSRI-Dauermedikation			X
GI-Blutung unter Antikoagulantien (VKA, NOAKs, Heparin, Fondaparinux)	X		
GI-Blutung unter NSAR	X		

Tab. 3.4: Übersicht über die Sensitivität und Spezifität der etablierten Nachweisverfahren einer Helicobacter pylori Infektion.

		Sensitivität (%)	Spezifität (%)
invasive Methoden	Kultur	70–90	100
	Histologie	80–98	90–98
	Urease-Schnelltest	90–95	90–95
	PCR	90–95	90–95
nicht invasive Methoden	13 C Harnstoff-Atemtest	85–95	85–95
	Stuhl-Antigentest	85–95	85–95
	– ELISA	70–95	85–95
	– Schnelltest		
	IgG-Antikörpernachweis im Serum	> 95	> 90

Therapie

Infolge rasant angestiegener primärer Resistenzen v. a. gegen Metronidazol, Clarithromycin und Levofloxacin sind etablierte Trippletherapien nur noch in Kenntnis der lokalen Resistenzlage oder nach prätherapeutischer Resistenztestung empfohlen. Als einziges in der Primärtherapie untersuchtes Therapieregime wird in Deutschland die bismuthbasierte Quadrupeltherapie als ausreichend wirksam empfohlen, um in der Primärtherapie empirisch eingesetzt werden zu können. Nicht zuletzt das Fehlen lokaler Resistenzdaten für die Regionen in Deutschland verunmöglicht den empirischen Einsatz einer Clarithromycin-basierten Trippletherapie bei zuletzt gezeigten primären Resistenzen von > 15 % [3].

Ein Algorithmus der aktuellen Therapieempfehlungen ist in Abb. 3.7 gezeigt.

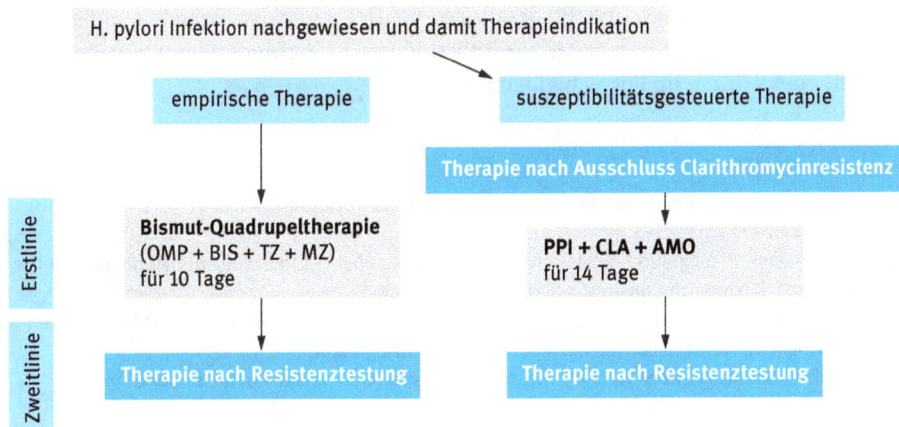

Abb. 3.7: Therapiealgorithmus der *H. pylori*-Infektion

Bedeutsam ist, dass sich anders als bei vielen antimikrobiellen Therapien eine nichtinvasive Eradikationserfolgskontrolle frühestens vier Wochen nach Ende der Therapie und nach mindestens zweiwöchiger PPI-Pause anschließen sollte und nicht die Besserung eventueller klinischer Symptome für die Beurteilung des Therapieerfolgs maßgeblich ist. Hier können gleichberechtigt der UBT oder ein SAT durchgeführt werden [2,3].

Offene Fragen

Zwei relevante Fragen werden die *H. pylori*-Diagnostik und -Therapie in der kommenden Zeit begleiten:

- Durch die Zunahme primärer Resistenzen rückt die Frage einer generellen prätherapeutischen Resistenztestung in den Mittelpunkt. Neben einer Erhöhung der Rate erfolgreicher Eradikationen spielen insbesondere antibiotic stewardship-Implikationen zur Reduktion unwirksamer und damit unnötiger antimikrobieller Therapien eine übergeordnete Rolle. Die Möglichkeit der Verwendung formalinfixierter Biopsien und von Stuhlproben für genotypische Resistenztestungen ermöglicht neben dem Verzicht auf eine erneute Magenspiegelung auch die Resistenztestung bei Patienten, bei denen keine Indikation zur endoskopischen Diagnostik besteht, wie etwa bei dyspeptischen Symptomen in jungem Lebensalter und ohne Alarmsymptome. Offen sind Fragen der Kostenübernahme ebenso wie der Ort der Diagnostik, da PCR basierte Diagnostik auch in pathologischen Instituten erfolgen kann und bereits erfolgt. Eine unveränderte Fortsetzung empirischer Eradikationstherapien findet ihre Berechtigung derzeitig noch in der guten Wirksamkeit bei der Verwendung der bismuthbasierten Quadrupeltherapie. Dennoch erscheint unter Berücksichtigung der insgesamt stark angestiegenen Resistenzen ein empfindlichkeitsgeleitete Therapie implementierenswert [3,11].
- Der Rolle der Magenkarzinomprävention wird bei einer vermeidbaren infektionsassoziierten Tumorerkrankung und nachgewiesener Effektivität von populationsbasierten Screenings und Eradikationen in Hochprävalenzgebieten unter Verwendung kostengünstigerer Diagnostik und ggf. in Verbindung mit anderen Vorsorgeprozeduren im Fokus bleiben [14–16].

Literatur

[1] Warren JR, Marshall B. Unidentified curved bacilli on gastric epithelium in active chronic gastritis. Lancet. 1983;1:1273–5.

[2] Malfertheiner P, Megraud F, O'Morain CA, et al. Management of Helicobacter pylori infection-the Maastricht V/Florence Consensus Report. Gut. 2017;66:6–30.

[3] Malfertheiner P, Megraud F, Rokkas T, et al. Management of Helicobacter pylori infection: the Maastricht VI/Florence consensus report. Gut. 2022;Aug 8;gutjnl-2022-327745.

[4] Schulz C, Schutte K, Koch N, et al. The active bacterial assemblages of the upper GI tract in individuals with and without Helicobacter infection. Gut. 2018;67:216–25.

[5]   Sugano K, Tack J, Kuipers EJ, et al. Kyoto global consensus report on Helicobacter pylori gastri-
      tis. Gut. 2015;64:1353–67.
[6]   Correa P, Blanca Piazuelo M. The gastric precancerous cascade. J Dig Dis. 2012;13(1):2–9.
[7]   Franceschi F, Zuccala G, Roccarina D, Gasbarrini A. Clinical effects of Helicobacter pylori outside
      the stomach. Nat Rev Gastroenterol Hepatol. 2014;11:234–42.
[8]   Jung K, Kim DH, Seo HI, Gong EJ, Bang CS. Efficacy of eradication therapy in Helicobacter pylori-
      negative gastric mucosa-associated lymphoid tissue lymphoma: A meta-analysis. Helicobacter.
      2021;26:e12774.
[9]   Ford AC, Tsipotis E, Yuan Y, Leontiadis GI, Moayyedi P. Efficacy of Helicobacter pylori eradication
      therapy for functional dyspepsia: updated systematic review and meta-analysis. Gut. 2022;
      Jan 12;gutjnl-2021-326583.
[10] Megraud F, Bruyndonckx R, Coenen S, et al. Helicobacter pylori resistance to antibiotics in Europe
      in 2018 and its relationship to antibiotic consumption in the community. Gut. 2021;70:1815–22.
[11] Graham DY. Molecular-based Helicobacter pylori Susceptibility Testing Is Almost Ready for Pri-
      me Time. Gastroenterology. 2021;160:1936–7.
[12] Hulten KG, Genta RM, Kalfus IN, et al. Comparison of Culture With Antibiogram to Next-Generati-
      on Sequencing Using Bacterial Isolates and Formalin-Fixed, Paraffin-Embedded Gastric Biop-
      sies. Gastroenterology. 2021;161:1433–42 e2.
[13] Moss SF, Dang LP, Chua D, et al. Comparable Results of Helicobacter pylori Antibiotic Resis-
      tance Testing of Stools vs Gastric Biopsies Using Next-Generation Sequencing. Gastroentero-
      logy. 2022;Jun;162(7):2095-2097.e2.
[14] Liou JM, Malfertheiner P, Lee YC, et al. Screening and eradication of Helicobacter pylori for gas-
      tric cancer prevention: the Taipei global consensus. Gut. 2020;69:2093–112.
[15] Lee YC, Chen TH, Chiu HM, et al. The benefit of mass eradication of Helicobacter pylori infection:
      a community-based study of gastric cancer prevention. Gut. 2013;62:676–82.
[16] Chiang TH, Chang WJ, Chen SL, et al. Mass eradication of Helicobacter pylori to reduce gastric
      cancer incidence and mortality: a long-term cohort study on Matsu Islands. Gut. 2021;70
      (2):243–250.

3.2.2 Epidemiologie und Gesundheitsökonomie

Juliana Hoeper, Christoph Schwarzbach, Ute Lohse, Ansgar Lange, Jan Zeidler, J.-Matthias
von der Schulenburg

Prävalenz und Inzidenz

Projiziert man die Ergebnisse einer Studie aus Dänemark auf die deutsche Bevölkerung [1], würden etwa 8,3 Millionen Männer und 8,1 Millionen Frauen in Deutschland an einer *H.pylori*-Infektion leiden. Studien zur Prävalenz bei Erwachsenen zeigen allerdings eine große Spannweite der *H. pylori*-Prävalenz, die von 19 % bis zu
51,9 % reicht.

Zu *H. pylori*-Infektion bei Erwachsenen in Deutschland zeigen 9 Studien eine Prävalenz unter 29,9 % [2–10]. In 4 Studien wird eine Prävalenzrate zwischen 30 % und
39,9 % angegeben [11–15]. Darüber hinaus konnten weitere 9 Studien identifiziert werden, in denen eine Prävalenzrate einer *H. pylori*-Infektion von mindestens 40 % angegeben wird [16–24]. Eine Prävalenz von knapp über 40 % wurde zusätzlich in 6 Studien
berichtet [16–21]. Die höchsten *H. pylori*-Infektionsraten werden mit 48,0 % bei Michel

et al. [22] und mit 48,9 % bei Pfefferle et al. [23] dokumentiert. Schottker et al. [24] geben für ihre Studienpopulation sogar eine Infektionsrate von 51,9 % an. Hierbei besteht die Stichprobe allerdings ausschließlich aus Personen im Alter von über 50 Jahren.

Zusammenfassend ist über alle Studien erkennbar, dass ältere Personen eine höhere Prävalenz einer *H. pylori*-Infektion aufweisen als jüngere Personen. Dies ist dem sogenannten Kohortenphänomen geschuldet, d. h. das Geburtsjahr bestimmt das Risiko, mit *H. pylori* infiziert worden zu sein, da die Infektion im Kindesalter erworben wird. Dies untermauern auch die Studien, die die Prävalenz einer H. pylori-Infektion bei Kindern in Deutschland untersuchen. Die Punktprävalenz liegt nahezu konstant in allen Studien unter 10 % [25]. Nur in wenigen Studien wird eine höhere *H. pylori*-Prävalenz bei Kindern im Einschulalter von über 10 % beschrieben [26–28]. Auf eine Übertragbarkeit der Infektion weisen Studien hin, die feststellten, dass die Prävalenz einer *H. pylori*-Infektion bei Kindern signifikant durch den Infektionsstatus der Mutter beeinflusst wird.

Doch auch die Wohnungsbedingungen sowie die Nationalität haben einen Einfluss. Personen, die in osteuropäischen, kleinasiatischen und arabischen Ländern geboren wurden, weisen eine höhere Infektionsrate auf als Personen, die in Deutschland geboren wurden. Porsch-Ozcurumez et al. [10] gibt die Prävalenz getrennt für in Deutschland lebende Deutsche und in Deutschland lebende Türken an. Hier liegt die Prävalenz für Deutsche bei 13,1 % und für in Deutschland lebende Türken bei 30,4 %.

Dieses Phänomen lässt sich auch bei Kindern beobachten. Bode et al. geben an, dass die Prävalenz von Kindern deutscher Nationalität bei der Einschulung 3,2 % beträgt, während bei Kindern anderer Nationalitäten 29,6 % beobachtet werden [29]. Die Prävalenz von türkisch-stämmigen Kleinkindern wurde in den Studien von Rothenbacher et al. in den Jahren 2000 [25] und 2004 [30] untersucht. Demnach haben 4 % der türkisch-stämmigen Kleinkinder bis zum Alter von 25 Monaten eine H. pylori-Infektion [30]. Bei einjährigen türkisch-stämmigen Kleinkindern beträgt die Präva-

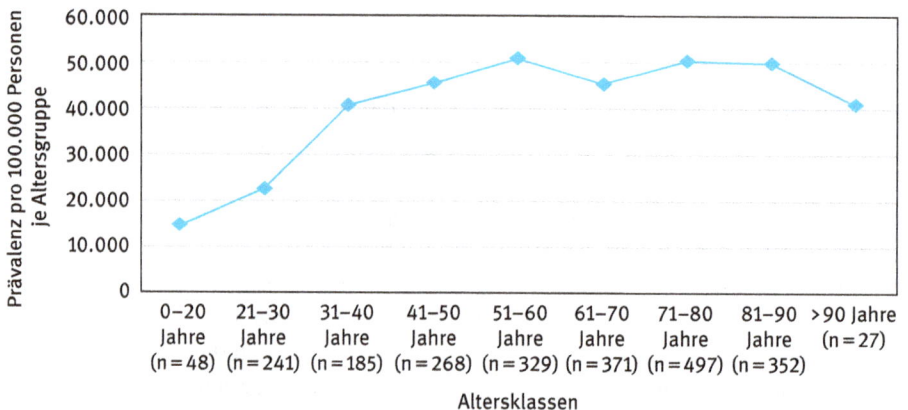

Abb. 3.8: Prävalenz pro 100.000 Personen von *H. pylori*-Infektionen je Altersklasse (Eigene Darstellung in Anlehnung an Wex et al. (2011) [21]).

lenz 8,9 %, bei Zweijährigen 36,4 % und bei Vierjährigen 31,9 % [31]. In der Studie von Bode et al. wird ebenfalls eine deutliche höhere Prävalenz von türkisch-stämmigen Kindern in der vierten Klasse (37,9 %) im Vergleich zu deutschen Schülern (13,9 %) beschrieben [32]. Abb. 3.8 verdeutlicht diese altersabhängige Prävalenz.

Eine systematische Übersichtsarbeit und Metaanalyse von Zhao et al. aus dem Jahr 2021 [33] gibt einen Überblick über die Rezidivrate von *H. pylori*. Eingeschlossen wurden die Jahre 2010 bis 2020. Die Ergebnisse zeigen, dass in Europa die Rezidivrate mit 16 % am höchsten im Vergleich zu den anderen Kontinenten war. Im Vergleich zu den Jahren vor der Studie hat das Wiederauftreten laut den Autoren nicht abgenommen, was darauf hindeutet, dass die Ausrottung von *H. pylori* hoch relevant ist, da auch resistente Stränge immer weiter zunehmen.

Arbeitsunfähigkeits- und Sterbefälle sowie Rentenzugänge wegen verminderter Erwerbsfähigkeit

Eine *H. pylori*-Infektion allein scheint keinen relevanten Einfluss auf die Sterberate oder die Rate der Arbeitsunfähigkeit zu haben. Anders ist dies für die Karzinome und Lymphome des Magens und besonders für die Ulkuserkrankung, für die eine *H. pylori*-Infektion eine zentrale Rolle spielen kann. Da in den verfügbaren Statistiken nicht verlässlich unterschieden werden kann, ob eine Ulkuserkrankung *H. pylori*-induziert ist oder nicht, wird hier die Gesamtheit der Fallzahlen ausgewiesen.

Mit einem Ulkus (hierzu zählen Magengeschwür [ICD K25: Ulcus ventriculi], Zwölffingerdarmgeschwür [Ulcus duodeni; ICD K26], Geschwür im operierten Magen [ICD K27: Ulcus pepticum] und Geschwür im Leerdarm [ICD K28: Ulcus jejuni]) sind in Deutschland im Jahr 2020 entsprechend der Todesursachenstatistik 3.097 Personen gestorben (Tab. 3.5–Tab. 3.9).

Tab. 3.5: Ulcus ventriculi (ICD K25).

	2016/2017	2020
Behandlungsfälle Krankenhaus	37.241	32.258
Krankenhausverweildauer	7,5 Tage	7,2 Tage
Behandlungstage Krankenhaus	281.116	231.646
Sterbefälle Krankenhaus	1.339	1.430
Inzidenz Krankenhaus (Fälle pro 100.000 Einwohner, altersstandardisiert)	n. v.	36
Arbeitsunfähigkeitsfälle (ohne Rentner)	17.312	13.087
Arbeitsunfähigkeitstage	218.365	178.058
Fälle stationäre Rehabilitation	281	185

Tab. 3.5: (fortgesetzt)

	2016/2017	2020
vorzeitige Berentungen wegen verminderter Erwerbsfähigkeit (2015)	11	n. v.
Durchschnittliches Berentungsalter (2015)	58 Jahre (m) 58,6 Jahre (w)	n. v.

Arbeitsunfähigkeitsfälle (ohne Rentner) und Arbeitsunfähigkeitstage von Bundesministerium für Gesundheit (2016/2020), Sterbefälle, Behandlungsfälle Krankenhaus, Krankenhausverweildauer und Behandlungstage Krankenhaus von Statistisches Bundesamt (Todesursachenstatistik 2016/2020, Krankenhausstatistik 2016/2020), restliche Daten von Gesundheitsberichterstattung des Bundes (www.gbe-bund.de, 2015/2017/2020)

Tab. 3.6: Ulcus duodeni (ICD K26).

	2016/2017	2020
Behandlungsfälle Krankenhaus	25.804	23.379
Krankenhausverweildauer	8,2 Tage	8,2 Tage
Behandlungstage Krankenhaus	212.693	190.561
Sterbefälle Krankenhaus	949	963
Inzidenz Krankenhaus (Fälle pro 100.000 Einwohner, altersstandardisiert)	n. v.	26
Arbeitsunfähigkeitsfälle (ohne Rentner)	9.847	6.820
Arbeitsunfähigkeitstage	108.738	93.000
Fälle stationäre Rehabilitation	171	181
vorzeitige Berentungen wegen verminderter Erwerbsfähigkeit (2015)	5	n. v.
Durchschnittliches Berentungsalter (2015)	56,2 Jahre (m) 49 Jahre (w)	n. v.

Arbeitsunfähigkeitsfälle (ohne Rentner) und Arbeitsunfähigkeitstage von Bundesministerium für Gesundheit (2016/2020), Sterbefälle, Behandlungsfälle Krankenhaus, Krankenhausverweildauer und Behandlungstage Krankenhaus von Statistisches Bundesamt (Todesursachenstatistik 2016/2020, Krankenhausstatistik 2016/2020), restliche Daten von Gesundheitsberichterstattung des Bundes (www.gbe-bund.de, 2015/2017/2020)

Tab. 3.7: Ulcus pepticum (ICD K27).

	2016/2017	2020
Behandlungsfälle Krankenhaus	307	240
Krankenhausverweildauer	8,4 Tage	8,0 Tage
Behandlungstage Krankenhaus	2.579	1.928
Sterbefälle Krankenhaus	97	128
Inzidenz Krankenhaus (Fälle pro 100.000 Einwohner, altersstandardisiert)	n. v.	0
Arbeitsunfähigkeitsfälle (ohne Rentner)	2.212	1.711
Arbeitsunfähigkeitstage	18.487	13.312
Fälle stationäre Rehabilitation	16	6
vorzeitige Berentungen wegen verminderter Erwerbsfähigkeit (2015)	0	n. v.
Durchschnittliches Berentungsalter (2015)	50 Jahre (m)	n. v.

Arbeitsunfähigkeitsfälle (ohne Rentner) und Arbeitsunfähigkeitstage von Bundesministerium für Gesundheit (2016/2020), Sterbefälle, Behandlungsfälle Krankenhaus, Krankenhausverweildauer und Behandlungstage Krankenhaus von Statistisches Bundesamt (Todesursachenstatistik 2016/2020, Krankenhausstatistik 2016/2020), restliche Daten von Gesundheitsberichterstattung des Bundes (www.gbe-bund.de, 2015/2017/2020)

Tab. 3.8: Ulcus pepticum jejuni (ICD K28).

	2016/2017	2020
Behandlungsfälle Krankenhaus	1.700	1.884
Krankenhausverweildauer	8,2 Tage	7,9 Tage
Behandlungstage Krankenhaus	14.017	14.816
Sterbefälle Krankenhaus	26	41
Inzidenz Krankenhaus (Fälle pro 100.000 Einwohner, altersstandardisiert)	n. v.	2
Arbeitsunfähigkeitsfälle (ohne Rentner)	715	660
Arbeitsunfähigkeitstage	7.668	10.735
Fälle stationäre Rehabilitation	26	18
vorzeitige Berentungen wegen verminderter Erwerbsfähigkeit (2015)	0	n. v.
Durchschnittliches Berentungsalter (2015)	n. v.	n. v.

Arbeitsunfähigkeitsfälle (ohne Rentner) und Arbeitsunfähigkeitstage von Bundesministerium für Gesundheit (2016/2020), Sterbefälle, Behandlungsfälle Krankenhaus, Krankenhausverweildauer und Behandlungstage Krankenhaus von Statistisches Bundesamt (Todesursachenstatistik 2016/2020, Krankenhausstatistik 2016/2020), restliche Daten von Gesundheitsberichterstattung des Bundes (www.gbe-bund.de, 2015/2017/2020)

Tab. 3.9: Gastritis und Duodenitis (ICD K29).

	2016/2017	2020
Behandlungsfälle Krankenhaus	141.107	114.666
Krankenhausverweildauer	4,0 Tage	3,8 Tage
Behandlungstage Krankenhaus	560.063	430.999
Sterbefälle Krankenhaus	392	535
Inzidenz Krankenhaus (Fälle pro 100.000 Einwohner, altersstandardisiert)	n. v.	133
Arbeitsunfähigkeitsfälle (ohne Rentner)	562.607	419.311
Arbeitsunfähigkeitstage	3.237.895	2.882.048
Fälle stationäre Rehabilitation	191	151
vorzeitige Berentungen wegen verminderter Erwerbsfähigkeit (2015)	6	n. v.
Durchschnittliches Berentungsalter (2015)	51,5 Jahre (m) 53,2 Jahre (w)	n. v.

Arbeitsunfähigkeitsfälle (ohne Rentner) und Arbeitsunfähigkeitstage von Bundesministerium für Gesundheit (2016/2020), Sterbefälle, Behandlungsfälle Krankenhaus, Krankenhausverweildauer und Behandlungstage Krankenhaus von Statistisches Bundesamt (Todesursachenstatistik 2016/2020, Krankenhausstatistik 2016/2020), restliche Daten von Gesundheitsberichterstattung des Bundes (www.gbe-bund.de, 2015/2017/2020)

Die Anzahl an dokumentierten Sterbefällen aufgrund der beschriebenen Indikationen ist insgesamt rückläufig [34]. Für das Jahr 2020 wurden darüber hinaus 22.278 Fälle von Arbeitsunfähigkeit aufgrund eines Ulkus verzeichnet. Auch diese Anzahl ist rückläufig. Diese Entwicklung geht einher mit der Einführung der *H. pylori*-Eradikationstherapie, die sicher als eine der großen Erfolgsgeschichten der Gastroenterologie zu bezeichnen ist. Die mittlere Dauer der Arbeitsunfähigkeit beträgt ca. 13,25 Tage [35]. Die Anzahl an Rentenzugängen wegen verminderter Erwerbsfähigkeit aufgrund eines Ulkus ist sehr gering, sodass hierauf nicht gesondert verwiesen wird [36].

Krankheitskosten

Anhand der durchgeführten systematischen Literaturrecherche konnten keine geeigneten Krankheitskostenstudien für *H. pylori* und Ulkuskrankheit identifiziert werden. Auch das statistische Bundesamt gibt keine Krankheitskostenberechnung hierfür an. Folglich ist hier noch hoher Forschungsbedarf an Krankheitskostenstudien für Deutschland zu sehen. Dabei ist die besondere Herausforderung in der fehlenden Kodierung der Erkrankung zu berücksichtigen. Die *H. pylori*-Infektion ist häufig mit verschiedenen Erkrankungen assoziiert, aber nicht direkt mit einer ICD versehen. Deshalb würde sich hier eine Primärdatenerhebung in Krankenhäusern und Arztpraxen anbieten, bei der über einen längeren Zeitraum hinweg der Ressourcenverbrauch bei den Patienten erhoben wird.

Fazit

Die große Varianz der Studienergebnisse verdeutlicht, dass die Prävalenz einer *H. pylori*-Infektion stark von der Zusammensetzung der Stichprobe abhängt. Da Kinder und junge Erwachsene heute nur noch in geringem Maße mit *H. pylori* infiziert sind, wird in Zukunft die Zahl der *H. pylori*-Träger kontinuierlich abnehmen, eine Entwicklung, die durch die Eradikationstherapie von *H. pylori* noch beschleunigt werden könnte. Bzgl. der Krankheitskosten ergibt sich wie beschrieben grundlegender Forschungsbedarf.

Literatur

[1]   Dahlerup S, Andersen RC, Nielsen BSW, et al. First-time urea breath tests performed at home by 36,629 patients: a study of Helicobacter pylori prevalence in primary care. Helicobacter. 2011;16:468–474.

[2]   Weyermann M, Brenner H, Adler G, et al. Helicobacter pylori infection and the occurrence and severity of gastrointestinal symptoms during pregnancy. American Journal of obstetrics and gynecology. 2003;189:526–531.

[3]   Rothenbacher D, Weyermann M, Bode G, et al. Role of Lewis A and Lewis B blood group antigens in Helicobacter pylori infection. Helicobacter. 2004;9:324–329.

[4]   Weyermann M, Rothenbacher D, Gayer L, et al. Role of Helicobacter pylori infection in iron deficiency during pregnancy. American journal of obstetrics and gynecology. 2005;192:548–553.

[5]   Stettin D, Waldmann A, Wolters M, et al. Infection with Helicobacter pylori–outcome of a cross-sectional investigation. Deutsche medizinische Wochenschrift. 2007;132:2677–2682.

[6]   Brenner H, Weyermann M, Rothenbacher D. Clustering of Helicobacter pylori infection in couples: differences between high- and low-prevalence population groups. Annals of epidemiology. 2006;16:516–520.

[7]   Brenner H, Bode G, Adler G, et al. Alcohol as a gastric disinfectant? The complex relationship between alcohol consumption and current Helicobacter pylori infection. Epidemiology. 2001;12:209–214.

[8]   Bode G, Rothenbacher D, Brenner H. Helicobacter pylori colonization and diarrhoeal illness: results of a population-based cross-sectional study in adults. European journal of epidemiology. 2001;17:823–827.

[9]   Lichterfeld M, Lorenz C, Nischalke HD, et al. Decreased prevalence of Helicobacter pylori infection in HIV patients with AIDS defining diseases. Zeitschrift fur Gastroenterologie. 2002;40:11–14.

[10] Porsch-Ozcurumez M, Doppl W, Hardt PD, et al. Impact of migration on Helicobacter pylori seroprevalence in the offspring of Turkish immigrants in Germany. The Turkish journal of pediatrics. 2003;45:203–208.

[11] Hooi JKY, Lai WY, Ng WK. Global Prevalence of Helicobacter pylori Infection: Systematic Review and Meta-Analysis. Gastroenterology. 2017;153:420–429.

[12] Bode G, Hoffmeister A, Koenig W, Brenner H, Rothenbacher D. Characteristics of differences in Helicobacter pylori serology and 13C-urea breath-testing in an asymptomatic sample of blood donors. Scandinavian journal of clinical and laboratory investigation. 2001;61:603–608.

[13] Bartels F, Hahn H, Stolte M, Schmidt-Wilcke HA. Quality of diagnostic procedures and frequency of endoscopically defined diseases of the upper gastrointestinal tract. Zeitschrift fur Gastroenterologie. 2003;41:311–318.

[14] Schilling D, Messerer P, Ott MG, et al. Dyspepsia and Helicobacter pylori infection in employees of a large industry. Results of a prospective BASF Helicobacter pylori prevention campaign. Medizinische Klinik. 2002;97:6–11.

[15] Berg G, Bode G, Blettner M, Boeing H, Brenner H. Helicobacter pylori infection and serum ferritin: A population-based study among 1806 adults in Germany. The American journal of gastroenterology. 2001;96:1014–1018.

[16] Seher C, Thierfelder W, Dortschy R. Helicobacter pylori–prevalence in the German population. Gesundheitswesen. 2000;62:598–603.

[17] Konturek PC, Rienecker H, Hahn EG, Raithel M. Helicobacter pylori as a protective factor against food allergy. Medical science monitor: international medical journal of experimental and clinical research. 2008;14:CR452-458.

[18] Zhang Y, Hoffmeister M, Weck MN, Chang-Claude J, Brenner H. Helicobacter pylori infection and colorectal cancer risk: evidence from a large population-based case-control study in Germany. American journal of epidemiology. 2012;175:441–450.

[19] Kuepper-Nybelen J, Thefeld W, Rothenbacher D, Brenner H. Patterns of alcohol consumption and Helicobacter pylori infection: results of a population-based study from Germany among 6545 adults. Alimentary pharmacology & therapeutics. 2005;21:57–64.

[20] Zumkeller N, Brenner H, Chang-Claude J, et al. Helicobacter pylori infection, interleukin-1 gene polymorphisms and the risk of colorectal cancer: evidence from a case-control study in Germany. European journal of cancer. 2007;43:1283–1289.

[21] Wex T, Venerito M, Kreutzer J, et al. Serological prevalence of Helicobacter pylori infection in Saxony-Anhalt, Germany, in 2010. Clinical and vaccine immunology. 2011;18:2109–2112.

[22] Michel A, Pawlita M, Boeing H, Gissmann L, Waterboer T. Helicobacter pylori antibody patterns in Germany: a cross-sectional population study. Gut pathogens. 2014;6:10.

[23] Pfefferle PI, Kramer A. Helicobacter pylori-infection status and childhood living conditions are associated with signs of allergic diseases in an occupational population. European journal of epidemiology. 2008;23:635–640.

[24] Schottker B, Adamu MA, Weck MN, Muller H, Brenner H. Helicobacter pylori infection, chronic atrophic gastritis and major cardiovascular events: a population-based cohort study. Atherosclerosis. 2012;220:569–574.

[25] Rothenbacher D, Blaser MJ, Bode G, Brenner H. Inverse relationship between gastric colonization of Helicobacter pylori and diarrheal illnesses in children: results of a population-based cross-sectional study. The Journal of infectious diseases. 2000;182:1446–1449.

[26] Herbarth O, Bauer M, Fritz GJ, et al. Helicobacter pylori colonisation and eczema. Journal of epidemiology and community health. 2007;61:638–640.

[27] Rothenbacher D, Bode G, Brenner H. History of breastfeeding and Helicobacter pylori infection in pre-school children: results of a population-based study from Germany. International journal of epidemiology. 2002;31:632–637.

[28] Brenner H, Bode G, Adler G, Rothenbacher D. Does maternal smoking hinder mother-child transmission of Helicobacter pylori infection? Epidemiology. 2000;11:71–75.

[29] Bode G, Marchildon P, Peacock J, Brenner H, Rothenbacher D. Diagnosis of Helicobacter pylori infection in children: comparison of a salivary immunoglobulin G antibody test with the (13)C-urea breath test. Clinical and diagnostic laboratory immunology. 2002;9:493–495.

[30] Rothenbacher D, Schultze V, Jahnig P, Scharschmidt B, Brenner H. Evidence of a rapid decrease in prevalence of Helicobacter pylori infection in children of a high risk group living in Germany. European journal of pediatrics. 2004;163:339–340.

[31] Rothenbacher D, Inceoglu J, Bode G, Brenner H. Acquisition of Helicobacter pylori infection in a high-risk population occurs within the first 2 years of life. The Journal of pediatrics. 2000;136:744–748.

[32] Bode G, Piechotowski I, Rothenbacher D, Brenner H. Helicobacter pylori-specific immune responses of children: implications for future vaccination strategy. Clinical and diagnostic laboratory immunology. 2002;9:1126–1128.

[33] Zhao H, Yan P, Zhang N, et al. The recurrence rate of Helicobacter pylori in recent 10 years: A systematic review and meta-analysis. Helicobacter. 2021;26:e12852.

[34] Statistisches Bundesamt. Gesundheit – Ergebnisse der Todesursachenstatistik für Deutschland ausführliche 4-stellige ICD-Klassifikation 2020.

[35] Bundesministerium für Gesundheit. Arbeitsunfähigkeit: Fälle und Tage nach Diagnosen 2020 – Ergebnisse der Krankheitsartenstatistik der gesetzlichen Krankenversicherung.

[36] Deutsche Rentenversicherung Bund. Statistik des Rentenzugangs. Zugegriffen: 8. Februar 2019.

3.3 Reizmagen (funktionelle Dyspepsie)

3.3.1 Medizinische Übersicht

Joachim Labenz

Definition

Im internationalen Sprachgebrauch ist der Begriff funktionelle Dyspepsie (FD) gebräuchlich, der sich in Deutschland nie durchgesetzt hat. Gebräuchlich ist synonym „Reizmagen" (RM), besser wäre sogar „Reizmagensyndrom" (RMS), da es sich in den meisten Fällen um mehrere Symptome handelt. Der oftmals von Patienten und auch Ärzten verwandte Begriff „Gastritis" sollte dagegen allein der Histologie vorbehalten bleiben.

Ein RMS ist gemäß der Rom-IV-Kriterien charakterisiert durch eines (oder mehrere) der folgenden, belästigenden (= Einfluss auf alltägliche Aktivitäten) Symptome
- postprandiales Völlegefühl,
- vorzeitige Sättigung,
- epigastrische Schmerzen,
- epigastrisches Brennen,

die nach einer routinemäßigen klinischen Abklärung einschließlich Ösophago-Gastro-Duodenoskopie nicht hinreichend erklärbar sind [1]. Die Symptome müssen seit mindestens drei Monaten vorliegen mit einem Symptombeginn, der sechs Monate oder länger zurückliegt. Es werden die beiden Untergruppen „postprandiales Distress-Syndrom" (PDS: postprandial distress syndrome) mit ausschließlich mahlzeiteninduzierter Symptomatik, die mindestens an drei Tagen pro Woche auftreten, und „epigastrisches Schmerzsyndrom (EPS: epigastric pain syndrome), das jederzeit auftreten kann und zumindest an einem Tag pro Woche vorhanden sein sollte. Andere Symptome, wie Aufstoßen, Blähgefühl, Übelkeit und auch Sodbrennen, können koexistent sein. Erbrechen gehört nicht typischerweise zum RMS. Auszuschließen sind auch typische biliäre Symptome (Kolik) und Symptome, die nach Defäkation oder Flatulenz sistieren.

In einem internationalen Konsensus wurde zwischen *Helicobacter-pylori*-assoziierter Dyspepsie und funktioneller Dyspepsie unterschieden [2]. Demnach sollte bei allen Patienten mit den diagnostischen Kriterien des RMS und *H.-pylori*-Nachweis eine Eradikationstherapie durchgeführt werden. Sistieren die Symptome anhaltend (6–12 Monate), so handelt es sich um eine *H.-pylori*-assoziierte Dyspepsie, bei einem symptomatischen Rezidiv um ein RMS.

Pathogenese

Die Pathogenese und Pathophysiologie des RMS sind komplex und auch nicht abschließend geklärt. Motilität (Magenentleerung und -dehnbarkeit), Hypersensitivität des Magens und Duodenums (mechanische und chemische Stimuli), gastroösophagealer Reflux, geringgradige Immunaktivierung und Störungen der Permeabilität im Duodenum sowie Nahrungsmittelallergene sind mögliche pathogenetisch relevante Faktoren [1,3]. Eine eindeutige Beziehung zu Symptomen ist aber häufig nicht etabliert, auch finden sich diese Störungen nicht selten bei Menschen ohne RMS. Psychosoziale Faktoren können über das zentrale Nervensystem die Symptome der RMS modulieren.

Akute gastrointestinale Infektionen führen bei knapp 10 % der Patienten zu einer Dyspepsie, die über mehr als sechs Monate anhalten kann [4]. Die Magenentleerung ist bei 25–35 % verzögert. Abzugrenzen ist hier das Krankheitsbild der idiopathischen Gastroparese, bei der zumeist Erbrechen und Appetitstörungen als Symptome hinzukommen [1,5].

Diagnostik

Ausführliche Anamnese und körperliche Untersuchung stehen am Anfang jeder Diagnostik (Abb. 3.9). Dabei ist insbesondere auch auf Begleitsymptome, Alarmsymptome (z. B. ungewollte Gewichtsabnahme, Blutungshinweise) und mögliche Trigger der Symptome zu achten. Darüber hinaus werden eine Basislabordiagnostik (z. B. BSG oder CRP, Blutbild, Kreatinin, GPT, gamma-GT, Lipase, TSH basal) und eine Sonographie des Abdomens empfohlen. Bei Alarmsymptomen, Einnahme potenziell schleimhautschädigender Medikamente (z. B. ASS, NSAR) und Alter über 45 Jahre bei Erstmanifestation ist eine Endoskopie des oberen Verdauungstrakts mit Entnahme von Biopsien aus Magen zur *H.-pylori*- und Gastritis-Diagnostik und evtl. auch aus dem Duodenum indiziert. Ist eine initiale Endoskopie nicht erforderlich, kann eine symptomatische Behandlung erfolgen. Zu diesem Zeitpunkt kann die Diagnose RMS aber per Definition noch nicht gestellt werden. Die im anglo-amerikanischen Bereich übliche „Test and Treat"-Strategie, d. h. ein nicht-invasiver, im Regelfall serologischer Test auf *H. pylori* gefolgt von einer *H.-pylori*-Eradikation der Testpositiven, wird in Deutschland nicht empfohlen, da (1.) der zuverlässige Nachweis einer chronische Symptome (postprandiales Völlegefühl, vorzeitige Sättigung, epigastrische Schmerzen oder Brennen

Anamnese & Klinischer Befund
Labor, Sonographie

Alarmsymptome
Einnahme ulzerogener Pharmaka
Alter > 45 Jahre (bei Erstdiagnose)

empirische Therapie

ÖGD + PE   4 Wochen erfolglos

kein Befund, der Symptome wahrscheinlich erklärt

Befund, der Symptome wahrscheinlich erklärt (± HP)

HP positiv   HP negativ

Therapie nicht erfolgreich   Therapie erfolgreich

Symptome persistieren

HP-Rx

weitere Diagnostik (bei Indikation)

Symptome sistieren

HP-assoziierte Dyspepsie   Reizmagensyndrom   sekundäre Dyspepsie

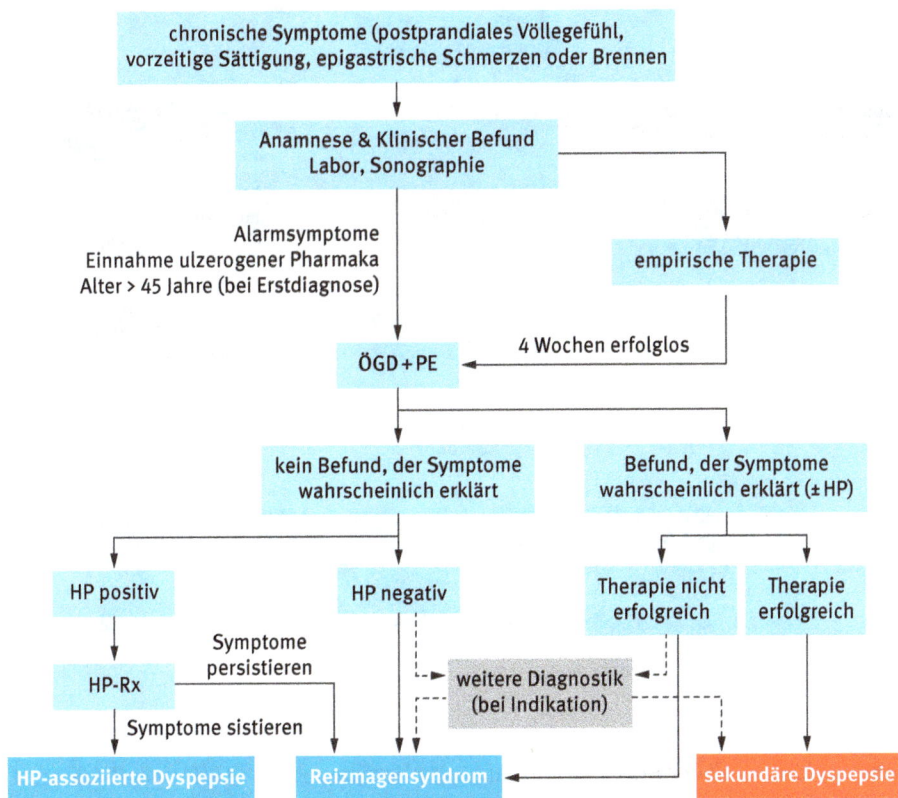

Abb. 3.9: Vom Symptom zur Diagnose: Algorithmus zur Diagnose des Reizmagensyndroms (nach [1,2]).

aktiven Infektion Voraussetzung für eine Eradikationstherapie ist und (2.) aufgrund der niedrigen Wahrscheinlichkeit einer *H.-pylori*-Infektion bei Personen < 45 Jahre das Risiko eines falsch-positiven (serologischen) Tests inakzeptabel hoch ist mit der möglichen Konsequenz einer fehlindizierten Antibiotikatherapie [6].

Therapie

Am Anfang werden Allgemeinmaßnahmen empfohlen (Abb. 3.10). Hierzu zählen Aufklärung über die Harmlosigkeit der Erkrankung, Anpassung von Lifestyle (z. B. Stressreduktion, Rauchstopp und Alkoholkarenz) und Ernährung (z. B. viele kleine, eher fettarme Mahlzeiten, Meiden von unverträglicher Kost und Kaffee). Wissenschaftliche Belege für die Wirksamkeit dieser Empfehlungen existieren nicht.

Bei Nachweis einer *H.-pylori*-Infektion *sollte* eine Eradikationstherapie durchgeführt werden. Bei einem von 9 behandelten Patienten ist mit einer anhaltenden Beseitigung der Dyspepsie-Symptome zu rechnen [1,2,6,7]. Gemäß der aktuellen Deut-

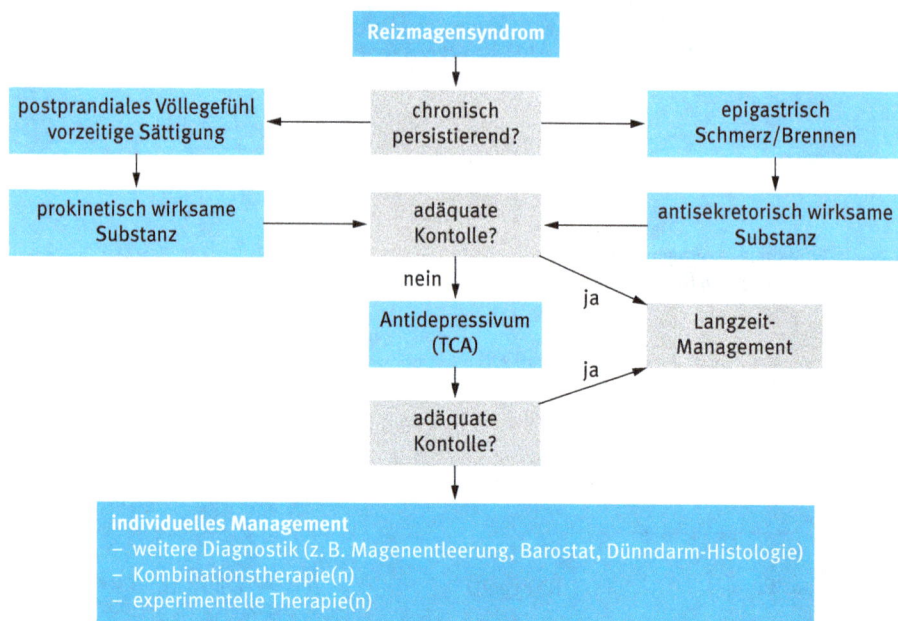

Abb. 3.10: Therapeutischer Algorithmus Reizmagensyndrom.

schen Leitlinie *soll* der Erfolg der Eradikationstherapie mittels ^{13}C-Harnstoff-Atemtest oder monoklonalem Stuhl-Antigen-Test überprüft werden.

Beim RMS ist in Studien der Placeboeffekt oftmals hoch. Wirksame Medikamente zeigen zumeist einen therapeutischen Gewinn von 10–20 % über Placebo. Gesichert ist die Wirksamkeit von Säuresekretionshemmern (PPI, H_2-Rezeptorantagonisten), wobei sich dieser Effekt im Wesentlichen auf das EPS beschränkt [1]. Beim PDS sind Prokinetika (wahrscheinlich) wirksam, ein Publikations-Bias ist aber nicht auszuschließen, und die Substanz, die in erster Linie untersucht wurde (Cisaprid) ist nicht mehr verfügbar. Daten zur Wirksamkeit aus kontrollierten Studien gibt es auch für die Phytopharmaka STW-5 und Menthacarin (Pfefferminzöl + Kümmelöl), das prokinetische Wirkung besitzt, und Sulpirid, das sowohl zentralnervös als auch prokinetisch wirkt [1,8,9]. Acotiamid und Itoprid sind weitere prokinetisch wirksame Pharmaka, die in kontrollierten Studien Wirksamkeit gezeigt haben.

Antidepressiva werden bei Therapieversagern eingesetzt. Trizyklische Antidepressiva haben eine gesicherte Wirksamkeit, Serotonin-Wiederaufnahmehemmer dagegen nicht [8,10]. Es gibt Hinweise, dass Antidepressiva insbesondere bei psychischer Komorbidität einen Effekt auf die Dyspepsie-Symptome haben. Unterstützende Daten gibt es auch für eine Psychotherapie, die insbesondere bei Therapieresistenz in Betracht gezogen werden sollte [1,8,9].

Ein neuer Therapieansatz ist die Modulation des Dünndarmmikrobioms durch ein spezielles Probiotikum, das in einer plazebokontrollierten Studie wirksam war [11].

Offene Fragen

- Kriterien für die Prädiktion des Erfolgs einer *H.-pylori*-Eradikation beim Reizmagen.
- Das diagnostische und therapeutische Vorgehen bei Patienten, die auf eine empirische Standardtherapie nicht ansprechen.
- Das medikamentöse Langzeitmanagement.
- Die Rolle funktionsdiagnostischer Untersuchungen (Magenentleerung, Barostat) für die Therapiestrategie.
- Aufwandsadäquate Vergütung der Funktionsdiagnostik als Voraussetzung einer flächendeckenden Verfügbarkeit in der ambulanten Versorgung.
- Die Pathomechanismen und daraus abgeleitete Behandlungsstrategien beim Reizmagensyndrom mit seinen Subtypen.

Literatur

[1] Stanghellini V, Chan FKL, Hasler WL, et al. Gastroduodenal disorders. Gastroenterology. 2016;150:1380–92.

[2] Sugano K, Tack J, Kuipers EJ, et al. Kyoto global consensus report on Helicobacter pylori gastritis. Gut. 2015;64:1353–67.

[3] Koduru P, Irani M, Quigley EMM. Definition, pathogenesis, and management of that cursed dyspepsia. Clin Gastroenterol Hepatol. 2018;16:467–79.

[4] Futagami S, Itoh T, Sakamoto C. Systematic review with meta-analysis: post-infectious functional dyspepsia. Aliment Pharmacol Ther. 2015;41:177–88.

[5] Stanghellini V, Tack J. Gastroparesis: separate entity or just a part of dyspepsia. Gut. 2014;63:1972–8.

[6] Fischbach W, Bornschein J, Hoffmann JC, et al. Aktualisierte S2k-Leitlinie Helicobacter pylori und gastroduodenale Ulkuskrankheit der Deutschen Gesellschaft für Gastroenterologie, Verdauungs- und Stoffwechselkrankheiten (DGVS). www.dgvs.de

[7] Ford AC, Tsipotis E, Yuan Y, Leontiadis G, Moayyedi P. Efficacy of Helicobacter pylori eradication therapy for functional dyspepsia: updated systematic review and meta-analysis. Gut 2022; doi:10.1136/gutjnl-2021-326583.

[8] Camillieri M, Stanghellini V. Current management strategies and emerging treatments for functional dyspepsia. Nat Rev Gastroenterol Hepatol. 2013;10:187–94.

[9] Madisch A, Andresen V, Enck P, et al. The diagnosis and treatment of functional dyspepsia. Dtsch Arztebl Int. 2018;115:222–32.

[10] Ford AC, Luthra P, Tack J, et al. Efficacy of psychotropic drugs in functional dyspepsia: systematic review and meta-analysis. Gut. 2017;66:411–20.

[11] Wauters L, Slaets H, De Paepe K, et al. Efficacy and safety of spore-forming probiotics in the treatment of functional dyspepsia: a pilot randomised, double-blind, placebo-controlled trial. Lancet Gastroenterol Hepatol 2021;6:784–92.

3.3.2 Epidemiologie und Gesundheitsökonomie

Juliana Hoeper, Christoph Schwarzbach, Ute Lohse, Ansgar Lange, Jan Zeidler, J.-Matthias von der Schulenburg

Prävalenz und Inzidenz

Die Schwierigkeit in der Abschätzung von Inzidenz und Prävalenz des Reizmagens liegt im Fehlen von geeigneten Instrumenten wie standardisierten Fragebögen, die zuverlässig die Diagnose Reizmagen erfassen. Zwar liegen aus Deutschland vier Studien vor, in denen die Prävalenz von dyspeptischen Symptomen in verschiedenen Kollektiven erhoben wurde [1–5], es handelt sich hier aber ausnahmslos um Patienten mit nicht vordiagnostizierter Dyspepsie, d. h. hier sind auch Patienten eingeschlossen, die eine organisch bedingte Ursache ihrer Oberbauchbeschwerden (Ulkus, Refluxkrankheit, etc.) hatten. Zudem galten in den Studien sehr unterschiedlich Kriterien für das Vorliegen einer Dyspepsie. Da eine strukturierte diagnostische Abklärung in keinem dieser Kollektive erfolgte, kann diesen Studien eine verlässliche Abschätzung des Anteils der Patienten mit funktioneller Dyspepsie nicht entnommen werden. Für eine wissenschaftlich fundierte Analyse müssen die Definitionen der Rom-Klassifikationen berücksichtigt werden [6].

Arbeitsunfähigkeits- und Sterbefälle sowie Rentenzugänge wegen verminderter Erwerbsfähigkeit

Die funktionelle Dyspepsie (ICD: K30) ist keine zum Tode führende Erkrankung. Insofern sind Angaben zur Letalität [7] Ausdruck einer Koinzidenz.

In Bezug auf die Arbeitsunfähigkeit ist das verfügbare Datenmaterial ebenfalls nicht ausreichend. Zwar sind für die funktionelle Dyspepsie (ICD: K30) Daten des Bundesministeriums für Gesundheit verfügbar [8], jedoch dürften betroffene Patienten auch unter anderen ICD 10-Codes (z. B. Gastritis) verschlüsselt worden sein. Nach der genannten Statistik waren für das Jahr 2020 insgesamt 16.728 Fälle von Arbeitsunfähigkeit aufgrund einer funktionellen Dyspepsie zu verzeichnen (Tab. 3.10), wobei der Anteil von Arbeitsunfähigkeitsfällen von Frauen ca. 52,3 % betrug.

Alle Fälle zusammen ergaben 100.502 Tage Arbeitsunfähigkeit mit einer durchschnittlichen Arbeitsunfähigkeit pro Fall von 6 Tagen. Die Anzahl der Arbeitsunfähigkeitsfälle aufgrund funktioneller Dyspepsie dürfte aber aufgrund der beschriebenen Herausforderungen bei der Kodierungspraxis erheblich unterschätzt worden sein, ohne dass dies durch Zahlen zu belegen ist.

Tab. 3.10: Reizmagen (ICD K30).

	2016/2017	2020
Behandlungsfälle Krankenhaus	1.872	1.477
Krankenhausverweildauer	3,3	3,2
Behandlungstage Krankenhaus	6.121	4.655
Sterbefälle Krankenhaus	3	7
Inzidenz Krankenhaus (Fälle pro 100.000 Einwohner, altersstandardisiert)	n. v.	2
Arbeitsunfähigkeitsfälle (ohne Rentner)	22.373	16.728
Arbeitsunfähigkeitstage	111.616	100.502
Fälle stationäre Rehabilitation	23	18
vorzeitige Berentungen wegen verminderter Erwerbsfähigkeit (2015)	n. v.	n. v.
Durchschnittliches Berentungsalter (2015)	54,5 Jahre (m) 44,3 Jahre (w)	n. v.

Arbeitsunfähigkeitsfälle (ohne Rentner) und Arbeitsunfähigkeitstage von Bundesministerium für Gesundheit (2016/2020), Sterbefälle, Behandlungsfälle Krankenhaus, Krankenhausverweildauer und Behandlungstage Krankenhaus von Statistisches Bundesamt (Todesursachenstatistik 2016/2020, Krankenhausstatistik 2016/2020), restliche Daten von Gesundheitsberichterstattung des Bundes (www.gbe-bund.de, 2015/2017/2020)

Für das Jahr 2020 wurden 1.477 stationäre Fälle aufgrund einer funktionellen Dyspepsie in der Krankenhausstatistik des Statistischen Bundesamtes dokumentiert, wobei etwa 60 % dieser Fälle auf Personen unter 65 Jahren zurückzuführen sind [9]. Abb. 3.11 verdeutlicht die Verteilung der stationären Fälle für das Jahr 2020 je Altersklasse. Hierbei muss von einer Unterschätzung ausgegangen werden, da es sich erstens um eine Ausschlussdiagnose handelt, bei deren Kodierung zweitens (gegenüber anderen Diagnosen) mit Erlösabschlägen gerechnet werden muss. Über die Anzahl an Rentenzugängen, die aufgrund einer funktionellen Dyspepsie auftreten, liegen keine Daten vor.

Krankheitskosten und Fazit

Eine valide Kostenschätzung liegt für Deutschland nicht vor und ist aufgrund der o. g. Probleme auch nicht möglich. Allein die hohe Prävalenz von 0,3 % der Bevölkerung lassen detaillierte Untersuchungen der entstehenden Krankheitskosten für das Gesundheitssystem und die Volkswirtschaft als Ganzes als überaus sinnvoll erscheinen. Folglich ist in dem Bereich, wie auch oben für Prävalenz und Inzidenz beschrieben, noch hoher Forschungsbedarf für Deutschland zu sehen.

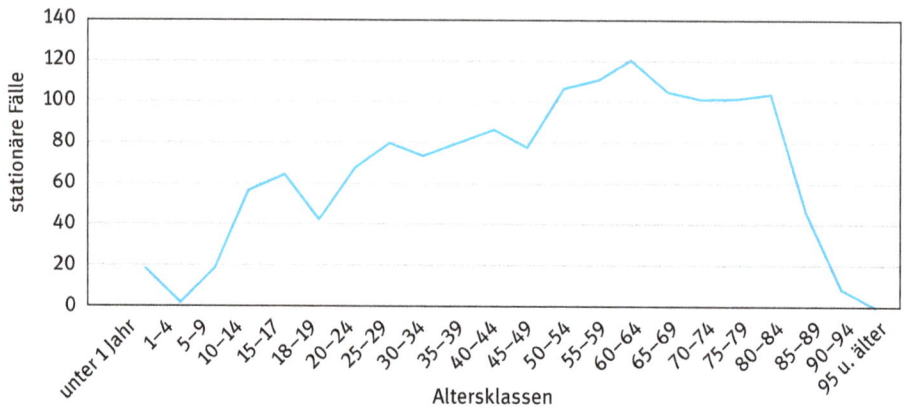

Abb. 3.11: Stationäre Fälle der funktionellen Dyspepsie (ICD: K30) je Altersklasse im Jahr 2020 (Eigene Darstellung in Anlehnung an das Statistische Bundesamt (2020) [9]).

Literatur

[1]   Kurth T, Holtmann G, Neufang-Huber J, Gerken G, Diener H. Prevalence of unexplained upper abdominal symptoms in patients with migraine. Cephalalgia: an international journal of headache. 2006;26:506–510.

[2]   Schilling D, Messerer P, Ott MG, et al. Dyspepsie und Helicobacter-pylori-Infektion bei Beschäftigten eines großen Industrieunternehmens. Ergebnisse der prospektiven BASF-Helicobacter-pylori-Vorsorgeaktion. Medizinische Klinik. 2002;97(1):6–11.

[3]   Zober A, Schilling D, Ott MG, et al. Helicobacter pylori infection: prevalence and clinical relevance in a large company. Journal of occupational and environmental medicine. 1998;40:586–594.

[4]   Holtmann G, Goebell H, Talley NJ. Dyspepsia in consulters and non-consulters: prevalence, health-care seeking behaviour and risk factors. European journal of gastroenterology & hepatology. 1994;6:917–924.

[5]   Haag S, Andrews JM, Gapasin J, et al. A 13-nation population survey of upper gastrointestinal symptoms: prevalence of symptoms and socioeconomic factors. Alimentary pharmacology & therapeutics. 2011;33:722–729.

[6]   Stanghellini V, Chan FKL, Hasler WL, et al. Gastroduodenal Disorders. Gastroenterology. 2016;150:1380–1392.

[7]   Statistisches Bundesamt. Gesundheit – Ergebnisse der Todesursachenstatistik für Deutschland ausführliche 4-stellige ICD-Klassifikation 2020.

[8]   Bundesministerium für Gesundheit. Arbeitsunfähigkeit: Fälle und Tage nach Diagnosen 2020 – Ergebnisse der Krankheitsartenstatistik der gesetzlichen Krankenversicherung.

[9]   Statistisches Bundesamt. Gesundheit – Tiefgegliederte Diagnosedaten der Krankenhauspatientinnen und -patienten 2020.

3.4 Zöliakie

3.4.1 Medizinische Übersicht

Jörg Felber, Michael Schumann

Definition

Zöliakie ist die häufigste Autoimmunerkrankung des Menschen. Die Prävalenz in Deutschland liegt je nach Studie zwischen 0,3 und 1 %, wobei in jüngeren Populationen tendenziell höhere Werte gefunden werden [1,2]. Das auslösende Agens, das bei genetisch prädisponierten Personen zu einer Zöliakie führen kann, ist Gluten. Gluten und verwandte Proteine finden sich in Weizen, Gerste, Roggen und anderen Getreidesorten. Die Immunreaktion führt über eine Gluten-spezifische Aktivierung von T-Zellen zu einer Atrophie der oberen Dünndarmmukosa und damit sekundär zu einem Malabsorptionssyndrom. Aufgrund der ausgeprägten genetischen Komponente ist die Zöliakie mit anderen Autoimmunkrankheiten assoziiert.

Pathogenese

Die Zöliakie ist eine mittlerweile gut charakterisierte immunologische Erkrankung.

Neben Gluten als unmittelbar auslösendem Agens, spielt die Genetik bei der Zöliakie eine herausragende Rolle. Genetisch prädisponierte Personen sind (mit wenigen Ausnahmen) positiv für HLA-DQ2 (HLA-DQ2.5 bzw. HLA-DQ2.2) oder -DQ8. Das Risiko für Geschwisterkinder, ebenso an einer Zöliakie zu erkranken, liegt bei ca. 11 % – bei eineiigen Zwillingen sogar bei über 80 % [3].

Durch eine Störung der Permeabilität der Duodenalschleimhaut kommt es zur Aufnahme von Glutenpeptiden in die Submukosa. Hier kommt es dann durch das körpereigene Enzym Gewebsglutaminase (TG2), das eine zentrale Rolle bei der Entstehung einer Zöliakie spielt, zu einer Deamidierung der Glutenpeptide. Diese werden dort von antigenpräsentierenden Zellen (APC, im speziellen HLA-DQ2 oder HLA-DQ8 exprimierende APCs) präsentiert und stimulieren so die durch ihren selektiven T-Zellrezeptor charakterisierten Gluten-spezifischen T-Zellen. Dies führt zur Expansion dieser Zellen und ferner zur Zytokinsekretion sowie Aktivierung von B-Zellen, die daraufhin spezifische Antikörper (anti-Gliadin, anti-Transglutaminase) produzieren. Durch die Aktivierung von Matrixmetalloproteasen erfolgt vermutlich der Umbau der Dünndarmschleimhaut. Ferner entsteht über einen Arm des nicht-adaptiven Immunsystems über epitheliales MICA und durch intraepitheliale Lymphozyten exprimiertes NKG2D eine epitheliale Zytotoxizität, die eine Apoptose der Enterozyten und einen Umbau der Dünndarmschleimhaut zur Folge hat (Zottenatrophie, Kryptenhyperplasie) [4].

Neben der Genetik spielen aber auch noch Umweltfaktoren eine relevante Rolle. Diese Umweltfaktoren sind schlechter definiert, allerdings werden vorausgegangene virale, bakterielle oder parasitische Infektionen bzw. auch nicht-infektiöse Veränderungen des Mikrobioms diskutiert.

Zöliakie ist – wie oben bereits erwähnt – signifikant genetisch kodiert. Die erhebliche Überlappung involvierter Genvarianten zwischen Zöliakie und anderen Autoimmunerkrankungen hat zur Folge, dass solche Erkrankungen (i. Bes. Diabetes mellitus Typ 1, Autoimmunthyreoiditis, autoimmune Lebererkrankungen [z. B. AIH oder PBC] oder Psoriasis) in relevantem Ausmaß mit der Zöliakie assoziiert sind [5]. Diesen immunpathologischen bzw. humangenetischen Umstand zu antizipieren, ist unter versorgungsmedizinischen Aspekten Anlass multidisziplinäre Ansätze wie Entzündungssprechstunden in größeren (u. a. universitätsmedizinischen) Ambulanzen einzurichten.

Klinisches Bild und Diagnostik

Das klinische Bild der Zöliakie ist sehr variabel. Es kann sowohl intestinale als auch extraintestinale Symptome umfassen. Auch asymptomatische Verläufe sind häufig. Die Zöliakie kann je nach Klinik in unterschiedliche Subtypen (klassisch, symptomatisch, subklinisch, potenziell und refraktär) eingeteilt werden. Diese Einteilung ist aber bei einem Teil dieser Verlaufsformen arbiträr, da sich nur bei der potenziellen und bei der refraktären Zöliakie therapeutische Konsequenzen ableiten.

Die klassische Zöliakie mit Zeichen der Malabsorption wie Gewichtsverlust, chronische Durchfälle, Eiweißmangelödem und Gedeihstörung ist heute eher die Ausnahme. Oligosymptomatische und subklinische Verläufe kommen deutlich häufiger vor. Auch die verbesserten diagnostischen Möglichkeiten haben zu dieser Verschiebung der Klinik beigetragen.

Oft leiden Betroffene unter unspezifischen abdominellen Beschwerden wie Schmerzen, Dyspepsie, Flatulenz oder einer Veränderung der Stuhlgewohnheiten oder auch an extraintestinalen Symptomen wie Schlaflosigkeit, Leistungsknick, Cephalgien oder auch Depressionen. Gelegentlich sind aber auch nur laborchemische Veränderungen, wie z. B. Transaminasenerhöhungen oder eine Eisenmangelanämie die einzigen Indikatoren [6].

Personen mit subklinischen Formen werden meist im Rahmen von Screening-Programmen, bei der Testung Verwandter 1. Grades oder bei gezielter Suche nach möglichen Ursachen von Komorbiditäten (z. B. Diabetes mellitus Typ I, Hashimoto Thyreoiditis, Dermatitis herpetiformis Duhring) identifiziert.

Aufgrund dieses sehr variablen Erscheinungsbildes wird die Zöliakie auch als das „Chamäleon der Gastroenterologie" bezeichnet.

Das Wiederauftreten oder das Persistieren von Beschwerden sind häufig. Die wahrscheinlichste Ursache hierfür sind Diätfehler. Gluten ist als Klebereiweiß nicht nur eine Komponente diverser Backwaren und Pastagerichte, sondern ein durch die Nahrungsmittelindustrie häufig verwendeter Bestandteil prozessierter Nahrungsmittel. Dies erschwert das Erkennen glutenhaltiger Komponenten der täglichen Kost erheblich. Daher sind Diätberatungen insbesondere bei Erstdiagnose aber auch Wiederholungsberatungen im späteren Verlauf der Erkrankung essenziell, um Glutenquellen zu identifizieren, die dem Zöliakie-Betroffenen zuvor nicht als solche bewusst waren.

Neben der Zöliakie gibt es noch eine Reihe weiterer Weizen-assoziierter Erkrankungen. Die bekannteste, vermutlich auch von Seiten der Prävalenz her relevanteste Weizen-assoziierte Problematik, ist die Nicht-Zöliakie-Weizensensitivität (NZWS). Diese Erkrankung zeichnet sich auch durch das Vorliegen intestinaler und extraintestinaler Beschwerden nach dem Konsum von Weizen aus. Eine Zöliakiediagnostik ist aber negativ. Es werden gegenwärtig verschiedene Bestandteile des Weizens als Auslöser diskutiert. Wichtig ist, dass diese Erkrankung nicht zu histologischen Veränderungen führt, keine langfristigen negativen Folgen zu haben scheint und oft geringe Mengen an Weizen und anderen Getreidesorten vertragen werden. Die Diagnose stellt gegenwärtig aus den Gründen der fehlenden Nachweisbarkeit histologischer oder serologischer Veränderungen bzw. des Fehlens eines Biomarkers der NZWS eine Herausforderung dar und ist somit eine Ausschlussdiagnose. Sie stellt keine harte Indikation für eine GFD dar. Hier ist weitere Forschung zur Diagnostik und Therapie geboten. Aktuell besteht die Vorstellung, dass eine Reduktion der mutmaßlich auslösenden Kostkomponenten wie FODMAPs (Fermentierbare Oligo-, Di-, Monosaccharide und Polyole) bzw. von ATI (Amylase-Trypsin-Inhibitoren) beitragen können, die Klinik der Betroffenen zu verbessern.

Eine Zöliakiediagnostik soll nicht nur bei symptomatischen Individuen, sondern auch bei Angehörigen einer Risikopopulation erfolgen.

Es ist essenziell, dass zum Zeitpunkt der Diagnostik eine ausreichend hohe Aufnahme von Gluten mit der Nahrung erfolgt, um falsch negative Ergebnisse zu vermeiden. Dies ist in einer Zeit, in der immer mehr Menschen Gluten meiden, oft gar nicht so einfach. Die Glutenaufnahme sollte daher vor einer entsprechenden Diagnostik über eine detaillierte Anamnese abgeschätzt und dokumentiert werden.

In der aktualisierten S2k-Leitlinie wurde insbesondere die serologische Diagnostik und hierbei die Bestimmung der Gewebstransglutaminase-IgA Antikörper (tTG-IgA-Antikörper) weiter gestärkt. Im Gegensatz zu den Endomysium-IgA Antikörpern (EMA-IgA-Antikörper) sind die tTG-IgA-Antikörper genauer und weniger abhängig von der Erfahrung des Laborpersonals. Während bei Kindern die Diagnose einer Zöliakie unter bestimmten Umständen (tTG-IgA > 10x ULN und unabhängig gemessene, positive EMA-Serologie) auch ohne eine Histologie möglich ist, empfiehlt die Leitlinie bei Erwachsenen bis auf wenige Ausnahmen immer eine Ösophago-Gastro-Duodenoskopie mit Biopsieentnahme aus dem Duodenum. Gründe hierfür sind die Abklärung etwaig bestehender abdomineller Beschwerden und das größere Risiko für einen komplikativen Verlauf einer Zöliakie bei Erwachsenen sowie die relative Unaufwändigkeit der Untersuchung bei Erwachsenen [7].

Bei positiven Antikörpern ist eine Endoskopie mit vier Biopsien aus der Pars descendens duodeni und zwei weiteren Proben aus dem Bulbus duodeni (insgesamt mind. 6 Biopsien) durchzuführen. Die Biopsien sollen nach der Marsh-Klassifikation beurteilt werden. Eine Marsh I-Läsion liegt bei mehr als 25 intraepithelialen Lymphozyten (IEL)/100 Enterozyten und fehlender Zottenatrophie vor. Eine Marsh I-Läsion (d. h. erhöhte IEL ohne Nachweis einer Architekturveränderung der duodenalen Mukosa) ist für die Diagnosestellung einer Zöliakie nicht ausreichend. Dahingegen sind Marsh II- und III-Läsionen typisch für die Zöliakie, da sie in graduiertem Ausmaß die Zöliakie-typischen Architekturstörungen der Duodenalschleimhaut darstellen, d. h. Krypten-hyperplasie allein bzw. Kryptenhyperplasie in Kombination mit einer Zottenatrophie.

Ist die Diagnose einer Zöliakie mittels positiver Serologie und Histologie gestellt, sollte aktiv nach möglichen Mangelzuständen gesucht werden. Hierzu können z. B. ein Mangel an Mikro- oder Makronährstoffen zählen. Das Risiko für eine Osteoporose ist erhöht. Daher sollte bei Zöliakie-Betroffenen ab einem Alter von 50 Jahren, die Knochendichte bestimmt werden. Da das Risiko für Pneumokokken-Infektionen ebenso erhöht ist, sollte eine Impfung angeboten werden.

Neben einer detaillierten Anamnese und wiederholten Patientenschulungen kann auch neuerdings der Nachweis von immunogenen Glutenpeptiden (GIP) im Urin oder Stuhl helfen, die Therapieadhärenz zu überprüfen und eventuell bestehen-de unerkannte Glutenquellen zu identifizieren. Der fehlende Nachweis von GIP kor-reliert gut mit einer Normalisierung der Dünndarmschleimhaut [8].

Therapie

Die Säule der Therapie einer Zöliakie ist die lebenslange Gluten-freie Diät (GFD). Die-ses hat sich seit der Entdeckung des Glutens als Auslöser der Erkrankung in den frü-hen 1950er Jahren nicht geändert. Unter einer GFD versteht man die Aufnahme von weniger als 10 mg Gluten/Tag [9]. Um dieses Ziel erreichen zu können, hat die aktu-elle Leitlinie noch einmal explizit die Bedeutung der Ernährungsberatung gestärkt. Diese stellt aktuell leider noch keine Kassenleistung dar, sondern muss mit einer ärztlichen Notwendigkeitsbescheinigung gesondert beantragt werden. Da die GFD je-doch die aktuell weiterhin einzig etablierte Therapie dieser mitunter auch schwer verlaufenden Autoimmunkrankheit ist, muss hier künftig Abhilfe geschaffen werden. Das bedeutet, dass professionelle Ernährungsberater selbstverständlicher Teil des Teams des Managements der Zöliakie werden müssen. Nur durch eine Verzahnung von Ernährungsmedizin und Gastroenterologie an dieser Stelle und selbstverständ-lich der Kostenübernahme dieser Maßnahmen durch die Krankenkassen kann künf-tig eine adäquate Versorgung gewährleistet werden.

Menschen mit einer Zöliakie sollen sich in regelmäßigen Abständen medizinisch vorstellen und untersuchen lassen. Ziel ist die Überprüfung der GFD, die klinische Verlaufskontrolle (klinische Beschwerden wie abdominelle Schmerzen, chronische Diarrhoe bzw. das Erkennen einer weiterhin bestehenden Malabsorption) und daher die Behandlung bestehender Mangelerscheinungen, aber auch die frühzeitige Detek-tion von Komplikationen wie z. B. Osteopenie oder auch maligne Folgeerkrankun-gen. Diese sind selbstverständlich selten, können aber schwerwiegende Folgen ha-ben. Hierzu gehören die refraktäre Zöliakie, die ulzerierende Jejunitis und das Enteropathie-assoziierte T-Zelllymphom. Diese Erkrankungen betreffen allenfalls 1 % der Menschen mit einer Zöliakie [10]. Insbesondere das Wiederauftreten von Beschwerden oder das Auftreten einer B-Symptomatik sollten hellhörig machen und zu einer entsprechenden Diagnostik führen.

Offene Fragen

Versorgungsmedizinische Fragen:

–   Weiterhin zu hohe Dunkelziffer der Zöliakie in Deutschland: Hausärzte, Hepatologen (unklare Transaminasen), Endokrinologen (Diabetes mellitus Typ I, Hashimoto-Thyreoiditis, etc.) Gynäkologen (unerfüllter Schwangerschaftswunsch!) müssen für dieses Thema trainiert bzw. sensibilisiert werden. Ein Screening solcher Risikopopulationen wurde bereits als erfolgsversprechend identifiziert und sollte auch in Deutschland möglich sein.

–   Etablierung eines funktionalen, d. h. hinsichtlich der GFD hoch-kompetenten Diätberatungsnetzes vernünftigen Ausmaßes. Dies sollte durch Oecotrophologen bzw. Ernährungswissenschaftler getragen werden und eng verzahnt sein mit Gastroenterologen bzw. Ernährungsmedizinern. Mediziner erhalten i. R. ihres humanmedizinischen Studiums einen vollkommen unzureichenden Einblick in die verschiedenen Aspekte der Ernährungsberatung – was auch bei der anderweitigen Vielfältigkeit des medizinischen Aufgabenbereichs sicherlich nicht absehbar zu ändern ist. Daher ist das Einbringen der o. g. Disziplinen in unser Behandlungsnetzwerk absolut zwingend erforderlich. Dies muss nicht nur konzeptionell etabliert, sondern auch sicher gegenfinanziert werden.

–   Die Tatsache, dass die glutenfreie Kost weder durch die Kostenträger bezahlt wird noch dass eine Einführung in diese selbstverständlicher Teil der Therapieinitiation ist, ist grotesk und wäre mit dem Stellen eines mehrseitigen Antrags zum Start einer antihypertensiven Medikation bei Nachweis einer Arteriellen Hypertonie vergleichbar. Hier bedarf es klarer Vorstellungen und Konzepte wie eine glutenfreie Kost als der zentrale Baustein der Zöliakie-Therapie von Kostenträgern erstattet werden kann.

–   Es sollte ein konzeptioneller Beitrag erfolgen, aus dem hervorgeht, wie Follow-Up-Termine von Zöliakie-Patienten erfolgen sollen. Aktuell ist es unklar, ob die Follow-Up-Routine mit Erhebung der Klinik, der Diätadhärenz, Bestimmung der Zöliakie-Serologie und Erheben notwendiger Absorptionsparameter in den Arbeitsbereich des Hausarztes oder der gastroenterologischen Ambulanzen gehört. Die Leitlinie empfiehlt eine fachärztliche Betreuung. Niedergelassene Gastroenterologen insbesondere in eher ausgedünnten Versorgungsbereichen Deutschlands geben jedoch oftmals die Rückmeldung, solche Patienten allein aus Kapazitätsgründen nicht versorgen zu können. Hausärzte bedürften vermutlich hierfür einer inhaltlichen Einführung inklusive der Erkenntnis, sich eng mit einem professionellen Diätberater abstimmen zu müssen. Alternative wäre eine vermutlich überschaubare Zahl an großen Zentralambulanzen, die in – je nach Diätad-härenz und klinischer Situation – abgestuften Intervallen (0,5 bis 3 Jahre) Zölia-kie-Patienten sehen würden.

Forschungsfragen

- Diagnostik für Zöliakie bei bereits glutenfrei lebenden Individuen, wie z. B. die Etablierung von Zytokinkinetiken (IL-2) im peripheren Blut nach kurzfristiger (nur wenige Tage) Glutenexposition. Ferner der valide Nachweis der extrem sel-tenen Gluten-spezifischen T-Zellen mittels Tetrameren ebenfalls als diagnosti-sches Tool.
- Beforschung von Alternativen zur glutenfreien Diät, die aktuell weiterhin die ein-zige Therapie der Zöliakie ist. Zu alternativen Therapiekonzepten gehören u. a. Transglutaminase-Hemmer, Zytokin-neutralisierende Agenzien (anti-IL15), die Therapie mit Toleranz-induzierenden Gliadin-Nanopartikeln und Behandlungen mit Endopeptidasen zur Verminderung der luminalen Glutenlast.
- Verbesserung der diagnostischen Genauigkeit der GIP zur besseren Einschätzung der Restexposition des Patienten mit Gluten. Dies ist insbesondere in der differen-tialdiagnostischen Abwägung zur Refraktären Zöliakie von großer Bedeutung.
- Prädiktoren zur Entwicklung von Malignomen, insbesondere der Refraktären Zö-liakie und dem Enteropathie-assoziierten T-Zell-Lymphom.
- Targeted Behandlungen der Refraktären Zöliakie Typ I und II, z. B. mit Kinase-hemmern oder den o. g. Zytokin-neutralisierenden Antikörpertherapien.

Literatur

[1] Kratzer W, Kibele M, Akinli A, et al. Prevalence of celiac disease in Germany: a prospective fol-low-up study. World journal of gastroenterology. 2013;19(17):2612–20.

[2] Laass MW SR, Uhlig HH, Zimmer KP, Thamm M, Koletzko S. The prevalence of celiac disease in children and adolescents in Germany—results from the KiGGS study. . Dtsch Arztebl Int. 2015;112: 553–60.

[3] Greco L, Romino R, Coto I, et al. The first large population based twin study of coeliac disease. Gut. 2002;50(5):624–8.

[4] Schuppan D, Zimmer KP. The diagnosis and treatment of celiac disease. Deutsches Arzteblatt international. 2013;110(49):835–46.

[5] Denham JM, Hill ID. Celiac disease and autoimmunity: review and controversies. Current allergy and asthma reports. 2013;13(4):347–53.

[6] Hujoel IA, Reilly NR, Rubio-Tapia A. Celiac Disease: Clinical Features and Diagnosis. Gastroente-rology clinics of North America. 2019;48(1):19–37.

[7] Felber HB, Fischbach W, Koletzko S, et al. Aktualisierte S2k-Leitlinie Zöliakie der Deutschen Ge-sellschaft für Gastroenterologie, Verdauungs- und Stoffwechselkrankheiten (DGVS). AWMF-Re-gisternummer: 021–021. 2021.

[8] Ruiz-Carnicer Á, Garzón-Benavides M, Fombuena B, et al. Negative predictive value of the repea-ted absence of gluten immunogenic peptides in the urine of treated celiac patients in predicting mucosal healing: new proposals for follow-up in celiac disease. The American journal of clinical nutrition. 2020;112(5):1240–51.

[9]   Akobeng AK, Thomas AG. Systematic review: tolerable amount of gluten for people with coeliac disease. Alimentary pharmacology & therapeutics. 2008;27(11):1044–52.

[10] Cellier C, Delabesse E, Helmer C, et al. Refractory sprue, coeliac disease, and enteropathy-associated T-cell lymphoma. French Coeliac Disease Study Group. Lancet (London, England). 2000;356(9225):203–8.

3.4.2 Epidemiologie und Gesundheitsökonomie

Juliana Hoeper, Christoph Schwarzbach, Ute Lohse, Ansgar Lange, Jan Zeidler, J.-Matthias von der Schulenburg

Prävalenz und Inzidenz

Die Inzidenz der Zöliakie steigt weltweit an. Die ermittelte Inzidenz und Prävalenz in den vorliegenden Studien variieren. Da es sich bei den vorliegenden Stichproben meist um Studien mit wenigen tausend Teilnehmern handelt, kann eine unterschiedliche Zusammensetzung der Stichprobe die ermittelte Prävalenz beeinflussen. Des Weiteren gibt es mittlerweile deutlich mehr Möglichkeiten, Tests durchzuführen, und die Diagnostik läuft nicht mehr nur symptombasiert ab [1,2]. Dennoch steigen die tatsächlichen Fallzahlen an, was durch einen erhöhten Verbrauch von Gluten und bisher unbekannten Umweltfaktoren begünstigt werden kann.

In einer Übersichtsarbeit aus den USA aus dem Jahr 2021 [1] wurde eine globale Prävalenzrate der Zöliakie von 1,4 % dokumentiert. Dabei zeigten sich Unterschiede zwischen den jeweiligen Kontinenten, wobei die Prävalenz bspw. in Südamerika bei 1,3 % und in Asien bei 1,8 % lag. Die Prävalenz der Anhand einer Biopsie diagnostizierten Fälle lag bei 0,7 %. Die Inzidenz und Prävalenz steigen konsistent über die geographischen Regionen an. Die Inzidenz von Frauen wurde mit 17 je 100.000 Einwohnern höher dokumentiert als die von Männern mit 7,8 je 100.000 Einwohnern. Hier ist jedoch bisher nicht geklärt, ob dies an einer niedrigeren Diagnosehäufigkeit bei Männern oder einer tatsächlichen geringeren Fallzahl liegt.

Eine Studie zur Prävalenz der Zöliakie in Deutschland stammt aus dem Jahr 2013. Mittels einer populationsbezogenen Erhebung im Raum Leutkirch (Allgäu) an 2.157 erwachsenen Teilnehmern wurde mittels eines Antikörpertests und ggf. nachfolgender Dünndarmbiopsie eine Prävalenz von 1:270 eruiert. Die Prävalenz für Männer war mit 1:518 niedriger als bei Frauen mit 1:224 [3]. In einer weiteren Studie aus dem Jahr 2017 wurde die Prävalenz für Kinder mit Diabetes ermittelt. Bei diesen jungen Diabetespatienten aus Deutschland und Österreich wurde eine Prävalenz von 3,2 % ermittelt [4]. Zu deutlich höheren Werten kommen Henker et al. in einer Studie aus dem Jahr 2002, die, ebenfalls auf der Basis eines Antikörpertests und ggf. nachfolgender Dünndarmbiopsie eine Prävalenz der asymptomatischen Zöliakie für Kinder von 1:500 und für Erwachsene von 1:540 berechnen [5]. Mustalahti et al. verglichen in ihrer 2010 publizierten Studie Daten von Erwachsenen aus den Erhebungsjahren 1989–1990 mit Daten von Erwachsenen aus den Erhebungsjahren 1999–2001 [6]. Aus dem Datensatz von 1990 konnten für Patienten mit einem IgA-Autoantikörper gegen Gewebstransglutaminase (TTG) eine Prävalenz von 1,4 % ermittelt werden. Mit einem aktuelleren Datensatz aus dem Jahr 2001 wurde für diese Gruppe eine Prävalenz von 0,5 % ermittelt. Darüber hinaus wurde in einer bundesweiten Studie mit über 17.000 Kindern mittels Antikörpersuchtest eine Prävalenz der Zöliakie von 0,9 % erhoben. Hiervon waren 0,8 % der Kinder bis dato nicht diagnostiziert, wiesen aber geringere Körpergröße und -gewicht auf [7].

Arbeitsunfähigkeits- und Sterbefälle sowie Rentenzugänge wegen verminderter Erwerbsfähigkeit

Die Zöliakie ist keine unmittelbar zum Tode führende Erkrankung. In Bezug auf die Arbeitsunfähigkeit sind für die Zöliakie (ICD: K90.0) keine gesonderten Daten verfügbar. Lediglich für die Gesamtgruppe Intestinale Malabsorptionen (ICD: K90) sind für das Jahr 2020 3.844 Fälle dokumentiert, wobei pro Fall eine durchschnittliche Arbeitsunfähigkeit von 8,43 Tagen vorlag [8] (Tab. 3.11).

Tab. 3.11: Intestinale Malabsorptionen (ICD: K90).

	2016/2017	2020
Behandlungsfälle Krankenhaus	4.168	2.765
Krankenhausverweildauer	4,8 Tage	4,9 Tage
Behandlungstage Krankenhaus	20.139	13.415
Sterbefälle Krankenhaus	28	12
Inzidenz Krankenhaus (Fälle pro 100.000 Einwohner, altersstandardisiert)	n. v.	3
Arbeitsunfähigkeitsfälle (ohne Rentner)	4.516	3.844
Arbeitsunfähigkeitstage	32.779	32.408
Fälle stationäre Rehabilitation	387	269
vorzeitige Berentungen wegen verminderter Erwerbsfähigkeit (2015)	4	n. v.
Durchschnittliches Berentungsalter (2015)	59,50 Jahre (m) 49,00 Jahre (w)	n. v.

Arbeitsunfähigkeitsfälle (ohne Rentner) und Arbeitsunfähigkeitstage von Bundesministerium für Gesundheit (2016/2020), Sterbefälle, Behandlungsfälle Krankenhaus, Krankenhausverweildauer und Behandlungstage Krankenhaus von Statistisches Bundesamt (Todesursachenstatistik 2016/2020, Krankenhausstatistik 2016/2020), restliche Daten von Gesundheitsberichterstattung des Bundes (www.gbe-bund.de, 2015/2017/2020)

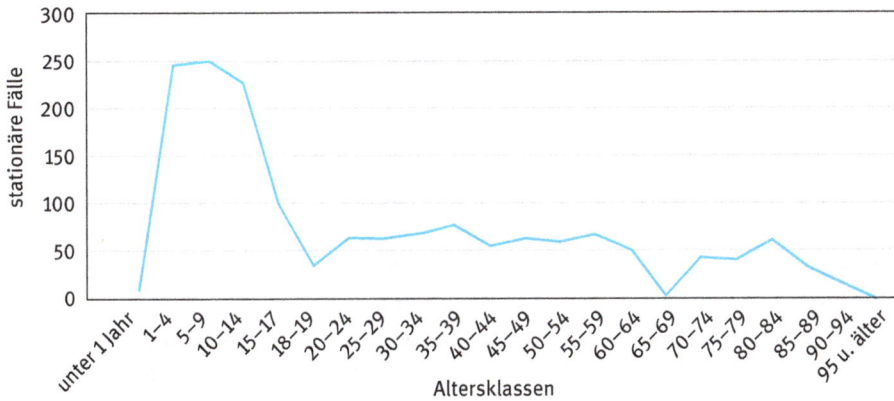

Abb. 3.12: Stationäre Fälle der Zöliakie (ICD: K90.0) je Altersklasse im Jahr 2020 (Eigene Darstellung in Anlehnung an das Statistische Bundesamt (2020) [10]).

Die Anzahl der Arbeitsunfähigkeitsfälle für Intestinale Malabsorptionen hat in den letzten Jahren abgenommen. Auch für die Rentenzugänge lassen sich lediglich Daten für die Gesamtgruppe Intestinale Malabsorption aus der Statistik des Renten-zugangs von der Deutsche Rentenversicherung Bund auswerten [9]. Hierbei wurden aufgrund von Intestinalen Malabsorptionen im Jahr 2015 vier Rentenzugänge doku-mentiert. Für alle Intestinalen Malabsorptionen werden nach Angaben des statisti-schen Bundesamtes 2.765 stationäre Fälle für das Jahr 2020 dokumentiert, wobei 41 % dieser Fälle durch unter 20-jährige Personen verursacht wurden [10]. Für die ICD K90.0 wurden insgesamt 1.590 Krankenhausfälle (davon 34,5 % Männer) für das Jahr 2020 dokumentiert. Die Altersverteilung kann der folgenden Abb. 3.12 entnom-men werden.

Krankheitskosten
Anhand der durchgeführten systematischen Literaturrecherche konnten keine geeig-neten Krankheitskostenstudien für Deutschland für die Zöliakie identifiziert werden. Auch das statistische Bundesamt gibt keine Krankheitskostenberechnung für diese Erkrankung an. Folglich besteht hier noch Forschungsbedarf an gesundheitsöko-nomischen Studien für Deutschland. Auf Seiten der Kostenträger und Leistungs-erbringer ist die Frage von Relevanz, ob der erhöhte Einsatz von Testungen aus ge-sundheitsökonomischer Perspektive sinnvoll ist.

In einer Übersichtsarbeit von Mearns et al. aus dem Jahr 2019 [11] wird gesagt, dass Betroffene, die nicht diagnostiziert sind, insgesamt den Kostenträgern mehr Kosten verursachen als die mit einer Diagnose, die die Erkrankung versuchen zu kontrollieren. Die Krankheitskosten sind auch für Betroffene besonders relevant, da eine glutenfreie Ernährung eine der wichtigsten Behandlungsmöglichkeiten ist, jedoch mit hohen Kosten einhergeht [2].

Fazit

Durch aktuellere sowie populationsbasierte Inzidenz- und Prävalenzstudien könnten epidemiologische Kennzahlen der Zöliakie in Deutschland besser dokumentiert werden. Vor allem besteht Forschungsbedarf für den Graubereich zwischen wirklicher Zöliakie und anderen Formen der Glutenunverträglichkeit.

Ebenfalls besteht ein Defizit im Bereich der Krankheitskostenstudien. Diese wären eine sinnvolle Grundlage, u. a. auch um die Kosten für die Betroffenen insbesondere aus der besonderen Ernährung zu ermitteln und somit diese Kosten perspektivisch bspw. im Rahmen einer Versicherungsdienstleistung absichern zu können.

Literatur

[1]   Lebwohl B, Rubio-Tapia A. Epidemiology, Presentation, and Diagnosis of Celiac Disease. Gastroenterology. 2021;160:63–75.

[2]   Zhu J, Mulder CJJ, Dieleman LA. Celiac Disease: Against the Grain in Gastroenterology. Journal of the Canadian Association of Gastroenterology. 2019;2(4):161–169.

[3]   Kratzer W, Kibele M, Akinli A, et al. Prevalence of celiac disease in Germany: a prospective follow-up study. World journal of gastroenterology. 2013;19:2612–2620.

[4]   Craig ME, Prinz N, Boyle C. Prevalence of Celiac Disease in 52,721 Youth With Type 1 Diabetes: International Comparison Across Three Continents. Diabetes Care. 2017;40:1034–1040.

[5]   Henker J, Losel A, Conrad K, Hirsch T, Leupold W. Prevalence of asymptommatic coeliac disease in children and adults in the Dresden region of Germany. Deutsche medizinische Wochenschrift. 2002;127:1511–1515.

[6]   Mustalahti K, Catassi C, Reunanen A, et al. The prevalence of celiac disease in Europe: results of a centralized, international mass screening project. Annals of medicine. 2010;42:587–595.

[7]   Laass MW, Schmitz R, Uhlig HH, et al. Zöliakieprävalenz bei Kindern und Jugendlichen in Deutschland. Deutsches Ärzteblatt international. 2015;112:553–560.

[8]   Bundesministerium für Gesundheit. Arbeitsunfähigkeit: Fälle und Tage nach Diagnosen 2020 – Ergebnisse der Krankheitsartenstatistik der gesetzlichen Krankenversicherung.

[9]   Deutsche Rentenversicherung Bund. Statistik des Rentenzugangs. Zugegriffen: 8. Februar 2019.

[10]   Statistisches Bundesamt. Gesundheit – Tiefgegliederte Diagnosedaten der Krankenhauspatientinnen und -patienten 2020.

[11]   Mearns ES, Taylor A, Boulanger T, et al. Systematic Literature Review of the Economic Burden of Celiac Disease. Pharmacoeconomics. 2019;37(1):45–61.

3.5 Mikrobiom und Zöliakie

Ahmed Hegazy, Michael Schumann

Bei der Zöliakie besteht eine Architekturveränderung der Dünndarmschleimhaut (Zottenatrophie, Kryptenhyperplasie) und konsekutiv eine Malabsorption von Nährstoffen bei genetisch prädisponierten Individuen, die durch die Exposition der Mukosa mit dem Getreideprotein Gluten induziert wird. Der Entstehung der Zöliakie liegen genetische, immunologische und umweltbedingte Faktoren zugrunde. Obwohl Genetik und Glutenexposition eine Rolle spielen, lässt sich der Anstieg der Zöliakiefälle in der westlichen Welt nicht vollständig erklären [1].

Unser Körper beinhaltet eine Vielzahl von Mikroorganismen, vor allem Bakterien und in geringerem Maße auch Archaea, Pilze und Viren, die sogenannte Mikrobiota, von der wir heute wissen, dass sie die menschliche Gesundheit beeinflussen kann [2,3]. Eine veränderte Zusammensetzung des Darmmikrobioms (Abundanz oder Zusammensetzung der Mikrobengemeinschaft), die als Dysbiose bezeichnet wird, kann die Interaktionen zwischen Wirt und Mikrobiom beeinträchtigen und eine Maladaptation fördern [4]. Insbesondere können Darmbakterien die Verarbeitung und den Abbau von aufgenommenen Nahrungsbestandteilen einschließlich Gluten beeinflussen und das immunogene Potenzial verschiedener Nahrungsmittelantigene verändern [2,3]. Tatsächlich gibt es immer mehr Belege für die Hypothese, dass Veränderungen in der Zusammensetzung und Funktion des Darmmikrobioms mit einer Reihe von chronischen Entzündungskrankheiten wie Adipositas, Diabetes, entzündlichen Darmerkrankungen und Krebs in Verbindung gebracht werden [2–4].

Einer der wichtigsten Fortschritte in der Mikrobiomforschung der letzten Jahrzehnte war die Entwicklung von kulturunabhängigen Ansätzen zur Identifizierung und Quantifizierung der Bestandteile der menschlichen Mikrobiota, insbesondere der nicht kultivierbaren Mikroben. Besonders wichtig war die Entwicklung von Hochdurchsatz-Sequenzierungsmethoden zur Untersuchung des Darmmikrobioms [3]. Insbesondere die 16 S rRNA-Genamplifikation, das Multiplexing und das Next Generation Sequencing ermöglichen die Identifizierung, Klassifizierung und Quantifizierung von Bakterien in komplexen biologischen Materialien. Die Mikrobiota ist bei jedem Menschen einzigartig und wird in der frühen Kindheit gebildet und bis zum Alter von 2–3 Jahren stabilisiert. Die Darmmikrobiota wird stark von Umweltfaktoren wie Lebensstil, Ernährungs- und Kulturgewohnheiten sowie dem Einsatz von Antibiotika in der frühen Kindheit und frühen Darminfektionen beeinflusst [2,3]. Die beiden wichtigsten Bakteriengruppen sind Firmicutes und Bacteroidetes, die 90 % der gesamten Darmmikrobiota ausmachen. Das Phylum Firmicutes besteht aus ≥ 200 verschiedenen Genera, wobei die Genera Clostridium 95 % des Phylum Firmicutes ausmachen. Die Bacteroidetes bestehen aus den überwiegenden Genera wie Bacteroides und Prevotella. Actinobacteria, Proteobacteria, Fusobacteria und Verrucomicrobia und sind die in ihrer Zahl nächsten Phyla, die Bestandteil einer „gesunden Darmmikrobiota" sind. Die Zusammensetzung der Mikrobiota variiert in den verschiedenen Abschnitten des Magen-Darm-Trakts und wird durch den pH-Wert, vom Wirt ausgeschiedene Faktoren und die Verfügbarkeit von Substraten beeinflusst, was zu einer fortschreitenden Abnahme der aeroben und einer Zunahme der streng anaeroben Bakterienarten im Verlauf des Verdauungstrakts führt.

Eine Antibiotikatherapie und Darminfektionen in der frühen Kindheit können auch das Risiko für verschiedene chronische Entzündungskrankheiten erhöhen. In der Tat deuten mehrere indirekte Hinweise darauf hin, dass eine frühe Störung des Mikrobioms das Auftreten von Zöliakie beeinflussen kann. Einigen Studien zufolge wird eine Antibiotikaexposition im ersten Lebensjahr mit einem erhöhten Risiko für Zöliakie in Verbindung gebracht [5,6]. Darüber hinaus können Infektionen in der frühen Kindheit an der Entstehung der Zöliakie beteiligt sein, was auch durch Kohortenstudien belegt wird. Eine prospektive Längsschnittkohorte von genetisch belasteten Kindern zeigte, dass eine erhöhte Rate an Rotavirus-Gastroenteritis das Zöliakierisiko im Säuglingsalter erhöhen kann [6–8]. Die vorliegenden Daten sind jedoch spärlich und es sind weitere Studien erforderlich, um den Zusammenhang zwischen Antibiotikabehandlung und Darminfektion mit einem erhöhten Zöliakierisiko zu bestätigen.

Außerdem wurde die Zusammensetzung der bakteriellen Mikrobiota in der Mundhöhle, im Duodenum und im Stuhl von Zöliakiepatienten mithilfe von 16S-Sequenzierungstechniken untersucht [6,8]. Trotz der unterschiedlichen chemischen und physikalischen Bedingungen im oberen und unteren Darmtrakt wurden im Duodenum sowohl von Kindern als auch von erwachsenen Zöliakiepatienten im Vergleich zu gesunden Kontrollpatienten einige Zöliakie-assoziierte Stuhldysbiose-Profile beobachtet. So wurde eine erhöhte Abundanz von Spezies, die zum Phylum der Proteobakterien (*Escherichia coli* und *Neisseria*) gehören, und eine verringerte Abundanz von Firmicutes (*Lactobacillus*, *Streptococcus*) und Actinobakterien (*Bifidobacteria*) nachgewiesen. In den meisten Studien wurde ein Anstieg des Verhältnisses von Gram(-) zu Gram(+) Bakterien, eine Zunahme von *E. coli* und *Bacteroides* und eine Abnahme von *Lactobacillus* und Bifidobakterien im Stuhl von Zöliakiepatienten im Vergleich zu Kontrollpersonen festgestellt [9]. Außerdem war *Staphylococcus epidermidis* im Stuhl von Zöliakie-betroffenen Kindern häufiger zu finden als bei Kontrollpersonen (Tab. 3.12).

Tab. 3.12: Dysbiotische Merkmale des Darms bei aktiven Zöliakiepatienten. Modifiziert nach [8].

Probe	Zöliakie-assoziierte Dysbiose	Referenzen
Feces	↑ Gram (–)/Gram (+) Bakterien-Verhältnis	Sanz et al., FEMS Immunol Med Microbiol 2007;51:562–8.
	↓ Firmicutes (*Lactobacillus* spp., *Faecalibacterium prausnitzii*, *Clostridium* spp.)	Di Cagno et al., Appl Environ Microbiol 2009;75:3963–71.
	↓ Actinobacteria (*Bifidobacterium* spp.)	Collado et al., J Clin Pathol 2009;62:264–9.
	↑ Bacteroidetes (*Bacteroides* spp.)	De Palma et al., BMC Microbiol 2010;10:63
	↑ Proteobacteria (*E. coli*)	Quagliariello et al., Nutrients 2016;8. pii: E660
	↑ Firmicutes (*Staphylococcus* spp.)	Olivares et al., Microbiome 2018;6:36.
Duodenal-Schleimhaut	↑ Gram (–) bacteria	Nadal et al., J Med Microbiol 2007;56 (Pt 12):1669–74.
	↓ Firmicutes (*Lactobacillus* spp., *Streptococcus* spp.)	Collado et al., J Clin Pathol 2009;62:264–9.
	↓ Bacteroidetes (*Prevotella* spp.)	Schippa et al., BMC Microbiol 2010;10:175.
	↑ Proteobacteria (*Neisseria* spp., *E. coli*)	Di Cagno et al., BMC Microbiol 2011;11:219
		Nistal et al., Inflamm Bowel Dis 2012;18:649–56.
		Wacklin et al. Inflamm Bowel Dis 2013;19:934–41.
		Sánchez et al., Appl Environ Microbiol 2013;79:5472–9.
		D'Argenio et al., Am J Gastroenterol 2016;111:879–90.
		Iaffaldano et al., Sci Rep 2018;8:11047.
Speichel	↓ Bacteroidetes	Tian et al., Appl Environ Microbiol 2017;83. pii: e03330–16.
	↓ Fusobacteria	
	↑ Actinobacteria	

Wie diese mikrobiellen Veränderungen, die mit Zöliakie in Verbindung gebracht werden, einen Beitrag zur Zöliakieentstehung leisten, ist noch unklar. Die Verwendung der 16 S rRNA-Sequenzierung zur Analyse des Darmmikrobioms kann zwar Informationen über seine Zusammensetzung liefern, nicht aber über seine funktionellen Eigenschaften oder taxonomische Daten auf Stamm-Ebene. Die Herausforderung beim

Verständnis der beobachteten mikrobiellen Veränderungen bei Zöliakiepatienten besteht darin, festzustellen, ob sie die Krankheit verursachen oder ob sie eine Folge der Krankheit sind. Generell besteht aber die Vorstellung, dass durch eine eingeengte westliche Diät, die aus vorwiegend prozessierter Nahrung besteht und wenig Ballaststoffe enthält, u. a. aufgrund der verminderten luminalen Produktion von kurzkettigen Fettsäuren (short chain fatty acids, SCFA) eine dysbiotische Mikrobiota entsteht, die sich durch eine geringere mikrobielle Diversität auszeichnet. Bei Vorliegen eines entsprechenden genetischen Settings kann die geringere Diversität zu einem Fehlen bakterieller Metabolite und eine insuffiziente Degradierung von Gliadinen beitragen, die dann wiederum in der Lage sind, eine Zöliakie auszulösen [10]. In inhaltlichem Kontrast zur vorgenannten Hypothese wurde jedoch in einem Zöliakie-Mausmodell gezeigt, dass die bakterielle Besiedlung mit *Pseudomonas aeruginosa* eine spezifische enzymatische Prozessierung von Gliadinpeptiden zur Folge hat, die ebenfalls Zöliakie-typische Veränderungen der Dünndarmschleimhaut verursachen kann [11].

Um besser herauszufinden, inwiefern einzelne Bakterienstämme eine zentrale Rolle in der Zöliakie-Entstehung haben, müssen prospektive Mikrobiota-Studien durchgeführt werden, in denen at-risk-Probanden bereits vor dem Ausbruch der Zöliakie eingeschlossen werden. Ferner kann man künftig unter Verwendung von Zöliakie-Mausmodellen gnotobiotisch gehaltene Mäuse mit menschlichen Bakterien besiedeln. Darüber hinaus wird die Analyse der Stoffwechselaktivität des Darmmikrobioms durch Metabolomics-Analysen von Stuhlproben weitere Erkenntnisse über die Rolle des Mikrobioms bei Zöliakie liefern. Insgesamt können solche wissenschaftlichen Strategien dazu beitragen, die Rolle der bereits beobachteten Mikrobiomveränderungen für die Entstehung einer Zöliakie zu verstehen.

Literatur

[1]   Iversen R, Sollid LM. The Immunobiology and Pathogenesis of Celiac Disease. Annu Rev Pathology Mech Dis. 2022;18(1):47–70.

[2]   Maslowski KM, Mackay CR. Diet, gut microbiota and immune responses. Nat Immunol (Internet). 2011;12(1):5–9.

[3]   Rooks MG, Garrett WS. Gut microbiota, metabolites and host immunity. Nat Rev Immunol (Internet). 2016;16(6):341–52.

[4]   Blumberg R, Powrie F. Microbiota, disease, and back to health: a metastable journey. Sci Transl Med (Internet). 2012;4(137):137rv7-137rv7.

[5]   Sander SD, Andersen AMN, Murray JA, et al. Association Between Antibiotics in the First Year of Life and Celiac Disease. Gastroenterology. 2019;156(8):2217–29.

[6]   Valitutti F, Cucchiara S, Fasano A. Celiac Disease and the Microbiome. Nutrients. 2019;11 (10):2403.

[7]   Gatti S, Lionetti E, Balanzoni L, et al. Increased Prevalence of Celiac Disease in School-age Children in Italy. Clin Gastroenterol H. 2020;18(3):596–603.

[8]   Sacchetti L, Nardelli C. Gut microbiome investigation in celiac disease: from methods to its pathogenetic role. Clin Chem Laboratory Medicine Cclm. 2020;58(3):340–9.

[9]   Verdue EF, Schuppan D. Co-factors, Microbes, and Immunogenetics in Celiac Disease to Guide Novel Approaches for Diagnosis and Treatment. Gastroenterology 2021;161:1395–1411.

[10] Caminero A, Meisel M, Jabri B, Verdu EF. Mechanisms by which gut microorganisms influence food sensitivities. Nat Rev Gastroent Hepatol. 2019;16:7–18.

[11] Caminero A, McCarville JL, Galipeau HJ, et al., Duodenal bacterial proteolytic activity determines sensitivity to dietary antigen through protease-activated receptor-2. Nat Commun. 2019;10:1198

4 Unterer Gastrointestinaltrakt

Erkrankungen des unteren Gastrointestinaltraktes betreffen im Wesentlichen Krankheiten des Dickdarmes einschließlich des Rektums und der Analregion sowie des Ileums. Die wichtigsten Erkrankungen des unteren Gastrointestinaltraktes sind die chronisch-entzündlichen Darmerkrankungen Morbus Crohn und Colitis ulcerosa, die mikroskopischen Colitiden, die Divertikelkrankheit einschließlich der Divertikulitis, das Reizdarm-Syndrom sowie die chronische Obstipation und die chronische Diarrhoe. Weitere sehr relevante Erkrankungen des unteren Gastrointestinaltraktes sind das kolorektale Karzinom, das Analkarzinom, intestinale Lymphome und neuroendokrine Neoplasien des Dünndarmes, die bei den malignen Erkrankungen des Gastrointestinaltraktes abgehandelt werden. Die Infektionen des unteren Gastrointestinaltraktes sind sowohl im ambulanten als auch im stationären Bereich ebenfalls häufige Erkrankungen. Insbesondere die Antibiotika-assoziierten Darmentzündungen, wie die Infektion mit Clostridium difficile, aber auch weitere bakterielle und virale Darminfektionen sind von erheblicher medizinischer und volkswirtschaftlicher Relevanz. Diese Erkrankungen werden im Kapitel der gastrointestinalen Infektionen darstellt.

Die Erkrankungen des unteren Gastrointestinaltraktes stellen sehr häufige und wichtige klinische Probleme dar. Die Patienten leiden u. a. unter prolongierten Durchfall mit oder ohne Blutung, unter Obstipation, Abdominalschmerzen, Tenesmen, anorektalen Schmerzen und Gewichtsverlust. Die Genese dieser Erkrankungen ist multifaktoriell und im Einzelnen häufiger noch nicht vollständig aufgeklärt. So steht z. B. bei den chronisch-entzündlichen Darmerkrankungen bis heute keine kausale Therapie zur Verfügung, sondern lediglich eine symptomatische Behandlung der Folgen dieser Erkrankungen. Neben kausalen, symptomatischen und auch supportiven Therapien spielen in bestimmten Situationen auch chirurgische Interventionen eine wesentliche therapeutische Rolle. Die chronisch-entzündlichen Darmerkrankungen, das Reizdarmsyndrom, die Obstipation und die Divertikelkrankheit werden in den nachfolgenden Abschnitten ausführlicher charakterisiert.

4.1 Chronisch-entzündliche Darmerkrankungen

4.1.1 Medizinische Übersicht

Irina Blumenstein

Definition

Chronisch-entzündliche Darmerkrankungen (CED) umfassen im Wesentlichen die Colitis ulcerosa [1] und den Morbus Crohn [2] sowie die seltene, endoskopisch und histologisch nicht von beiden zu diskriminierende, Colitis indeterminata. Diese fehlende Zuordnung betrifft 10 % aller Fälle mit einer chronisch-entzündlichen Darmerkrankung. Darüber hinaus gibt es die mikroskopische Colitis, bei welcher histologisch eine lymphozytäre bzw. eine kollagene Colitis mittels Biopsie verifiziert werden.

Pathogenese

Die Ursache der CED ist unvollständig geklärt. Man geht, neben einer genetischen Prädisposition, von einer multifaktoriellen Genese aus. U. a. begünstigt eine intestinale Barrierestörung eine überschießende, unzureichend kontrollierte Entzündungsreaktion in der Darmwand. Die Barrierestörung fußt bei der Colitis ulcerosa (CU) auf einer Alteration des die Darmmukosa schützenden Mucus [3] und einem veränderten epithelialen Energiehaushalt [4], beim Morbus Crohn (MC) auf einem Fehlen der antibakteriell wirkenden Defensine [5]. Umwelteinflüsse wie die Zusammensetzung der Ernährung und des Mikrobioms spielen ebenfalls eine Rolle als Auslöser.

Verlauf

CED verlaufen in Schüben. Phasen der entzündlichen Aktivität (Schub) und Phasen der Ruhe (Remission) wechseln sich ab. Häufig liegt die Erstmanifestation im jungen Erwachsenenalter, es können aber auch Kinder, Jugendliche und Ältere erkranken. Mikroskopische Kolitiden treten hingegen eher später im Leben auf. Frauen sind häufiger von einer mikroskopischen Colitis betroffen: das Verhältnis liegt bei 3:1–9:1 für die kollagene Colitis und bei 6:1–1:1 bei der lymphozytären Form.

Es gibt bei CED keinerlei Prädiktoren für das zeitliche Auftreten der Schübe. Gelegentlich können psychische Stresssituationen, eine medikamentöse Therapie mit NSAIDs, eine infektiöse Gastroenteritis als Auslöser identifiziert werden, in der Regel findet sich jedoch kein spezifischer Auslöser. Chronisch-aktive Verlaufsformen der CED, die medikamentös und chirurgisch nicht dauerhaft in Remission gebracht werden können, führen häufiger zu Hospitalisation und operativen Eingriffen und ziehen eine eingeschränkte Fähigkeit, eine Ausbildung zu absolvieren oder arbeitsfähig zu sein, nach sich. Ungefähr 40 % aller CED-Patienten erleben glücklicherweise einen unkomplizierten Verlauf und benötigen keine dauerhafte immunsuppressive oder biologische Therapie. Im langjährigen Verlauf der Erkrankung können extraintestinale Manifestationen (EIM) wie Arthralgien, Hautveränderungen und eine primär-sklerosierende Cholangitis (PSC) auftreten. Gelegentlich treten diese EIM auch vor der Erstmanifestation der CED auf. Die dramatischsten Komplikationen einer CED sind kolorektale Neoplasien und Lymphome. Bei der mikroskopischen Colitis wird hingegen keine relevant erhöhte Rate an kolorektalen Neoplasien beobachtet. Eine Kolektomie ist in der Regel nicht vonnöten.

CED und mikroskopische Colitiden führen vor allem bei schwer zu kontrollierender Entzündungsaktivität zu einer schwerwiegenden Beeinträchtigung der Lebensqualität betroffener Patienten. Zunehmend nimmt die Verbesserung der Lebensqualität zur Beurteilung der Qualität therapeutischer Interventionen Raum ein. Patientenzentrierte Therapieziele gewinnen innerhalb und außerhalb klinischer Studien zunehmende Bedeutung.

Therapie

In den Zulassungsstudien für die Therapie der Colitis ulcerosa und des Morbus Crohn mit Biologika, Jak-Inhibitoren und S1P-Modulatoren konnte für alle Medikamente eine der Placebotherapie überlegene Wirkung bezüglich der Remissionsinduktion gezeigt werden. Für die Remissionserhaltung liegen meist Daten über mehrere Jahre vor. Vor Beginn einer Therapie mit diesen Substanzen sollte eine chirurgische Intervention geprüft werden, dies gilt insbesondere für den isolierten, kurzstreckigen (< 40 cm) Befall des terminalen Ileums bei MC mit kurzer Erkrankungsdauer. In dieser Situation ist die Resektion der Ileozökalregion und die medikamentöse Therapie mit Infliximab gleichwertig. Lokale Komplikationen wie Fisteln, Abszesse und Stenosen sowie infektiologische Komplikationen müssen vor Beginn mit einer biologischen Therapie/einem small molecule ausgeschlossen sein.

Offene Fragen

- Die Ätiopathogenese der CED ist weiterhin nicht vollständig geklärt. Es stehen daher keine kausalen, sondern nur antiinflammatorische Therapiestrategien zur Verfügung. Die mutmaßlich kausale Barrierestörung und konsekutive gestörte intestinale Immunhomöostase wird bislang therapeutisch nicht adressiert.
- In den vergangenen Monaten und Jahren wurden die Therapieziele symptomatische Remission der CED vs. Biomarkerremission vs. endoskopische Heilung vs. histologische Heilung national und international diskutiert [3]. Die verfügbaren Therapiestrategien ermöglichen in unterschiedlichem Maß, diese Therapieziele zu erzielen. Keine der zugelassenen Therapieoptionen scheinen hierbei für alle Patienten gleich erfolgreich eingesetzt werden zu können. Eine wesentliche offene Frage ist daher, welche Therapieoption für welche Patienten eingesetzt werden soll. Auch die Frage der Therapiesequenz und Therapiekombination bleibt bislang unbeantwortet.
- Für die Etablierung personalisierter Therapieansätze fehlen Prognosemarker. Dies führt häufig zu einem zögerlichen Einsatz fortgeschrittener Therapien und zu einem exzessiven Einsatz von Steroiden in der Remissionserhaltung sowie mutmaßlich langfristig zu einem gehäuften Auftreten langfristiger Komplikationen der CED wie Malignomen (Dickdarmkarzinom bei CU) und intestinalen Lymphomen sowie irreversiblen Strukturschäden (Fibrose bei Morbus Crohn, Haustrenverlust bei Colitis ulcerosa)
- Ob eine Verbesserung der Versorgungssituation von CED-Patienten durch Etablierung der ambulanten spezialärztlichen Versorgung (ASV-CED) und weiterer verbesserter interdisziplinärer Versorgungs- und Vergütungsmodelle ermöglich werden kann, ist ebenfalls eine offene Frage.

Literatur

[1] Kucharzik T, Dignass AU, Atreya R, et al. Aktualisierte S3-Leitlinie zur Diagnostik und Therapie der Colitis ulcerosa 2020 der DGVS. Z Gastroenterol. 2020;58:e241–e345.

[2] Sturm A, Atreya R, Bettenworth D, et al. Aktualisierte S3-Leitlinie – „Diagnostik und Therapie des Morbus Crohn" 2021. Z Gastroenterol. 2022;60:332–418.

[3] Sünderhauf A, Hicken M, Schlichting H, et al. Loss of Mucosal p32/gC1qR/HABP1 Triggers Energy Deficiency and Impairs Goblet Cell Differentiation in Ulcerative Colitis. Cell Mol Gastroenterol Hepatol. 2021;12(1):229–250.

[4] Van der Post S, et al. Structural weakening of the colonic mucus barrier is an early event in ulcerative colitis pathogenesis. Gut. 2019;68:2142–2151.

[5] Ostaff MJ, Stange EF, Wehkamp J. Antimicrobial peptides and gut microbiota in homeostasis and pathology. EMBO Mol Med. 2013;5(10):229–50.

[6] Turner D, Ricciutu A, Lewis A, et al. TRIDE-II: An Update on the Selecting Therapeutic Targets in Inflammatory Bowel Disease (STRIDE) Initiative of the International Organization for the Study of IBD (IOIBD): Determining Therapeutic Goals for Treat-to-Target strategies in IBD. Gastroenterology. 2021;160(5):1570–1583.

4.1.2 Epidemiologie und Gesundheitsökonomie

Juliana Hoeper, Christoph Schwarzbach, Ute Lohse, Ansgar Lange, Jan Zeidler, J.-Matthias von der Schulenburg

Prävalenz und Inzidenz

Die alters- und geschlechtsstandardisierte Häufigkeit (Periodenprävalenz) chronisch-entzündlicher Darmerkrankungen (CED) im Jahr 2010 war 744 (95 % KI: 707–775) Fälle pro 100.000 Versicherte [1]. Auf Grundlage ihrer Schätzungen gehen die Autoren davon aus, dass im Jahr 2010 in Deutschland 608.090 Personen an CED litten. Sie konnten darüber hinaus eine 42 %ige Steigerung der CED-Prävalenz der aktiv behandelten Patienten zwischen 2001 und 2010 feststellen (von 344 pro 100.000 im Jahr 2001 auf 493 pro 100.000 im Jahr 2010).

Colitis ulcerosa

Die Prävalenz der Colitis ulcerosa wurde auf 412 pro 100.000 Einwohner geschätzt. Für das Jahr 2010 wurde davon ausgegangen, dass 336.770 Menschen an dieser Erkrankung litten. Dabei wurden keine signifikanten Unterschiede zwischen Männern und Frauen identifiziert. Für die Inzidenz der Colitis ulcerosa wurde in einer systematischen Literaturrecherche, veröffentlicht im Jahr 2020 [2], keine Angabe gemacht, da sehr unterschiedliche Informationen dazu vorlagen. In anderen Veröffentlichungen liegt die Inzidenz bei 3,9 in Deutschland und bei einer Spanne von 1,2–20,3/ 100.000 Einwohner in Europa. Einig sind sich die Studien darüber, dass die Inzidenz steigend ist [3,4].

Morbus Crohn

Die Morbus Crohn Prävalenz wurde mit 322 pro 100.000 Einwohner niedriger geschätzt als die der Colitis ulcerosa. Für diese Erkrankung lag die Schätzung im Jahr 2010 bei 263.511 Betroffenen. Außerdem sind Frauen häufiger betroffen (Frauen/Männer Ratio: 1,27). Die Ergebnisse einer systematischen Literaturrecherche, die im Jahr 2020 veröffentlich wurde [2], hat für das Jahr 2014 eine Inzidenz für Morbus Crohn von 6,6/100.000 Einwohner berichtet.

Stationäre Fälle

Nachfolgend werden die Daten des Statistischen Bundesamtes zu den Zahlen der stationären Fälle mit CED-Diagnose zusätzlich dargestellt. Im Jahr 2020 wurden insgesamt 77.251 Fälle mit CED (ICD: K50-K52) verzeichnet, wovon 22.446 Fälle auf Morbus Crohn (ICD: K50) und 18.178 Fälle auf Colitis ulcerosa (ICD: K51) entfallen [5]. Betroffen sind besonders die Altersgruppen 20–34 Jahre und 50–59 Jahre. Darüber hinaus kann bei Colitis ulcerosa ein Peak in der Altersgruppe der 80–84-jährigen identifiziert werden (Abb. 4.1). In einer Studie wurde beschrieben, dass Deutschland im Vergleich zu 32 OECD-Ländern zwischen 2010 und 2015 die vierthöchste Hospitalisierungsrate hinsichtlich CED hatte [6].

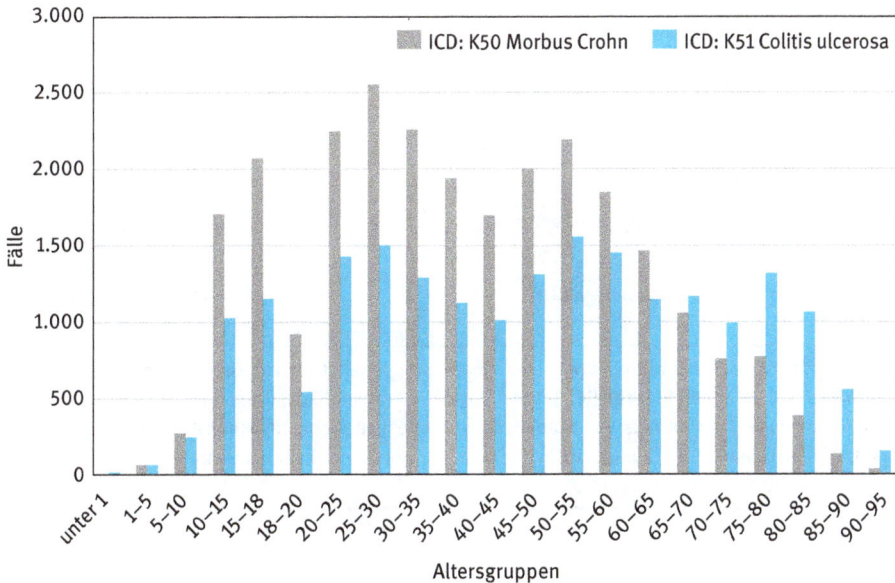

Abb. 4.1: Anzahl der stationären CED-Fälle 2020 nach Altersgruppen (eigene Darstellung in Anlehnung an das Statistische Bundesamt [5]).

Arbeitsunfähigkeits- und Sterbefälle sowie Rentenzugänge wegen verminderter Erwerbsfähigkeit

Aufgrund des häufigen Auftretens der Erkrankungen im arbeitsfähigen Alter sind die Auswirkungen sowohl auf das Individuum als auch auf die Gesellschaft beachtlich [7]. Die Zahl der Sterbefälle bedingt durch CED liegt allerdings insgesamt auf einem niedrigen Niveau.

Morbus Crohn

Die Sterbefälle bedingt durch Morbus Crohn lagen im Jahr 2020 bei 317 (Tab. 4.1) [8]. Die Zahlen der Arbeitsunfähigkeit (AU-Tage und -Fälle) sind relativ hoch und lagen 2020 bei 51.372 AU-Fällen (ca. 53 % bei Frauen), die insgesamt 846.337 AU-Tage verursachten [9]. Die Zahl der Rentenzugänge im Jahr 2015 bei Morbus Crohn lag bei 422.

Tab. 4.1: Morbus Crohn (ICD K50).

	2016/2017	2020
Behandlungsfälle Krankenhaus	26.353	22.446
Krankenhausverweildauer	7,3 Tage	7,1 Tage
Behandlungstage Krankenhaus	193.467	159.057
Sterbefälle Krankenhaus	76	317
Inzidenz Krankenhaus (Fälle pro 100.000 Einwohner, altersstandardisiert)	n. v.	28
Arbeitsunfähigkeitsfälle (ohne Rentner)	49.674	51.372
Arbeitsunfähigkeitstage	759.780	846.337
Fälle stationäre Rehabilitation	2.623	1848
vorzeitige Berentungen wegen verminderter Erwerbsfähigkeit (2015)	422	n. v.
Durchschnittliches Berentungsalter (2015)	47,05 Jahre (m) 44,54 Jahre (w)	n. v.

Arbeitsunfähigkeitsfälle (ohne Rentner) und Arbeitsunfähigkeitstage von Bundesministerium für Gesundheit (2016/2020), Sterbefälle, Behandlungsfälle Krankenhaus, Krankenhausverweildauer und Behandlungstage Krankenhaus von Statistisches Bundesamt (Todesursachenstatistik 2016/2020, Krankenhausstatistik 2016/2020), restliche Daten von Gesundheitsberichterstattung des Bundes (www.gbe-bund.de, 2015/2017/2020)

Colitis ulcerosa

Im Jahr 2020 lag die Zahl der Sterbefälle bedingt durch Colitis ulcerosa bei 225 (Tab. 4.2) [8]. Die Zahl der durch Colitis ulcerosa bedingten AU-Fälle und -Tage lag 2020 bei 44.451 Fällen und 712.873 Tagen [9]. Die Zahl ist also etwas geringer als bei Morbus Crohn. Im Jahr 2015 waren 225 Rentenzugänge zu beobachten.

Tab. 4.2: Colitis Ulcerosa (ICD K51).

	2016/2017	2020
Behandlungsfälle Krankenhaus	20.086	18.178
Krankenhausverweildauer	7,7 Tage	7,5 Tage
Behandlungstage Krankenhaus	154.868	137.125
Sterbefälle Krankenhaus	108	225
Inzidenz Krankenhaus (Fälle pro 100.000 Einwohner, altersstandardisiert)	n. v.	22
Arbeitsunfähigkeitsfälle (ohne Rentner)	40.372	44.451
Arbeitsunfähigkeitstage	582.756	712.873
Fälle stationäre Rehabilitation	2.056	1.553
vorzeitige Berentungen wegen verminderter Erwerbsfähigkeit (2015)	225	n. v.
Durchschnittliches Berentungsalter (2015)	48,64 Jahre (m) 46,46 Jahre (w)	n. v.

Arbeitsunfähigkeitsfälle (ohne Rentner) und Arbeitsunfähigkeitstage von Bundesministerium für Gesundheit (2016/2020), Sterbefälle, Behandlungsfälle Krankenhaus, Krankenhausverweildauer und Behandlungstage Krankenhaus von Statistisches Bundesamt (Todesursachenstatistik 2016/2020, Krankenhausstatistik 2016/2020), restliche Daten von Gesundheitsberichterstattung des Bundes (www.gbe-bund.de, 2015/2017/2020)

Krankheitskosten

Aufgrund des oft jahrelangen rezidivierenden Verlaufs von CED-Erkrankungen mit einer teilweise aufwendigen und kostenintensiven medizinischen Versorgung sind die Kosten erheblich. Da die Kosten der Colitis ulcerosa und Morbus Crohn häufig direkt gegenübergestellt werden oder CED-Kosten insgesamt berichtet werden, werden diese im Folgenden gemeinsam betrachtet.

In ihrer Studie aus 2008 vergleichen Blumenstein et al. [10] die Arzneimittelkosten bei der ambulanten Behandlung von Patienten mit CED zwischen Arztpraxen und Krankenhäusern. Die durchschnittlichen jährlichen Kosten für die ambulante Arzneimittelversorgung wurden auf 1.826 € in Arztpraxen und 2.897 € in Krankenhäusern geschätzt. Hauptsächlicher Kostentreiber war der Einsatz von Biologika. Oh-

ne Infliximab reduzierten sich die durchschnittlichen jährlichen Kosten auf 827 €
bzw. 1.091 € (Arztpraxen/Krankenhaus). Die Arzneimittel der Gruppe 5-Aminosalicy-
late verursachten in beiden Gruppen nur rund 37 % der Kosten.

Für die ambulante Versorgung an Universitätskliniken [11] ermittelte eine Studie
für eine Subgruppe von 272 CED-Patienten durchschnittliche jährliche Kosten in Höhe von 3.171 €, die ebenfalls zu einem hohen Prozentsatz (85 %) auf Arzneimittel zurückzuführen waren.

Beiche et al. [12] analysieren in ihrer Studie aus 2003 die Kosten der allgemein-
medizinischen Versorgung von Patienten mit CED. Die durchschnittlichen jährlichen
Kosten für die allgemeinmedizinische ambulante Versorgung pro Patient beliefen
sich auf 784,98 €. Davon wurden 78 % durch die Kosten für Medikamente verursacht, wovon wiederum rund 64 % auf die Kosten für Salicylate entfielen und lediglich 16 % auf Immunsuppressiva.

Eine Studie von Blumenstein et al. [13] umfasst die Kostenanalyse eines Inte-
grierten Versorgungsprojektes (IV). Hier konnten insbesondere die Kosten für die stationäre Behandlung der Patienten erheblich (–41 %) gesenkt werden. Insgesamt
führte der Kostenkomplex für Medikamente und Krankenhausaufenthalte während
des IV-Projekts zu einer Kostenersparnis von insgesamt 67.305 €.

Die Gruppen um Prenzler beschäftigt sich in ihrer Studie aus 2009 [14] und 2010
[15] jeweils mit den direkten Kosten der Versorgung von Patienten mit Morbus Crohn
bzw. Colitis ulcerosa.

Für die Analyse des Morbus Crohn wurden die Daten von 511 Patienten erfasst
und analysiert [14]. Die Analyse ergab jährliche Kosten in Höhe von 3.767 €. Rund
69 % davon sind Arzneimittelkosten und 21 % stationäre Behandlungskosten
(Abb. 4.2). Fast die Hälfte (48 %) aller Patienten erhielten mindestens ein Immun-
suppressivum und rund 8 % einen TNF-alpha-Inhibitor. Erwartungsgemäß stiegen
die Ressourcenverbräuche und Kosten mit zunehmendem Schweregrad deutlich an.
Die Studie zu den Kosten der Colitis ulcerosa Patienten umfasst Daten von 519 Patienten [15]. Die durchschnittlichen jährlichen Kosten in Höhe von 2.478 € liegen
deutlich unter denen der Morbus Crohn Patienten, wobei ein noch höherer Anteil der
Kosten durch Arzneimittel verursacht wurde (74 %) (Abb. 4.2). Insgesamt entfallen
fast 30 % der gesamten Arzneimittelkosten auf die Kosten von TNF-alpha-Inhibito-
ren. In einer Krankenkassenstudie von Brandes et al. (2019) [16] wurde bei Patienten
mit einer neuen Biologikatherapie gezeigt, dass etwa 30–40 % innerhalb eines Jahres aufgrund einer CED stationär in ein Krankenhaus aufgenommen wurden.

Für die Colitis ulcerosa wurden in einer Studie basierend auf Krankenkassendaten der AOK Plus zwischen 2010 und 2017 [17] die Kosten einer OP in einer gematchten Kohorte untersucht. In der Gruppe, die aufgrund der Colitis ulcerosa operiert wurden, wurden signifikant mehr Krankenhausaufenthalte festgestellt. Jedoch
waren die Biologikaverschreibungen in der Gruppe, die nicht operiert wurde, signifikant höher, wodurch auch die Kosten in dieser Gruppe höher waren. Betrachtet man
die Kosten im längeren Verlauf, gleichen sich die Medikamentenkosten über die Zeit

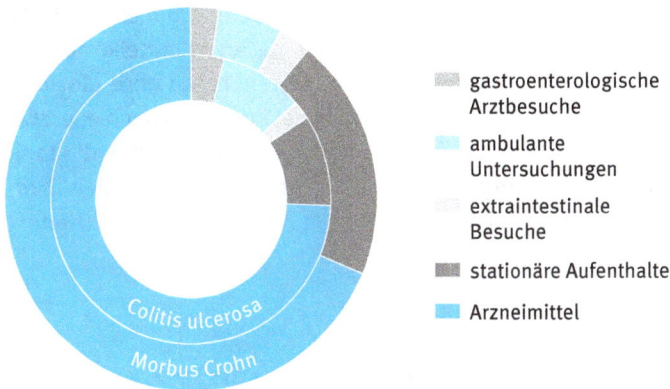

Abb. 4.2: Anteile der Leistungsbereiche an den Gesamtkosten aus Sicht der GKV (eigene Darstellung in Anlehnung an Prenzler et al. [14,15]).

an. Im letzten Quartal betrugen die Kosten der Biologikatherapien 1.503,60 € in der Gruppe mit Eingriff und 1.657,80 € in der Gruppe ohne Eingriff.

In einer europäischen populationsbasierten Kohorte haben Burisch et al. [18,19] jeweils einen Artikel zu dem Krankheitsverlauf der Colitis ulcerosa bzw. Morbus Crohn publiziert. In der Morbus Crohn Kohorte wurden in den westlichen europäischen Ländern 33 % mit einem Biologikum therapiert, während es bei der Colitis ulcerosa lediglich 8 % waren. In einer Übersichtsarbeit, die sich lediglich auf Deutschland bezieht, wird von 5,14 % der CED-Patienten berichtet, die eine Biologikatherapie erhalten [2].

Baumgart et al. (2019) [7] haben den Einfluss von Biosimilars auf die Kosten untersucht. Es werden immer mehr Biosimilars zugelassen, die deutlich kostengünstiger sind als die Originalbiologika. Für Deutschland und andere europäische Länder wurde eine Preisreduktion und jährliche Kosteneinsparung von 30 %, also etwa 77,37 Millionen €, geschätzt.

Stark et al. [20] befassen sich in ihrer Studie mit den Kosten von CED aus einer sozialen Perspektive. Sie baten dazu 1.447 zufällig ausgewählte Mitglieder der deutschen Selbsthilfevereinigung von und für Menschen mit chronisch-entzündlichen Darmerkrankungen (DCCV e. V.) ein Kosten-Tagebuch zu führen. Die Daten wurden über einen Zeitraum von vier Wochen für das Jahr 2004 erfasst. Insgesamt konnten die Daten von 483 Personen (Morbus Crohn: n = 241; Colitis ulcerosa: n = 242) mit einem durchschnittlichen Alter von 42 Jahren eingeschlossen werden. Die Krankheitsdauer aller Personen betrug im Schnitt 13 Jahre. Die durchschnittlichen Kosten des 4-Wochen Studienzeitraums beliefen sich auf 1.425 € für Morbus Crohn Patienten und 1.015 € für Colitis ulcerosa Patienten. Indirekte Kosten (kurz- und langfristige Produktivitätsverluste) waren verantwortlich für 64 % der Gesamtkosten bei Morbus Crohn Patienten und 54 % bei Colitis ulcerosa Patienten. Im Umkehrschluss waren die direkten medizinischen Kosten bei Colitis ulcerosa Patienten höher (41 % vs. 32 %). Als Kostentreiber identifizierten die Autoren hier die Arzneimittelkosten mit 19 % bzw. 30 % Anteil an den Gesamtkosten für Morbus Crohn bzw. Colitis ulcerosa. Insgesamt konnten die Autoren nur wenige signifikante Kostenunterschiede zwischen Morbus Crohn und Colitis ulcerosa Patienten beobachten. Lediglich die indirekten Kosten und die Hospitalisierungskosten waren signifikant verschieden. Morbus Crohn Patienten verursachten rund das 2,5-fache der Kosten für Hospitalisierung der Colitis ulcerosa Patienten.

Fazit

Viele Studien untersuchen Morbus Crohn und Colitis ulcerosa in einem, so dass Aussagen häufig nur über CED insgesamt möglich sind. Ein weiteres Problem entsteht durch uneinheitliche Ergebnisse zu Kosten, die durch die Erkrankungen entstehen. Durch sehr unterschiedliche Kollektive und methodischen Ansätze gibt es abweichende Ergebnisse zum einen zu Inzidenz- und Prävalenzwerten, aber auch zu Kosten. Durch neue Biologikatherapien und zugelassene Biosimilars ist in der Therapie der CED noch viel Bewegung und aktuellere Studien nötig. Vor dem Hintergrund der hohen Relevanz für das Gesundheitssystem und des hohen Leidensdrucks, der mit der Erkrankung einhergeht, sind validere Erkenntnisse erforderlich, um gesundheitspolitische Maßnahmen und Programme zu ermöglichen.

Literatur

[1] Hein R, Koster I, Bollschweiler E, Schubert I. Prevalence of inflammatory bowel disease: estimates for 2010 and trends in Germany from a large insurance-based regional cohort. Scandinavian journal of gastroenterology. 2014;49:1325–1335.
[2] Schnorbach MT, Kruis W. Krankheitskosten chronisch entzündlicher Darmerkrankungen in Deutschland (Cost of illness of inflammatory bowel disease in Germany). Z Gastroenterol. 2021;59(11):1173–1188.
[3] Zhao M, Gönczi L, Lakatos PL, Burisch J. The Burden of Inflammatory Bowel Disease in Europe in 2020. J Crohns Colitis. 2021;15(9):1573–1587.
[4] Ruiz-Casas L, Evans J, Rose A, et al. The LUCID study: living with ulcerative colitis; identifying the socioeconomic burden in Europe. BMC Gastroenterol. 2021;21(1):456. Erratum in: BMC Gastroenterol. 2021;21(1):475.
[5] Statistisches Bundesamt. Gesundheit – Tiefgegliederte Diagnosedaten der Kranken-hauspatientinnen und -patienten 2020.
[6] King JA, Underwood FE, Panaccione N, et al. Trends in hospitalisation rates for inflammatory bowel disease in western versus newly industrialised countries: a population-based study of countries in the Organisation for Economic Co-operation and Development. Lancet Gastroenterol Hepatol. 2019;4(4):287–295.
[7] Baumgart DC, Misery L, Naeyaert S, Taylor PC. Biological Therapies in Immune-Mediated Inflammatory Diseases: Can Biosimilars Reduce Access Inequities? Front Pharmacol. 2019;10:279. doi: 10.3389/fphar.2019.00279. PMID: 30983996; PMCID: PMC6447826.
[8] Statistisches Bundesamt. Gesundheit – Ergebnisse der Todesursachenstatistik für Deutschland ausführliche 4-stellige ICD-Klassifikation 2020.

[9]   Bundesministerium für Gesundheit. Arbeitsunfähigkeit: Fälle und Tage nach Diagnosen
      2020 – Ergebnisse der Krankheitsartenstatistik der gesetzlichen Krankenversicherung.
[10] Blumenstein I, Bock H, Weber C, et al. Health care and cost of medication for inflammatory bo-
      wel disease in the Rhein-Main region, Germany: a multicenter, prospective, internet-based stu-
      dy. Inflammatory bowel diseases. 2008;14:53–60.
[11] Ebinger M, Leidl R, Thomas S, et al. Cost of outpatient care in patients with inflammatory bowel
      disease in a German University Hospital. Journal of gastroenterology and hepatology.
      2004;19:192–199.
[12] Beiche A, Konig H-H, Ebinger M, et al. Costs of ambulant care for patients with inflammatory
      bowel disease in general practice. Zeitschrift fur Gastroenterologie. 2003;41:527–536.
[13] Blumenstein I, Tacke W, Filmann N, et al. Integrated management of patients with chronic in-
      flammatory bowel disease in the Rhine-Main Region: results of the first integrated health-care
      project IBD in Germany. Zeitschrift fur Gastroenterologie. 2013;51:613–618.
[14] Prenzler A, Mittendorf T, Conrad S, Schulenburg J-M, Bokemeyer B. Costs of Crohn's disease in
      Germany from the perspective of the Statutory Health Insurance. Zeitschrift fur Gastroenterolo-
      gie. 2009;47:659–666.
[15] Prenzler A, Bokemeyer B, Mittendorf T, von der Schulenburg J-M. Costs of ulcerative colitis wit-
      hin the German Statutory Health Insurance. Deutsche medizinische Wochenschrift (1946).
      2010;135:281–286.
[16] Brandes A, Groth A, Gottschalk F, et al. Real-world biologic treatment and associated cost in
      patients with inflammatory bowel disease. Z Gastroenterol. 2019;57(7):843–851.
[17] Ghiani M, Naessens D, Takacs P, et al. Long-term cost and complications of surgery in patients
      with ulcerative colitis: a claims data analysis. Int J Colorectal Dis. 2021;36(4):831–840.
[18] Burisch J, Katsanos KH, Christodoulou DK, et al. Natural Disease Course of Ulcerative Colitis Du-
      ring the First Five Years of Follow-up in a European Population-based Inception Cohort-An Epi-
      IBD Study. J Crohns Colitis. 2019;13(2):198–208.
[19] Burisch J, Kiudelis G, Kupcinskas L, et al. Natural disease course of Crohn's disease during the
      first 5 years after diagnosis in a European population-based inception cohort: an Epi-IBD study.
      Gut. 2019;68(3):423–433.
[20] Stark R, Konig H-H, Leidl R. Costs of inflammatory bowel disease in Germany. PharmacoEcono-
      mics. 2006;24:797–814.

4.2 Reizdarmsyndrom und chronische Obstipation

4.2.1 Medizinische Übersicht

Peter Layer, Viola Andresen

Reizdarmsyndrom (RDS) und chronische Obstipation zählen zu den häufigsten Gesundheitsstörungen in der Bevölkerung. Eine aktualisierte S3-Leitlinie der DGVS zum RDS wurde 2021, eine aktualisierte S2K-Leitlinie zur chronischen Obstipation 2022 abgeschlossen und publiziert.

4.2.1.1 Reizdarmsyndrom (RDS)
Definition

Das RDS ist definiert durch chronische abdominale Beschwerden und Stuhlunregelmäßigkeiten, welche die Lebensführung und Lebensqualität relevant kompromittieren, deren Ursache sich aber in der klinischen Praxis nicht nachweisen lässt. Charakteristisch sind variable Kombinationen aus Schmerzen, Blähungen, Obstipation und/oder Diarrhö; das dominante Stuhlgangverhalten bestimmt die Untergruppe, insbesondere das obstipations- bzw. diarrhöprädominante RDS (RDS-O, RDS-D). Die Prävalenz liegt, abhängig von der gewählten Definition, zwischen 4 % und über 10 % der Bevölkerung.

Pathogenese

Das RDS wird heute zwar besser verstanden; dennoch ist die genaue Pathogenese noch unklar. Offenbar wirken zentralnervöse und enterische Störungen sowie die „brain-gut-axis" zusammen. Die Störung bezieht nicht nur den Dickdarm, sondern auch (oft sogar vorwiegend) den Dünndarm ein, weswegen heute die traditionelle Bezeichnung „Colon irritabile" obsolet ist. Der enterischen Ebene scheint dabei eine Schlüsselrolle zuzukommen: Wobei u. a. Störungen des Mikrobioms und der intestinalen Barrierefunktion sowie Aktivierungen des enterischen Immunsystems und des enterischen Nervensystems (ENS) nachgewiesen wurden. Intestinale Infektionen können bei bislang Darmgesunden in 20 % ein RDS verursachen und sind daher wichtige Auslöser.

Diagnostik

An ein RDS ist zu denken, wenn chronische, offenbar darmbezogene Beschwerden bestehen, die für ein RDS sprechen bzw. mit diesem vereinbar sind (s. Definition), die seit mindestens drei Monaten bestehen und deren Schwere die Lebensqualität relevant beeinträchtigt. Zur Diagnosestellung müssen dann Alarmzeichen und eine Reihe wesentlicher spezifischer, für die Symptomatik potenziell verantwortliche Differenzialdiagnosen aktiv ausgeschlossen werden. Hierzu wird eine obligate Basisdiagnostik (detaillierte Anamnese und körperliche Untersuchung, Basislabor, abdominaler Ultraschall sowie bei Frauen gynäkologische Untersuchung) und Ileokoloskopie fakultativ (d. h. individuell) ergänzt durch gezielte Tests zum Ausschluss naheliegender Differenzialdiagnosen (z. B. Laktoseintoleranz, bakterielle Fehlbesiedlung). Bei Diarrhö als Leitsymptom ist eine eingehende und sorgfältige Ergänzungsdiagnostik zwingend, ebenso bei schwerer oder progredienter Symptomatik.

Der überzeugende Ausschluss relevanter und/oder kausal behandelbarer Ursachen der Beschwerden nimmt vielen Patienten die Sorge vor einer bedrohlichen Erkrankung, begünstigt dadurch eine erfolgreiche Therapie und reduziert das kostenintensive „doctor hopping". Essenziell ist dabei im weiteren Management der Erkrankung, das diagnostische Programm grundsätzlich nur einmal durchzuführen; nach Diagnosestellung soll keine Wiederholungsdiagnostik erfolgen, sofern keine neuen Aspekte auftauchen.

Therapie

Die Behandlung des RDS stützt sich auf eine möglichst sichere, nicht spekulative Diagnosestellung, verbunden mit Aufklärung und Beruhigung des Patienten über das Wesen und die benigne Natur der Störung. Für die langfristige Behandlung wird ein multimodales, ggf. auch interdisziplinäres Vorgehen empfohlen. Dieses besteht aus allgemeinen, Symptom-unabhängigen Behandlungsformen, die dann individuell nach Bedarf mit Symptom-spezifischen Medikamenten kombiniert werden. Zu den allgemeinen Behandlungsprinzipien zählen z. B. Empfehlungen zu „Life Style" sowie psychologischen Aspekten. Dabei existieren zwar keine allgemeingültigen Vorgaben; zur Beseitigung möglicher Symptomtrigger (u. a. Bewegungs- oder Schlafmangel, andere Stressoren, definierte Nahrungsbestandteile) können aber spezifische Ernährungs- und Verhaltensempfehlungen gegeben werden. Zu den weiteren Symptom-unabhängigen Behandlungen zählen zudem Probiotika. Auch einige Komplementärmedizinische Behandlungen können erwogen werden, wobei hier die Evidenzlage nicht sehr eindeutig ist.

Bei der Symptom-orientierten medikamentösen Behandlung werden abhängig von den dominanten Symptomen u. a. verschiedene Spasmolytika (bei Schmerzen), Ballaststoffe und Laxanzien (bei Obstipation), Antidiarrhoika (bei Durchfall) eingesetzt; für selektierte Patienten können auch u. a. Antidepressiva, topische Antibiotika, serotoninerge Substanzen und Sekretagoga zum Einsatz kommen. Allerdings wurde nur bei wenigen Therapieansätzen in adäquaten randomisierten Studien eine Wirksamkeit überzeugend nachgewiesen. Weil das individuelle Ansprechen auf die Therapie nicht vorherzusehen ist, ist grundsätzlich jede Behandlung zunächst probatorisch und an Symptomlinderung und Verträglichkeit zu messen.

Offene Fragen

- Definition: Die vollständig subjektive Manifestation mit Fehlen objektiver Kriterien sowie die variable Symptomatik verhindern eine international akzeptierte, für den klinischen Alltag ebenso wie für Studien und in allen Gesundheitssystemen anwendbare Definition. Auch die im Rahmen des internationalen Rom-Prozesses in Abständen erarbeiteten Klassifikationen waren in der Praxis generell unbrauchbar; die Modifikationen veränderten dabei die gefundenen Prävalenzraten teilweise um das Drei- bis Vierfache.
- Pathogenese: Zu den weiterhin ungelösten Fragen zählen u. a.: Handelt es sich beim RDS um eine oder um verschiedene nosologische Entitäten mit unterschiedlicher Ätiologie, aber klinisch ähnlicher Manifestation; welche spezifische pathogenetische Bedeutung haben die Störungen des Mikrobioms, der Darmbarriere, des Immunsystems und des ENS?
- Diagnosestellung: Diese basiert, in Ermangelung einer klassischen „positiven" Diagnosesicherung (z. B. anhand eines Biomarkers), nach wie vor auf der oben skizzierten aktiven (Ausschluss-)Differenzialdiagnostik, deren sinnvoller Umfang kontrovers bewertet wird.
- Therapie: Nahezu alle „typischen" Therapien sind in ihrer Wirkung unverlässlich und dabei nur zum Teil evidenzbasiert. In den letzten Jahren haben manche nichtmedikamentöse Behandlungsverfahren wachsende Bedeutung erlangt (Beispiele: Ernährungstherapie, Sport, Hypnotherapie). Unverändert sind die meisten gesichert wirksamen medikamentösen Neuentwicklungen (speziell in Deutschland) entweder nicht fürs RDS zugelassen, nicht erstattungsfähig oder nicht verfügbar.

4.2.1.2 Chronische Obstipation

Definition

Obstipation wird heute primär über ein vielfältiges Symptomspektrum der mühsamen Stuhlentleerung definiert (u. a. starkes Pressen, harter Stuhl, unvollständige Entleerung), wobei eine niedrige Stuhlfrequenz dabei auch ein mögliches, aber nicht zwingend vorhandenes Symptom ist. Die Abgrenzung zum RDS-O ist unscharf, Übergänge sind häufig. Die globale Prävalenz liegt um 15 %. Die Lebensqualität wird durchweg stärker beeinträchtigt als meist angenommen, bei Untergruppen sogar erheblich.

Pathogenese

Zu den typischen Pathomechanismen zählen Störungen des Darmtransits (z. B. funktionell, medikamentös, metabolisch strukturell-obstruktiv), der Darmsekretion (Folge: harter Stuhl), der rektalen Sensitivität (Folge: fehlender Defäkationsreiz) und der eigentlichen Defäkation – entweder der Koordination (funktionell) oder der Anatomie (z. B. Rektozele). Die (oft refraktäre) Obstipation als typische Nebenwirkung einer chronischen Opioidanalgesie gewinnt wachsende praktische Bedeutung.

Diagnostisch sind daher mögliche Auslöser (z. B. Obstruktion, Medikamente) sowie mögliche Defäkationsstörungen abzuklären, um differenziert und effektiv behandeln zu können.

Therapie

Typischerweise wird nach einem Stufenschema behandelt: Angefangen von Ballaststoffen, prokinetischen und sekretagogischen Medikamenten; bei der Untergruppe der opioidinduzierten Obstipation spielen die peripheren Opioidantagonisten (PAMORA) eine zunehmende Rolle. Stuhlentleerungsstörungen können durch Defäkationshilfen (Suppositorien), Biofeedback (bei funktioneller Störung) und ggf. chirurgisch (bei struktureller Störung) behandelt werden.

Offene Fragen

- Bei der Mehrzahl der Betroffenen ist der individuelle Pathomechanismus unverstanden.
- Die Abgrenzung zum RDS-O ist willkürlich und meist nicht objektiv möglich; es ist unklar und kontrovers, ob überhaupt ein prinzipieller Unterschied besteht oder ob es sich um symptomatische Varianten derselben Störung handelt.
- Im Übrigen sind dieselben Fragen relevant wie beim RDS.

Literatur

Mearin F, Lacy BE, Chang L, et al. Bowel Disorders. Gastroenterology. 2016;150:1393–1407. doi: 10.1053/j.gastro.2016.02.031.

Camilleri M. Diagnosis and Treatment of Irritable Bowel Syndrome: A Review. JAMA. 2021;325 (9):865–877. doi: 10.1001/jama.2020.22532. PMID: 33651094.

Singh P, Tuck C, Gibson PR, Chey WD. The Role of Food in the Treatment of Bowel Disorders: Focus on Irritable Bowel Syndrome and Functional Constipation. Am J Gastroenterol. 2022;117(6):947–957. doi: 10.14309/ajg.0000000000001767. Epub 2022 Apr 8. PMID: 35435179.

Vriesman MH, Koppen IJN, Camilleri M, Di Lorenzo C, Benninga MA. Management of functional constipation in children and adults. Nat Rev Gastroenterol Hepatol. 2020;17(1):21–39. doi: 10.1038/s41575-019-0222-y. Epub 2019 Nov 5. PMID: 31690829.

Serra J, Pohl D, Azpiroz F, et al. European society of neurogastroenterology and motility guidelines on functional constipation in adults. Neurogastroenterol Motil. 2020;32(2):e13762. doi: 10.1111/nmo.13762. Epub 2019 Nov 22. PMID: 31756783.

Andresen V, Becker G, Frieling T, et al. Aktualisierte S2k-Leitlinie chronische Obstipation der Deutschen Gesellschaft für Gastroenterologie, Verdauungs- und Stoffwechselkrankheiten (DGVS) und der Deutschen Gesellschaft für Neurogastroenterologie & Motilität (DGNM) – April 2022 – AWMF-Registriernummer: 021–019. Z Gastroenterol. 2022;60(10):1528–1572. doi: 10.1055/a-1880-1928. Epub 2022 Oct 12. PMID: 36223785.

Keller J, Wedel T, Seidl H, et al. Update S3-Leitlinie Intestinale Motilitätsstörungen: Definition, Pathophysiologie, Diagnostik und Therapie. Gemeinsame Leitlinie der Deutschen Gesellschaft für

Gastroenterologie, Verdauungs- und Stoffwechselkrankheiten (DGVS) und der Deutschen Gesellschaft für Neurogastroenterologie und Motilität (DGNM). Z Gastroenterol. 2022;60(2):192–218. doi: 10.1055/a-1646-1279. Epub 2022 Feb 11. PMID: 35148561.

Andresen V, Gschossmann J, Layer P. Heat-inactivated Bifidobacterium bifidum MIMBb75 (SYN-HI-001) in the treatment of irritable bowel syndrome: a multicentre, randomised, double-blind, placebo-controlled clinical trial. Lancet Gastroenterol Hepatol. 2020;5(7):658–666. doi: 10.1016/S2468-1253(20)30056-X. Epub 2020 Apr 8. PMID: 32277872.

Eijsbouts C, Zheng T, Kennedy NA, et al. Genome-wide analysis of 53,400 people with irritable bowel syndrome highlights shared genetic pathways with mood and anxiety disorders. Nat Genet. 2021;53(11):1543–1552. doi: 10.1038/s41588-021-00950-8. Epub 2021 Nov 5. PMID: 34741163.

Sperber AD, Bangdiwala SI, Drossman DA, et al. Worldwide Prevalence and Burden of Functional Gastrointestinal Disorders, Results of Rome Foundation Global Study. Gastroenterology. 2021;160(1):99–114.e3. doi: 10.1053/j.gastro.2020.04.014. Epub 2020 Apr 12. PMID: 32294476.

4.2.2 Epidemiologie und Gesundheitsökonomie

Juliana Hoeper, Christoph Schwarzbach, Ute Lohse, Ansgar Lange, Jan Zeidler, J.-Matthias von der Schulenburg

Prävalenz und Inzidenz

Das bei diesen Störungen nicht lösbare Grundproblem ist, dass es nach wie vor keinen objektivierbaren (Bio-)Marker für die Sicherung bzw. den Ausschluss der Diagnose gibt. Daher hängt die Diagnose zwingend von der zugrunde gelegten Definition und den sich daraus ergebenden Kriterien ab. Abhängig von der gewählten Definition liegt die Prävalenz zwischen 4 % und über 10 % in der Bevölkerung [1–3].

Der Übergang von Rom II auf Rom III im Jahr 2006 (verbunden mit weicheren Kriterien) hat dabei zu einem starken Anstieg der Prävalenz geführt. So fanden Gulewitsch et al. in einer 2011 unter Studenten durchgeführten Studie [4] eine Reizdarmsyndrom (RDS) Prävalenz von 19,4 %, wobei signifikante Unterschiede (p < 0,05) zwischen der Prävalenz von Männern (15,2 %) und Frauen (21,0 %) festgestellt werden konnten. In einer von Althaus et al. [5] 2016 publizierten prospektiven Kohortenstudie, der ebenfalls die ROM-III-Kriterien zugrunde lagen, konnte bei 401 (16,6 %) Teilnehmern ein RDS nachgewiesen werden. Ebenso den ROM-III-Kriterien folgte eine Studie mit einer Population aus Mecklenburg-Vorpommern [6]. Die ermittelte Prävalenz betrug 3,5 % (95 % KI: 3,0 %–4,2 %). Die Einführung der wieder strengeren Rom-IV-Kriterien im Jahr 2016 dürfte die Prävalenz wieder deutlich gesenkt haben, ohne dass hierfür bisher eine Datengrundlage in Deutschland existiert.

Auf der Basis von Routinedaten für die Jahre 2005–2017 der Barmer Krankenkasse (mit rund acht Millionen Versicherten) haben Häuser et al. (2019) [7] die administrative (d. h. bei der Krankenkasse registrierte) Inzidenz (gesamt 0,36 %; Männer 0,27 %; Frauen 0,46 %) und Prävalenz (1,34 %) für das Jahr 2017 berechnet. Dies entspricht rund 1,1 Millionen Personen in Deutschland. Mit einem Anteil von 1,78 % waren Frauen etwa doppelt so häufig betroffen wie Männer mit 0,89 %. Bei Personen unter 14 Jahren lagen die administrativen Prävalenzen bei beiden Geschlechtern unter 0,3 %. Eine erste Häufung der Prävalenzen wurde bei Frauen im Alter von 25 Jahren, die generell höchsten Werte im Alter von ca. 75–80 Jahren beobachtet. Die Inzidenzwerte legen nahe, dass etwa 285.000 Fälle pro Jahr neu diagnostiziert werden. Personen im Alter zwischen 20 und 25 Jahren waren am häufigsten betroffen, wobei die Rate der Neuerkrankungen bzw. Erstdiagnosen für Frauen in diesem Alter bei 0,9 % und für Männer bei 0,4 % lag.

Als Risikofaktoren für die Entwicklung eines RDS konnten weibliches Geschlecht, vorherige Diarrhö, Krankheitsangst, subjektive Krankheitslast, Anfälligkeit für stressbedingte Diarrhö [8] aber auch gastrointestinale Infektionen [9], Arbeitslosigkeit, Kopfschmerzen und verminderte psychische Lebensqualität identifiziert werden [6]. Ebenso sagten Interaktionen zwischen Geschlecht und körperlicher Lebensqualität sowie Geschlecht und Alexithymie die IBS-Wahrscheinlichkeit voraus [6]. Die Studie von Häuser et al. (2019) [7] stellte bei Personen mit RDS häufig auch andere gastrointestinale Erkrankungen, Kopfschmerzen, Rückenschmerzen und psychische Störungen fest.

Eine durch die DGVS beauftragten GKV-Routinedatenanalyse des Health Risk Institutes [10] zeigte, dass die Inzidenz der beiden Erkrankungsbilder Reizdarm und chronische Obstipation in den Jahren 2012 bis 2015 zwischen 810 und 965 Fällen pro 100.000 Versicherte (816 pro 100.000 in 2015) lag. Die Zahl der prävalenten Fälle folgte im Analysezeitraum einem steigenden Trend. Konnten im Jahr 2012 rund 1.900 Fälle pro 100.000 Versicherte identifiziert werden, so lag die Prävalenz im Jahr 2015 bereits bei 2.302 pro 100.000 Versicherte.

Arbeitsunfähigkeits- und Sterbefälle sowie Rentenzugänge wegen verminderter Erwerbsfähigkeit

Im stationären Bereich wurden im Jahr 2020 4.190 Fälle mit einem „Reizdarmsyndrom" (ICD: K58) durch das Statistische Bundesamt registriert (Tab. 4.3) [11]. Insgesamt 64.930 Fälle mit „Sonstigen funktionellen Darmstörungen" (ICD: K59) sind für 2020 dokumentiert (Tab 4.4.), wohingegen die Fallzahl im Jahr 2005 bei 41.953 lag. Damit ist ein klar ansteigender Trend der Fallzahlen zu erkennen. Darüber hinaus existieren altersspezifische Unterschiede (siehe Abb. 4.3 und Abb. 4.4).

Insgesamt wurden in Deutschland im Jahr 2020 lediglich 4 Todesfälle bei Patienten mit Reizdarmsyndrom (ICD: K58) und 255 Todesfälle bei Patienten mit „Sonstige funktionelle Darmstörungen" (ICD: K59) (12) registriert (Tab. 4.3 und Tab. 4.4).

Die Zahl der durch das RDS verursachten Arbeitsunfähigkeitsfälle (AU) liegt bei 27.739 im Jahr 2020, wobei rund 59 % davon auf Frauen entfallen [13]. Die Zahl der durchschnittlichen AU-Tage pro Fall liegt für beide Geschlechter bei 9 Tagen.

Tab. 4.3: Reizdarmsyndrom (ICD K58).

	2016/2017	2020
Behandlungsfälle Krankenhaus	5.969	4.190
Krankenhausverweildauer	4,2	3,8
Behandlungstage Krankenhaus	25.201	16.056
Sterbefälle Krankenhaus	1	4
Inzidenz Krankenhaus (Fälle pro 100.000 Einwohner, altersstandardisiert)	n. v.	5
Arbeitsunfähigkeitsfälle (ohne Rentner)	35.092	27.739
Arbeitsunfähigkeitstage	239.523	244.543
Fälle stationäre Rehabilitation	337	276
vorzeitige Berentungen wegen verminderter Erwerbsfähigkeit (2015)	15	n. v.
Durchschnittliches Berentungsalter (2015)	50,00 (m) 51,50 (w)	n. v.

Arbeitsunfähigkeitsfälle (ohne Rentner) und Arbeitsunfähigkeitstage von Bundesministerium für Gesundheit (2016/2020), Sterbefälle, Behandlungsfälle Krankenhaus, Krankenhausverweildauer und Behandlungstage Krankenhaus von Statistisches Bundesamt (Todesursachenstatistik 2016/2020, Krankenhausstatistik 2016/2020), restliche Daten von Gesundheitsberichterstattung des Bundes (www.gbe-bund.de, 2015/2017/2020)

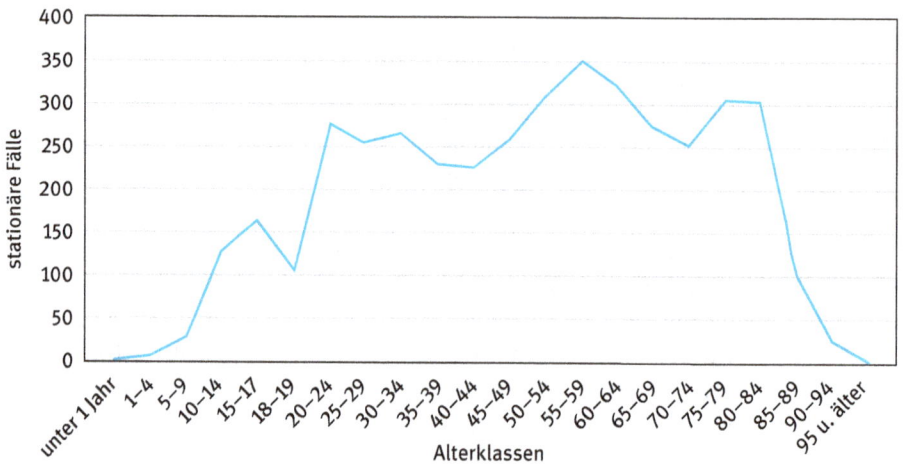

Abb. 4.3: Stationäre Fälle des Reizdarmsyndroms (ICD: K58) je Altersklasse im Jahr 2020 (Eigene Darstellung in Anlehnung an das Statistische Bundesamt (2020)).

Tab. 4.4: Sonstige funktionelle Darmstörungen (ICD K59).

	2016/2017	2020
Behandlungsfälle Krankenhaus	82.760	64.930
Krankenhausverweildauer	3,4	3,4
Behandlungstage Krankenhaus	284.682	219.467
Sterbefälle Krankenhaus	398	255
Inzidenz Krankenhaus (Fälle pro 100.000 Einwohner, altersstandardisiert)	n. v.	73
Arbeitsunfähigkeitsfälle (ohne Rentner)	39.895	36.954
Arbeitsunfähigkeitstage	210.178	251.470
Fälle stationäre Rehabilitation	381	272
vorzeitige Berentungen wegen verminderter Erwerbsfähigkeit (2015)	19	n. v.
Durchschnittliches Berentungsalter (2015)	56,67 (m) 50,08 (w)	n. v.

Arbeitsunfähigkeitsfälle (ohne Rentner) und Arbeitsunfähigkeitstage von Bundesministerium für Gesundheit (2016/2020), Sterbefälle, Behandlungsfälle Krankenhaus, Krankenhausverweildauer und Behandlungstage Krankenhaus von Statistisches Bundesamt (Todesursachenstatistik 2016/2020, Krankenhausstatistik 2016/2020), restliche Daten von Gesundheitsberichterstattung des Bundes (www.gbe-bund.de, 2015/2017/2020).

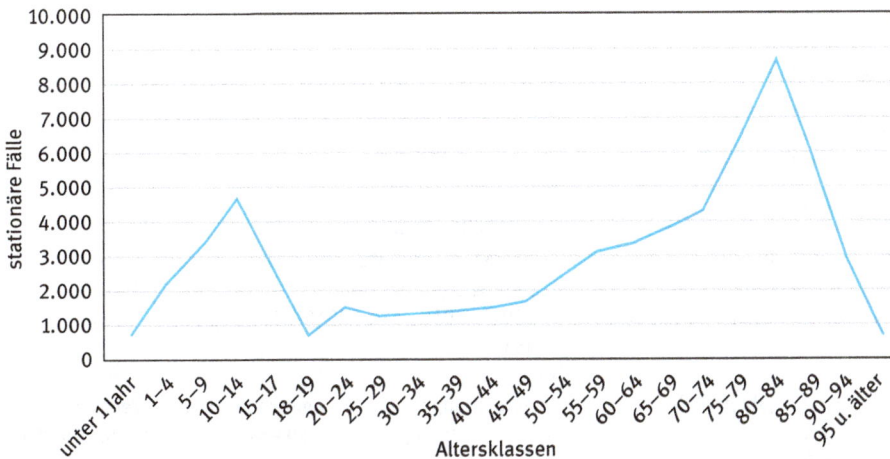

Abb. 4.4: Stationäre Fälle sonstiger funktioneller Darmstörungen (ICD: K59) je Altersklasse im Jahr 2020 (Eigene Darstellung in Anlehnung an das Statistische Bundesamt (2020)).

Krankheitskosten

Im Rahmen der systematischen Literaturrecherchen wurde eine ältere deutsche Krankheitskostenstudie identifiziert. Muller-Lissner et al. [14] analysieren in ihrer Studie aus dem Jahr 2002 die Kosten des RDS aus der Perspektive der GKV. In dieser Studie betrugen die direkten Kosten für RDS pro Jahr 791,48 €. Davon wurden ca. 25 % durch ambulante Arztbesuche, 50 % durch Medikamente und 25 % durch stationäre Aufenthalte verursacht. Muller-Lissner et al. [14] schätzen die Gesamtkosten inklusive indirekter Kosten für RDS pro Jahr auf 994,97 €. Im Durchschnitt hatte jeder Patient neun ambulante Arztbesuche im Jahr.

In der Studie von Häuser et al. (2019) werden die Kosten für die medizinische Versorgung von Versicherten mit der Erstdiagnose RDS im Jahr 2017 verglichen mit anderen Versicherten ohne diese Diagnose (3770 € vs. 2788 €). Die Kosten stiegen in jedem der acht Jahre vor der Erstdiagnose an und lagen konstant über den Kosten der Vergleichsgruppe (siehe auch Abb. 4.5). Der Unterschied im Vergleich zur Kontrollgruppe war in erster Linie auf die höheren Kosten für die ambulante (2017: 445 €) und stationäre (2017: 483 €) Behandlung zurückzuführen.

Tack et al. (2019) [15] berichten für RDS mit Konstipation und für eine kleine deutsche Kohorte direkte Kosten pro Patienten von durchschnittlich 1961,6 € (95 % KI 1063,0–3142,0; Median 340,0) und durchschnittlichen indirekten Kosten in Höhe von 2619,0 € (95 % KI 1400,2–4130,6; Median 0,0). Dabei zeigen sich zwischen moderaten und schweren Fällen sehr deutliche Unterschiede in den Kosten.

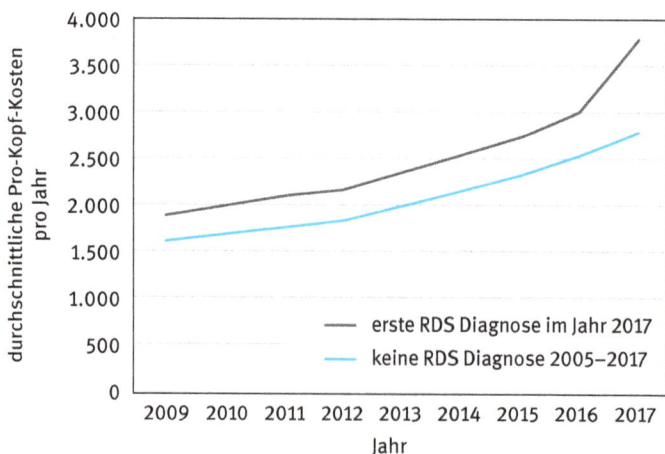

Abb. 4.5: Ausgaben für die medizinische Versorgung (Kosten für ambulante ärztliche Versorgung, Arzneimittelverschreibungen und stationäre Behandlung in Akutkrankenhäusern) in der Zeit vor der RDS-Erstdiagnose sowie für alters- und geschlechtsgleiche Personen ohne RDS-Diagnose im Zeitraum 2005–2017 (Eigene Darstellung in Anlehnung an Häuser et al. (2019)).

Fazit

Sowohl die unterschiedlichen Definitionen für die Diagnose als auch die Unterschiede in den gewählten Studienpopulationen tragen zu den abweichenden epidemiologischen Ergebnissen bei. Diese Schwierigkeiten übertragen sich auch auf die Untersuchungen zu den Krankheitskosten.

Literatur

[1]   Mearin F, Lacy BE, Chang L, et al. Bowel Disorders. Gastroenterology. 2016;150:1393–1407.

[2]   Layer P, Andresen V, Pehl C, et al. S3-Leitlinie Reizdarmsyndrom: Definition, Pathophysiologie, Diagnostik und Therapie. Gemeinsame Leitlinie der Deutschen Gesellschaft für Verdauungs- und Stoffwechselkrankheiten (DGVS) und der Deutschen Gesellschaft für Neurogastroenterologie und Motilität (DGNM)1. Zeitschrift fur Gastroenterologie. 2011;49:237–293.

[3]   National Institute for Health and Clinical Excellence. Irritable bowel syndrome in adults. Diagnosis and management of irritable bowel syndrome in primary care. NICE Clinical Guidelines, No. 61; London: Royal College of Nursing (UK); 2008.

[4]   Gulewitsch MD, Enck P, Hautzinger M, Schlarb AA. Irritable bowel syndrome symptoms among German students: prevalence, characteristics, and associations to somatic complaints, sleep, quality of life, and childhood abdominal pain. European journal of gastroenterology & hepatology. 2011;23:311–316.

[5]   Althaus A, Broicher W, Wittkamp P, et al. Determinants and frequency of irritable bowel syndrome in a German sample. Zeitschrift für Gastroenterologie. 2016;54:217–225.

[6]   Schauer B, Grabe HJ, Ittermann T, et al. Irritable bowel syndrome, mental health, and quality of life: Data from a population-based survey in Germany (SHIP-Trend-0). Neurogastroenterology and motility. 2019;31(3):e13511.

[7]   Häuser W, Marschall U, Layer P, Grobe T. The prevalence, comorbidity, management and costs of irritable bowel syndrome – an observational study using routine health insurance data. Deutsches Ärzteblatt International. 2019;116:463–470.

[8]   Lowe B, Lohse A, Andresen V, et al. The Development of Irritable Bowel Syndrome: A Prospective Community-Based Cohort Study. The American journal of gastroenterology. 2016;111:1320–1329.

[9]   Donnachie E, Schneider A, Mehring M, Enck P. Incidence of irritable bowel syndrome and chronic fatigue following GI infection: a population-level study using routinely collected claims data. Gut. 2018;67:1078–1086.

[10] GKV-Routinedatenanalyse – Health Risk Institute (HRI) (unveröffentlicht).

[11] Statistisches Bundesamt. Gesundheit – Tiefgegliederte Diagnosedaten der Krankenhauspatientinnen und -patienten 2020.

[12] Statistisches Bundesamt. Gesundheit – Ergebnisse der Todesursachenstatistik für Deutschland ausführliche 4-stellige ICD-Klassifikation 2020.

[13] Bundesministerium für Gesundheit. Arbeitsunfähigkeit: Fälle und Tage nach Diagnosen 2020 – Ergebnisse der Krankheitsartenstatistik der gesetzlichen Krankenversicherung.

[14] Muller-Lissner SA, Pirk O. Irritable bowel syndrome in Germany. A cost of illness study. European journal of gastroenterology & hepatology. 2002;14:1325–1329.

[15] Tack J, Stanghellini V, Mearin F, et al. IBIS-C Study group. Economic burden of moderate to severe irritable bowel syndrome with constipation in six European countries. BMC Gastroenterology. 2019;19(1):69.

4.3 Divertikelkrankheit

4.3.1 Medizinische Übersicht

Ludger Leifeld, Wolfgang Kruis

Divertikel des Dickdarms gehören in den Industrieländern zu den häufigsten gutartigen Veränderungen des Gastrointestinaltrakts. Auch wenn die Divertikulose zunehmend bei Jüngeren beobachtet wird, bleibt sie altersabhängig mit Zunahme im höheren Alter, ca. 30 % der 60-Jährigen sind betroffen und 65 % der 85-Jährigen.

Definition

Es handelt sich um Hernierungen der Mukosa und Submukosa durch Muskellücken an Durchtrittstellen von Arteriolen durch die Darmwand in das Perikolon („Pseudodivertikel"). Ganz überwiegend ist das Sigma betroffen, nur in 15 % auch das rechte Hemikolon, anders in Asien, mit dort vermehrt rechtsseitigem Befall.

Pathogenese

Die Genese der Divertikulose ist multifaktoriell und schließt genetische Faktoren und Veränderungen des Bindegewebes sowie der Motilität mit einer Hochdruckzone im Sigma ein.

Verlauf

Die Divertikulose bleibt in den meisten Fällen asymptomatisch, bis zu 30 % entwickeln aber eine unkomplizierte Divertikelkrankheit mit Symptomen wie Beschwerden im linken Unterbauch oder auch seltener eine komplizierte Divertikelkrankheit mit Abszessen als Folge einer Divertikulitis, einer (gefürchteten) Perforation oder auch einer Divertikelblutung. Zu unterscheiden ist dabei die akute Divertikulitis, deren wichtigsten Komplikationen der Abszess und die Perforation sind, von der chronischen Divertikulitis, die zur Stenose bis zum Konglomerat führen kann oder zur Fistelbildung beispielsweise in den Urogenitaltrakt.

Diagnostik

Aufgrund der hohen Bedeutung der Divertikelkrankheit hat die DGVS gemeinsam mit der DGAV und anderen Fachgesellschaften eine Leitlinie entwickelt und mittlerweile auf dem Niveau einer S3-Leitlinie aktualisiert [1]. Hierin wurde eine Klassifikation (CDD Tab. 4.5) erarbeitet, die die Verläufe systematisiert. Eine exakte Untersuchung ist erforderlich, um die Patienten adäquat zu diagnostizieren und zu therapieren und Differenzialdiagnosen auszuschließen. Der Verdacht auf eine Divertikulitis wird geäußert bei rasch zunehmenden Beschwerden im linken Unterbauch oder auch atypisch im Mittelbauch oder rechten Unterbauch, die häufiger eine Erleichterung nach der Defäkation aufweisen. Es können Veränderungen der Stuhlgewohnheiten und Fieber auftreten. Es kann zu einer lokalen oder generalisierten Peritonitis kommen, die an eine Perforation denken lassen muss. Laborchemisch finden sich Entzündungszeichen (Leukozyten, CRP). Anamnestisch sind Risikofaktoren, wie insbesondere die Immunsuppression und die Multimorbidität, zu erfassen. Die Diagnose darf nicht gestellt werden, ohne eine Bildgebung durchzuführen, wie die Darmsonographie oder die Computertomographie. Die Koloskopie dient lediglich dem Ausschluss von Differenzialdiagnosen und Komorbiditäten und wird in der Regel im Intervall nach Abklingen der Divertikulitis empfohlen.

Therapie

Die Therapie richtet sich nach dem körperlichen Untersuchungsbefund, nach dem diagnostizierten Typ der Divertikelkrankheit entsprechend der CDD (Tab. 4.5) sowie nach dem Risikoprofil des Patienten.

– Prävention: Häufig wird die Divertikulose als Zufallsbefund einer Koloskopie diagnostiziert. Diesen Betroffenen ist eine Prävention zu empfehlen, um das Risiko der Entstehung der Divertikelkrankheit und von Komplikationen zu reduzieren. Insbesondere die Ernährung hat einen großen Einfluss. Aus zahlreichen großen prospektiven Studien kann der positive Effekt einer ballaststoffreichen, fleischarmen Diät als gesichert angesehen werden. Daneben ist körperliche Bewegung günstig, Fettleibigkeit hingegen ungünstig. Nicht-steroidale Antiphlogistika, Kortikoide, Opiate und Nikotin sollten gemieden werden.

– Akute unkomplizierte Divertikelkrankheit: Leichte Erkrankungen von Patienten ohne Risikoindikatoren und Multimorbidität können ambulant behandelt werden, wenn eine ausreichende ärztliche Kontrolle besteht. Es wird eine leichte Kost und körperliche Schonung empfohlen. Antibiotika sind nicht notwendig und können den Verlauf nicht signifikant beeinflussen einschließlich eines fehlenden Einflusses auf das Eintreten einer Perforation. Sie werden allerdings bei Risikoindikatoren empfohlen, wie der Immunsuppression einschließlich Kortikoiden, der Multimorbidität, der Peritonitis, dem schlechten Allgemeinzustand, der Sepsis/hohem Fieber, dem stark erhöhten CRP und der übermäßigen Einnahme von NSAR. Mesalazine kann eventuell zu weniger Schmerzen im akuten Schub führen und hat symptomatische Effekte bei der SUDD, bei der Remissionserhaltung der rezidivierenden Divertikulitis ist es hingegen sicher unwirksam und nicht zu empfehlen.

– Akute komplizierte Divertikelkrankheit: Die akute komplizierte Divertikulitis mit einem Abszess oder einer Perforation wird stationär behandelt mit intravenöser Flüssigkeitsgabe, Antibiotikatherapie sowie einer Schmerztherapie, unter Meidung von NSAR und Opioiden. Antibiotisch sollten Anaerobier und gramnegative Keime abgedeckt sein, beispielsweise mit Breitspektrumpenicillinen, wie Piperacillin/Tazobactam, Ampicillin/Sulbactam und Mezlocillin, oder Cephalosporine der II. und III. Generation sowie Gyrasehemmer wie Moxifloxacin. Dringend zu empfehlen ist die Kombination mit Metronidazol, um eine ausreichende Wirksamkeit gegen Anaerobier zu erreichen. Eine anfängliche Nulldiät ist nicht zwingend, kann aber Schmerzen mindern. Makroabszesse werden nach Möglichkeit drainiert, um im Intervall eine Operation durchzuführen, Perforationen bedürfen einer Notfalloperation.

- Sekundärprophylaxe: Derzeit gibt es für den therapeutischen Nutzen einer medikamentösen Sekundärprophylaxe keine ausreichenden Belege, die über die Empfehlungen der Primärprophylaxe hinausgehen. Mesalazin ist unwirksam.
- Rezidivierende Divertikulitis ohne Komplikationen: Der Schub einer rezidivierenden Divertikulitis wird analog zum ersten Schub therapiert. Zu beachten ist, dass die Wahrscheinlichkeit einer Perforation von Schub zu Schub geringer wird, es wird nicht mehr wie früher zur Operation nach dem zweiten Schub empfohlen. Die Operationsindikation erfolgt individuell.
- Rezidivierende Divertikulitis mit Komplikationen: Klinisch relevante Stenosen oder Fisteln des chronischen Verlaufs stellen eine Operationsindikation dar.

Tab. 4.5: Klassifikation der Divertikulitis/Divertikelkrankheit.

Typ	Symptomatik	
Typ 0	**Asymptomatische Divertikulose**	
		Zufallsbefund; asymptomatisch keine Krankheit
Typ 1	**Akute unkomplizierte Divertikelkrankheit/Divertikulitis**	
Typ 1a	Divertikulitis/Divertikelkrankheit ohne Umgebungsreaktion	auf die Divertikel beziehbare Symptome Entzündungszeichen (Labor): optional typische Schnittbildgebung
Typ 1b	Divertikulitis mit phlegmonöser Umgehungsreaktion	Entzündungszeichen (Labor): obligat Schnittbildgebung: phlegmonöse Divertikulitis
Typ 2	**Akute komplizierte Divertikulitis wie 1b, zusätzlich:**	
Typ 2a	Mikroabszess	gedeckte Perforation, kleiner Abszess, (≤ 3 cm); minimale parakolische Luft
Typ 2b	Makroabszess	para- oder mesokolischer Abszess (> 3 cm)
Typ 2c	freie Perforation	freie Perforation, freie Luft/Flüssigkeit generalisierte Peritonitis
Typ 2c1	eitrige Peritonitis	
Typ 2c2	fäkale Peritonitis	

Tab. 4.5: (fortgesetzt)

Typ	Symptomatik	
Typ 3	**Chronische Divertikelkrankheit, rezidivierende oder anhaltende symptomatische Divertikelkrankheit**	
Typ 3a	Symptomatische unkomplizierte Divertikelkrankheit (SUDD)	typische Klinik Entzündungszeichen (Labor): optional
Typ 3b	Rezidivierende Divertikulitis ohne Komplikationen	Entzündungszeichen (Labor) vorhanden Schnittbildgebung: typisch
Typ 3c	Rezidivierende Divertikulitis mit Komplikationen	Nachweis von Stenosen, Fisteln, Konglomerat
Typ 4	**Divertikelblutung**	**Nachweis der Blutungsquelle**

Literatur
[1]   Leifeld L, Germer CT, Böhm S, et al. S3-Leitlinie Divertikelkrankheit/Divertikulitis. Z Gastroenterol. 2022;60(4):613–6882014;52:663–710.

4.3.2 Epidemiologie und Gesundheitsökonomie
Juliana Hoeper, Christoph Schwarzbach, Ute Lohse, Ansgar Lange, Jan Zeidler, J.-Matthias von der Schulenburg

Prävalenz und Inzidenz
Auf der Grundlage von Kolonkontrastuntersuchungen und Obduktionen kommen Studien für westliche Industrienationen für die Divertikelkrankheit auf Prävalenzen von ca. 13 % bei Personen unter 50 Jahren, ca. 30 % bei Personen zwischen 50 und 70 Jahren, ca. 50 % bei Personen zwischen 70 und 85 Jahren sowie ca. 66 % bei Personen älter als 85 Jahre [1–4].

Für die Divertikulitis nutzen Schildberg et al. [5] und Schnitzbauer et al. [6] die Daten des Statistischen Bundesamtes in Deutschland. Demnach wurden in 2013 rund 127.000 Patienten wegen einer Divertikulitis des Darms stationär behandelt (das entspricht ungefähr 125 Fällen pro 100.000 Einwohner). Die Geschlechterverteilung liegt bei 43 % männlichen und 57 % weiblichen Patienten, was 105 Fällen pro 100.000 Einwohnern an männlichen Patienten und 150 Fällen pro 100.000 Einwohnern an weiblichen Patienten entspricht. Davon wurden ca. 18 % (24.000 Fälle) als komplizierte Divertikulitis mit Perforation oder Abszess klassifiziert.

Die Darstellung der Krankenhausfälle mit der Hauptdiagnose ICD: K57 im Zeitverlauf, die auch die Divertikulitis des Darmes mit und ohne Perforation/Abszess einschließt, erlaubt weitere Einsichten in die Häufigkeit von symptomatischen Fällen (Abb. 4.6) [7]. Diese stieg über längere Zeit an und zeigt seit dem Jahr 2020 eine deutliche Reduktion.

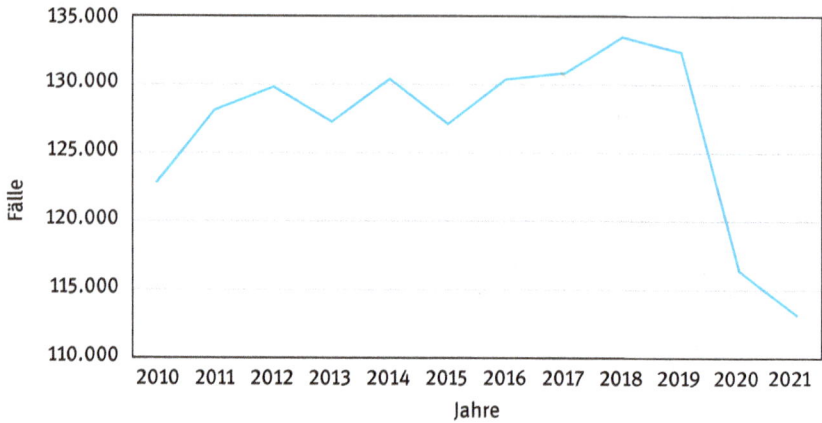

Abb. 4.6: Zahl der Krankenhausfälle mit Hauptdiagnose K57 2010–2021 (eigene Darstellung in Anlehnung an das Statistische Bundesamt [7]).

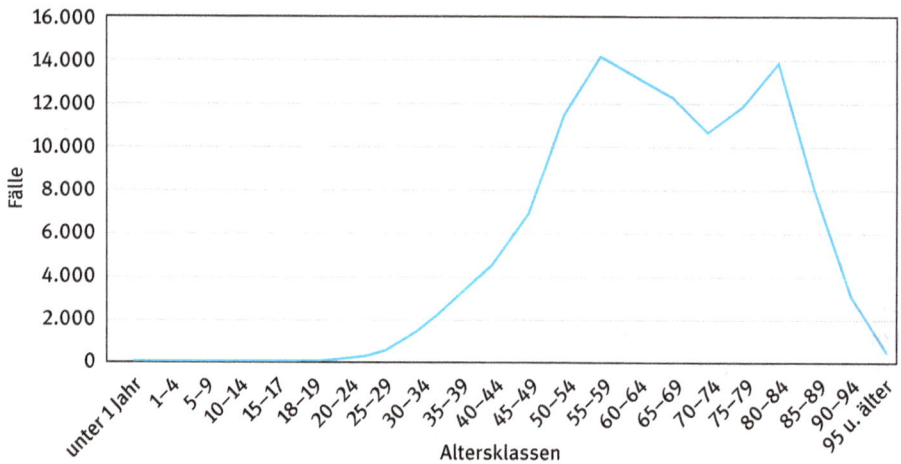

Abb. 4.7: Stationären Fälle 2020 der Divertikulose des Darmes (ICD: K57) je Altersklasse im Jahr 2020 (Eigene Darstellung in Anlehnung an das Statistische Bundesamt (2020) [7]). Arbeitsunfähigkeits- und Sterbefälle sowie Rentenzugänge wegen verminderter Erwerbsfähigkeit.

Neben den eingangs erwähnten Studien, zeigen auch die Daten des Statistischen Bundesamts einen klaren Alterszusammenhang auf (Abb. 4.7), der sich über die letzten 15 Jahre als sehr stabil erwies.

Insgesamt wurden in Deutschland im Jahr 2020 1.371 Todesfälle bei Patienten mit Divertikulitis (ICD: K57) [8] registriert. Die Zahl der durch die Divertikelkrankheit verursachten Arbeitsunfähigkeitsfälle (AU) ist durch ein Wachstum bis 2019 ge-

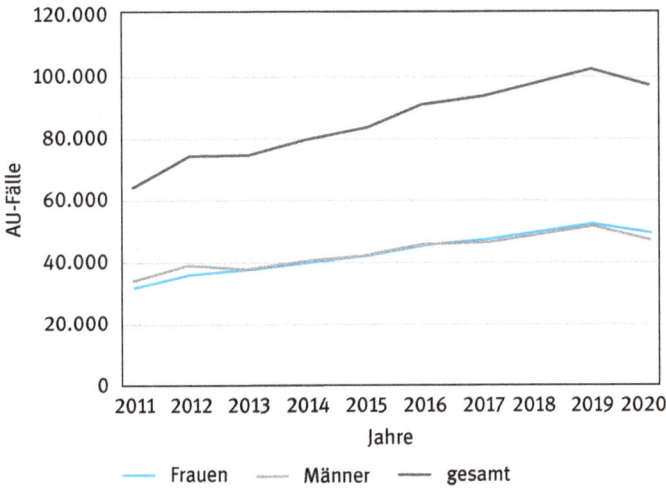

Abb. 4.8: Anzahl der AU-Fälle aufgrund der Divertikelkrankheit nach Geschlecht 2011–2020 (eigene Darstellung in Anlehnung an das Bundesministerium für Gesundheit [9]).

prägt (Abb. 4.8) [9]. Gab es in 2011 lediglich rund 64.239 Fälle, so stieg die Zahl bis 2019 auf 101.919 an (ICD: K57). Im Jahr 2020 fiel der Wert auf 96.265 Fälle. Dieser Trend ist sowohl bei Männern als auch bei Frauen zu beobachten. In derselben Zeit sind dabei die Tage pro Fall leicht von rund 15 Tagen auf rund 13 Tage gesunken. Ein Grund könnte darin liegen, dass sich die operative Therapie der Divertikulitis immer deutlicher Richtung konservativer Therapie verschoben hat.

Die Rentenzugänge wegen verminderter Erwerbsfähigkeit in der Gesetzlichen Rentenversicherung sind insgesamt auf einem niedrigen Niveau. Im Jahr 2015 waren es lediglich 59 Zugänge aufgrund der Divertikelkrankheit (ICD: K57) [10]. Die Anzahl der Patienten in Vorsorge- oder Rehabilitationseinrichtungen mit einer Divertikelkrankheit lag 2020 bei 2.132 Fällen (Tab. 4.6). Diese Zahl ist in den letzten 10 Jahren kontinuierlich gesunken (2008 gab es noch 3.857 Fälle).

Tab. 4.6: Divertikulose des Darmes (ICD: K57).

	2016/2017	2020
Behandlungsfälle Krankenhaus	130.985	116.390
Krankenhausverweildauer	7,7 Tage	7,4 Tage
Behandlungstage Krankenhaus	1.005.305	856.282
Sterbefälle Krankenhaus	1.505	1.371
Inzidenz Krankenhaus (Fälle pro 100.000 Einwohner, altersstandardisiert)	n. v.	133
Arbeitsunfähigkeitsfälle (ohne Rentner)	90.170	96.265
Arbeitsunfähigkeitstage	1.186.237	1.288.304
Fälle stationäre Rehabilitation	2.831	2.132
vorzeitige Berentungen wegen verminderter Erwerbsfähigkeit (2015)	59	n. v.
Durchschnittliches Berentungsalter (2015)	n. v.	n. v.

Arbeitsunfähigkeitsfälle (ohne Rentner) und Arbeitsunfähigkeitstage von Bundesministerium für Gesundheit (2016/2020), Sterbefälle, Behandlungsfälle Krankenhaus, Krankenhausverweildauer und Behandlungstage Krankenhaus von Statistisches Bundesamt (Todesursachenstatistik 2016/2020, Krankenhausstatistik 2016/2020), restliche Daten von Gesundheitsberichterstattung des Bundes (www.gbe-bund.de, 2015/2017/2020)

Krankheitskosten

Wie im medizinischen Abschnitt dargestellt, hat es im Laufe der letzten Jahre eine deutliche Verschiebung der operativen Therapie hin zur konservativen Therapie gegeben. Kostenanalysen hierzu liegen leider nicht vor, allerdings kann erwartet werden, dass die direkten Behandlungskosten deutlich gesunken sind.

Eine Studie von Bachmann et al. [11] zeigte allerdings signifikante Kostenunterschiede für die stationäre Behandlung der komplizierten Divertikulitis. Die Autoren legten dar, dass die Krankenhauskosten einer frühen (2–4 Tagen nach Indikationsstellung) elektiven Resektion um rund 9 % niedriger lagen als die Kosten einer späten elektiven Resektion (8.423 € versus 9.296 €; p < 0,001). Der Hauptkostentreiber war hierbei die intravenöse Behandlung mit Antibiotika.

Darüber hinaus konnten keine relevanten Kostenstudien für die Divertikelkrankheit für Deutschland identifiziert werden.

Fazit

Insgesamt ist die Literaturlage für die Divertikelkrankheit im Bereich der Epidemiologie und Gesundheitsökonomie verbesserungswürdig. Auch die vorliegende aktualisierte Literaturrecherche hat keine zusätzlichen Publikationen ergeben, so dass die vorliegenden Informationen alt sind.

Literatur

[1] Humes DJ. Changing epidemiology: does it increase our understanding? Digestive diseases (Basel, Switzerland). 2012;30:6–11.

[2] Jun S, Stollman N. Epidemiology of diverticular disease. Best practice & research. Clinical gastroenterology. 2002;16:529–542.

[3] Delvaux M. Diverticular disease of the colon in Europe: epidemiology, impact on citizen health and prevention. Alimentary pharmacology & therapeutics. 2003;18 Suppl 3:71–74.

[4] Commane DM, Arasaradnam RP, Mills S, Mathers JC, Bradburn M. Diet, ageing and genetic factors in the pathogenesis of diverticular disease. World journal of gastroenterology. 2009;15:2479–2488.

[5] Schildberg CW, Schellerer V, Croner R, Oberlander H, Hohenberger W. Surgical Indications for Diverticulitis in Germany: Are All Operations Justified? Zentralblatt fur Chirurgie. 2015;140:585–590.

[6] Schnitzbauer AA, Pieper D, Neugebauer EAM, Bechstein WO. Sigmoid colon diverticulitis : Treatment modalities 2011–2013. Der Chirurg; Zeitschrift fur alle Gebiete der operativen Medizen. 2016;87:688–694.

[7] Statistisches Bundesamt. Gesundheit – Tiefgegliederte Diagnosedaten der Krankenhauspatientinnen und -patienten 2010–2021.

[8] Statistisches Bundesamt. Gesundheit – Ergebnisse der Todesursachenstatistik für Deutschland ausführliche 4-stellige ICD-Klassifikation 2020.

[9] Bundesministerium für Gesundheit. Arbeitsunfähigkeit: Fälle und Tage nach Diagnosen 2011–2020 – Ergebnisse der Krankheitsartenstatistik der gesetzlichen Krankenversicherung.

[10] Deutsche Rentenversicherung Bund. Statistik des Rentenzugangs. Zugegriffen: 15. Januar 2019.

[11] Bachmann K, Krause G, Rawnaq T, et al. Impact of early or delayed elective resection in complicated diverticulitis. World journal of gastroenterology. 2011;17:5274–5279.

5 Leber, Galle, Pankreas

Unter pankreato-/hepatobiliären Erkrankungen werden Krankheiten der Leber, der Bauchspeicheldrüse (Pankreas) und der Gallenwege zusammengefasst. Dazu gehören unter anderem die Fettleberhepatitis, Gallensteine und die fulminante Entzündung der Bauchspeicheldrüse. Chronische Erkrankungen des pankreato-/hepatobiliär-Systems stellen für die ambulante und stationäre Gastroenterologie eine große Herausforderung dar. Häufig werden die Erkrankungen im Frühstadium nicht erkannt, so dass zum Zeitpunkt der Diagnose bereits irreversible Organschäden vorliegen können. Diese führen zu deutlichen Einschränkungen der Lebenserwartung und der Lebensqualität der Patienten und ziehen zudem erhebliche ökonomische Kosten (direkt und indirekt durch Krankheitsausfall) für die Volkswirtschaft nach sich.

Auf dem Gebiet der pankreato-/hepatobiliären Erkrankungen konnten in den letzten 40 Jahren große Erfolge erzielt werden. Es gelang die einzelnen Krankheiten molekular zu charakterisieren. Dies war die Grundlage, um für die Erkrankungen spezifische diagnostische Werkzeuge zu entwickeln und neue Therapieansätze in der Klinik zu etablieren. Die deutsche Gastroenterologie war an dieser Entwicklung federführend beteiligt.

Der Grundstein für die Differenzierung der akuten und chronischen Lebererkrankungen wurde vor 40 Jahren gelegt. Damals konnte erstmals eine Cortison-Therapie für eine Unterform der chronischen Hepatitis, der sogenannten Autoimmunhepatitis, etabliert werden. Parallel zu dieser Entwicklung wurden die ersten Viren entdeckt, die spezifisch die Leber befallen (Hepatitisviren). Dadurch konnte das Spektrum der akuten und chronischen Lebererkrankungen weiter aufgeschlüsselt werden. Heute beinhalten diese unter anderem die Virushepatitiden (Virushepatitis A–E), die alkoholische (ASH) und nicht-alkoholische Fettlebererkrankung (NAFLD), genetische Lebererkrankungen (exemplarisch: Hämochromatose, M. Wilson und Alpha-1-Antitrypsinmangel), die Autoimmunhepatitis inklusive Overlapsyndromen sowie toxischbedingte Lebererkrankungen (z. B. durch Medikamente oder Naturheilstoffe). Obwohl die Ursachen chronischer Lebererkrankungen sehr unterschiedlich sind, führen alle zum narbigen Umbau des Organs (Leberzirrhose). Die chronische Schädigung der Leber führt über die Zeit zum zunehmenden Verlust der Organfunktion, was zu spezifischen Komplikationen der Leberzirrhose führt. Bauchwasser und Krampfadern in der Speiseröhre sind typische Folgen. Bei der Therapie konnten in den letzten Jahren zwar wesentliche Fortschritte erzielt werden. Auf Dauer allerdings stellt sich häufig die Frage einer Lebertransplantation.

Bei den gutartigen Erkrankungen des Gallengangsystems tritt das Gallensteinleiden in der Gallenblase und den Gallenwegen am häufigsten auf. Abhängig von der Lage der Steine und den damit einhergehenden Komplikationen existieren erfolgreiche Therapiekonzepte, die auf großen Studien basieren. Neben den Gallensteinen spielen autoimmune Erkrankungen, die primär biliäre Cholangitis (PBC) und primär sklerosierende Cholangitis (PSC) bei den Erkrankungen der Gallenwege eine wichtige Rolle.

Die akute Entzündung der Bauchspeicheldrüse (Pankreatitis) ist die häufigste und schwerste Form einer akuten Erkrankung in der Gastroenterologie. Sie wird in der Regel durch einen eingeklemmten Stein im gemeinsamen Ausführungsgang von Gallen- und Pankreasgang oder durch übermäßigen akuten Alkoholgenuss ausgelöst. Die schwere Form führt vielfach zum Tod. Demgegenüber wird die chronische Pankreatitis häufig durch kontinuierlichen Alkoholkonsum ausgelöst. Seltenere Ursachen sind Ganganomalien (z. B. Pankreas divisum), chronisches Rauchen, Gallensteine oder spezifische Veränderungen (Mutationen) in Genen, die für die Verdauungsfunktion der Bauchspeicheldrüse von Bedeutung sind. Ähnlich wie bei der Leber führt die chronische Pankreatitis über die Zeit zur Vernarbung der Bauchspeicheldrüse und damit zum Verlust der Organfunktion. Störungen der Verdauungsfunktion und die Zuckererkrankung (Diabetes mellitus) sind die Folgen.

In den folgenden Kapiteln wird auf die wichtigsten pankreato-/hepatobiliären Erkrankungen eingegangen. Dabei werden der aktuelle Stand der wissenschaftlichen Forschung und der medizinischen Versorgung skizziert sowie die aktuellen epidemiologischen Zahlen mit ihren ökonomischen Implikationen zusammengefasst.

5.1 Metabolische Lebererkrankung

5.1.1 Medizinische Übersicht

Elke Roeb

Definition

Die nicht-alkoholische Fettlebererkrankung (NAFLD)), auch metabolische Lebererkrankung genannt, betrifft mittlerweile ca. 25 % der Weltbevölkerung und ist durch eine übermäßige hepatische Fettansammlung gekennzeichnet, verbunden mit einer peripheren Insulinresistenz (IR) und/oder anderen Komponenten des metabolischen Syndroms [1]. NAFLD wird histologisch durch eine Steatose in > 5 % der Hepatozyten definiert oder bildgebend durch eine Fettfraktion von mindestens 5,6 % in der Magnetresonanzspektroskopie (^{1}H-MRS) bzw. in der quantitativen Magnetresonanztomographie (MRI) nachgewiesen [2–4]. NAFLD deckt ein breites Spektrum von Fettlebererkrankungen ab. Sie umfasst die einfache Steatose, die NAFLD-Fibrose Grad 1–4, die NAFLD-Zirrhose, und kann zum hepatozellulären Karzinom (HCC) und seltener zum intrahepatischen cholangiozellulären Karzinom (iCCa) führen [1,3,5]. Als fortgeschrittene Fettleberfibrose werden dabei die Fibrose Grad 3 und 4 zusammengefasst [4]. Morbidität und Mortalität hängen vom Grading und Staging der Leberschädigung ab. Um eine NAFLD von einer alkoholischen Fettleber oder Mischformen zu unterscheiden, kann ein täglicher Alkoholgrenzwert von 10 g bei der Frau und 20 g beim Mann angenommen werden [1]. Bei höheren täglichen Alkoholmengen kann eine alkoholische Fettleber nicht sicher ausgeschlossen werden [1,4].

Pathogenese

Der Anstieg von Lebensalter, Body Mass Index (insbesondere bei viszeraler Fettleibigkeit), täglicher Kalorienzufuhr und das Vorliegen eines Typ-2-Diabetes (bzw. einer Insulinresistenz) sind mit dem Auftreten von NAFLD assoziiert. Neben ethnischem Hintergrund, Lebensalter und männlichem Geschlecht stellt der Bewegungsmangel einen von nutritiven Faktoren unabhängigen Risikofaktor dar [1,3,4]. NAFLD wird deshalb treffend als die hepatische Manifestation des metabolischen Syndroms angesehen, kann aber (in wenigen Fällen) auch unabhängig davon auftreten. Morbidität und Mortalität von NAFLD werden vor allem durch kardiovaskuläre Erkrankungen, Tumorerkrankungen und die Lebererkrankung an sich determiniert (Tab. 5.1).

Tab. 5.1: Mortalität bei metabolischer Lebererkrankung.

	Leber	Herz-Kreislauf
Allgemeinbevölkerung	0,2 %	7,5 %
einfache Fettleber	0 %	8,6 %
NASH	1,6–6,8 %	12,6–36 %

Obwohl mehrere genetische Modifikatoren von NAFLD bisher identifiziert wurden, sind nur wenige davon robust validiert. Die am besten charakterisierte genetische Veränderung, die mittels genomweiter Assoziationsstudien identifiziert und in mehreren Kohorten und ethnischen Gruppen als Modifikator von NAFLD bestätigt wurde, liegt im PNPLA3-Gen, dem sogenannten Adiponutrin [6]. Das TM6SF2-Gen wurde als ein weiterer potenzieller genetischer Risikofaktor von NAFLD bestätigt [7].

Diagnostik

Ein Screening auf das Vorliegen einer NAFLD bei Erwachsenen kann zurzeit für die Allgemeinbevölkerung nicht empfohlen werden. Für Risikogruppen (Typ-2-Diabetes, metabolisches Syndrom, Übergewicht/Adipositas) sollten Untersuchungen auf das Vorliegen einer NAFLD und NAFLD-Fibrose auch von primärärztlich tätigen Medizinern durchgeführt werden [1].

Der transabdominelle Ultraschall oder der FLI (Fatty liver Index; zu berechnen aus Body-Mass-Index [BMI], Taillenumfang, γ-GT und Triglyzeriden) sollten als primäre Diagnostik bei Patienten mit V. a. NAFLD eingesetzt werden (Abb. 5.1) [1,3]. Ein Ultraschall mit Steatosis hepatis erlaubt keinen Ausschluss einer Fettleberhepatitis und damit keine Unterscheidung zwischen nicht-alkoholischer Fettleber (NAFL)

niedriges Risiko	erhöhtes Risiko/wiederholt erhöhte Leberwerte

Zuweisung zur speziellen Abklärung

klinische Risikostratifizierung
- metabolisches Syndrom
- Ausschluss von Differentialdiagnosen

Elastographie (LSM)
- VCTE
- alternativ 2D- oder pSWE
  (oder MR-Elastographie)

kein Hinweis auf fortgeschrittene Lebererkrankung LSM < 8 kPA* keine weiteren Hinweisfaktoren

Grauzone: LSM 8–12 kPA* klinische Risikofaktoren

Hinweis auf fortgeschrittene Lebererkrankung: LSM > 12 kPA* klinische Zeichen der fortgeschrittenen Lebererkrankung

alternativer NIT oder erneuter LSM in 6 Mon.

Monitoring und Therapie von Komplikationen

Verlaufskontrolle beim Hausarzt/Primärarzt

falls erforderlich, Leberbiopsie zur weiteren Risikobewertung & Therapieplanung

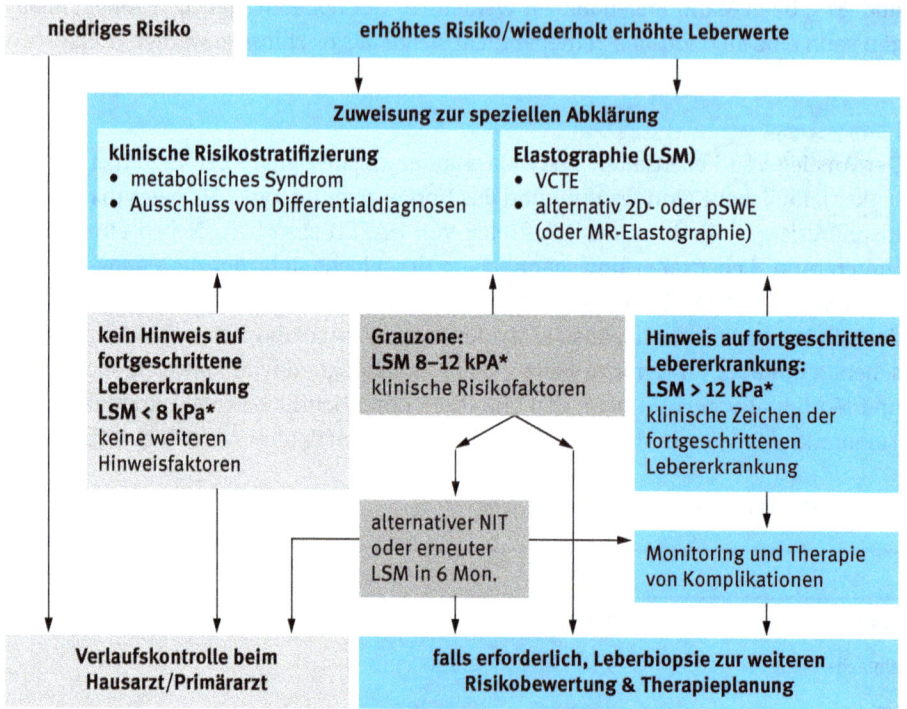

2D-SWE: 2D-Scherwellen-Elastographie, NIT: nicht-invasiver (Fibrose-)Test,
pSWE: Point-Shearwave Elastographie, VCTE: Vibration Controlled Transient Elastographie
*: Die Grenzwerte, die je nach Publikation und Gerät leicht alterieren, wurden in Anlehnung an die
   NAFLD S2k-Leitlinie der DGVS angegeben [1].

Abb. 5.1: Diagnostischer Algorithmus bei NAFLD nach [1–3].

und der nicht-alkoholischen Fettleberhepatitis (NASH). Die ultraschallbasierte Scherwellen-Elastographie kann zum Ausschluss einer fortgeschrittenen Leberfibrose und Leberzirrhose bei NASH herangezogen werden [1]. Eine Unterscheidung zwischen Steatohepatitis und Fibrose ist mittels Elastographie allein nicht möglich. Die Elastographie kann deshalb für den Nachweis einer milden Fibrose nur mit Einschränkung verwandt werden. Hierfür ist weiterhin eine Leberbiopsie als Goldstandard erforderlich [1,2]. Zu den Scores, die mit einfach verfügbaren Routineparametern das Fibroserisiko und das Risiko einer fortgeschrittenen Lebererkrankung abschätzen können, gehören der NAFLD Fibrosis Score (NFS) und der FIB-4 Score (Tab 5.2) [1,3]. Aufgrund der wachsenden Genauigkeit derartiger nicht-invasiver Techniken hat die EASL beschlossen, die Leitlinien von 2016 für die Bewertung von Lebererkrankungen und deren Schweregrad im Hinblick auf nicht-invasive Scores zu aktualisieren [3].

Tab. 5.2: FIB-4-Score. Alter (Jahre) × AST (U/L)] / Thrombozyten (10^9/L) × (ALT (U/L)$^{1/2}$.

Niedrig-Risiko	FIB-4: < 1,30
intermediäres Risiko	FIB-4: 1,30–2,67
hohes Risiko	FIB-4: > 2,67

Mittels Whole-Exom-Sequencing konnten genetische Assoziationen zwischen PNPLA3 und TM6SF2 mit fortgeschrittener Fibrose an einer histologisch gesicherten NAFLD-Kohorte im Vergleich zu einer großen Populationskontrolle bestätigt werden [8]. Klinisch sinnvoll ist der Einsatz von Fibrosemarkern wie NFS oder FIB-4 zur Identifizierung von NAFLD Patienten mit hoher Wahrscheinlichkeit einer Grad-3- und -4-Fibrose (Abb. 5.1) [1,4,9].

Therapie

Die therapeutischen Optionen zur Behandlung von NAFLD sind derzeit vor allem auf Interventionen bei Ernährung und Lebensweise beschränkt [1,3,5,10]. Die wirksamste Behandlung besteht aus langsamer Gewichtsreduktion und intensiver Lebensstilmodifikation mit Steigerung der körperlichen Aktivität. Diese Ansätze führen nachweislich zur Verbesserung von Leberwerten und der Leberhistologie [11,12]. Bei Vorliegen einer NAFLD kann durch eine therapeutisch induzierte Reduktion der Insulinresistenz sowohl mit einer Verminderung kardiovaskulärer Endorganschäden als auch einem verlängerten Überleben gerechnet werden [1]. Durch Lebensstiländerungen, die bei Übergewicht auf moderater Gewichtsreduktion und bei allen Patienten auf einer Steigerung der körperlichen Aktivität beruhen, kann die Progression einer Insulinresistenz verhindert oder verzögert werden [11]. Die aktuellen therapeutischen Algorithmen basieren auf metabolischen Komorbiditäten und dem Fibrosestadium der Patienten (Abb. 5.2). Eine indizierte Statintherapie kann zulassungskonform bei Leberwerterhöhungen bis zum dreifachen des oberen Normwerts fortgesetzt werden [1].

Stoffwechselneutrale Blutdrucksenker (Antihypertensiva) sollten im Falle einer behandlungsbedürftigen Hypertonie bevorzugt eingesetzt werden – in erster Linie Hemmstoffe des Renin-Angiotensin-Aldosteron-Systems. Bei manifestem Typ-2-Diabetes kann bis zum Zirrhose-Stadium Child-Pugh A Metformin als orales Antidiabetikum der ersten Wahl auch bei erhöhten Transaminasen eingesetzt werden (Abb. 5.2). Bei Einnahme von direkten oralen Antikoagulanzien sollten Anwendungsbeschränkungen bei erhöhten Leberwerten bzw. Gegenanzeigen bei Leberinsuffizienz beachtet werden [1–3].

Bisher gibt es noch keine für die Indikation NAFLD zugelassenen Medikamente [1,10,13]. Der Einsatz von sogenannten leberprotektiven Substanzen, z. B. UDCA, Silymarin oder Nahrungsergänzungsmitteln, z. B. Vitamin E, kann aufgrund der jetzigen Datenlage nicht empfohlen werden. Zu den nach aktueller Studienlage am besten in Bezug auf NASH geprüften Substanzen gehören Obeticholsäure, Resmetirom

Komorbidität	+ Typ-2-Diabetes	+ Hyperlipo-proteinämie	+ Adipositas BMI ≥ 30 kg/m²	unabhängig von Komorbidität
NAFLD ohne Zirrhose (F0–F3)	**GLP-1 Agonisten*** (z. B. Liraglutid, Semaglutid s.c.)** SGLT2 Inhibitoren*** (z.B. Empagliflozin, Dapagliflozin)** Pioglitazon****	**Statine**	**GLP-1 Agonisten#** (z. B. Liraglutid**, Semaglutid**)** Orlistat**** **bariatrische & endoskopische Interventionen**	**Einschluss in klinischen Studien** bei fortgeschrittener Fibrose (F3) prüfen
NAFLD kompensierte Zirrhose (F4)	**Metformin***	**Statine**		**Indikation zur LTX prüfen**

* sofern GFR > 30 ml/min; ** derzeit nicht erstattungsfähig in der gesetzlichen Krankenversicherung; *** Zulassung in der Kombination mit Metformin; # bislang nur Zulassung für Liraglutid und Semaglutid

Abb. 5.2: Therapeutische Maßnahmen bei NAFLD in Abhängigkeit von Fibrosestadium und Begleiterkrankungen.

(selektiver Thyroidhormonrezeptor-β-Agonist), PPAR-Agonisten und Semaglutid (GLP1-Rezeptoragonist). Obeticholsäure verbessert eine Leberfibrose der betroffenen Patienten und Semaglutid das Blutzucker- und Lipidprofil [10]. Eine Übersicht zur aktuellen Studienlage der medikamentösen NASH-Therapie gibt [10,13].

Versagen bei schwerer Adipositas gewichtsreduzierende Diäten und eine Veränderung des Lebensstils, sollte in Abhängigkeit vom Grad der Adipositas eine metabolisch chirurgische Operation (z. B. Sleeve-Gastrektomie, Roux-Y-Magenbypass) empfohlen werden (Abb. 5.2) [1]. Patienten mit NAFLD sollen zudem über die Risiken des Rauchens aufgeklärt werden und sie sollten weitgehend auf Alkoholkonsum verzichten. Patienten mit NASH-Zirrhose sollen eine strikte Alkoholkarenz einhalten. Mehrere Studien konnten zeigen, dass der Konsum von Kaffee hepato- und kardioprotektive Effekte aufweist [14]. Bei allen Patienten mit NAFLD sollen klinische, laborchemische sowie bildgebende Verlaufskontrollen alle 3–12 Monate durchgeführt werden, wobei Umfang und Intervall sich nach Anzahl und Ausprägung von Komorbiditäten sowie Ausprägung der Lebererkrankung richten sollten [1,3].

Offene Fragen

In der bisher größten Biopsie-basierten NAFLD-Studie erhöhte das Vorhandensein von NASH das Risiko einer leberspezifischen Morbidität oder der Gesamtsterblichkeit nicht. Das Wissen über die Zeitspanne bis zur Entwicklung einer schweren Lebererkrankung in Abhängigkeit vom Fibrosestadium kann für die individuelle Patientenberatung oder Entscheidungen des öffentlichen Gesundheitswesens nützlich sein

[15]. Im Verlauf von 20 Jahren entwickelten 12 % der NAFLD-Patienten und 2,2 % der Kontrollen eine schwere Lebererkrankung [15].

2018 wurden entsprechend eines amerikanischen Rechenmodells ca. 20 % der NAFLD-Fälle als NASH eingestuft [16]. Bis 2030 soll der NASH-Anteil auf 27 % steigen, was sowohl auf das Fortschreiten der Krankheit als auch auf eine alternde Bevölkerung zurückzuführen ist. Die Inzidenz von dekompensierter Zirrhose wird bis 2030 um 168 % auf 105.430 Fälle zunehmen, während die Inzidenz von HCC um 137 % auf 12.240 Fälle ansteigen wird. Die Zahl der hepatologischen Todesfälle wird im Jahr 2030 um 178 % auf geschätzte 78.300 Todesfälle ansteigen. In den Jahren 2015 bis 2030 wird es voraussichtlich fast 800.000 Todesfälle infolge von Lebererkrankungen geben.

Die ökonomische Belastung durch NAFLD ist nicht gut untersucht. Ebenso ist unklar, warum nur einige NAFLD-Patienten eine NASH entwickeln. Hier muss insbesondere die Rolle von Serum-Adiponectin und seinem Rezeptor bei fortschreitenden Leberschäden auf dem Boden einer NASH geklärt werden [3]. In Bezug auf die Diagnostik fehlen valide Serummarker. Der Stellenwert der K18-Messung für die nicht invasive Diagnostik einer NASH ist z. B. gegenwärtig noch nicht geklärt [1]. Es gibt Hinweise darauf, dass ein verändertes Mikrobiom zur Entstehung und zum Progress einer NAFLD beiträgt [17]. Gleichzeitig ist bekannt, dass durch den Transfer des Darmmikrobioms der Empfänger einige metabolische Merkmale des Spenders übernimmt. Es fehlen humane Studien, die systematisch den Effekt einer fäkalen Mikrobiotatransplantation (FMT) als therapeutische Option für die NAFL/NASH untersucht haben. Aus diesem Grund kann die FMT zum jetzigen Zeitpunkt nicht als Therapie der NAFL/NASH empfohlen werden [1]. Derzeit sind auch in Deutschland keine Medikamente für die Indikation NAFLD oder NASH zugelassen [18]. Mehrere Studien weisen darauf hin, dass der Gallensäure-Farnesoid-X-Rezeptor (FXR) Signale übermittelt, die den Triglycerid- und Glukosestoffwechsel beeinflussen. So wurde eine positive Wirkung des FXR-Agonisten Obeticholsäure auf Körpergewicht, Insulinsensitivität und Leberhistologie bei Patienten mit NASH beobachtet. Weitere potenzielle neue therapeutische NASH-Targets sind derzeit in der klinischen Entwicklung [10,13,18]. Da sich die Adipositas-Chirurgie als effektivste Therapie der morbiden Adipositas erwiesen hat, kommt der Adipositas- und metabolischen Chirurgie bei NAFLD eine immer größere Rolle zu [1,19]. Der Stellenwert bariatrischer und endoskopischer Verfahren in der pädiatrischen NAFLD Therapie ist dagegen unklar [1].

Zusammenfassung

Mit zunehmender Prävalenz der Adipositas wurde NAFLD zur häufigsten chronischen Lebererkrankung im stationären und ambulanten Bereich in Europa, den USA und weiteren Industrienationen. Risikopatienten können durch eine Kombination aus klinischen Parametern und Sonographie (falls erforderlich, in Kombination mit der Elastographie) sowie validierten Risiko-Scores identifiziert werden. Für diese

Patienten ist eine enge Überwachung des klinischen Verlaufs und der Leberfunktion essenziell. Die Therapie richtet sich an Fibrosegrad und Begleiterkrankungen der NAFLD Patienten aus.

Literatur

[1]   https://www.dgvs.de/wp-content/uploads/2022/06/LL-NAFLD_deutsch_final_08.06.22.pdf
[2]   Tannapfel A, Denk H, Dienes HP, et al. Histopathologische Diagnose der nichtalkoholischen und alkoholischen Fettlebererkrankung. Konsensusbasierte Leitlinie der Stufe 2. Pathologe. 2010;225:237.
[3]   EASL Clinical Practice Guidelines on non-invasive tests for evaluation of liver disease severity and prognosis – 2021 update. J Hepatol. 2021 Sep;75(3):659–689.
[4]   Chalasani N, Younossi Z, Lavine JE, et al. The diagnosis and management of nonalcoholic fatty liver disease: practice guidance from the American Association for the Study of Liver Diseases. Hepatology. 2018;67(1):328.
[5]   Marchesini G, Petta S, Dalle Grave R. Diet, weight loss, and liver health in nonalcoholic fatty liver disease: pathophysiology, evidence, and practice. Hepatology. 2016;63(6):2032–43.
[6]   Valenti L, Al-Serri A, Daly AK, et al. Homozygosity for the patatin-like phospholipase-3/adiponutrin I148M polymorphism influences liver fibrosis in patients with nonalcoholic fatty liver disease. Hepatology. 2010;51(4):1209–17.
[7]   Liu Y-L, Reeves HL, Burt AD, et al. TM6SF2 rs58542926 influences hepatic fibrosis progression in patients with non-alcoholic fatty liver disease. Nat Commun. 2014;5:4309.
[8]   Kleinstein SE, Rein M, Abdelmalek MF, et al. Whole-exome sequencing study of extreme phenotypes of NAFLD. Hepatol Commun. 2018;2(9):1021–29.
[9]   Younossi ZM, Loomba R, Anstee QM, et al. Diagnostic modalities for nonalcoholic fatty liver disease, nonalcoholic steatohepatitis, and associated fibrosis. Hepatology. 2018;68(1):349–60.
[10] Vuppalanchi R, Noureddin M, Alkhouri N, Sanyal AJ. Therapeutic pipeline in nonalcoholic steatohepatitis. Nat Rev Gastroenterol Hepatol. 2021;18(6):373–92.
[11] Chalasani N, Younossi Z, Lavine JE, et al. The diagnosis and management of non-alcoholic fatty liver disease: practice guideline by the American Association for the Study of Liver Diseases, American College of Gastroenterology, and the American Gastroenterological Association. Hepatology. 2012;55(6):2005–23.
[12] Romero-Gómez M, Zelber-Sagi S, Trenell M. Treatment of NAFLD with diet, physical activity and exercise. J Hepatol. 2017;67:829.
[13] Roeb E, Geier A. Non-alcoholic steatohepatitis (NASH) – Current treatment recommendations and future developments. Z Gastroenterol. 2019;57(04):508–7.
[14] Saab S, Mallam D, Cox GA2, Tong MJ. Impact of coffee on liver diseases: a systematic review. Liver Int. 2014;34(4):495–504.
[15] Hagström H, Nasr P, Ekstedt M, et al. Fibrosis stage but not NASH predicts mortality and time to development of severe liver disease in biopsy-proven NAFLD. J Hepatol. 2017;67(6):1265–73.
[16] Estes C, Razavi H, Loomba R, Younossi Z, Sanyal AJ. Modeling the epidemic of nonalcoholic fatty liver disease demonstrates an exponential increase in burden of disease. Hepatology. 2018;67(1):123–33.
[17] Zhu L, Baker SS, Gill C, et al. Characterization of gut microbiomes in nonalcoholic steatohepatitis (NASH) patients: a connection between endogenous alcohol and NASH. Hepatology. 2013;57(2):601–9.
[18] Roeb E. Non-alcoholic fatty liver diseases: current challenges and future directions. Ann Transl Med. 2021;9(8):726.
[19] Schmid A, Arians M, Karrasch T, et al. Improvement of Type 2 Diabetes Mellitus and Attenuation of NAFLD Are Associated with the Success of Obesity Therapy. J Clin Med. 2022;11(7):1756.

5.1.2 Epidemiologie und Gesundheitsökonomie

Juliana Hoeper, Christoph Schwarzbach, Ute Lohse, Ansgar Lange, Jan Zeidler,
J.-Matthias von der Schulenburg

Prävalenz und Inzidenz

Ätiologisch müssen die alkoholische (AFLD) und die nicht-alkoholische Fettlebererkrankung (NAFLD) unterschieden werden. Die Fettleber hat eine zunehmend große
Bedeutung, da in den vergangenen Jahrzehnten ein deutlicher Anstieg der Prävalenz
zu beobachten ist. Im Jahr 2016 waren 18,4 Millionen Fälle der nicht-alkoholischen
Fettlebererkrankung (NAFLD) in Deutschland bekannt. Außerdem wird ein Anstieg
der Erkrankung um 13,5 % auf 20,95 Millionen Fälle in Deutschland vorhergesagt [1].
Stahmeyer et al. (2021) [2] berichten 869,8 Neuerkrankungen pro 100.000 Einwohnern für das Jahr 2018. Männer sind meist häufiger betroffen als Frauen (siehe
Abb. 5.3 und Abb. 5.4), wobei eine bevölkerungsbezogene Beobachtungsstudie weltweit einen stärkeren Anstieg der Prävalenz bei Frauen dokumentiert hat [3]. Betroffene haben häufiger starkes Übergewicht als in der Normalbevölkerung [4] und leiden
signifikant häufiger an Typ 2 Diabetes [3]. Younossi et al. (2019) [5] haben europaweit
eine Prävalenz der NAFLD bei Betroffenen mit Typ-2-Diabetes von 67,97 % dokumentiert. Diese Ergebnisse stimmen mit denen aus einer systematischen Literaturrecherche von Cholongitas et al. (2021) [6] überein. Hier wird außerdem berichtet, dass Patienten mit einem metabolischen Syndrom deutlich häufiger an einer NAFLD leiden.
Die gepoolte Prävalenz der Patienten mit einem metabolischen Syndrom lag bei
75,3 % und bei 17,9 % für Patienten ohne solch ein Syndrom. Neben der erwachsenen Bevölkerung hat sich insbesondere der Anteil der übergewichtigen Kinder und
Jugendlichen gegenüber den 1980er Jahren um 50 % erhöht, wobei die Adipositas
als wichtigster Risikofaktor der NAFLD identifiziert werden konnte [7]. Von der nicht
alkoholischen Steatohepatitis (NASH) waren im Jahr 2016 in Deutschland 3,33 Millionen Menschen betroffen und ein Anstieg um 43 % auf 4,74 Millionen Menschen im
Jahr 2030 wird vorhergesagt [1]. Die Prävalenz wurde auf 30 % bei einer Diagnose
anhand eines Ultraschalls geschätzt, während in der Studie von Canbay et al. (2020)
[1] eine Prävalenz von 4,7 dokumentiert wurde, was auf viele unentdeckte Diagnosen
hindeutet. Die Erkrankung ist in 0,2 % der Fälle zu einer kompensierten und in
9,6 % der Fälle zu einer dekompensierten Zirrhose fortgeschritten. Nach fünf Jahren
ist in 16,7 % der Fälle mit einer kompensierten Zirrhose entweder eine dekompen-
sierte Zirrhose, eine Lebertransplantation oder ein hepatozelluläres Karzinom auf-
getreten [1].

Bei den Patienten mit einer fortgeschrittenen Lebererkrankung waren sowohl die
Ambulanzbesuche als auch die stationären Krankenhausaufnahmen signifikant höher als bei denen, wo die Erkrankung noch nicht so weit fortgeschritten ist. Die Krankenhausaufenthalte waren ebenfalls signifikant länger [8].

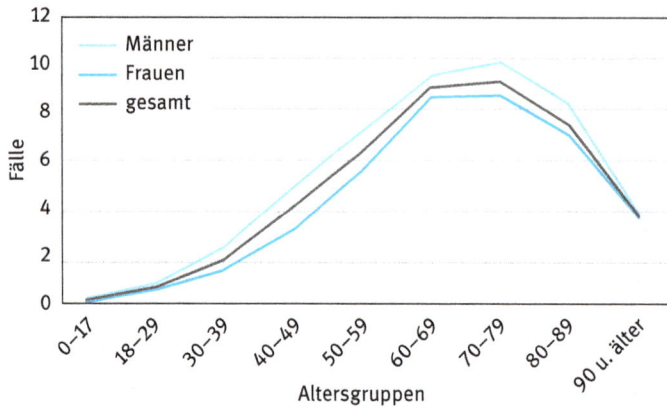

Abb. 5.3: Diagnosehäufigkeit einer Fettlebererkrankung (ICD: K76.0 und/oder K75.8) in Prozent nach Altersgruppen und Männern/Frauen/gesamt (Eigene Darstellung in Anlehnung an [2]).

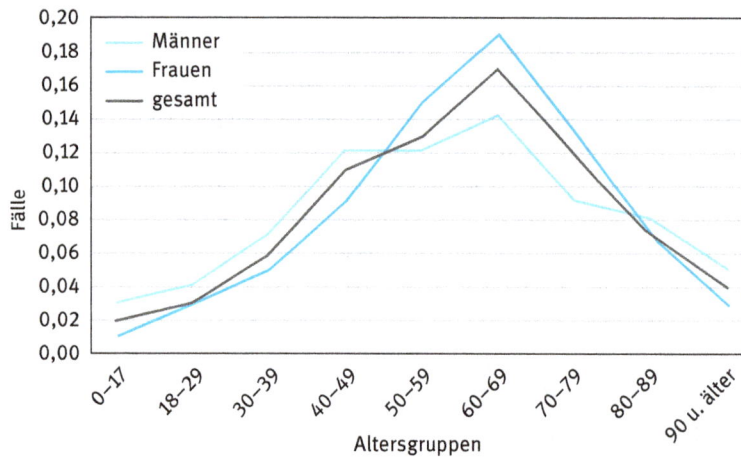

Abb. 5.4: Diagnosehäufigkeit einer Fettleberentzündung (ICD: K75.8) in Prozent nach Altersgruppen und Männern/Frauen/gesamt (Eigene Darstellung in Anlehnung an [2]).

Arbeitsunfähigkeits- und Sterbefälle sowie Rentenzugänge wegen verminderter Erwerbsfähigkeit

Die alkoholische und nicht-alkoholische Fettleber verursachten im Jahr 2020 insgesamt 5.456 stationäre Behandlungsfälle [9]. Dabei ist die Zahl der stationären Behandlungsfälle aufgrund einer alkoholischen Fettlebererkrankung seit 2003 kontinuierlich gesunken und hat sich seit 2010 bei über 2.300 Fällen jährlich einpendelt. Im Jahr 2020 wurden insgesamt 2.318 Fälle stationär behandelt und der Anteil der Männer ist dabei mit über 71 % deutlich höher als bei den Frauen (Tab. 5.3, Abb. 5.5).

Tab. 5.3: Alkoholische Fettleber und Fettleberhepatitis (ICD: K70.0, K70.1).

	2016/2017	2020
Behandlungsfälle Krankenhaus	2.444	2.318
Krankenhausverweildauer	7,9 Tage	7,3 Tage
Behandlungstage Krankenhaus	19.253	19.458
Sterbefälle Krankenhaus	127	179
Inzidenz Krankenhaus (Fälle pro 100.000 Einwohner, altersstandardisiert)	n. v.	3
Arbeitsunfähigkeitsfälle (ohne Rentner)	2.188*	2.577*
Arbeitsunfähigkeitstage	97.216*	112.785*
Fälle stationäre Rehabilitation	298*	269*
vorzeitige Berentungen wegen verminderter Erwerbsfähigkeit (2015)	226 (ICD K70 ohne K70.3)	n. v.
Durchschnittliches Berentungsalter (2015)	53,66 Jahre (m)* 52,57 Jahre (w)*	n. v.

Arbeitsunfähigkeitsfälle (ohne Rentner) und Arbeitsunfähigkeitstage von Bundesministerium für Gesundheit (2016/2020), Sterbefälle, Behandlungsfälle Krankenhaus, Krankenhausverweildauer und Behandlungstage Krankenhaus von Statistisches Bundesamt (Todesursachenstatistik 2016/2020, Krankenhausstatistik 2016/2020), restliche Daten von Gesundheitsberichterstattung des Bundes (www.gbe-bund.de, 2015/2017/2020)
* ICD: K70

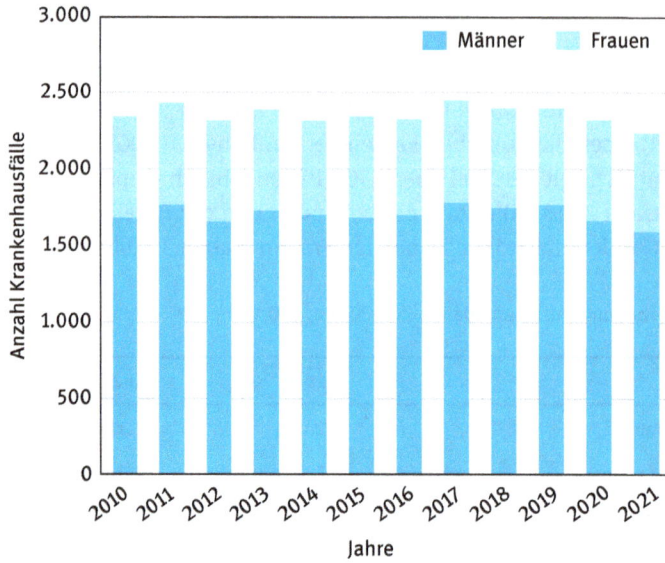

Abb. 5.5: Anzahl der Krankenhausfälle für die alkoholische Fettleber/Fettleberhepatitis nach Geschlecht und Jahren (ICD: K70.0, K70.1) (Eigene Darstellung in Anlehnung an [9]).

Tab. 5.4: Nicht-alkoholische Fettleber und Fettleberhepatitis (ICD: K75.8, K76.0).

	2016/2017	2020
Behandlungsfälle Krankenhaus	3.904	3.138
Krankenhausverweildauer	4,3 Tage	4,1 Tage
Behandlungstage Krankenhaus	16.690	12.599
Sterbefälle Krankenhaus	50	97
Inzidenz Krankenhaus (Fälle pro 100.000 Einwohner, altersstandardisiert)	n. v.	4
Arbeitsunfähigkeitsfälle (ohne Rentner)	10.726*	9.549*
Arbeitsunfähigkeitstage	216.049*	224.722*
Fälle stationäre Rehabilitation	341*	220*
vorzeitige Berentungen wegen verminderter Erwerbsfähigkeit (2015)	59*	n. v.

Tab. 5.4: (fortgesetzt)

	2016/2017	2020
Durchschnittliches Berentungsalter (2015)	52,69 Jahre (m)* 51,47 Jahre (w)*	n. v.

Arbeitsunfähigkeitsfälle (ohne Rentner) und Arbeitsunfähigkeitstage von Bundesministerium für Gesundheit (2016/2020), Sterbefälle, Behandlungsfälle Krankenhaus, Krankenhausverweildauer und Behandlungstage Krankenhaus von Statistisches Bundesamt (Todesursachenstatistik 2016/2020, Krankenhausstatistik 2016/2020), restliche Daten von Gesundheitsberichterstattung des Bundes (www.gbe-bund.de, 2015/2017/2020)
* ICD: K75 und K76

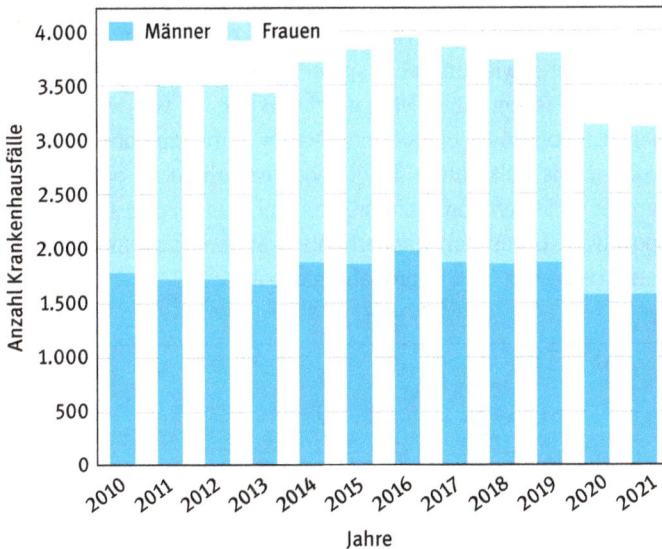

Abb. 5.6: Anzahl der Krankenhausfälle für die nicht-alkoholische Fettleber/Fettleberhepatitis nach Geschlecht und Jahren (ICD: K75.8, K76.0) (eigene Darstellung in Anlehnung an [9]).

Ein anderes Bild zeigt sich bei der nicht-alkoholischen Fettleber/Fettleberhepatitis. Insgesamt wurden 3.138 Patienten im Jahr 2020 stationär aufgrund dieses Krankheitsbildes behandelt, wobei die Anzahl in den Jahren 2020 und 2021 deutlich abgenommen hat (Abb. 5.6).

Neben den Studien zur Prävalenz der Fettleberkrankheit geben die Informationen zu den Sterbefällen, Arbeitsunfähigkeitstagen und der Rentenzugänge wegen verminderter Erwerbsunfähigkeit einen Überblick über die epidemiologische Bedeutung der Erkrankung (Tab. 5.3 und Tab. 5.4).

Insgesamt starben 276 Personen im Jahr 2020 an einer alkoholischen (ICD: K70.0, K70.1) oder nicht-alkoholischen Fettleber und Fettleberhepatitis (ICD: K75.8, K76.0) [10]. Dabei ist zu berücksichtigen, dass es sich bei diesen Erkrankungen häufig um Vorstadien der Leberzirrhose und damit auch des Leberzellkarzinoms handelt, die eine deutlich höhere Sterberate haben (siehe Kap. 5.3.2 Leberzirrhose und Kap. 8.3.2 Hepatozelluläres Karzinom). Im Jahr 2015 erhielten insgesamt 226 Personen wegen einer alkoholischen Leberkrankheit (ICD: K70 ohne K70.3 Alkoholische Leberzirrhose) und 27 Personen aufgrund sonstiger Krankheiten der Leber (ICD: K76) eine Rente auf Basis verminderter Erwerbsfähigkeit [11].

Krankheitskosten

Zu den gesundheitsökonomischen Auswirkungen der Fettleberkrankheit in Deutschland konnte eine Studie auf Basis des SHIP-Datensatzes aus dem Jahr 2008 identifiziert werden [12]. Insgesamt wurden 4.310 Teilnehmer zwischen 20 und 79 Jahren in die Studie eingeschlossen und zum Basisjahr sowie fünf Jahre später auf das Vorliegen einer Fettleberkrankung befragt und untersucht. Eine Fettleberkrankung lag vor, wenn sonographisch eine hyperechogene Leber sowie ein erhöhter Serum-Alaninaminotransferase-Spiegel nachgewiesen wurden. Die Kalkulation des Ressourcenverbrauchs basierte auf selbstberichteten Angaben der Patienten und umfasste den ambulanten und stationären Bereich. Personen mit positivem Ultraschall und erhöhtem Serum-Alaninaminotransferase-Spiegel verursachten Kosten von 1.298 € pro Jahr (siehe Abb. 5.7).

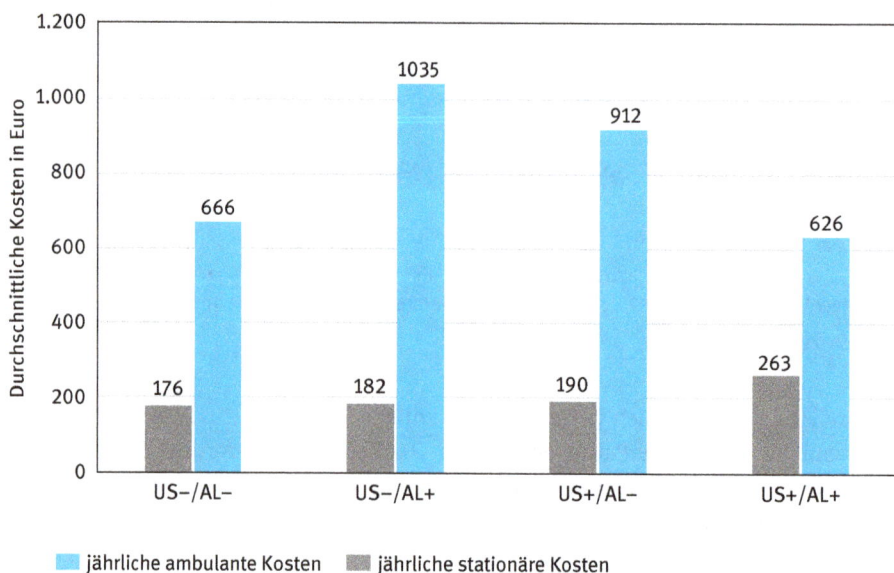

Abb. 5.7: Jährliche durchschnittliche Kosten von verschiedenen Diagnosestellungen (eigene Darstellung in Anlehnung an [12]). Abkürzungen: US = Ultraschall; AL = Serum-Alaninaminotransferase-Spiegel.

Die höchsten Kosten wurden dabei durch stationäre Aufenthalte (626 €) verursacht. Im Gegensatz dazu entstehen bei Personen ohne diese Erkrankung Gesamtkosten von 808 € pro Jahr. Dies führte zu Mehrkosten durch die Fettleberkrankheit von 490 €. In einer weiteren Studie wurden die Kosten speziell für die nicht-alkoholische Fettlebererkrankung ermittelt [13]. Mit 354 € werden ähnlich hohe direkte medizinische Kosten wie für die Gesamtheit der Patienten mit Fettleber und Fettleberhepatitis berichtet. Rechnet man jedoch auch die indirekten Kosten in Höhe von 4.240 € hinzu, belaufen sich die Gesamtkosten pro Patient auf 4.593 €. Dies zeigt die hohe Bedeutung der gesellschaftlichen Kosten, die im Wesentlichen durch Arbeitsunfähigkeitszeiten und vorzeitige Berentungen wegen verminderter Erwerbsfähigkeit determiniert werden. Die Studie kommt zu dem Ergebnis, dass in Deutschland pro Jahr insgesamt 56,27 Milliarden € für Patienten mit NAFLD aufgewendet wurden.

Die Krankheitskosten stiegen mit dem Fortschreiten der Lebererkrankung an. Die Kosten, die durch stationäre Aufenthalte entstehen, wurden als hauptsächlicher Kostentreiber identifiziert. In einer Routinedatenanalyse von Canbay et al. (2021) [8] lag der Anteil der Kosten bei der dekompensierten Zirrhose, der durch stationäre Aufenthalte entstanden ist, bei 79,72 % und bei den nicht fortgeschrittenen Erkrankungen bei 48,04 %. In dieser Studie lagen die Kosten im Mittel pro Jahr bei 10.291 € bei einer nicht fortgeschrittenen Erkrankung, 22.561 € bei einer dekompensierten Leberzirrhose, 34.089 € für eine Lebertransplantation und 35.910 € bei einem hepatozellulären Karzinom. In einer Studie von Schattenberg et al. (2021) [14] bezogen auf das Jahr 2018 wurden die Kosten für den Fall hochgerechnet, dass alle Fälle auch diagnostiziert würden. Diese Kosten würden zwischen 10.824 Millionen und 30.878 Millionen € liegen. Auch in dieser Studie wurde berichtet, dass ein Großteil der Kosten in späteren Krankheitsstadien entsteht und eine frühere Diagnose viele Kosten einsparen könnte.

Fazit

Die Bedeutung der metabolischen Lebererkrankungen nimmt weiterhin zu, da die Prävalenz weiter steigt. Jedoch bleiben viele Fälle häufig noch undiagnostiziert, was im längerfristigen Verlauf zu weiter steigenden Belastungen und Kosten führen kann. Generell ist zu erwarten, dass, bedingt durch die zunehmende Komplexität der pharmakologischen Therapien, die finanziellen Aufwendungen für Arztbesuche und Diagnostik, aber auch für die Therapie fettleberbedingter Komplikationen weiter steigen werden.

Zur alkoholischen Fettleber liegen nach der systematischen Literaturrecherche vergleichsweise wenige Informationen vor, so dass in diesem Bereich Forschungsbedarf existiert.

Literatur

[1] Canbay A, Kachru N, Haas JS, et al. Patterns and predictors of mortality and disease progression among patients with non-alcoholic fatty liver disease. Aliment Pharmacol Ther. 2020;52 (7):1185–1194.

[2] Stahmeyer JT, Hemmerling M, Burger B, et al. Die Häufigkeit von diagnostizierten Fettleber-erkrankungen (NAFLD) in der deutschen Bevölkerung – Eine Analyse auf der Basis von GKV-Routinedaten (Frequency of diagnosed non-alcololic fatty liver disease (NAFLD) in the German population – An analysis based on health insurance data). Z Gastroenterol. 2021;59(8):851–858.

[3] Ge X, Zheng L, Wang M, Du Y, Jiang J. Prevalence trends in non-alcoholic fatty liver disease at the global, regional and national levels, 1990–2017: a population-based observational study. BMJ Open. 2020;10(8):e036663.

[4] Balp MM, Krieger N, Przybysz R, et al. The burden of non-alcoholic steatohepatitis (NASH) among patients from Europe: A real-world patient-reported outcomes study. JHEP Rep. 2019;1 (3):154–161.

[5] Younossi ZM, Golabi P, de Avila L, et al. The global epidemiology of NAFLD and NASH in patients with type 2 diabetes: A systematic review and meta-analysis. J Hepatol. 2019;71(4):793–801.

[6] Cholongitas E, Pavlopoulou I, Papatheodoridi M, et al. Epidemiology of nonalcoholic fatty liver disease in Europe: a systematic review and meta-analysis. Ann Gastroenterol. 2021;34 (3):4044–14.

[7] Kurth B-M, Schaffrath Rosario A. Die Verbreitung von Ubergewicht und Adipositas bei Kindern und Jugendlichen in Deutschland. Ergebnisse des bundesweiten Kinder- und Jugendgesundheitssurveys (KiGGS). Bundesgesundheitsblatt Gesundheitsforschung Gesundheitsschutz. 2007;50:736–743.

[8] Canbay A, Kachru N, Haas JS, et al. Healthcare resource utilization and costs among nonalcoholic fatty liver disease patients in Germany. Ann Transl Med. 2021;9(8):615.

[9] Statistisches Bundesamt. Gesundheit – Tiefgegliederte Diagnosedaten der Kranken-hauspatientinnen und -patienten 2020.

[10] Statistisches Bundesamt. Gesundheit – Ergebnisse der Todesursachenstatistik für Deutschland ausführliche 4-stellige ICD-Klassifikation 2020.

[11] Deutsche Rentenversicherung Bund. Statistik des Rentenzugangs. Zugegriffen: 3. März 2019.

[12] Baumeister SE, Volzke H, Marschall P, et al. Impact of fatty liver disease on health care utilization and costs in a general population: a 5-year observation. Gastroenterology. 2008;134:85–94.

[13] Younossi ZM, Blissett D, Blissett R, et al. The economic and clinical burden of nonalcoholic fatty liver disease in the United States and Europe. Hepatology. 2016;64:1577–1586.

[14] Schattenberg JM, Lazarus JV, Newsome PN, et al. Disease burden and economic impact of diagnosed non-alcoholic steatohepatitis in five European countries in 2018: A cost-of-illness analysis. Liver Int. 2021;41(6):1227–1242.

5.2 Virushepatitis

5.2.1 Medizinische Übersicht
Christoph Sarrazin

Definition
Die Virushepatitis ist definiert als eine Infektion der Leberzellen mit einem Virus. Dabei werden die primären Hepatitisviren A, B, C, D und E von einer Begleithepatitis durch eine Infektion mit primär nicht hepatotropen Viren (z. B. Epstein Barr- oder Cytomegalievirus) unterschieden.

Pathogenese
Eine akute Virushepatitis verläuft klinisch häufig unspezifisch und geht lediglich in ca. 20 % der Fälle mit einer typischen Gelbsucht einher. Fulminante Verläufe mit Leberversagen sind selten [1].

Die Übertragung der Hepatitis A und E erfolgt fäkal-oral und es kommt bis auf wenige Ausnahmen der Hepatitis E bei Immunsuppression nicht zu einer Chronifizierung [1].

Die Hepatitis B, D und C wird dagegen auf parenteralem Weg über das Blut und Schleimhäute übertragen und chronische Verläufe sind möglich [1]. Bei der Hepatitis B als DNA-Virus kommt es immer zu einer Persistenz des Virusgenoms in der Leber. Eine fehlende Immunkontrolle mit chronischem Verlauf kommt altersabhängig bei neonataler Übertragung und im Kleinkindalter bei über 90 %, bei Erwachsenen dagegen unter 5 % der Fälle vor. Das Hepatitis-D-Virus ist ein Virusoid, das sich als Super- oder Simultaninfektion nur zusammen mit Hepatitis-B-Virusinfektion vermehren kann [2,3]. Eine Infektion mit dem Hepatitis-C-Virus verläuft in ca. 60–70 % der Fälle chronisch [4].

Eine chronische Hepatitis kann begleitet von unspezifischen Allgemeinsymptomen und in Abhängigkeit der viralen Entzündungsaktivität und leberschädigenden Kofaktoren (z. B. Alkohol) zu einer zunehmenden Fibrosierung der Leber bis hin zur Zirrhose führen [1]. Neben der Zirrhose und ihren zahlreichen Komplikationen (Ascites, Varizenblutung, hepatische Enzephalopathie etc.) droht zusätzlich die Entstehung eines Leberzellkrebs (ca. 2–5 % pro Jahr bei Zirrhose), der bei der Hepatitis B bereits vor der Entwicklung einer Zirrhose vorkommen kann [1].

Der Nachweis einer Virushepatitis ist meldepflichtig. Es wurden in den letzten Jahren ca. 500 bzw. 3.000 Fälle einer akuten Hepatitis A bzw. E gemeldet. Die tatsächlichen Inzidenzen dürften insbesondere für Hepatitis E um ein Vielfaches höher liegen. Die Prävalenzen der chronischen Hepatitis B, D und C in Deutschland werden auf ca. 241.000, 4.100 und 189.000 Fälle geschätzt [1].

Diagnostik

Die Diagnostik der Virushepatitis erfolgt im Wesentlichen aus Blut, ist hochstandardisiert und in der Regel sehr verlässlich. HAV- und HEV-Antikörper zeigen den Kontakt mit dem Virus und spezifische HAV- bzw. HEV-IgM Antikörper eine akute Infektion an, wobei hier bei dem HEV zusätzlich der Nachweis von HEV-RNA notwendig sein kann [1,5]. Anti-HBc ist der Kontaktparameter für die Hepatitis B. Das HBs-Antigen weist eine aktive Hepatitis B und die HBV-DNA die Höhe der Replikation und ggf. Krankheitsaktivität nach. Hbe-Antigen und Hbe-Antikörper dienen der Erfassung von Erkrankungsstadien. Anti-HBs-Antikörper zeigen eine Ausheilung mit Immunkontrolle an [3]. HDV-Antikörper weisen den Kontakt und die HDV-RNA die aktive Replikation des HDV nach [3]. HCV-Antikörper werden typischerweise erst einige Wochen nach der Infektion gebildet und persistieren meist lebenslang, weshalb zum Nachweis der akuten bzw. chronischen Infektion zusätzlich die Bestimmung der HCV-RNA erfolgen muss [4]. Die Bestimmung des HBV-, HDV- oder HCV-Genotyps bzw. von viralen Resistenzen ist in der Regel entbehrlich [3,4].

Therapie

Eine hochwirksame Prophylaxe mit einer HBV-Impfung wird bei Neugeborenen und Risikogruppen (z. B. Gesundheitsberufe), die HAV-Impfung bei Risikogruppen und bestimmten Reisen empfohlen [1,3]. Die HEV-Impfung steht in Deutschland nicht zur Verfügung [5]. Die Entwicklung eines wirksamen HCV-Impfstoffes ist bisher nicht gelungen [4].

Hepatitis A und E

Eine akute Hepatitis A oder E wird ggf. symptomatisch. Eine spezifische antivirale Therapie steht nicht zur Verfügung [1,5]. Eine chronische Hepatitis E kann häufig erfolgreich mit dem Nukleosidanalogon Ribavirin behandelt werden [5].

Hepatitis B

Die Therapie der akuten Hepatitis B erfolgt nur bei schwerem Verlauf mit Polymerase-Inhibitoren p. o. Ebenso wird die chronische Hepatitis B bei hoher Replikationsaktivität (HBV-DNA Konzentration > 2.000 IU/ml) behandelt. Bei Patienten mit Zirrhose und bestimmten Risikokonstellationen ist die Therapie bei positiver HBV-DNA indiziert. Virale Resistenzen werden beim primären Einsatz von Tenofovir nie und bei Entecavir kaum beobachtet (< 1 %). Die Behandlung ist sehr gut verträglich, erfolgt in der Regel dauerhaft und kann nur beim seltenen Verlust des HBs-Antigens bzw. bei bestimmten Niedrig-Risiko-Situationen unter engmaschiger Kontrolle beendet werden. Die grundsätzlich ebenfalls zugelassene Therapie mit (pegyliertem) Interferon alfa s. c. wird aufgrund von Nebenwirkungen und eingeschränkter Effektivität praktisch nicht durchgeführt [3].

Hepatitis D

Für die Dauertherapie der fortgeschrittenen Hepatitis D steht seit kurzem Bulevirtid s. c. als Hemmstoff des Viruseintritts zur Verfügung. Studiendaten und erste Erfahrungen über eine Therapiedauer von 1–2 Jahren zeigen einen starken Abfall der HDV-Viruslast bei der Mehrzahl der Patienten mit teilweise auch Verbesserung von klinischen Parametern [2]. Die alternative Therapie mit pegyliertem Interferon alfa über 1–2 Jahre ist wenig wirksam und mit hohen Rückfallraten auch im Langzeitverlauf assoziiert [3,6].

Hepatitis C

Die Therapie der Hepatitis C erfolgt mit direkt antiviralen Substanzen p. o. und führt bei der ersten Behandlung in > 96 % zur Viruseradikation. Im Wesentlichen erfolgt die Behandlung mit pangenotypischen Regimen (Glecaprevir/Pibrentasvir oder Velpatasvir/Sofosbuvir) über 8 oder 12 Wochen, die sehr gut vertragen werden und auf der Grundlage evtl. Vortherapien, der Nieren- und Leberfunktion sowie Medikamenteninteraktionen und ggf. des HCV-Genotyps ausgewählt werden. Bei einem Therapieversagen steht eine Dreifachkombinationstherapie mit Voxilaprevir/Velpatasvir/Sofosbuvir und erneuter > 96 % Ausheilungsrate zur Verfügung [4].

Offene Fragen

- Allgemeine Impfempfehlung für HAV zusammen mit HBV
- Verbesserte Therapie der Hepatitis B und D zur Erreichung einer funktionellen Heilung oder Viruseradikation
- Elimination der Hepatitis B und C in der Allgemeinbevölkerung und Risikogruppen bis 2030
- HCV Impfstoffentwicklung
- Eindämmung der HEV-Übertragung durch Lebensmittel

Literatur

[1] Bender D, et al. Die Virushepatitiden A bis E. Bundesges Gesundheitsfor Gesundheitssch. 2022;65:139–148.
[2] Lampertico P, Roulot D, Wedemeyer H. Bulevirtide with or without. J Hepatol. 2022;S0168-8278 (22)00373-7.
[3] Cornberg M, et al. S3-Leitlinie Hepatitis B. Z Gastroenterol. 2021;59:691–776.
[4] Sarrazin C, et al. S3-Leitlinie Hepatitis C. Z Gastroenterol. 2020;58:1110–1131.
[5] Dalton H, et al. EASL CPG Hepatitis E. J Hepatol. 2018;68:1256–71.
[6] Sandmann L, et al. Addendum „Antivirale Therapie der chronischen Hepatitis-D-Virusinfektion" zur S3-Leitlinie „Prophylaxe, Diagnostik und Therapie der Hepatitis-BVirusinfektion" der Deutschen Gesellschaft für Gastroenterologie, Verdauungsund Stoffwechselkrankheiten (DGVS). www.dgvs.de/Leitlinien. Letzter Zugriff 16.05.2023.

5.2.2 Epidemiologie und Gesundheitsökonomie

Juliana Hoeper, Christoph Schwarzbach, Ute Lohse, Ansgar Lange, Jan Zeidler, J.-Matthias von der Schulenburg

Prävalenz und Inzidenz

Die systematische Literaturrecherche identifizierte mehrere Studien, die sowohl die Prävalenz als auch die Inzidenz der verschiedenen Formen der Hepatitis analysieren. So bieten beispielsweise Dudareva et al. (2022) [1] einen guten Überblick. Aufgrund der Labor- und Arztmeldepflichten gemäß § 6 und § 7 IfSG [2] in Deutschland für Hepatitis A bis E liefern die Daten des Robert Koch-Instituts die validesten Ergebnisse zur Inzidenz. Die Anzahl der gemeldeten Infektionsfälle lassen sich auf der Homepage des RKI abrufen [3] (Tab. 5.5). Bei Hepatitis B und E zeigt sich demnach eine deutlich zunehmende Tendenz, wohingegen Hepatitis A und C tendenziell abnehmen (Abb. 5.8).

Tab. 5.5: Inzidenz pro 100.000 Einwohner der verschiedenen Hepatitis Infektionen (eigene Darstellung in Anlehnung an Robert Koch Institut [3]).

Hepatitis A	Hepatitis B	Hepatitis C	Hepatitis D	Hepatitis E
1,38	10,04	5,70	0,05	9,11

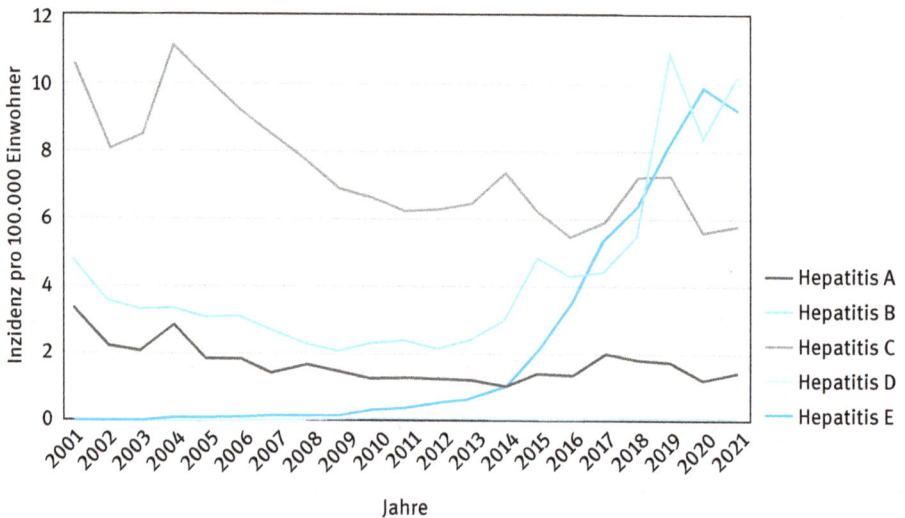

Abb. 5.8: Inzidenz der Hepatitis A–E Infektion 2001–2021 (eigene Darstellung in Anlehnung an Robert Koch Institut [3]).

So fiel die Inzidenzrate von Hepatitis C von 10,53 Fälle pro 100.000 Einwohner im Jahr 2001 auf 5,70 Fälle pro 100.000 Einwohner im Jahr 2021, wohingegen die Inzidenz von Hepatitis E im selben Zeitraum von 0,05 auf 9,11 Fälle pro 100.000 Einwohner anstieg. Ein Teil des Rückgangs bei Hepatitis C kann auf effektive Behandlungsmöglichkeiten und damit seltenere Übertragungen zurückgeführt werden. Das Ziel der Elimination von Hepatitis C bis zum Jahr 2030 scheint in Deutschland trotzdem schwer zu erreichen [5].

Bezüglich der Geschlechtsverteilung ergab sich laut RKI im Jahr 2021 eine deutliche höhere Zahl bei Männern für verschiedene Hepatitis-Infektionen (Tab. 5.6). Bei der Altersverteilung zeigen sich beispielsweise für Hepatitis B und C deutliche Maxima der Inzidenz bei Personen zwischen 30 und 34 Jahren (Abb. 5.9). So betreffen beispielsweise 41 % (17,5 Infektionen pro 100.000 Einwohner) der insgesamt übermittelten Hepatitis-C-Infektionen im Jahr 2020 die Gruppe der 30- bis 49-jährigen Männer [9].

Tab. 5.6: Geschlechterfallzahlen von Hepatitis A–E im Jahr 2021 (eigene Darstellung in Anlehnung an Robert Koch Institut [3]).

	männlich	weiblich	divers	unbekannt
Hepatitis A	15.132	13.701	2	75
Hepatitis B	44.438	27.562	12	542
Hepatitis C	80.807	46.208	2	536
Hepatitis D	543	266		2
Hepatitis E	23.305	16.362		73

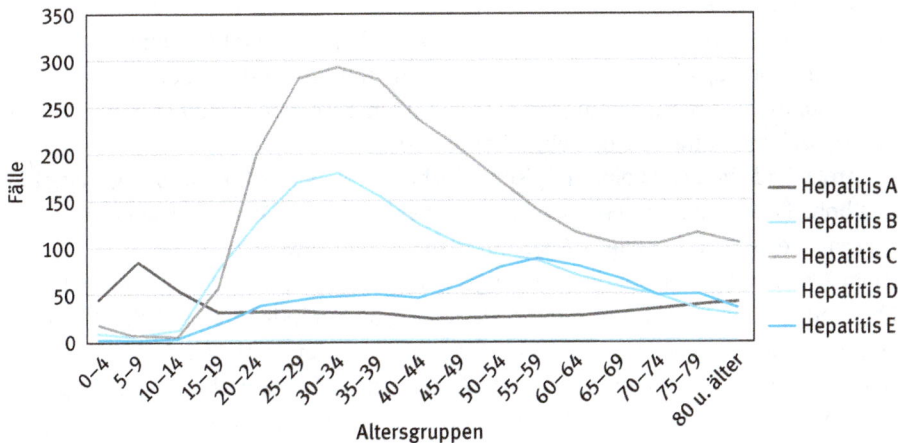

Abb. 5.9: Inzidenz der Hepatitis A–E Infektion im Jahr 2021 nach Altersgruppen (eigene Darstellung in Anlehnung an Robert Koch Institut [3]).

Für die Hepatitis-C-Infektion sind lediglich bei 23 % der gemeldeten Fälle das Ursprungsland der Übertragung bekannt. Dabei zeigt sich jedoch, dass sich davon wiederum 88 % in Deutschland angesteckt haben. Die Fälle intravenösen Drogenkonsums stellen den mit Abstand häufigsten Übertragungsweg (67 %), gefolgt von nosokomialer Übertragung (17 %), dar. Allerdings liegen nur bei 21 % der Fälle Informationen zum Übertragungsweg vor [5]. Neben den Angaben zur Inzidenz gibt es verschiedene Studien, die eine Prävalenz der Hepatitis-C-Erkrankung analysierten [6–10]. Diese Studien ermitteln eine Prävalenz der Hepatitis C zwischen 0,17 % [6] und 0,44 % [8]. Tomeczkowski et al. [6] ermitteln die Prävalenz anhand von Routinedaten der gesetzlichen Krankenkassen. Von den insgesamt 2.628 identifizierten Patienten mit einer Hepatitis-C-Infektion wurden 791 als akut eingestuft und 1.837 als chronisch. Sperle et al. (2020) [9] untersuchten mittels eines systematischen Reviews die Gesamtprävalenz von Anti-HCV in der Allgemeinbevölkerung und in möglichen Risikogruppen. Im Ergebnis lag die Prävalenz in einer weiteren Spanne zwischen 0,2 % und 1,9 %. Bei einer Analyse der Risikogruppen, einschließlich einer klinischen Population und des Gesundheitspersonals, lag die Anti-HCV-Prävalenz des Gesundheitspersonals bei nur 0 % bis 0,04 %, von Menschen mit Migrationshintergrund bei 0,4 % bis 1,9 %, von Menschen mit HIV bei 8,2 % bis 10,6 % und von Menschen, die Drogen injizieren, bei 63,0 % bis 68,0 % [9]. Dugan et al. 2021 [10] ermitteln für Frauen im geburtsfähigen Alter (15 bis 49 Jahre), basierend auf einer systematischen Literaturrecherche und einer Modellierung, in Deutschland eine Gesamtprävalenz von 0,11 % (95 % KI: 0,05 %–0,17 %) und 18.800 Fällen (95 % KI: 8.300–28.700), wobei die Prävalenz mit zunehmendem Alter ansteigt.

Die Inzidenz der Hepatitis A ist mit 1,38 Fällen pro 100.000 Einwohner gering. Insgesamt konnte ein Rückgang der Inzidenz um über 50 % zwischen 2001 und 2021 identifiziert werden. Für das Jahr 2020 zeigen die Daten des RKI eine deutlich höhere Inzidenz für Mecklenburg-Vorpommern, was auf einen lokalen Ausbruch zurückzuführen ist [11]. Aber auch die Zuwanderung aus Ländern mit höheren Prävalenzen kann eine Rolle spielen [12]. Bei vorliegender Immunität ist diese bei niedrigem sozioökonomischem Status häufiger das Resultat einer Infektion und bei hohem sozioökonomischem Status häufiger einer Impfung [1].

Trotz der Möglichkeit eines Impfschutzes hat die Hepatitis-B-Erkrankung weiterhin eine hohe Bedeutung. Insbesondere jüngere Personen und Männer infizieren sich häufiger mit Hepatitis B [11] (siehe Abb. 5.9). Nach einem Abwärtstrend der Inzidenz zwischen 2001 und 2014, ist die Anzahl der gemeldeten Fälle seither stark gestiegen (siehe Abb. 5.8). Ursächlich für diese Entwicklung ist eine Veränderung bei Fall- und Referenzdefinition sowie eine höhere Zahl von Asylsuchenden in Deutschland und deren Screening [11,13]. Festzuhalten ist allerdings auch, dass der Impfschutz gegen Hepatitis B insbesondere für Risikogruppen weiter unzureichend ist. So wird beispielsweise die Seroprävalenz von intravenösen Drogenkonsumenten auf das Fünffache der Allgemeinbevölkerung geschätzt [14]. Bei den HBV-Impfungen zeigt sich im Rahmen einer umfangreichen systematischen Literaturrecherche [15], dass Deutschland bei Kindern hinter dem WHO-Ziel für Europa von 95 % und bei Personen mit einem entsprechenden Berufsrisiko meist über dem Zielwert von 80 % liegt. Für weitere Gruppen liegt nur Evidenz geringer Qualität vor. Die Wahrscheinlichkeit für eine HBV-Infektion ist höher bei Personen der Altersgruppen 34–64 und ≥ 65 Jahre, der ersten Migrationsgeneration und lebend in größeren Gemeinden. Weiterhin bei Frauen mit niedrigerer Bildung und bei Männern mit niedrigem Einkommen. Eine impfinduzierte Immunität ist mit Personen der Altersgruppen 18–33 und 34–64 Jahre, mittlerer und höherer Bildung sowie höherem Einkommen assoziiert. Bei Frauen zusätzlich beim Fehlen eines Migrationshintergrunds sowie bei Männern auch bei mittlerem Einkommen und privater Krankenversicherung [16]. Die Zahl der Fälle (Prävalenz Antikörper) wird in Deutschland auf 192.362 Betroffene geschätzt [4]. Nach Sperle et al. 2020 [9] lag die Gesamtprävalenz von HBsAg in der allgemeinen Bevölkerung zwischen 0,3 % und 1,6 %. Bei den Risikogruppen, einschließlich der klinischen Population und des Gesundheitspersonals, reichte die HBsAg-Prävalenz von 0,2 % (bei Rheumapatienten) bis 4,5 % bei HIV-positiven Patienten.

Vergleichsweise selten ist die Hepatitis D (Inzidenz von 0,05 Fälle pro 100.000 Einwohner im Jahr 2021), die sich gleichzeitig mit dem Hepatitis-B-Virus oder als Superinfektion bei bestehender chronischer Hepatitis B entwickeln kann. Im Gegensatz zu Hepatitis B tritt die Infektion mit dem Hepatitis-E-Virus meist im Erwachsenenalter zwischen 40 und 79 Jahren auf. Zwischen 2001 und 2021 konnte ein Anstieg der Inzidenz von 0,05 auf 9,11 Fälle pro 100.000 Einwohner identifiziert werden. Als Gründe für diesen Anstieg werden eine höhere Aufmerksamkeit der Ärzte für die Erkrankung und häufigere Labortests genannt [11]. Healy et al. [17] untersuchten 167.122 Plasmaspenden in Deutschland der Jahre 2015 bis 2018 auf die Anwesenheit von HEV-RNS und berichten eine Inzidenz von 0,10 %, wobei die vergleichsweise höchsten Inzidenz in den Monaten Mai bis Juli, in der Altersgruppe 41 bis 50 Jahre und bei Männern (OR 1,88) auftraten. Horn et al. [18] suchten, bewerteten und extrahierten systematisch Publikationen zu drei HEV-Infektionsmarkern (Anti-HEV-IgG, IgM und HEV-RNA) in Europa und ermittelten Faktoren, die die HEV-Positivität beeinflussen. Hierbei zeigten sich teils sehr heterogene Ergebnisse, so dass bei der Interpretation der HEV-Epidemiologie die Determinanten der jeweiligen Schätzungen einschließlich des Testverfahrens zu berücksichtigen sind. Zukünftig wird die Entwicklung auch durch zwischenzeitlich verfügbare wirksame antivirale Therapien beeinflusst [1].

Arbeitsunfähigkeits- und Sterbefälle sowie Rentenzugänge wegen verminderter Erwerbsfähigkeit

Insgesamt sind 518 Personen im Jahr 2020 an einer Virushepatitis (ICD: B15-B19) gestorben [19] (siehe Tab. 5.7–Tab. 5.11). Den größten Anteil mit 64,9 % macht dabei die chronische Virushepatitis C (ICD: B18.2), gefolgt von der chronischen Virushepatitis B ohne Delta-Virus (ICD: B18.1) mit 25,7 % aus.

Die Anzahl der Arbeitsunfähigkeitsfälle liegt insgesamt bei 3.317 Fällen aufgrund einer Virushepatitis (ICD: B15-B19). Davon entfallen fast die Hälfte auf die chronische Virushepatitis (ICD: B18) und 28,7 % auf die sonstige akute Virushepatitis (ICD: B17). Auf Männer entfallen dabei 62 % der Fälle. Zudem dauern die Fälle im Durchschnitt 18 (ICD: B19) bis 35 Tage (ICD: B15).

Tab. 5.7: Akute Virushepatitis A (ICD B15).

	2016/2017	2020
Behandlungsfälle Krankenhaus	776	339
Krankenhausverweildauer	5,7 Tage	5,8 Tage
Behandlungstage Krankenhaus	4.408	1.970
Sterbefälle Krankenhaus	9	13
Inzidenz Krankenhaus (Fälle pro 100.000 Einwohner, altersstandardisiert)	n. v.	0
Arbeitsunfähigkeitsfälle (ohne Rentner)	258	206
Arbeitsunfähigkeitstage	5.650	7.226
Fälle stationäre Rehabilitation	0	1
vorzeitige Berentungen wegen verminderter Erwerbsfähigkeit (2015)	102 (für B15-B19)	n. v.
Durchschnittliches Berentungsalter (2015)	51,21 (m) / 55,32 (w) (für B15-B19)	n. v.

Arbeitsunfähigkeitsfälle (ohne Rentner) und Arbeitsunfähigkeitstage von Bundesministerium für Gesundheit (2016/2020), Sterbefälle, Behandlungsfälle Krankenhaus, Krankenhausverweildauer und Behandlungstage Krankenhaus von Statistisches Bundesamt (Todesursachenstatistik 2016/2020, Krankenhausstatistik 2016/2020), restliche Daten von Gesundheitsberichterstattung des Bundes (www.gbe-bund.de, 2015/2017/2020).

Tab. 5.8: Akute Virushepatitis B (ICD B16).

	2016/2017	2020
Behandlungsfälle Krankenhaus	394	271
Krankenhausverweildauer	8,1 Tage	8,2 Tage
Behandlungstage Krankenhaus	3.177	2.212
Sterbefälle Krankenhaus	25	n. v.
Inzidenz Krankenhaus (Fälle pro 100.000 Einwohner, altersstandardisiert)	n. v.	0

Tab. 5.8: (fortgesetzt)

	2016/2017	2020
Arbeitsunfähigkeitsfälle (ohne Rentner)	483	294
Arbeitsunfähigkeitstage	12.895	7.159
Fälle stationäre Rehabilitation	5	7
vorzeitige Berentungen wegen verminderter Erwerbsfähigkeit (2015)	102 (für B15-B19)	n. v.
Durchschnittliches Berentungsalter (2015)	51,21 (m) / 55,32 (w) (für B15-B19)	n. v.

Arbeitsunfähigkeitsfälle (ohne Rentner) und Arbeitsunfähigkeitstage von Bundesministerium für Gesundheit (2016/2020), Sterbefälle, Behandlungsfälle Krankenhaus, Krankenhausverweildauer und Behandlungstage Krankenhaus von Statistisches Bundesamt (Todesursachenstatistik 2016/2020, Krankenhausstatistik 2016/2020), restliche Daten von Gesundheitsberichterstattung des Bundes (www.gbe-bund.de, 2015/2017/2020)

Tab. 5.9: Sonstige akute Virushepatitis (ICD B17).

	2016/2017	2020
Behandlungsfälle Krankenhaus	1.650	1.668
Krankenhausverweildauer	7,0 Tage	6,5 Tage
Behandlungstage Krankenhaus	11.620	10.874
Sterbefälle Krankenhaus	18	17
Inzidenz Krankenhaus (Fälle pro 100.000 Einwohner, altersstandardisiert)	n. v.	2
Arbeitsunfähigkeitsfälle (ohne Rentner)	777	951
Arbeitsunfähigkeitstage	25.149	26.727
Fälle stationäre Rehabilitation	11	9
vorzeitige Berentungen wegen verminderter Erwerbsfähigkeit (2015)	102 (für B15-B19)	n. v.
Durchschnittliches Berentungsalter (2015)	51,21 (m) / 55,32 (w) (für B15-B19)	n. v.

Arbeitsunfähigkeitsfälle (ohne Rentner) und Arbeitsunfähigkeitstage von Bundesministerium für Gesundheit (2016/2020), Sterbefälle, Behandlungsfälle Krankenhaus, Krankenhausverweildauer und Behandlungstage Krankenhaus von Statistisches Bundesamt (Todesursachenstatistik 2016/2020, Krankenhausstatistik 2016/2020), restliche Daten von Gesundheitsberichterstattung des Bundes (www.gbe-bund.de, 2015/2017/2020)

Tab. 5.10: Chronische Virushepatitis (ICD B18).

	2016/2017	2020
Behandlungsfälle Krankenhaus	974	412
Krankenhausverweildauer	4,5 Tage	5,7 Tage
Behandlungstage Krankenhaus	4.366	2.344
Sterbefälle Krankenhaus	734	481
Inzidenz Krankenhaus (Fälle pro 100.000 Einwohner, altersstandardisiert)	n. v.	1
Arbeitsunfähigkeitsfälle (ohne Rentner)	3.022	1.647
Arbeitsunfähigkeitstage	65.062	38.015
Fälle stationäre Rehabilitation	68	28
vorzeitige Berentungen wegen verminderter Erwerbsfähigkeit (2015)	102 (für B15-B19)	n. v.
Durchschnittliches Berentungsalter (2015)	51,21 (m) / 55,32 (w) (für B15-B19)	n. v.

Arbeitsunfähigkeitsfälle (ohne Rentner) und Arbeitsunfähigkeitstage von Bundesministerium für Gesundheit (2016/2020), Sterbefälle, Behandlungsfälle Krankenhaus, Krankenhausverweildauer und Behandlungstage Krankenhaus von Statistisches Bundesamt (Todesursachenstatistik 2016/2020, Krankenhausstatistik 2016/2020), restliche Daten von Gesundheitsberichterstattung des Bundes (www.gbe-bund.de, 2015/2017/2020)

Tab. 5.11: Nicht näher bezeichnete Virushepatitis (ICD B19).

	2016/2017	2020
Behandlungsfälle Krankenhaus	66	72
Krankenhausverweildauer	4,8 Tage	4,9 Tage
Behandlungstage Krankenhaus	318	355
Sterbefälle Krankenhaus	3	7
Inzidenz Krankenhaus (Fälle pro 100.000 Einwohner, altersstandardisiert)	n. v.	0
Arbeitsunfähigkeitsfälle (ohne Rentner)	173	219
Arbeitsunfähigkeitstage	3.024	3.882
Fälle stationäre Rehabilitation	6	n. v.
vorzeitige Berentungen wegen verminderter Erwerbsfähigkeit (2015)	102 (für B15-B19)	n. v.

Tab. 5.11: (fortgesetzt)

	2016/2017	2020
Durchschnittliches Berentungsalter (2015)	51,21 (m) / 55,32 (w) (für B15–B19)	n. v.

Arbeitsunfähigkeitsfälle (ohne Rentner) und Arbeitsunfähigkeitstage von Bundesministerium für Gesundheit (2016/2020), Sterbefälle, Behandlungsfälle Krankenhaus, Krankenhausverweildauer und Behandlungstage Krankenhaus von Statistisches Bundesamt (Todesursachenstatistik 2016/2020, Krankenhausstatistik 2016/2020), restliche Daten von Gesundheitsberichterstattung des Bundes (www.gbe-bund.de, 2015/2017/2020)

Krankheitskosten

Aufgrund der hohen Erkrankungszahlen und des chronischen Verlaufes vieler viraler Hepatitis Infektionen hat diese Erkrankung auch eine hohe gesundheitsökonomische Bedeutung. Anhand der systematischen Literaturrecherchen konnten insgesamt sechs Krankheitskostenstudien und eine Kosteneffektivitätsstudie identifiziert werden, welche die Krankheitskosten im Zusammenhang mit der chronischen Hepatitis C Infektion analysierten [20–26]. Stahmeyer et al. [20] analysierten auf Basis einer eigenen Vorarbeit [20] die Kosten für eine leitliniengerechte Behandlung bei Patienten mit Hepatitis C Infektion aus der Perspektive der gesetzlichen Krankenversicherungen. Für diese Analyse wurden die Patienten in verschiedene Gruppen nach dem HCV-Genotyp und dem Therapieansprechen sowie dem Zirrhosestatus differenziert. Die Kosten wurden anschließend für die Bereiche Basisdiagnostik, Monitoring sowie Medikamente berechnet. Insgesamt beliefen sich die Kosten einer leitliniengerechten Behandlung in Abhängigkeit der Therapiedauer, des Therapieregimes und weiterer Faktoren auf 38.704 € bis 154.110 €.

Auf Basis weiterer Vorarbeiten [21] analysierten Stahmeyer et al. [22] mit Daten, die zwischen 2011 und 2014 im Rahmen der PAN-Studie erhoben wurden, für 1.786 Patienten mit Hepatitis C Infektion (Genotyp 1) den Ressourcenverbrauch. Sie berechneten durchschnittliche Kosten in Höhe von 49.826 € pro Patient pro Jahr. Diese setzten sich aus den Kosten für ambulante und stationäre Behandlungen sowie Arzneimittel zusammen. Die Kosten pro geheiltem Patient variierten je nach Therapie von 70.163 € bis 116.509 €. Den mit Abstand größten Anteil an den Gesamtkosten machten dabei mit durchschnittlich 97 % die Arzneimittelkosten aus. Die Analyse von Krüger et al. [23] schätzte die durchschnittlichen Kosten der HCV-Therapie mit direkt wirkenden Virostatika in der klinischen Praxis auf 67.979 € (67.131 € Medikamentenkosten, 824 € ambulante Versorgung, 24 € Krankenhauskosten) und in dem Bereich zwischen 53.555 € und 127.886 €, je nach Genotyp, Zirrhose, Behandlungserfahrung und Behandlungsschema. Der größte Teil der Kosten entfiel auch hier auf die Medikation. Die durchschnittlichen Behandlungskosten für Genotyp 1 betrugen 64.812 € und für Genotyp 3 lagen sie bei 84.127 €. Bei behandlungsnaiven Patienten wurden durchschnittliche Behandlungskosten von 61.540 € und bei behandlungserfahrenen Patienten von 73.949 € festgestellt. Die Medikamentenkosten variierten zwischen 52.768 € und 126.308 € für die verschiedenen Behandlungsoptionen. Zusätzlich berichteten die Autoren u. a. die durchschnittlichen Kosten pro nachhaltigem virologischen Ansprechen sowie weitere Auswertungen.

Vietry et al. [24] analysierten die Krankheitskosten aus Perspektive der Patienten. Insgesamt wurden im Jahr 2010 über fünf europäische Länder hinweg 286 Patienten mit einer Hepatitis-C-Infektion eingeschlossen. Dabei erfolgte ein Vergleich der Kosten von Patienten mit Hepatitis C und einer Kontrollgruppe. Patienten, die arbeitsfähig waren, hatten aufgrund ihrer Hepatitis-Erkrankung einen Verlust an Produktivität, der mit 1.914 € beziffert wurde. Diese Summe lag um 60 % höher als die der Kontrollgruppe. Die direkten Kosten für Arztbesuche, Notaufnahme und stationäre Aufenthalte betrugen 1.147 € pro Jahr und waren um 76 % höher als bei der Kontrollgruppe. Die Ergebnisse dieser Studie sind nicht für einzelne Länder differenziert dargestellt. Dadurch ist unklar, welche Kosten für Patienten in Deutschland entstehen.

Basierend auf einer Gruppe von Gesundheitspersonal analysierten Runge et al. [25] die Kosteneffektivität von Behandlungsschemata mit direkt wirkenden antiviralen Mitteln in Deutschland unter Berücksichtigung der Rentenzahlungen an die Personen und im Vergleich zu einer interferonbasierten Dreifachtherapie. Die Ergebnisse zeigten eine Kosteneffektivität für diese Behandlungen unter der Annahme einer zusätzlichen Zahlungsbereitschaft von 35.167 € pro Patienten über 20 Jahre. Für die Therapie mit direkt wirkenden antiviralen Wirkstoffen wurde eine ICER von 766,19 € pro zusätzlichen Prozentpunkt in nachhaltiger virologischer Ansprechrate (zwölf Wochen nach Behandlungsende) ermittelt.

Fazit

Bei den Daten zur Inzidenz zeigt sich ein starker Einfluss der geänderten Falldefinitionen. Auch COVID-19 hatte Auswirkungen und führte einerseits zu einer Untererfassung und -diagnose, wobei andererseits vermutlich das veränderte Verhalten während der Pandemie auch zu verringerten Infektionszahlen geführt hat.

Die Ergebnisse der systematischen Literaturrecherche zeigen, dass ausreichend Studien zu Inzidenz und Prävalenz vorliegen. Insbesondere die epidemiologische Entwicklung der Hepatitis-C-Prävalenz kann sich aufgrund neuer Therapieformen in den nächsten Jahren stark verändern. Allerdings zeigen die Ergebnisse auch, dass die Zuwanderung aus Ländern mit höheren Prävalenzen diese Werte zukünftig noch weiter beeinflussen könnten [26,27]. Hier existiert auch noch weiterer Forschungsbedarf. Chronische Lebererkrankungen betreffen immer noch eine große Zahl von in Deutschland lebenden Personen und sind bei Präventionsmaßnahmen bisher noch kaum berücksichtigt.

In Bezug auf die Krankheitskosten zeigt die systematische Literaturrecherche, dass für die Hepatitis-C-Infektion mehrere aktuelle Studien vorliegen. Es fehlen jedoch weitere Krankheitskostenanalysen für die anderen Formen der viralen Hepatitis. Zwar treten diese Infektionen weniger häufiger auf, allerdings zeigen auch die Sterbefallzahlen, dass zum Beispiel eine Hepatitis-B-Infektion tödlich verlaufen und folglich auch hohe Kosten im Gesundheitswesen verursachen könnte.

Literatur

[1] Dudareva S, Faber M, Zimmermann R, et al. Epidemiologie der Virushepatitiden A bis E in Deutschland (Epidemiology of viral hepatitis A to E in Germany). Bundesgesundheitsblatt Gesundheitsforschung Gesundheitsschutz. 2022;65(2):149–158.

[2] Gesetz zur Verhütung und Bekämpfung von Infektionskrankheiten beim Menschen (Infektionsschutzgesetz – IfSG).

[3] Robert Koch Institut. SurvStat@RKI 2.0. https://survstat.rki.de

[4] Poethko-Müller C, Zimmermann R, Hamouda O, et al. Die Seroepidemiologie der Hepatitis A, B und C in Deutschland. Bundesgesundheitsbl. 2013;56:707–715.

[5] Robert Koch Institut. Epidemiologisches Bulletin: Aktuelle Daten und Informationen zu Infektionskrankheiten und public health – Aktualisierte Phaseneinteilung der COVID-19-Pandemie | Virushepatitis C im Jahr 2021. 38/2022. www.rki.de

[6] Tomeczkowski J, Cornberg M. Hepatitis C in Germany: an analysis of statutory sickness funds claims data. Dtsch Med Wochenschr. 2015;140:e67-73.

[7] Thönnes S, Friedel H, Fröhlich H. The number of patients with chronic hepatitis C in times of new therapy options: a retrospective observational study on German health insurance funds data. Eu-ropean Journal of Gastroenterology & Hepatology. 2017;29:503–508.

[8] DaCosta DiBonaventura M, Yuan Y, Wagner J-S, et al. The burden of viral hepatitis C in Europe: a propensity analysis of patient outcomes. Eur J Gastroenterol Hepatol. 2012;24:869–877.

[9] Sperle I, Steffen G, Leendertz SA, et al. Prevalence of Hepatitis B, C, and D in Germany: Results From a Scoping Review. Front Public Health. 2020;8:424.

[10] Dugan E, Blach S, Biondi M, et al. Global prevalence of hepatitis C virus in women of childbearing age in 2019: a modelling study. The Lancet Gastroenterology & Hepatology. 2021;6 (3):169–184.

[11] Robert Koch Institut. Infektionsepidemiologisches Jahrbuch meldepflichtiger Krankheiten für 2020.

[12] Michaelis K, Wenzel JJ, Stark K, Faber M. Hepatitis A virus infections and outbreaks in asylum seekers arriving to Germany, September 2015 to March 2016. Emerging Microbes & Infections. 2017;6:e26.

[13] Von Laer A, Diercke M, An der Heiden M, et al. Implications of a change in case definition and screening of asylum seekers for hepatitis B surveillance in Germany in 2015 and 2016. Epidemiology and Infection. 2020;148:e36:1–8.

[14] Haussiga JM, Nielsenc S, Gassowskic M. A large proportion of people who inject drugs are susceptible to hepatitis B: Results from a bio-behavioural study in eight German cities. International Journal of Infectious Diseases. 2018;66:5–13.

[15] Steffen G, Sperle I, Harder T, et al. Hepatitis B vaccination coverage in Germany: systematic review. BMC Infect Dis. 2021;21(1):817.

[16] Brodzinski A, Neumeyer-Gromen A, Dudareva S, et al. Hepatitis-B-Virus-Infektionen und impfinduzierte Immunität: die Rolle von soziodemografischen Determinanten. Ergebnisse der „Studie zur Gesundheit Erwachsener in Deutschland" (DEGS1, 2008–2011) (Hepatitis B virus infection and vaccine-induced immunity: the role of sociodemographic determinants : Results of the study "German Health Interview and Examination Survey for Adults" (DEGS1, 2008–2011)). Bundesgesundheitsblatt, Gesundheitsforschung, Gesundheitsschutz. 2022;65(2):159–169.

[17] Healy K, Freij U, Ellerstad M, et al. Evaluating the prevalence of Hepatitis E virus infection in a large cohort of European blood donors, 2015–2018. J Viral Hepat. 2022;29(9):835–839.

[18] Horn J, Hoodgarzadeh M, Klett-Tammen CJ, et al. Epidemiologic estimates of hepatitis E virus infection in European countries. J Infect. 2018;77(6):544–552.

[19] Statistisches Bundesamt. Gesundheit – Ergebnisse der Todesursachenstatistik für Deutschland ausführliche 4-stellige ICD-Klassifikation 2020.

[20] Stahmeyer JT, Rossol S, Bert F, Liersch S, Krauth C. Kosten einer leitliniengerechten Versorgung von Hepatitis-C-Patienten im Zeitalter Interferon-freier Therapien. Z Gastroenterol. 2016;54:760–769.

[21] Stahmeyer JT, Rossol S, Bert F, Abdelfattah M, Krauth C. Costs of a guideline-based treatment of patients with chronic hepatitis C in Germany. Z Gastroenterol. 2014:1041–1049.

[22] Stahmeyer JT, Rossol S, Bert, et al. Cost of treating hepatitis C in Germany: a retrospective multicenter analysis. Eur J Gastroenterol Hepatol. 2014:1278–1285.

[23] Stahmeyer JT, Rossol S, Bert, et al. Outcomes and Costs of Treating Hepatitis C Patients in the Era of First Generation Protease Inhibitors – Results from the PAN Study. PLoS ONE. 2016;11: e0159976.

[24] Krüger K, Krauth C, Rossol S, et al. Outcomes and costs of treating hepatitis C patients with second-generation direct-acting antivirals: results from the German Hepatitis C-Registry. Eur J Gastroenterol Hepatol. 2019;31(2):230–240.

[25] Vietri J, Prajapati G, El Khoury, Antoine C. The burden of hepatitis C in Europe from the patients' perspective: a survey in 5 countries. BMC Gastroenterol. 2013;13:16.

[26] Runge M, Krensel M, Westermann C, et al. Cost-Effectiveness Analysis of Direct-Acting Antiviral Agents for Occupational Hepatitis C Infections in Germany. Int J Environ Res Public Health. 2020;17(2):440.

[27] Falla AM, Ahmad AA, Duffell E, Noori T, Veldhuijzen IK. Estimating the scale of chronic hepatitis C virus infection in the EU/EEA: a focus on migrants from anti-HCV endemic countries. BMC Infectious Diseases. 2018;18:42.

5.3 Leberzirrhose

5.3.1 Medizinische Übersicht

Beate Appenrodt, Birgit Terjung

Definition

Die Leberzirrhose stellt das Endstadium chronischer Lebererkrankungen dar und ist gekennzeichnet durch den kompletten fibrotischen (bindegewebigen) Umbau des Lebergewebes. Der narbige, groß- oder kleinknotige Umbau des Lebergewebes führt zum einen zum Funktionsverlust der Leber und zum anderen zu veränderten Druck- und Durchblutungsverhältnissen vor und in der Leber mit der Folge der Entstehung einer portalen Hypertension (Pfortaderhochdruck). Hieraus resultieren die typischen Komplikationen der Leberzirrhose, wie z. B. Gerinnungsstörungen, Ikterus (Gelbfärbung der Haut), die hepatische Enzephalopathie bis hin zum Leberkoma, Blutungen im Magen-Darm-Trakt wie vor allem die Ösophagusvarizenblutung (Krampfadern in der Speiseröhre), Nierenversagen bei einem hepatorenalen Syndrom und die Ausbildung von Aszites (Bauchwasser) mit möglicher spontan bakterieller Peritonitis

(Bauchfellentzündung) [1,2]. Daneben kann es bei der fortgeschrittenen Leberzirrhose zusätzlich zu einer Mangelernährung (Kachexie) und dem Abbau von Muskelmasse (Sarkopenie) kommen. Zu beachten ist auch das erhöhte Risiko für die Entstehung eines Leberkrebses (hepatozelluläres Karzinoms (HCC)) in einer zirrhotisch umgebauten Leber [3].

Pathogenese
Das Vorliegen einer langjährigen chronischen Schädigung oder Entzündung des Leberparenchyms kann zu fibrotischen Veränderungen und schließlich zur Entstehung einer Leberzirrhose führen (Tab. 5.12). Eine Heilung der Leberzirrhose bzw. eine vollständige Reversibilität des Leberschadens und der Fibrose ist nicht möglich. Allerdings kann es durch Beendigung der Schädigung bzw. der Noxe und suffizienter Therapie der Komplikationen zu einer deutlichen Kompensation kommen und damit zur Verbesserung des Überlebens.

Tab. 5.12: Wesentliche Ursachen der Leberzirrhose.

Ursache	Erkrankung
Infektionskrankheiten	– Chronische Hepatitis-B-Viruserkrankung (HBV) – Chronische Hepatitis-D-Viruserkrankung (HDV) – Chronische Hepatitis-C-Viruserkrankung (HCV)* – Bilharziose (Tropen)
toxisch	– Alkohol*
metabolisch	– Nichtalkoholische Fettlebererkrankung (NAFLD)* – Nichtalkoholische Fettleberhepatitis (NASH)* – Hämochromatose (Eisenspeicherkrankheit) – Morbus Wilson (Kupferspeichererkrankung) – Alpha1-Antitrypsinmangel – seltene Stoffwechselerkrankungen (z. B. Glykogen-speichererkrankungen)
Autoimmune Lebererkrankungen	– Autoimmunhepatitis (AIH) – Primär biliäre Cholangiopathie (PBC) – Primär sklerosierende Cholangitis (PSC) – Sekundär sklerosierende Cholangitis (SSC)
vaskulär	– Budd-Chiari-Syndrom – Rechtsherzinsuffizienz („Cirrhose cardiaque") – Venookklusive Erkrankungen der Lebervenen (VOD) – Morbus Osler
kryptogen	kein Auslöser feststellbar

* häufigste Ursachen in Deutschland

Diagnostik

Die Diagnose der Leberzirrhose kann meist klinisch gestellt werden. Dabei geben die Anamnese, die klinische Untersuchung, die Labordiagnostik und die Bildgebung, insbesondere der Ultraschall des Bauches, Hinweise auf das Vorliegen einer Leberzirrhose und deren mögliche Komplikationen. Eine histologische Sicherung der Erkrankung ist oft entbehrlich. Der Einsatz der Elastographie zur Messung der Lebersteifigkeit als indirekter Parameter für das Ausmaß der Leberfibrose kann gerade in früheren Erkrankungsphasen ein wertvoller ergänzender diagnostischer Parameter sein. Insgesamt empfiehlt sich ein strukturiertes diagnostisches Vorgehen, um frühzeitig Komplikationen der Leberzirrhose erkennen und primär- oder sekundärprophylaktische Maßnahmen ergreifen zu können [3].

Die Einteilung des Schweregrades der Leberzirrhose erfolgt anhand klinischer und laborchemischer Parameter, die zum einen den Funktionsverlust und zum anderen das Vorhandensein bzw. die Schwere der Komplikationen beurteilen (z. B. Child-PUGH-Einteilung; MELD-Score [Mayo-Endstage-Liver-Disease]).

Therapie

Mit den eingesetzten therapeutischen Maßnahmen soll zum einen das Fortschreiten der Leberzirrhose bestmöglich verhindert und die Leberfunktion erhalten werden. Bei bekannter zugrundeliegender Ursache der Leberzirrhose stehen spezifische Therapiemaßnahmen an erster Stelle. Im Weiteren richten sich die therapeutischen Bemühungen an der Behandlung von Komplikationen aus. Die Prognoserelevanz von vorhandenen Komplikationen spiegelt Abb. 5.10 wider.

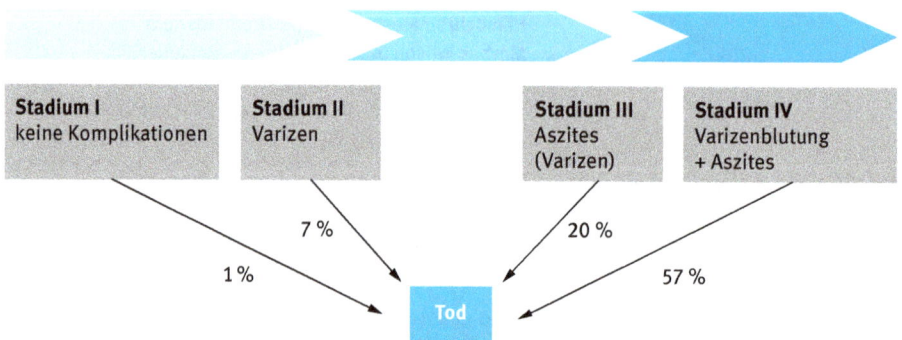

Abb. 5.10: Stadien der kompensierten und dekompensierten Leberzirrhose und deren prognostische Bedeutung (nach D`Amico et al. [13]).

Ösophagusvarizen und -varizenblutung

Grundlage für die Entstehung von Ösophagusvarizen stellt die portale Hypertension dar. Diese ist definiert als ein Druckgradient zwischen Portalvene und unterer Hohlvene. Bei Patienten mit portaler Hypertension liegt dieser in der Regel bei 10–20 mmHg. Ösophagusvarizen entstehen meist erst ab einem portalvenösen Druckgradienten von 12 mmHg [4]. Das wesentliche Risiko von Ösophagusvarizen liegt in der akuten Blutung mit einer Letalität um 20–30 % sowie einer Rezidivblutung mit einem Risiko um 70–80 %. Die Therapie umfasst daher die Therapie der akuten Blutung sowie die prophylaktische Therapie zur Verminderung des Rezidivrisikos (Sekundärprophylaxe) und vorgelagert die Verminderung der Entstehung von Varizen (Primärprophylaxe) [5].

Zur Verhinderung der ersten Blutung, also zur Primärprophylaxe, sollte nach Möglichkeit ein nicht-kardioselektiver β-Blocker eingesetzt werden. Bei einer akuten Varizenblutung sollte schon vor der Untersuchung eine systemische Therapie mit einem Vasokonstriktor (Reduktion des Blutzuflusses im Pfortaderkreislauf) sowie mit einer antibiotischen Prophylaxe begonnen werden. Sollte im Rahmen der Endoskopie die Blutung durch Ligaturtherapie nicht beherrscht werden, sollte eine „Notfall-TIPS-Anlage" durchgeführt werden (siehe Aszites) [6]. Die endoskopische Ligatur der Varizen ist die primäre Methode zur Verhinderung einer Rezidivblutung nach einer aktiven Blutung, begleitet von einer Therapie mit nicht-selektiven β-Rezeptorenblockern [7,8]. Die Lebertransplantation stellt die einzige kausale und kurative Therapieform für Patienten mit fortgeschrittener Leberzirrhose dar.

Aszites

Aszites („Bauchwasser") lässt sich durch die klinische Untersuchung des Bauches und durch die Ultraschalluntersuchung nachweisen. Das Auftreten von Aszites bei Patienten mit Leberzirrhose ist mit einer eingeschränkten Prognose assoziiert (vgl. Abb. 5.10).

Bei Erstauftreten von Aszites soll dieser diagnostisch punktiert werden. Eine Komplikation des Aszites stellt die Infektion dar, die sogenannte spontan bakterielle Peritonitis (SBP) [9,10].

Therapeutisch steht eine diuretische (entwässernde) medikamentöse Therapie im Mittelpunkt. Bei Zunahme bzw. rezidivierenden/refraktären Aszites können therapeutische Punktionen und/oder alternativ die Anlage eines TIPS (Transjugulärer portosystemischer Stent) notwendig werden. Dabei handelt es sich um einen radiologisch-interventionell gelegten Stent in der Leber zwischen Pfortader- und zentralvenösem System, der den Druckgradienten, die portale Hypertension, effektiv reduzieren kann [11]. Die Anlage von „Dauerkathetern" in die Bauchhöhle bleibt speziellen Konstellationen vorbehalten [9,10].

Hepatorenales Syndrom

Bei einem hepatorenalen Syndrom handelt es sich um eine akute Nierenfunktionsverschlechterung ohne Nierenschädigung. Das hepatorenale Syndrom tritt insbesondere bei Patienten mit Leberzirrhose und refraktärem/rezidivierendem Aszites auf und geht mit einer äußerst ungünstigen Prognose einher. Eine medikamentöse Therapie ist nur zeitlich begrenzt mit einem Vasopressor (Terlipressin) und einer zusätzlichen Albuminsubstitution möglich [12]. Die Anlage eines TIPS stellt ebenfalls eine Therapiemöglichkeit dar unter Beachtung möglicher Kontraindikationen (wie Rechtsherzbelastung, HCC, hepatische Enzephalopathie u. a.) [9].

Spontan bakterielle Peritonitis

Bei 10–30 % aller Patienten mit Leberzirrhose kommt es zur Infektion des Aszites. Die spontan-bakterielle Peritonitis wird durch eine Aszitespunktion mit Zelldifferenzierung und mikrobiologischer Analyse diagnostiziert. Die Therapie sollte nach Diagnosesicherung rasch begonnen werden, auch ohne Keimnachweis. Es wird mit einer empirischen antibiotischen Therapie begonnen. Mittel der Wahl sind Cephalosporine der 3. Generation.

Als Therapieerfolg ist ein Abfall der Zellzahl um > 25 % im Aszites innerhalb von 48–72 h nach Beginn der antibiotischen Therapie zu werten. Im Anschluss an die akute Therapie folgt eine langfristige antibiotische Sekundärprophylaxe [9].

Hepatische Enzephalopathie

Die hepatische Enzephalopathie stellt eine Funktionsstörung des zentralen Nervensystems bei eingeschränkter Leberfunktion und/oder bei einem Shuntfluss portalvenösen Blutes in den systemischen Blutkreislauf dar. Die Symptomatik variiert zwischen einem unauffälligen Bewusstseinszustand, bei dem nur durch psychometrische Tests die Störungen erfassbar sind, bis hin zur Somnolenz (Schläfrigkeit) und schließlich dem Koma. Die Therapie richtet sich auf die Beseitigung auslösender Faktoren und die Reduktion der Toxinproduktion durch die Darmflora aus, was z. B. mit regelmäßiger Laktulose-Gabe oder durch die Gabe von nur im Darmlumen wirksamen Antibiotika wie Rifaximin möglich ist [9].

Offene Fragen:

– Die nicht-alkoholische Fettlebererkrankung stellt mittlerweile auch in Deutschland eine der führenden Ursachen für die Entstehung einer Leberzirrhose dar. Ende 2021 konnte erfolgreich ein Vorsorgeprogramm für die chronische Hepatitis-B- und -C-Virusinfektion ab dem 35. Lebensjahr implementiert werden. Ein ähnliches von den Krankenkassen anerkanntes Früherkennungsprogramm auf der Basis von einfachen Routine-Tests und Scores ist auch für die nicht-alkoholische Fettlebererkrankung dringend wünschenswert.

- Die wissenschaftlichen Untersuchungen im Bereich der Hepatologie konzentrieren sich derzeit auf die Entwicklung von Therapeutika zum Einsatz bei NASH und NAFLD. Zugelassene Medikamente für diesen Indikationsbereich sind derzeit (noch) nicht verfügbar. Die nicht-medikamentöse Primär- und Sekundärprophylaxe (z. B. Gewichtsreduktion, Behandlung kardiovaskulärer Risikofaktoren, Alkohol) der nicht-alkoholischen Lebererkrankung stellt ungeachtet der pharmakologischen Bemühungen den relevanten Grundpfeiler bei der Therapie der nicht-alkoholischen Lebererkrankung dar und sollte in der Öffentlichkeit besonders in den Fokus gerückt werden.
- Das Risiko an den Komplikationen der fortgeschrittenen Leberzirrhose zu versterben, ist trotz aller Bemühungen und Erfolge, die zugrundeliegende Pathophysiologie besser zu verstehen und neue Behandlungsansätze zu entwickeln, weiterhin sehr hoch (vgl. Abb. 5.10). Wünschenswert wären weitere Therapiestudien, um frühzeitig und effektiv prognostisch limitierende Situationen wie z. B. das hepatorenale Syndrom besser behandeln zu können.

Literatur

[1]   Zipprich A, Garcia-Tsao G, Rogowski S, et al. Prognostic indicators of survival in patients with compensated and decompensated cirrhosis. Liver Int. 2012;32:1407–1414.
[2]   Trebicka J, Fernandez J, Papp M, et al. The PREDICT study uncovers three clinical courses of acutely decompensated cirrhosis that have distinct pathophysiology. J Hepatol. 2020;73:842–854.
[3]   Bettinger D, Thimme R. Praktisches Vorgehen bei der Erstdiagnose einer Leberzirrhose. Dtsch Med Wochenschr. 2019;144(18):1251–1258.
[4]   de Franchis R, Bosch J, Garcia-Tsao G. Baveno VII – Renewing consensus in portal hypertension. J Hepatol. 2022;76:959–974.
[5]   Goetz M, Anders M, Biecker, E et al. S2k Guideline Gastrointestinal bleeding – guideline of the German Society of Gastroenterology (DGVS). Z Gastroenterol. 2017;55:883–936.
[6]   Garcia-Pagan JC, Caca K, Bureau C, et al. Early use of TIPS in patients with cirrhosis and variceal bleeding. N Engl J Med. 2010;362:2370–2379.
[7]   Groszmann RJ, Garcia-Tsao G, Bosch J, et al. Beta-blockers to prevent gastroesophageal varices in patients with cirrhosis. N Engl J Med. 2005;353:2254–2261.
[8]   Sauerbruch T, Mengel M, Dollinger M, et al. Prevention of Rebleeding From Esophageal Varices in patients with cirrhosis Receiving small-Diameter stents versus hemodynamically controlled medical therapy. Gastroenterology. 2015;149:660–668.
[9]   Gerbes AL, Labenz J, Appenrodt B, et al. Updated S2k-Guideline "Complications of liver cirrhosis" German Society of Gastroenterology (DGVS). Z Gastroenterol. 2019;57:611–680.
[10] Angeli P, Bernardi M, Villanueva C. EASL Clinical Practice Guidelines for the management of patients with decompensated cirrhosis J Hepatol. 2018;69:406–460.
[11] Bureau C, Thabut D, Oberti F, et al. Transjugular Intrahepatic Portosystemic Shunts with covered stents increase transplant-free survival of patients with cirrhosis and recurrent ascites. Gastroenterology. 2017;152:157–163.
[12] Gifford FJ, Morling JR, Fallowfield JA. Systematic review with meta-analysis: vasoactive drugs for the treatment of hepatorenal syndrome type 1. Aliment Pharmacol Ther. 2017;45:593–603.
[13] D`Amico G, Garcia-Tsao G, Pagliaro L. Natural history and prognostic indicators of survival in cirrhosis: a systematic review of 118 studies. J Hepatol. 2006;44:217–231.

5.3.2 Epidemiologie und Gesundheitsökonomie

Juliana Hoeper, Christoph Schwarzbach, Ute Lohse, Ansgar Lange, Jan Zeidler,
J.-Matthias von der Schulenburg

Prävalenz und Inzidenz

Göbel et al. untersuchten die Prävalenz der Leberzirrhose bei Patienten mit chronischer Hepatitis B [1]. Bei 5 % der Patienten unter 40 Jahren sowie bei 37 % der Patienten mit einem Alter über 40 Jahren konnte eine Leberzirrhose diagnostiziert werden. Zusätzlich konnte eine höhere Prävalenz bei Männern über 40 Jahre im Vergleich zu Frauen in der gleichen Altersgruppe ermittelt werden.

Neben Göbel et al. veröffentlichen Sivanathan et al. [2] 2014 einen Überblick, in dem in 52,5 % der Fälle Alkohol als Ursache der Leberzirrhose festgestellt wurde, gefolgt von den Folgen einer Hepatitis-C (28,8 %) oder Hepatitis-B-Virusinfektion (16,5 %). Die nicht-alkoholische Fettleber und die autoimmune Hepatitis sind lediglich in jeweils 5,5 % der Fälle für eine Zirrhose verantwortlich.

GBD 2017 Cirrhosis Collaborators (2020) [3] untersuchten die weltweiten Entwicklungen der Morbidität und Mortalität der Zirrhose und anderer chronischer Lebererkrankungen und berechneten dabei, dass Todesfälle aufgrund von Zirrhose weltweit 2–4 % (KI 95 %: 2,3–2,6 %) aller Todesfälle ausmachen. Trotz eines Anstiegs der Zahl der Todesfälle sank die altersstandardisierte Todesrate von 21,0 (KI 95 %: 19,2–22,3) pro 100 000 Einwohner im Jahr 1990 auf 16,5 (KI 95 %: 15,8–18,1) pro 100 000 Einwohner im Jahr 2017. Es gab 10,6 Millionen (KI 95 %: 10,3–10,9 Millionen) prävalente Fälle von dekompensierter Zirrhose und 112 Millionen (KI 95 %: 107–119) Fälle von kompensierter Zirrhose im Jahr 2017 weltweit.

Gu et al. 2022 [4] analysierten die DRG aller Krankenhauseinweisungen in Deutschland von 2005 bis 2018. Zwischen 2005 und 2018 wurden insgesamt 2.302.171 Fälle (0,94 %) mit der Diagnose Zirrhose aufgenommen. 54,8 % (1.262.417) dieser Patienten hatten die Diagnose Zirrhose oder zirrhosebedingte Komplikationen als Komorbidität. Die Gesamtzahl der Einweisungen mit Zirrhose ist von 2005 zu 2018 von 151.108 (0,94 %) auf 181.688 (0,97 %) gestiegen. Die Zahl der als Komorbidität kodierten Zirrhosen ist um 24,5 % gestiegen. Im Vergleich zu anderen chronischen Erkrankungen waren die mit Zirrhose aufgenommenen Patienten jünger, überwiegend männlich (64,8 %) und hatten die höchste Sterblichkeitsrate im Krankenhaus. Die Diagnose Zirrhose war im Vergleich zu allen anderen Diagnosen ein unabhängiger Risikofaktor für die Krankenhausmortalität mit dem höchsten Odds Ratio (OR:6,2; KI 95 %: 6,1–6,3).

Bei ihrer Untersuchung der hepatischen Enzephalopathie (HE) bei Leberzirrhose in deutschen Krankenhäusern stellen Gundling et al. (2019) [5] sowohl einen Anstieg der Fallzahlen der Leberzirrhose als auch einen Anstieg des Anteils der HE im Zeitraum 2011–2015 fest. Die Untersuchung basiert auf 54 Krankenhäusern, die Teil des DRG-Projekts der DGVS sind. Insgesamt wurden 59.093 Behandlungsfälle mit Leberzirrhose erfasst, wovon bei 14,6 % eine HE kodiert war. Die Krankenhausletalität der

Zirrhose-Patienten verdreifachte sich fast durch eine zusätzliche HE (20,9 versus 7,5 %).

Sand et al. (2009) [6] untersuchen für den Zeitraum von 1987–2007 für Finnland die Inzidenz von Krankenhausaufenthalten u. a. aufgrund von Leberzirrhose im Vergleich zum Alkoholkonsum in den jeweiligen Jahren. Im Zeitraum beobachteten sie einen Gesamtanstieg von 52 auf 153/100.000/Jahr bei Männern und von 13 auf 58/100.000/Jahr bei Frauen. Die Inzidenz stieg in den Altersgruppen über 45 Jahre bei beiden Geschlechtern während des gesamten Untersuchungszeitraums deutlich an. Ein vorübergehender Rückgang wurde Mitte der 1990er Jahren beobachtet, als der Alkoholkonsum am niedrigsten war.

Zwar lässt sich auf Basis der eingeschlossenen epidemiologischen Studien keine exakte Entwicklung der Leberzirrhose abschätzen, allerdings kann zukünftig mit einem Anstieg gerechnet werden, da insbesondere die Fälle der nicht-alkoholischen Fettlebererkrankung stark zunehmen. So zeigte eine US-Studie, dass 39 % der neu identifizierten chronischen Lebererkrankungen eine NASH oder NAFLD aufweisen [7].

Arbeitsunfähigkeits- und Sterbefälle sowie Rentenzugänge wegen verminderter Erwerbsfähigkeit

Die Anzahl und Entwicklung der stationären Fälle verdeutlichten die Bedeutung dieser Erkrankung für den stationären Bereich. An der nicht-alkoholischen Fibrose und Zirrhose der Leber (ICD: K74) wurden im Jahr 2020 insgesamt 22.322 Fälle stationär behandelt (Tab. 5.13), während für die alkoholische Fibrose und Sklerose der Leber und alkoholischen Zirrhose der Leber (K70.2, K70.3) sogar 33.438 stationäre Fälle anfielen [8]. 70,3 % der stationären Fälle aufgrund einer alkoholischen Leberzirrhose betrafen Männer. Bei der nicht-alkoholischen Fibrose und Zirrhose der Leber (ICD: K74) waren es 54,4 %.

Tab. 5.13: Nicht-alkoholische (ICD K74) Fibrose und Zirrhose der Leber.

	2016/2017	2020
Behandlungsfälle Krankenhaus	22.853	22.322
Krankenhausverweildauer	9,0 Tage	8,7 Tage
Behandlungstage Krankenhaus	206.479	194.762
Sterbefälle Krankenhaus	6.175	6.602
Inzidenz Krankenhaus (Fälle pro 100.000 Einwohner, altersstandardisiert)	n. v.	26
Arbeitsunfähigkeitsfälle (ohne Rentner)	3.409	3.641
Arbeitsunfähigkeitstage	168.821	195.707
Fälle stationäre Rehabilitation	374	277

Tab. 5.13: (fortgesetzt)

	2016/2017	2020
vorzeitige Berentungen wegen verminderter Erwerbsfähigkeit (2015)	387	n. v.
Durchschnittliches Berentungsalter (2015)	52,27 Jahre (m) 53,21 Jahre (w)	n. v.

Arbeitsunfähigkeitsfälle (ohne Rentner) und Arbeitsunfähigkeitstage von Bundesministerium für Gesundheit (2016/2020), Sterbefälle, Behandlungsfälle Krankenhaus, Krankenhausverweildauer und Behandlungstage Krankenhaus von Statistisches Bundesamt (Todesursachenstatistik 2016/2020, Krankenhausstatistik 2016/2020), restliche Daten von Gesundheitsberichterstattung des Bundes (www.gbe-bund.de, 2015/2017/2020)

Tab. 5.14: Alkoholische (K70.2, K70.3) Fibrose und Zirrhose der Leber.

	2016/2017	2020
Behandlungsfälle Krankenhaus	33.948	33.438
Krankenhausverweildauer	10,33 Tage	10,0 Tage
Behandlungstage Krankenhaus	350.698	335.279
Sterbefälle Krankenhaus	7.634	7.351
Inzidenz Krankenhaus (Fälle pro 100.000 Einwohner, altersstandardisiert)	n. v.	39
Arbeitsunfähigkeitsfälle (ohne Rentner)	2.188*	2577*
Arbeitsunfähigkeitstage	97.216*	112.785*
Fälle stationäre Rehabilitation	298*	n. v.
vorzeitige Berentungen wegen verminderter Erwerbsfähigkeit (2015)	814*	n. v.
Durchschnittliches Berentungsalter (2015)	53,66 Jahre (m)* 52,57 Jahre (w)*	n. v.

Arbeitsunfähigkeitsfälle (ohne Rentner) und Arbeitsunfähigkeitstage von Bundesministerium für Gesundheit (2016/2020), Sterbefälle, Behandlungsfälle Krankenhaus, Krankenhausverweildauer und Behandlungstage Krankenhaus von Statistisches Bundesamt (Todesursachenstatistik 2016/2020, Krankenhausstatistik 2016/2020), restliche Daten von Gesundheitsberichterstattung des Bundes (www.gbe-bund.de, 2015/2017/2020); * (ICD K70)

An einer Fibrose und Zirrhose der Leber (ICD K74) sind im Jahr 2020 insgesamt 6.602 Patienten verstorben (Tab. 5.13). Rechnet man auch die alkoholische Leberzirrhose (ICD K70.2 und K70.3) hinzu handelt es sich sogar um insgesamt 13.953 Fälle [9]. Dies entspricht einem Anteil von knapp 95 % an allen Sterbefällen der chronischen Leberkrankheiten (ICD: K70 Alkoholische Leberkrankheit, K73-K74 Chronische Hepatitis und Leberfibrose).

Im Gegensatz zu der hohen Anzahl an Sterbefällen ist die Anzahl an Arbeitsunfähigkeitsfällen verhältnismäßig gering [10]. Im Jahr 2020 wurden 3.641 (ICD: K74 Fibrose und Zirrhose der Leber) und 2.577 (ICD: K70 Alkoholische Leberkrankheit) Arbeitsunfähigkeitsfälle gemeldet. Ungefähr 57 % aller Fälle, die stationär behandelt werden, treten in einem Alter unter 65 Jahren auf. Das kann im Umkehrschluss bedeuten, dass einige Erkrankte bereits das Rentenalter erreicht haben und demnach aus der Arbeitsunfähigkeitsstatistik herausfallen. Allerdings zeigt die Statistik auch, dass die Erkrankungen pro Fall mit 54 (ICD: K74 Fibrose und Zirrhose der Leber) und 44 (ICD: K70 Alkoholische Leberkrankheit) Tagen im Durchschnitt einen sehr langen Zeitraum von Arbeitsunfähigkeit nach sich ziehen.

Neben den Arbeitsunfähigkeitstagen spielen aus gesellschaftlicher Perspektive auch die Anzahl der Rentenzugänge wegen verminderter Erwerbsfähigkeit eine große Bedeutung. Im Jahr 2015 sind insgesamt 814 Personen aufgrund einer alkoholischen Leberkrankheit (ICD: K70) und 387 aufgrund einer nicht-alkoholischen Fibrose und Zirrhose der Leber (ICD: K74) vorzeitig in Rente gegangen [11]. Das durchschnittliche Zugangsalter bei Renteneintritt betrug 53,66 (m) und 52,57 (w) Jahre bei der alkoholischen Leberkrankheit (K70) und 52,27 (m) und 53,21 (w) bei der Fibrose und Zirrhose der Leber (ICD: K74). Dies zeigt, dass einige der Patienten mit einer Zirrhose weit vor dem gesetzlichen Renteneintrittsalter ihren Beruf aufgeben müssen.

Krankheitskosten

Hahn et al. [12] ermitteln die Kosten der stationären Behandlung der dekompensierten Leberzirrhose und vergleichen diese Kosten mit den Erlösen aus der zugehörigen DRG. Die Ergebnisse zeigen einen Anstieg der Arzneimittelkosten mit zunehmenden Schweregrad. Im leichtesten Child Status A betrugen die durchschnittlichen Arzneimittelkosten pro Tag 1,43 €, bei Child B 52,91 € und bei Child C 122,67 €. Zusätzlich spiegelten die Autoren den Anteil der Arzneimittelkosten an den durchschnittlichen Erlösen durch die DRG wider. Dabei stieg der Anteil von Child A mit 12,9 % auf 41,37 % in Child C an. Die Studie ermittelt hauptsächlich die Kosten der Arzneimittelversorgung und berücksichtigt nicht die Personal- und Sachkosten, sodass kein vollständiger Überblick über die Kosten des Krankenhauses entsteht. Die Daten der Krankheitskostenberechnung [13] vom statistischen Bundesamt können nicht genutzt werden, da diese nur aggregierte Kosten für die ICD K70 bis K77 (Krankheiten der Leber) darstellt.

Nach der beschriebenen Studie von Gundling et al. (2019) [5] ist die Behandlung von Patienten mit Zirrhose je nach DRG insbesondere für höhere Schweregrade nicht kostendeckend für die Krankenhäuser, wobei die Unterdeckung für Patienten mit einer zusätzlichen HE deutlich größer ist und bis zu 634 € bei HE Grad 4 beträgt. Auch die mittlere Verweildauer wird mit einer zusätzlichen HE überschritten.

Fazit

Insgesamt nehmen die Zahl der Todesfälle und der prävalenten Fälle von dekompensierten und kompensierten Zirrhosen zu, obwohl die altersstandardisierten Sterberaten zurückgehen.

Es zeigt sich eine beträchtliche medizinische Belastung durch die Zirrhose, insbesondere aufgrund der alkoholischen Ätiologie und als Begleiterkrankung. Der Beitrag der verschiedenen Ursachen zu Mortalität und Morbidität wird sich auf Grund des medizinischen Fortschritts verändern.

Bzgl. der Krankheitskosten liegen derzeit nur Studien aus einer Krankenhausperspektive vor. Hier wären weiterreichende Erhebungen und Analysen sinnvoll.

Literatur

[1]   Göbel T, Erhardt A, Herwig M, et al. High prevalence of significant liver fibrosis and cirrhosis in chronic hepatitis B patients with normal ALT in central Europe. J Med Virol. 2011:968–973.

[2]   Sivanathan V, Kittner JM, Sprinzl MF, et al. Etiology and complications of liver cirrhosis: data from a German centre. Deutsche medizinische Wochenschrift. 2014;139:1758–1762.

[3]   GBD 2017 Cirrhosis Collaborators. The global, regional, and national burden of cirrhosis by cause in 195 countries and territories, 1990–2017: a systematic analysis for the Global Burden of Disease Study 2017. Lancet Gastroenterology & Hepatology. 2020;5(3):245–266.

[4]   Gu W, Hortlik H, Erasmus HP, et al. Trends and the course of liver cirrhosis and its complications in Germany: Nationwide population-based study (2005 to 2018). Lancet Regional Health Europe. 2021;12:100240.

[5]   Gundling F, Rathmayer M, Koller L, et al. Mortalität und ökonomische Auswirkungen der hepatischen Enzephalopathie bei Leberzirrhose in deutschen Krankenhäusern auf der Basis von G-DRG-Kostendaten (Prognostic significance and economic burden of hepatic encephalopathy in liver cirrhosis in German hospitals based on G-DRG data). Zeitschrift für Gastroenterologie. 2020;58(4):323–331.

[6]   Sand J, Valikoski A, Nordback I. Alcohol consumption in the country and hospitalizations for acute alcohol pancreatitis and liver cirrhosis during a 20-year period. Alcohol. 2009;44:321–325.

[7]   Weston SR, Leyden W, Murphy R, et al. Racial and ethnic distribution of nonalcoholic fatty liver in persons with newly diagnosed chronic liver disease. Hepatology. 2005;41:372–379.

[8]   Statistisches Bundesamt. Gesundheit – Tiefgegliederte Diagnosedaten der Krankenhauspatientinnen und -patienten 2020.

[9]   Statistisches Bundesamt. Gesundheit – Ergebnisse der Todesursachenstatistik für Deutschland ausführliche 4-stellige ICD-Klassifikation 2020.

[10] Bundesministerium für Gesundheit. Arbeitsunfähigkeit: Fälle und Tage nach Diagnosen 2020 – Ergebnisse der Krankheitsartenstatistik der gesetzlichen Krankenversicherung.

[11] Deutsche Rentenversicherung Bund. Statistik des Rentenzugangs. Zugegriffen: 15. Februar 2019.

[12] Hahn N, Bobrowski C, Weber E, et al. Economic aspects of inpatient treatment for decompensated liver cirrhosis: a prospective study employing an evidence-based clinical pathway. Zeitschrift fur Gastroenterologie. 2013;51:278–286.

[13] Statistisches Bundesamt. Krankheitskosten in Mio. Euro für Deutschland: Gliederungsmerkmale: Jahre, Geschlecht, ICD10, Einrichtung. www.gbe-bund.de.

5.4 Lebertransplantation

5.4.1 Medizinische Übersicht

Christian P. Strassburg

Definition

Die Lebertransplantation stellt die definitive Therapieform eines akuten oder chronischen Funktionsausfalls der Leber dar und führt zur Restitution einer adäquaten Leberfunktion. Dabei müssen die potenziellen Komplikationen der lebenslang notwendigen Immunsuppression und des operativen Eingriffs vor dem Hintergrund der Komorbiditäten des Patienten bei der Indikationsstellung in Hinblick auf die erwartete Prognose abgewogen werden.

Pathogenese

Die Lebertransplantation repräsentiert eine definitive Therapieform und ist damit der Endpunkt eines breiten Spektrums von akuten und chronischen Lebererkrankungen [1]. Da bislang keine effektive Strategie zum artifiziellen Ersatz der Leberfunktion existiert, wie es beispielsweise beim Ausfall der Nierenfunktion, der Lungenfunktion oder der Pumpfunktion des Herzens durch apparative Intervention klinische Praxis ist, steht die Lebertransplantation unter der Prämisse hoher Dringlichkeit und zeitgerechter Abschätzung der Bedürftigkeit des einzelnen Patienten. Dies geschieht vor dem Hintergrund eines Spektrums von Grunderkrankungen, welches toxische, onkologische, genetische, infektiologische und metabolische Entitäten umfasst. Deren Pathogenese und klinische Dynamik macht die Transplantationsmedizin zu einem Querschnittsfach mit hoher interdisziplinärer Vernetzung und greift dabei auf das Gesamtfeld der fachlichen Expertise in der Gastroenterologie und Hepatologie zurück.

Die alkoholische Leberzirrhose, das hepatozelluläre Karzinom [2] und die Leberzirrhose durch chronische Hepatitis C [3] sind in Deutschland die führenden Indikationen für eine Lebertransplantation, was die Diversität der zugrundeliegenden pathogenetischen Prozesse, ihrer fachlichen Bewertung und ihres Managements verdeutlicht. Die Indikation zur Lebertransplantation wird dann gestellt, wenn von einer irreversiblen Schädigung der Leber mit inzipientem lebensbedrohlichem Funktionsausfall ausgegangen werden muss. In aller Regel ist dies mit den Folgen der Leberzirrhose verbunden, die in der überwiegenden Zahl der Lebertransplantationskandidaten vorliegt. Mit der Leberzirrhose ist meist ein portaler Hypertonus verbunden, der wiederum zu einer vitalen Bedrohung durch seine Folgen wie die Varizenblutung, die therapierefraktäre Aszitesbildung, die spontan bakterielle Peritonitis, die Enzephalopathie, das hepatorenale, hepatokardiale oder hepatopulmonale Syndrom, sowie die Sarkopenie und die Ausbildung von hepatozellulären Karzinomen führt (Kap. 5.3.1). Aber auch Zirrhose-unabhängige Erwägungen spielen eine Rolle für die Indikationsstellung. Im Falle des hepatozellulären Karzinoms ist die Lebertransplantation unter den richtigen Voraussetzungen der Indikationsstellung das zurzeit erfolgreichste onkologische Therapiekonzept, dessen Umsetzung nicht nur die Folgen der Zirrhose, sondern das Stadium der Tumorerkrankung und die Möglichkeit einer zeitgerechten Transplantation beinhaltet [2] (Kap. 8.3.1). Beim akuten Leberversagen, was in der überwiegenden Zahl der Betroffenen durch eine idiosynkratische Medikamentenreaktion, aber auch durch Virusinfektion ausgelöst werden kann, liegt ein fulminanter Leberausfall ohne eine zuvor erfolgte Ausbildung einer Leberzirrhose vor, der meist nur durch eine hochdringliche Lebertransplantation behandelt werden kann [4]. Bei Erkrankungen wie der familiären amyloidotischen Polyneuropathie liegt beispielsweise keine strukturelle Lebererkrankung mit ihren typischen Folgen vor, sondern die Indikation zur Lebertransplantation verfolgt das Ziel einer Gentherapie mit der Korrektur eines Defekts, der zu lebensbedrohlichen extrahepatischen Schäden führt. Vor diesem Hintergrund wird deutlich, dass es keine uniforme Pathogenese gibt, auf der die Indikation zur Lebertransplantation fußt. Darüber hinaus ist nach Lebertransplantation eine lebenslange Nachsorge erforderlich, die die mögliche Rekurrenz der Grunderkrankung, die Progression der Komorbiditäten und die Folgen des Eingriffs sowie der lebenslangen Immunsuppression umfasst [5,6].

Diagnostik

Die Diagnostik von Lebererkrankungen, die zur therapeutischen Option der Lebertransplantation führt, orientiert sich an der zugrundeliegenden Grunderkrankung und der Bedürftigkeit zur Lebertransplantation. Die Herausforderung dabei ist die Abschätzung der Bedürftigkeit für die Lebertransplantation und die stadiengerechte Behandlung der Grunderkrankung. Zur Beurteilung der Listung zur Lebertransplantation werden in den Transplantationszentren Evaluationsprotokolle eingesetzt, die sich nicht nur an der Grunderkrankung orientieren, sondern Komorbiditäten der Kandidaten bewerten, insbesondere auch kardiovaskuläre, nephrologische und onkologische Erkrankungen. Nach § 16 Transplantationsgesetz (TPG) ist dabei der voraussichtliche Erfolg der Transplantation ausschlaggebend (RiLi BÄK zur Organtransplantation nach § 16 TPG I.1.-10. und III.2).

In der Phase der Listung wird die Bedürftigkeit für eine Lebertransplantation seit 2006 durch das „model for end stage liver disease" (MELD) festgestellt, das die Priorität anhand von Laborwerten unabhängig von der Wartezeit definiert [7]. Da so nicht alle Indikationen zur Lebertransplantation abgebildet werden, existiert ein zusätzliches Regelwerk von Ausnahmen („standard exceptions", SE) [1]. Auf der Warteliste ist daher ein kontinuierlicher Prozess an Diagnostik und Bewertung der Erkrankung und des Gesundheitszustands durch die interdisziplinäre Transplantationskonferenz notwendig und festgelegt. Durch die Verpflichtung der lebenslangen Nachsorge gilt dies auch über die eigentliche Transplantation hinaus und schließt alle notwendigen diagnostischen Verfahren zur Rekurrenz der Grunderkrankung und den Folgen der Transplantation und der Immunsuppression ein [1,3,5,6,8].

Therapie

Die therapeutischen Strategien im Zusammenhang mit der Lebertransplantation gehen weit über die eigentliche chirurgische Intervention der Hepatektomie mit konsekutiver Implantation der Spenderleber hinaus. Sie umfassen die Brückentherapie eines meist schwer leberkranken Patienten bis hin zur Organtransplantation und seine Nachsorge mit oft notwendigen endoskopischen und weiteren differenzialtherapeutischen Strategien, die sich aus den Grunderkrankungen und den transplantationsspezifischen Komplikationen ergeben können und ein weites Spektrum gastroenterologisch-hepatologischer Kernkompetenz umfassen (Abb. 5.11). Dazu zählen die spezifische Behandlung von Virusinfektionen [3], infektiologische Behandlungen [5], Management des portalen Hypertonus und seiner Folgen, biliäre Komplikationen und ihre Behandlung [8] sowie onkologische Strategien vor allem bezogen auf das hepatozelluläre Karzinom [2] und das Cholangiokarzinom. Durch die Einführung des MELD-Systems und die Hinwendung zu einer dringlichkeitbasierten Allokation hat die Schwere der Lebererkrankungen vor Lebertransplantation zugenommen [9]. Dies zeigt sich in einer deutlichen Zunahme des stationären Behandlungsaufwands und der Krankheitskosten mit steigendem MELD-Wert [12], der bei vorherrschendem Spenderorganmangel zum Zeitpunkt der Transplantation im Vergleich zu anderen Ländern in Deutschland sehr hoch liegt.

Seit Anfang 2023 steht erstmals eine deutschsprachige Leitlinie zur Verfügung, die Diagnostik, Therapie und Nachsorge für Patienten vor und nach Lebertransplantation in Abhängigkeit von der Grunderkrankung zusammenfasst [13].

Offene Fragen

– Die entscheidende, ungelöste Frage ist, wie die Zahl gespendeter Organe gesteigert werden kann und zugleich eine positive Begleitung dieser Bestrebungen in der Bevölkerung erreicht wird. Die Option der Lebertransplantation bleibt bis heute eine „rationierte" Therapieform. Von 2010 bis 2018 hat die Zahl gespendeter Organe um rund ein Drittel abgenommen. Die in Deutschland transplantierten Lebern betrugen 2009 13.6/1 Million Einwohner und 2018 nur noch 9.9/1 Million Einwohner (Daten Eurotransplant 2019). 2021 waren in Deutschland 1381 Pa-

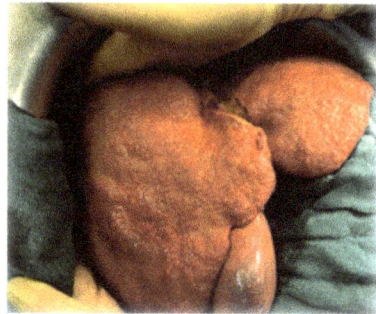

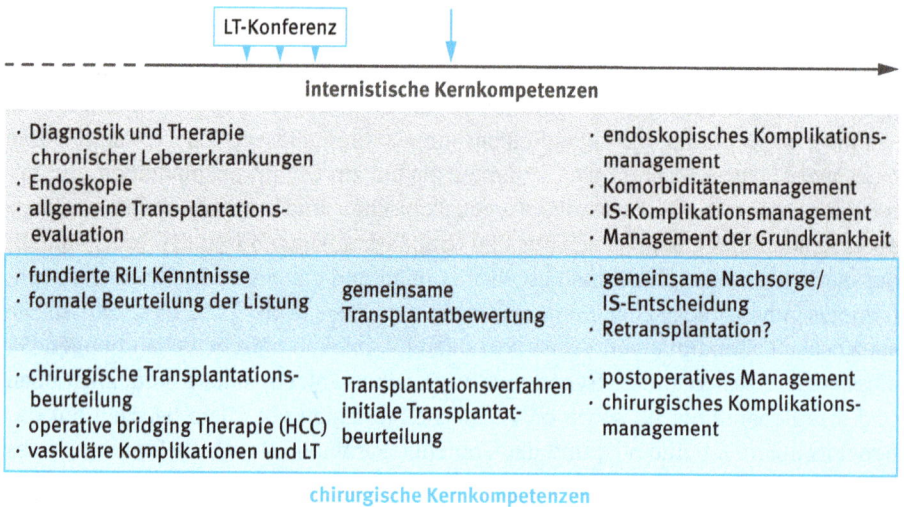

Abb. 5.11: Kernkompetenzen bei der Lebertransplantation.

tienten in der Warteliste für eine Lebertransplantation, 2021 wurden 834 Lebern transplantiert (Daten Deutsche Stiftung Organtransplantation 2023; www.dso. org). Die Ursachen dafür sind vermutlich multifaktoriell und beinhalten Aspekte des Vertrauens in die Transplantationsmedizin, die organisatorischen Abläufe der Organspende sowie mangelnde Aufklärung und Bewusstsein in der Bevölkerung über die Ergebnisse und Abläufe von Organtransplantationen. Die Corona-Pandemie hat zuletzt zu einer weiteren Verschärfung dieser Situation geführt.

– Das 2019 in Kraft getretene „Gesetz zur Verbesserung der Zusammenarbeit und der Strukturen bei der Organspende" (GZSO) adressiert wichtige Punkte, die langfristig eine Verbesserung herbeiführen sollen:
  – die Rolle und Aufgabengestaltung der Transplantationsbeauftragten gestärkt,
  – die Finanzierung der Entnahmekrankenhäuser verbessert,

- die flächendeckende Verfügbarkeit von qualifizierten Entnahmeärzten verbessert,
- eine Verbesserung der Erkennung von potenziellen Organspendern,
- eine Verbesserung der Abläufe und
- die Betreuung von Angehörigen.
- Über diese Gesetzesvorlage hinaus ist die Diskussion über die Widerspruchslösung bei der Organspende erneut begonnen worden, da Länder mit einer Widerspruchslösung in der Regel höhere Spendezahlen (z. B. Spanien, Österreich) aufweisen als solche, die diese Regelung nicht anwenden (z. B. Deutschland).
- Bislang nicht abschließend bewertet sind der Einsatz von marginalen Organen und die Nutzung von artifiziellen Perfusionssystemen zur Stabilisierung, Optimierung und Verbesserung von Spendeorganen. Ziel hierbei ist es, mehr Spendeorgane für erfolgreiche Transplantationen nutzen zu können, weniger Spenden zu verwerfen und auch die Grenze der Nutzbarkeit bei Organen mit Einschränkungen (Alter des Patienten, Intensivaufenthalt, längere Ischämiezeit, Verfettung etc.) so zu verschieben, dass es zu einer höheren Spendeorgannutzung kommt [10,11].
- Bislang noch nicht abschließend gelöst ist auch die Bewertung von verschiedenen Erkrankungen (MELD und SE-MELD-Allokation) hinsichtlich der Priorität einer Transplantation vor dem Hintergrund einer stark limitierten Ressource. Vor dem Hintergrund der großen Diskrepanz von Patienten auf der Warteliste und den zur Transplantation zur Verfügung stehenden Organen läuft diese Diskussion jedoch vermutlich ins Leere. Die Versorgung von schwerstkranken Patienten vor Lebertransplantation führt zu einer erheblichen Beanspruchung ökonomischer Ressourcen, deren adäquate Abbildung im DRG-System nicht befriedigend gelöst ist [12]. Dies gilt auch für die verpflichtende lebenslange Nachsorge dieser Patienten in den Spezialambulanzen der Zentren.

Literatur

[1] Strassburg CP. Indikationsstellung und Indikationen für eine Lebertransplantation. Chirurg. 2013;84(5):363–71.

[2] Strassburg CP. HCC-associated liver transplantation – where are the limits and what are the new regulations? Visc Med. 2016;32(4):263–71.

[3] Zimmermann T, Beckebaum S, Berg C, et al. Empfehlungen zur antiviralen Therapie der chronischen Hepatitis C bei Patienten auf der Warteliste und nach Transplantation. Z Gastroenterol. 2016;54(7):665–84.

[4] Hadem J, Strassburg CP, Manns MP. Prediction of outcome and selection of the liver transplantat candidate in acute liver failure. Front Physiol. 2012;3:340.

[5] Ciesek S, Manns M, Strassburg C. Folgeerkrankungen nach Organtransplantation. Internist (Berl). 2006;47(3):252–65.

[6] Herzer K, Strassburg CP, Braun F, et al. Selection and use of immunosuppressive therapies after liver transplantation: current German practice. Clin Transplant. 2016;30(5):487–501.

[7] Gottlieb J, Gwinner W, Strassburg CP. Allokationssysteme in der Transplantationsmedizin: Vor- und Nachteile. Internist (Berl). 2016;15:24.

[8] Hildebrand T, Pannicke N, Dechene A, et al. Biliary strictures and recurrence after liver transplantation for primary sclerosing cholangitis: a retrospective multicenter analysis. Liver Transpl. 2016;22(1):42–52.

[9] Weismuller TJ, Fikatas P, Schmidt J, et al. Multicentric evaluation of model for end-stage liver disease-based allocation and survival after liver transplantation in Germany–limitations of the 'sickest first'-concept. Transpl Int. 2011;24(1):91–9.

[10] Quillin RC 3 rd, Guarrera JV. Hypothermic machine perfusion in liver transplantation. Liver Transpl. 2018;24(2):276–81.

[11] Ceresa CDL, Nasralla D, Coussios CC, Friend PJ. The case for normothermic machine perfusion in liver transplantation. Liver Transpl. 2018;24:269.

[12] Bruns H, Hillebrand N, Schneider T, et al. LabMELD-based organ allocation increases total costs of liver transplantation: a single-center experience. Clin Transplant. 2011;25(5):E558-65.

[13] Berg et al. S2k-Leitlinie Lebertransplantation. https://www.dgvs.de/wissen/leitlinien/leitlinien-dgvs/lebertransplantation/, letzter Zugriff 12.05.2023.

5.4.2 Epidemiologie und Gesundheitsökonomie

Juliana Hoeper, Christoph Schwarzbach, Ute Lohse, Ansgar Lange, Jan Zeidler, J.-Matthias von der Schulenburg

Prävalenz und Inzidenz

Die Stiftung Eurotransplant ist verantwortlich für die Verteilung der verschiedenen Spenderorgane. Insgesamt sind acht europäische Staaten Mitglied in dieser Stiftung, die ein gemeinsames Spender-Meldesystem und eine zentrale Warteliste führen. Neben Deutschland zählen zu den acht Mitgliedstaaten auch Belgien, Kroatien, Luxemburg, Niederlande, Österreich, Ungarn und Slowenien. In Deutschland ist die Leber mit einem Anteil von 19 % nach der Niere (54 %) das zweithäufigste Organ, das transplantiert wird [1]. Im Jahr 2021 konnten insgesamt 834 und im Jahr 2022 748 Lebertransplantationen durchgeführt werden (siehe Abb. 5.12).

Wie der Abb. 5.12 entnommen werden kann, zeigt sich ein abnehmender Trend der Anzahl an Lebertransplantationen zwischen 2012 und 2022 um über 30 %. Den durchgeführten Transplantationen stehen mehr Patienten gegenüber, die auf eine neue Spenderleber warten [2]. Die Zahl der Patienten, die auf der Warteliste für eine Leber stehen, ist in den letzten Jahren jedoch ebenfalls gesunken. Unter den Eurotransplant-Ländern hatte Deutschland im Jahr 2021 im Verhältnis zur Einwohnerzahl die drittniedrigste Lebertransplantationsrate (1,0 pro 100.000 Einwohner). Kroatien ist mit einem Anteil von 2,58 pro 100.000 Einwohner der Mitgliedsstaat mit den meisten Transplantationen [3].

Die Hauptindikationen für eine Lebertransplantation sind die Fibrose und Zirrhose der Leber, die alkoholische Leberkrankheit und die bösartige Neubildung der Leber und intrahepatischen Gallengänge (siehe Abb. 5.13) [4]. Das durchschnittliche Überleben der Patienten nach Lebertransplantation nach einem Jahr liegt bei 78,2 % [5]. Eine Übersichtsarbeit für Lebertransplantationen in Europa in den Jahren 1968 bis 2016 bieten Adam et al. 2018 [6] auf der Basis von Registerdaten. Sie berichten für

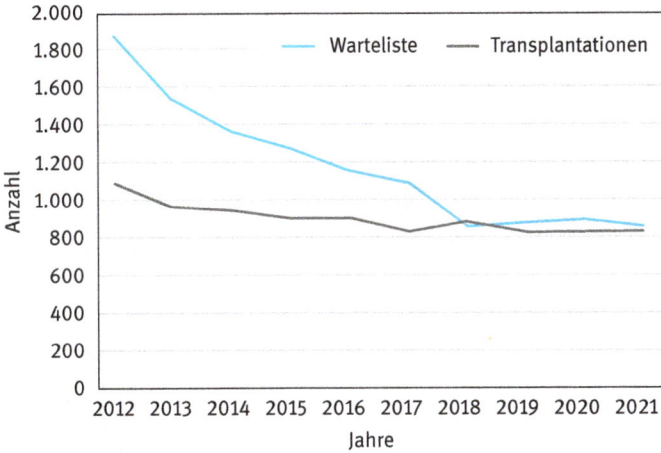

Abb. 5.12: Lebertransplantation und Anzahl von Patienten auf Warteliste in Deutschland 2012–2021 (eigene Darstellung in Anlehnung an Eurotransplant [1,2]).

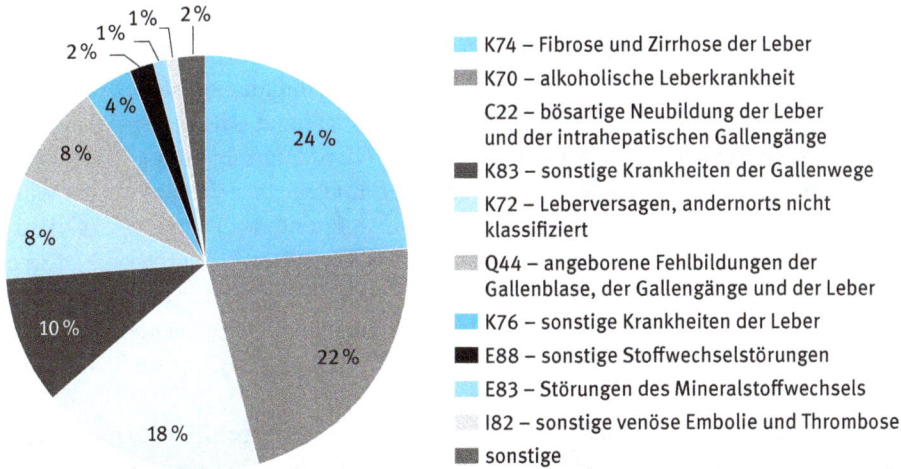

K74 – Fibrose und Zirrhose der Leber

K70 – alkoholische Leberkrankheit

C22 – bösartige Neubildung der Leber und der intrahepatischen Gallengänge

K83 – sonstige Krankheiten der Gallenwege

K72 – Leberversagen, andernorts nicht klassifiziert

Q44 – angeborene Fehlbildungen der Gallenblase, der Gallengänge und der Leber

K76 – sonstige Krankheiten der Leber

E88 – sonstige Stoffwechselstörungen

E83 – Störungen des Mineralstoffwechsels

I82 – sonstige venöse Embolie und Thrombose

sonstige

Abb. 5.13: Indikationen für eine Lebertransplantation 2021 (eigene Darstellung in Anlehnung an Deutsche Stiftung Organtransplantation [4]).

diese lange Periode bspw. Überlebensraten über alle Indikationen von 83 % nach 1 Jahr, 71 % nach 5 Jahren, 61 % nach 10 Jahren, 51 % nach 15 Jahren und 41 % nach 20 Jahren. Die Werte haben sich zwischen 1985 und 2000 verbessert und sind seither relativ konstant.

Für das akute Leberversagen (ALF) als eine mögliche Ursache für eine Transplantation geben Weiler et al. 2020 [5] Schätzungen für die Inzidenz für Deutschland auf der Grundlage einer Routinedatenanalyse mit Daten der Allgemeinen Ortskrankenkassen (AOK) an. Die berechnete Inzidenz von ALF betrug 1,13/100 000 Personen pro Jahr, was 4.652 Fällen entspricht. Frauen waren häufiger betroffen (52 % gegenüber 48 %, p < 0,001). Bei einer Betrachtung nach Altersgruppen trat eine ALF am häufigsten bei Personen im Alter von 80–89 auf. Insgesamt waren aber 64 % der Patienten jünger als 70 Jahre. Die Gesamtmortalitätsrate nach 3 Monaten betrug 47 %. Insgesamt wurden 203 Lebertransplantationen bei 176 Patienten (41 % Männer, 59 % Frauen, p < 0,137) registriert. Die 1-Jahres-Gesamtsterblichkeitsrate nach einer Transplantation betrug 20 %.

Kosten

Für Deutschland liegen drei Studien vor, die die Kosten von Patienten mit Lebertransplantationen berechnen. In der Studie von Harries et al. wurden durchschnittliche Kosten in Höhe von 198.454 € (Median: 144.424 €; Spanne 16.162–887.418 €) für die Zeit zwischen der Aufnahme auf die Warteliste bis 3 Jahre nach der Transplantation ermittelt [7]. Während der Wartezeit bis zur Transplantation sind Kosten von 13.199 € (Median: 9.466 €) entstanden. 72 % dieser Kosten waren auf Krankenhausbehandlungen zurückzuführen und 26 % auf Arzneimittel. Im ersten Jahr nach der Transplantation sind inklusive der Operation durchschnittliche Kosten in Höhe von 146.383 € (Median: 105.566 €) angefallen (83 % davon Krankenhauskosten).

Neben Harries et al. vergleichen Bruns et al. [8] anhand einer prospektiven Datenanalyse in Heidelberg die Kosten vor und nach der Einführung des MELD (Model End Stage Liver Disease) Scores. Die Einführung führte zu einer Verkürzung der Wartezeit für Patienten mit hohen MELD-Scores, aber aufgrund des Dringlichkeitskriteriums zu erhöhten Komplikationsraten nach den Operationen. Entsprechend stiegen die Kosten von durchschnittlich 48.646 € auf 60.299 € nach der Einführung des MELD-Scores an. Zudem konnten signifikante Unterschiede zwischen den jeweiligen MELD-Scores mit einem Unterschied von 15.672 € zwischen den Gruppen identifiziert werden.

Basierend auf ihrer früheren Studie [7] analysieren Harris et al. (2019) [9] die kostentreibenden Faktoren bei Lebertransplantationen aus Sicht der Gesetzlichen Krankenversicherung. Betrachtet wurden dafür Hochkostenfälle (viertes Kostenquartil) im Vergleich zu Normalkostenfällen, also Patienten im ersten bis dritten Kostenquartil. Betrachtet wurden der ambulante, stationäre und rehabilitative Bereich sowie die Kosten für Medikamente. 75 % der Patienten hatten Behandlungskosten von 242.157 €. Die Normalkostenfälle verursachten 49,3 % der Gesamtkosten. Signifikante kostentreibende Faktoren für den stationären Bereich der Versorgung waren ein hoher labMELD-Score (OR 1,042), spätere Re-Transplantationen (OR 7,159) und die Patientensterblichkeit (OR 3,555). Die Ausgaben für die rehabilitative Versorgung waren bei Patienten mit einem niedrigeren bereinigten Charlson-Komorbiditätsindex signifikant höher (OR 0,601). Dies interpretieren die Autoren so, dass nach einer Lebertransplantation gesündere Patienten eher eine Rehabilitation in Anspruch nehmen. Die Indikation Viruszirrhose und hepatozelluläres Karzinom führte zu signifikant höheren Medikamentenkosten (OR 21,618 und 7,429). Über alle Versorgungsbereiche und Medikamente hinweg hatte jeder zusätzliche Wartetag einen signifikanten Einfluss auf erhöhte Behandlungskosten (OR 1,001). Insgesamt führten die kostentreibenden Faktoren zu höheren medianen Behandlungskosten von 211.435 €.

Fazit

Insgesamt zeigen die Kostenanalysen, dass Lebertransplantationen insbesondere im stationären Bereich hohe Kosten verursachen. Allerdings liegen die gesamten Krankheitskosten aus der gesellschaftlichen Perspektive noch weit höher, da hier auch Kosten durch den Produktivitätsverlust Berücksichtigung finden müssen. Die Studien von Harries et al. zeigen darüber hinaus, dass die lebenslang anfallenden Kosten für Arzneimittel nicht vernachlässigt werden dürfen. Wünschenswert ist auf jeden Fall eine Zunahme der Spenderorgane. Dies würde einerseits natürlich die Versorgungsqualität erhöhen, aber andererseits auch die Fallkosten senken. Erstrebenswert erscheint weiterhin eine bessere Koordination der Behandlung vor allem zwischen den verschiedenen Versorgungssektoren.

Literatur

[1] Eurotransplant. Liver transplants in Germany, by year, by donor type, by organ combination. statistics.eurotransplant.org.
[2] Eurotransplant. Active liver waiting list (at year-end) in Germany, by year, by organ combination. statistics.eurotransplant.org.
[3] Eurotransplant. Liver transplants per million population, by year, by country, by donor type. statistics.eurotransplant.org.
[4] Deutsche Stiftung Organtransplantation. Jahresbericht Organspende und Transplantation in Deutschland 2021.
[5] IQTIG – Institut für Qualitätssicherung und Transparenz im Gesundheitswesen. Bundesqualitätsbericht 2022. www.iqtig.org.
[6] Adam R, Karam V, Cailliez V, et al. 2018 Annual Report of the European Liver Transplant Registry (ELTR) – 50-year evolution of liver transplantation. Transpl Int. 2018;31(12):1293–1317.
[7] Harries L, Schrem H, Stahmeyer JT, Krauth C, Amelung VE. High resource utilization in liver transplantation-how strongly differ costs between the care sectors and what are the main cost drivers?: a retrospective study. Transpl Int. 2017;30:621–637.
[8] Bruns H, Hillebrand N, Schneider T, et al. LabMELD-based organ allocation increases total costs of liver transplantation: a single-center experience. Clin Transplant. 2011;25:E558-565.
[9] Harries L, Gwiasda J, Qu Z, et al. Potenzial savings in the treatment pathway of liver transplantation: an inter-sectorial analysis of cost-rising factors. Eur J Health Econ. 2019;20(2):281–301.

5.5 Steinerkrankungen der Gallenblase und der Gallenwege

5.5.1 Medizinische Übersicht

Gabriele Kirchner

Definition

Gallensteine entstehen durch ein Ungleichgewicht löslicher Stoffe in der Galle. Das Vorhandensein von Gallensteinen wird als Cholelithiasis bezeichnet. Gallensteine sind Konkremente, die in der Gallenblase (Cholezystolithiasis), in den extrahepatischen (Choledocholithiasis) oder in den intrahepatischen Gallengängen (Hepatolithiasis) entstehen können.

Pathogenese

Cholesterinsteine bilden sich, wenn der Cholesteringehalt in der Galle so hoch ist, dass er von den Gallensäuren nicht mehr in Lösung gebracht werden kann. Risikofaktoren für die Entstehung von Cholesterinsteinen sind das Vorliegen einer kalorienreichen und ballaststoffarmen Ernährung, einer Mutation des Cholesterintransporter ABCG5/G8-Gens, die Hypomotilität der Gallenblase, Übergewicht und Adipositas [1]. Selten besteht eine Mutation des ABCB4-Transporters, welche ebenfalls zu einer Bildung von Cholesterinsteinen durch eine gestörte Sekretion der Phospholipide in die Galle führen kann [2].

Die braunen Pigmentsteine entstehen meistens im Gallengang, und zwar bei verstopften und infizierten Gallengängen. Die schwarzen Pigmentsteine können sich z. B. bei Patienten mit einer chronischen Hämolyse ausbilden.

Diagnostik

Für die Diagnostik einer Gallenblasenentzündung und den Nachweis von Steinen in der Gallenblase stellt die Ultraschalluntersuchung den Goldstandard dar. Mittels Laboruntersuchungen lässt sich feststellen, ob eine systemische Entzündung, eine Galleabflussstörung oder eine Gallenstein-bedingte Bauchspeicheldrüsenentzündung als Komplikation vorliegt [3].

Bei Verdacht auf Gallensteine im Gallengang sollte eine Ultraschalluntersuchung erfolgen. Da häufig der Gallengang transkutan nicht ausreichend gut einsehbar ist, stellt der endoskopische Ultraschall die beste Methode zum Nachweis bzw. Ausschluss von Gallensteinen im Gallengang dar, alternativ kann eine MRCP erfolgen [3].

Therapie

Bei Gallengangsteinen muss eine ERC (endoskopische retrograde Cholangioskopie) mit Papillotomie und Steinextraktion (Körbchen/Extraktionsballon) durchgeführt werden. Große Konkremente können ggf. mit einer mechanischen Lithotripsie oder cholangioskopisch mit einer intrakorporalen elektrohydraulischen Laserlithotripsie oder mittels einer extrakorporalen Stoßwellenlithotripsie (ESWL) zertrümmert werden, ehe sie entfernt werden können. Bei voroperierten Patienten (z. B. bei einer biliodigestiven Anastomose) kann durch eine perkutane transhepatische Cholangioskopie (PTC) eine Extraktion der Steine erfolgen. Nach erfolgreicher endoskopischer Gallengangsanierung sollte noch innerhalb desselben stationären Aufenthaltes (möglichst innerhalb von 72 Stunden) die steinhaltige Gallenblase chirurgisch entfernt werden [4].Die medikamentöse Lyse von Gallenblasensteinen mit Gallensäuren spielt wegen der Rezidivhäufigkeit keine Rolle mehr. Bei einer akuten Cholezystitis bei Steinleiden sollte die Gallenblase innerhalb der ersten 24 Stunden nach stationärer Aufnahme reseziert werden [4]. Die laparoskopische Cholezystektomie ist der Standardeingriff für die Gallenblasenentfernung. Weniger als 20 % der Gallensteinträger werden im Laufe des Lebens symptomatisch, sodass die Mehrzahl der Gallensteinträger keine Therapie benötigt. Bei einer asymptomatischen Cholezystolithiasis erfolgt nur bei Risikofaktoren (Polyp > 1 cm, Stein > 3 cm, Porzellangallenblase) eine Cholezystektomie [5].

Offene Fragen

–   Prospektive Untersuchungen zur Symptomfreiheit nach Cholezystektomie und deren Auswirkungen auf die Anzahl der Krankheitstage
–   Rolle der Genetik bei der Pathogenese des Gallensteinleidens und als Grundlage für individualisierte Präventionsstrategien
–   Studien zur Analyse der Umsetzung der Leitlinienempfehlungen (z. B. Cholezystektomie nach Choledocholithiasis innerhalb desselben stationären Aufenthaltes)

Literatur

[1]   Lammert F, Gurusamy K, Ko CW, et al. Gallstones. Nat Rev Dis Primers. 2016;2:16024.
[2]   Stokes CS, Lammert F. Transporters in Cholelithiasis. Biol Chem. 2012;393:3–10.
[3]   Gutt C, Jenssen C, Barreiros A-P, et al. Aktualisierte S3-Leitlinie der Deutschen Gesellschaft für Gastroenterologie, Verdauungs- und Stoffwechselkrankheiten (DGVS) und der Deutschen Gesellschaft für Allgemein- und Viszeralchirurgie (DGAV) zur Prävention, Diagnostik und Behandlung von Gallensteinen. Z Gastroenterol. 2018;56:912–966.
[4]   Gutt C, Schläfer S, Lammert F. Behandlung von Gallensteinleiden. Deutsches Ärzteblatt. 2020;117:148–157.
[5]   Lammert F, Acalovschi M, Ercolani G, et al. EASL Clinical Practice Guidelines on the prevention, diagnosis and treatment of gallstones. J Hepatol. 2016;65:146–181.

5.5.2 Epidemiologie und Gesundheitsökonomie

Juliana Hoeper, Christoph Schwarzbach, Ute Lohse, Ansgar Lange, Jan Zeidler, J.-Matthias von der Schulenburg

Prävalenz und Inzidenz

Die Prävalenz der Gallensteinerkrankung für die erwachsene Bevölkerung auf Basis sonographischer Diagnostik liegt zwischen 3,9 % [1] und 10,1 % [2]. Von allen Studien untersuchten Völzke et al. das größte Kollektiv von insgesamt 4.202 Personen in Vorpommern [2]. Die Gesamtprävalenz lag bei Erwachsenen bei 21,2 %. 57,1 % der Frauen zwischen 70 und 79 Jahren hatten sich in der Vergangenheit eine Cholezystektomie unterzogen oder litten aktuell unter Gallensteinen. Regressionsanalysen bestätigten, dass Personen mit einer Cholezystektomie älter, meist Frauen, weniger gebildet, häufiger unverheiratet und Raucher sind als Personen ohne Cholezystektomie.

Der höhere Anteil der Cholezystektomien bei Frauen wird auch durch die Ergebnisse von Timmer et al. [3] bestätigt. Diese Studie zeigte, dass sich die Prävalenz der Cholezystektomie zwischen 1985 und 1994 bei Frauen verdreifacht hat. Walcher et al. [4] ermitteln eine Gallensteinprävalenz von 8 %. Im Rahmen von Regressionsanalysen zeigen die Autoren, dass die Prävalenz mit dem Alter, weiblichen Geschlecht, Übergewicht und einer positiven familiären Vorgeschichte steigt.

Kratzer et al. (2021) [5] untersuchten im Jahr 2013 insgesamt 380 Personen, die Teil eines umfangreicheren initialen Kollektivs aus einer bevölkerungsbezogenen Querschnittstudie im Südwesten Deutschlands aus dem Jahr 2002 waren. Die Prävalenz von Gallenblasensteinen stieg von 3,8 % im Jahr 2002 auf 10,8 % im Jahr 2013. Für Frauen ergab sich ein mehr als doppelt so hoher Wert wie für Männer (15,1 % versus 7,2 %). In den unteren Altersgruppen (18–40 Jahre) wurden keine Gallenblasensteine diagnostiziert. Die durchschnittliche jährliche Inzidenz betrug 1,03 % (41–50 Jahre), 0,79 % (51–65 Jahre) und 0,63 % (älter als 65 Jahre). Die durchschnittliche jährliche Inzidenz von Gallenblasensteinen betrug 0,75 %, wobei Frauen vergleichsweise höhere Werte aufwiesen (1,04 % versus 0,53 % bei Männern).

Metha et al. (2021) [6] führten eine systematische Literaturrecherche und teilweise eine Metaanalyse der primären sklerosierenden Cholangitis durch, mit dem Ziel Prävalenz und Inzidenz weltweit zu ermitteln. Eine deutsche Studie lag dabei nicht vor. Die Inzidenz betrug 0,60 pro 100.000 Personenjahre (KI 95 %: 0,37–0,88). In einer gepoolten Subgruppenanalyse für Europa und Nordamerika betrug die Inzidenz 0,62 bzw. 0,53 pro 100.000 Personenjahre. Die Prävalenz lag zwischen 0 und 32 pro 100.000 Personen, wobei zwischen den Regionen erhebliche Unterschiede bestehen. Das Durchschnittsalter bei Diagnose war bimodal verteilt, mit relativen Spitzenwerten bei 15 und 35 Jahren. Insgesamt sind von dieser Diagnose mehr Männer betroffen und rund die Hälfte der Personen haben zusätzlich eine Form von CED.

Neben den Analysen zu den Risikofaktoren wie Ernährung, Geschlecht und Alter analysieren Völzke et al. den Einfluss verschiedener Komorbiditäten [2]. Personen mit Gallensteinen leiden häufiger unter Diabetes, Fettleber und haben höhere Cholesterinwerte als Personen ohne Gallensteine. Bei Kindern und Jugendlichen konnte eine geringe Gallenblasensteinprävalenz von 1 % ermittelt werden [7]. Hier basiert die Diagnose auf sonographischen Untersuchungen. Mittels Korrelationsanalyse zeigte Kratzer et al. (2021) [5], dass Gallenblasensteine mit Alter, Geschlecht, Body Mass Index und Bluthochdruck korrelieren.

Arbeitsunfähigkeits- und Sterbefälle sowie Rentenzugänge wegen verminderter Erwerbsfähigkeit

Im Jahr 2020 starben an Gallensteinen (ICD: K80 Cholelithiasis) insgesamt 926 Personen [8] (Tab. 5.15). Zusätzlich starben 1.236 Patienten an einer Gallenblasenentzündung (ICD: K81 Cholezystitis). Gemessen an der Bevölkerung entsprach dies einem Anteil von 1,0 (ICD: K80) bzw. 1,2 Fällen pro 100.000 Einwohner (ICD: K81). Insgesamt nehmen die Sterbefälle an Cholezystitis und Cholelithiasis einen Anteil von 43,70 % aller Sterbefälle im Bereich der Krankheiten der Gallenblase, der Gallenwege und des Pankreas (ICD: K80-K87) ein. Während mit 551 Todesfällen mit Cholelithiasis mehr Frauen als Männer (375 Fälle) verstarben, ist die Geschlechterverteilung bei der Cholezystitis nahezu gleichverteilt (609 Frauen und 627 Männer).

Bei den Arbeitsunfähigkeitsfällen wird die hohe ökonomische Bedeutung der Cholelithiasis deutlich [9]. Im Jahr 2020 wurden insgesamt 62.902 Arbeitsunfähigkeitsfälle mit durchschnittlich 17 Tagen je Fall gemeldet. Im Vergleich dazu sind 9.062 Fälle mit Cholezystitis und mit im Durchschnitt 21 Tagen je Fall dokumentiert worden. Dabei

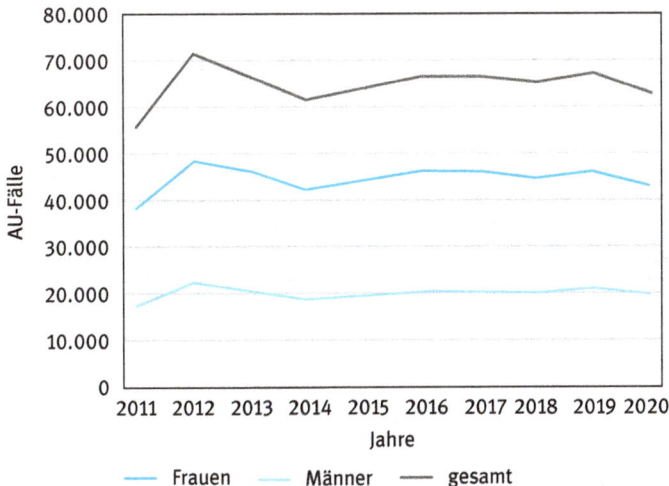

Abb. 5.14: Anzahl der AU-Fälle aufgrund der Cholelithiasis (ICD K80) nach Geschlecht 2011–2020 (eigene Darstellung in Anlehnung an das Bundesministerium für Gesundheit [9]).

stieg die Anzahl an Arbeitsunfähigkeitsfällen zwischen 2011 und 2016 von 55.701 auf 66.453 Fälle an und fiel zum Jahr 2020 wieder etwas ab (Abb. 5.14). Die durchschnittliche Dauer der Arbeitsunfähigkeit blieb dabei relativ stabil mit ca. 17 Tagen je Fall.

Neben der hohen Bedeutung an Arbeitsunfähigkeit durch Steinerkrankungen der Gallenblase und Gallenwege ist die Bedeutung der Renten aufgrund verminderter Erwerbsfähigkeit gering. Lediglich zehn (ICD: K80 Cholelithiasis) (Tab. 5.15) und vier (ICD: K81 Cholezystitis) (Tab. 5.16) Fälle wegen verminderter Erwerbsfähigkeit wurden für das Jahr 2016 registriert [10].

Tab. 5.15: Cholelithiasis (ICD K80).

	2016/2017	2020
Behandlungsfälle Krankenhaus	232.464	216.220
Krankenhausverweildauer	5,8 Tage	5,5 Tage
Behandlungstage Krankenhaus	1.342.428	1.196.708
Sterbefälle Krankenhaus	840	926
Inzidenz Krankenhaus (Fälle pro 100.000 Einwohner, altersstandardisiert)	n. v.	252
Arbeitsunfähigkeitsfälle (ohne Rentner)	66.453	62.902
Arbeitsunfähigkeitstage	1.102.261	1.061.172
Fälle stationäre Rehabilitation	277	208
vorzeitige Berentungen wegen verminderter Erwerbsfähigkeit (2015)	10	n. v.
Durchschnittliches Berentungsalter (2015)	51,00 Jahre (m) 52,00 Jahre (w)	n. v.

Arbeitsunfähigkeitsfälle (ohne Rentner) und Arbeitsunfähigkeitstage von Bundesministerium für Gesundheit (2016/2020), Sterbefälle, Behandlungsfälle Krankenhaus, Krankenhausverweildauer und Behandlungstage Krankenhaus von Statistisches Bundesamt (Todesursachenstatistik 2016/2020, Krankenhausstatistik 2016/2020), restliche Daten von Gesundheitsberichterstattung des Bundes (www.gbe-bund.de, 2015/2017/2020)

Tab. 5.16: Cholezystitis (ICD K81).

	2016/2017	2020
Behandlungsfälle Krankenhaus	16.784	16.309
Krankenhausverweildauer	7,7 Tage	7,3 Tage
Behandlungstage Krankenhaus	128.712	119.476
Sterbefälle Krankenhaus	1.000	1.236
Inzidenz Krankenhaus (Fälle pro 100.000 Einwohner, alters- standardisiert)	n. v.	19
Arbeitsunfähigkeitsfälle (ohne Rentner)	9.585	9.062
Arbeitsunfähigkeitstage	189.198	192.317
Fälle stationäre Rehabilitation	216	161
vorzeitige Berentungen wegen verminderter Erwerbsfähigkeit (2015)	4	n. v.
Durchschnittliches Berentungsalter (2015)	38,00 Jahre (m) 53,67 Jahre (w)	n. v.

Arbeitsunfähigkeitsfälle (ohne Rentner) und Arbeitsunfähigkeitstage von Bundesministerium für Gesundheit (2016/2020), Sterbefälle, Behandlungsfälle Krankenhaus, Krankenhausverweildauer und Behandlungstage Krankenhaus von Statistisches Bundesamt (Todesursachenstatistik 2016/2020, Krankenhausstatistik 2016/2020), restliche Daten von Gesundheitsberichterstattung des Bundes (www.gbe-bund.de, 2015/2017/2020).

Krankheitskosten

Die ACDC-Studie [11] von 2013 analysiert die Therapie der akuten Cholezystitis und vergleicht ein konservatives Vorgehen gegen eine frühzeitige Operation. Als sekundärer Endpunkt wurden auch die Kosten verglichen. Neben einer geringeren Morbidität und Mortalität zeigt sich, dass Patienten mit einer frühzeitigen Operation im Durchschnitt nur 5,4 Tage in der Klinik verweilten. Bei den später operierten Patienten dauert der Aufenthalt im Gegensatz dazu durchschnittlich 10 Tage. Dies führt zu deutlich niedrigeren Krankenhauskosten (2.919 € versus 4.262 €).

Neben dieser Studie gibt das Statistische Bundesamt nur einen Überblick über die Krankheitskosten für die ICD K80-K87 (Krankheiten der Gallenblase, der Gallenwege und des Pankreas). Insgesamt entstanden im Jahr 2008 für diese Erkrankungen Kosten in Höhe von 1,8 Mrd. € (2020: 2,6 Mrd. €). Bei der Differenzierung der Kosten nach Leistungsbereichen (Abb. 5.15) zeigt sich, dass die höchsten Kosten mit 65 % bei den Krankenhäusern entstehen. Die Arztpraxen nahmen mit 277 Mio. € 15 % der gesamten Kosten ein und bilden damit den zweitgrößten Kostenbereich.

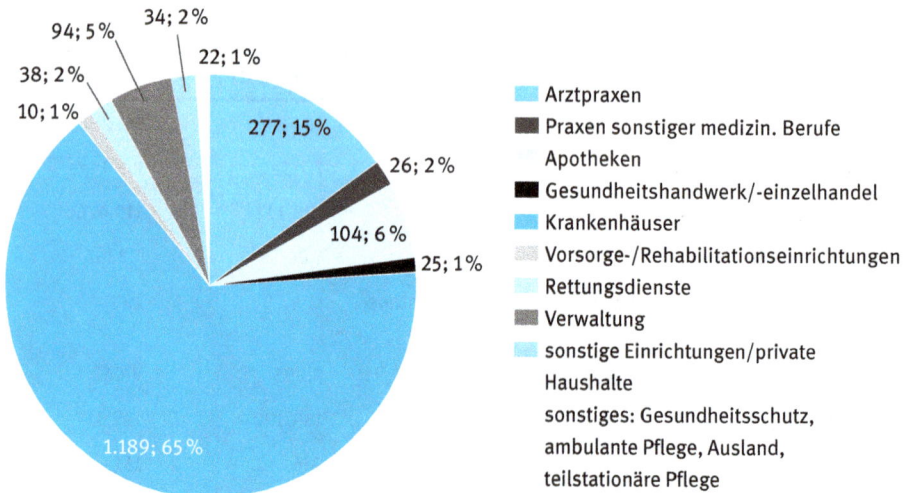

94; 5 %
34; 2 %
38; 2 %
22; 1 %
10; 1 %
277; 15 %
26; 2 %
104; 6 %
25; 1 %
1.189; 65 %

- Arztpraxen
- Praxen sonstiger medizin. Berufe
- Apotheken
- Gesundheitshandwerk/-einzelhandel
- Krankenhäuser
- Vorsorge-/Rehabilitationseinrichtungen
- Rettungsdienste
- Verwaltung
- sonstige Einrichtungen/private Haushalte
- sonstiges: Gesundheitsschutz, ambulante Pflege, Ausland, teilstationäre Pflege

Abb. 5.15: Krankheitskosten in Mio. € und % für Patienten mit Krankheiten der Gallenblase, der Gallenwege und des Pankreas (ICD K80-K87) im Jahr 2008 (eigene Darstellung in Anlehnung an Statistischen Bundesamt [12]).

Fazit

Zusammenfassend lässt sich festhalten, dass die Studien hinsichtlich der Diagnosestellung vergleichbar sind. Allerdings sind die Ergebnisse der Studien aufgrund des Studiensettings meist regional begrenzt und haben kleine Untersuchungsgruppen. Deshalb ist fraglich, wie repräsentativ die Ergebnisse für Deutschland sind. Eine Auswertung auf Basis von Routinedaten der gesetzlichen Krankenversicherung bietet sich für aktuelle Studien an, da die Erkrankung klar einer ICD-Kodierung zugeordnet werden kann. Dadurch könnten weitreichende Informationen bzgl. Prävalenz und Inzidenz, aber auch Vergleiche zwischen Geschlecht, Regionen, Altersgruppen oder assoziierten Kosten generiert werden.

Literatur

[1]   Kratzer W, Kachele V, Mason RA, et al. Gallstone prevalence in Germany: the Ulm Gallbladder Stone Study. Dig Dis Sci. 1998;43:1285–1291.
[2]   Volzke H, Baumeister SE, Alte D, et al. Independent risk factors for gallstone formation in a region with high cholelithiasis prevalence. Digestion. 2005;71:97–105.
[3]   Timmer A, Ahrens W, Stegmaier C, et al. Risk factors and surgery rates in gallstones. Results of a population-based study. Med Klin. 2000;95:672–677.
[4]   Walcher T, Haenle MM, Mason RA, et al. The effect of alcohol, tobacco and caffeine consumption and vegetarian diet on gallstone prevalence. Eur J Gastroenterol Hepatol. 2010;22:1345–1351.
[5]   Kratzer W, Klysik M, Binzberger A, Schmidberger J; EMIL-Study group. Gallbladder stone incidence and prevalence in Germany: a population-based study. Z Gastroenterol. 2021;59(8):859–864.

[6] Mehta TI, Weissman S, Fung BM, et al. Global incidence, prevalence and features of primary sclerosing cholangitis: A systematic review and meta-analysis. Liver international. 2021;41 (10):2418–2426.

[7] Kratzer W, Walcher T, Arnold F, et al. Gallstone prevalence and risk factors for gallstone disease in an urban population of children and adolescents. Z Gastroenterol. 2010;48:683–687.

[8] Statistisches Bundesamt. Gesundheit – Ergebnisse der Todesursachenstatistik für Deutschland ausführliche 4-stellige ICD-Klassifikation 2020.

[9] Bundesministerium für Gesundheit. Arbeitsunfähigkeit: Fälle und Tage nach Diagnosen 2020 – Ergebnisse der Krankheitsartenstatistik der gesetzlichen Krankenversicherung.

[10] Deutsche Rentenversicherung Bund. Statistik des Rentenzugangs. Zugriff: 15.02.2019.

[11] Gutt CN, Encke J, Koninger J, et al. Acute cholecystitis: early versus delayed cholecystectomy, a multicenter randomized trial (ACDC study, NCT00447304). Ann Surg. 2013;258:385–393.

[12] Statistisches Bundesamt. Krankheitskosten in Mio. Euro für Deutschland: Gliederungsmerkmale: Jahre, Geschlecht, ICD10, Einrichtung. www.gbe-bund.de.

5.6 Akute und chronische Pankreatitis

5.6.1 Medizinische Übersicht

Julia Mayerle, Markus M. Lerch

Definition

Die Pankreatitis ist eine Entzündung der Bauchspeicheldrüse, die (hoch) akut, in Schüben rezidivierend oder chronisch verlaufen kann und bei der übertragbare Erreger nach heutiger Kenntnis klinisch kaum eine Rolle spielen. Bei der akuten Verlaufsform kann es zu ausgedehnten Nekrosen der Bauchspeicheldrüse und ihrer benachbarten Organe im Bauchraum kommen. Dies geht oft einher mit Organversagen von Nieren, Herz-Kreislauf oder Lungen und mit einem sepsisähnlichen Krankheitsbild, das auf einer Intensivstation behandelt werden muss und in deutschen Krankenhäusern im Jahr 2016 zu 1805 Todesopfer geführt hat. Die Pankreatitis führt somit bei genauso vielen Patienten zum Tode wie die Adipositas. Einen BMI > 30 (Adipositas > Grad II) haben ca. 30 % der deutschen Bevölkerung. Etwa 20 % der Patienten mit akuter Pankreatitis entwickelt später eine chronische Pankreatitis. Verläuft die Pankreatitis mit rezidivierenden Entzündungsschüben wird das Pankreasparenchym durch fibrotisches Bindegewebe ersetzt. Folge dieses bindegewebigen, narbigen Umbaus ist ein fortschreitender Verlust der exokrinen (Verdauungsfermente) und endokrinen (Insulin) Pankreasfunktion. Daneben kommt es zu charakteristischen Komplikationen, wie z. B. Pseudozysten, Pankreasgangstenosen, Zwölffingerdarmstenosen, Gefäßkomplikationen, Kompression der Gallenwege, einer Mangelernährung sowie einem Schmerzsyndrom. Schmerzen stellen das Hauptsymptom von Patienten mit akuter oder chronischer Pankreatitis dar [1]. Die S3-Leitlinie zur akuten und chronischen Pankreatitis wurde unter der Federführung der DGVS 2022 veröffentlicht.

Pathogenese

Die häufigsten Ursachen für die akute Pankreatitis sind Gallensteine (30–50 %), die durch die Gallenwege wandern und dabei vorübergehend die Pankreassekretion blockieren [2] oder ein übermäßiger Alkoholgenuss (30–50 %). Allerdings beträgt während einer 20–30-jährigen Beobachtungszeit das Risiko für eine biliäre Pankreatitis unter asymptomatischen Gallensteinträgern nicht mehr als 2 % und das Risiko für eine Alkohol-bedingte Pankreatitis bei Personen mit Alkoholmissbrauch nur 2–3 %. Bei der chronischen Pankreatitis spielen Gallensteine kaum eine Rolle, chronischer Alkohol- und Nikotinabusus dagegen schon. In den USA nimmt die Inzidenz der Pankreatitis deutlich zu, obwohl der Alkoholkonsum rückläufig ist. Für beide Verlaufsformen kommt darüber hinaus eine Reihe metabolischer Erkrankungen (z. B. Fettstoffwechselstörungen, Nebenschilddrüsenüberfunktion), anatomische Fehlbildungen und vor allem erbliche Faktoren als Ursache in Frage [3,4]. In jüngster Zeit konnte Nikotinabusus als alleiniger Auslöser etabliert werden. Zunehmend wird das Augenmerk auf die subklinische Schädigung des Pankreas durch Medikamente, wie z. B. die Gliptine, gelegt. Die Signifikanz bleibt unklar. Bei einer großen Zahl von Patienten (über 20 %) wird trotz detaillierter Suche keine Ursache der Pankreatitis gefunden.

Diagnostik

Das wichtigste Symptom sowohl der akuten als auch der chronischen Pankreatitis sind gürtelförmige Bauchschmerzen, die häufig zur Einweisung ins Krankenhaus führen. Die Pankreatitis ist inzwischen der häufigste Grund für eine stationäre Krankenhauseinweisung unter allen nicht-bösartigen Erkrankungen der Verdauungsorgane [5]. In den USA werden die Behandlungskosten für jährlich 757.161 Arztkontakte auf über 2,8 Mrd. US-$ geschätzt [5]. Dies entspricht gegenüber 2006 einer Zunahme von 18 % und 0,4 % der Todesfälle im Krankenhaus versterben an einer Pankreatitis [5]. Neben den Schmerzen können Übelkeit, Erbrechen, fettige Durchfälle, ein Diabetes oder ein Ikterus Symptome einer Pankreatitis sein. Spezifische Laborwerte gibt es nur für die akute Verlaufsform der Pankreatitis, bei der die Aktivität von Enzymen der Bauchspeicheldrüse (Lipase oder Amylase) im Blut nachgewiesen wird. Sind diese über das dreifache der Norm erhöht, bei gleichzeitig bestehenden, charakteristischen Symptomen und es finden sich zusätzlich Hinweise auf eine Pankreatitis mittels bildgebender Methoden, dann kann die Diagnose als sicher gelten [6]. Aus der SHIP-Studie [7] wissen wir allerdings auch, dass bei extrapoliert 2,8 Mio. Symptomlosen in Deutschland erhöhte Lipasekonzentrationen im Blut nachweisbar sein können, was die Bedeutung von bildgebenden Verfahren wie Computertomographie, Kernspintomographie, Ultraschall und endoskopischem Ultraschall zusätzlich unterstreicht. Für die chronische Pankreatitis existiert kein Bluttest zur Stellung der Diagnose und allein bildgebende Verfahren verbunden mit einer charakteristischen Schmerzsymptomatik können sie sichern. Allenfalls zur Diagnostik von Spätfolgen bzw. Komplikationen wie der endokrinen (Blutzucker, HbA1c) oder exokrinen (Elastase im Stuhl) Insuffizienz stehen Labortests zur Verfügung. Die Möglichkeit, erbliche Ursachen einer Pankreatitis aufzuklären, ist in den letzten Jahren erheblich verbessert worden [5].

Therapie

Eine kausale Therapie für die Pankreatitis ist nicht bekannt. Bei der akuten Pankreatitis stehen die Behandlung der starken Schmerzen, der Ausgleich des schweren Verlusts von Flüssigkeit und damit die Abwendung eines (Multi-)Organversagens im Vordergrund. Bilden sich größere Nekroseareale im Bauchraum, können diese sich im Krankheitsverlauf mit Bakterien oder Pilzen infizieren und eine Ableitung und Entfernung des abgestorbenen Gewebes in den Magen oder über die Haut muss durch endoskopische, interventionelle oder minimal-invasive chirurgische Eingriffe erreicht werden. Infizierte Nekrosen bedürfen auch einer schnellen und zielgerichteten Antibiotikatherapie. Offene Operationen kommen zur Behandlung der akuten Pankreatitis kaum noch zum Einsatz [6]. Bei der chronischen Pankreatitis steht ebenfalls die Behandlung der Schmerzen sowie der Ersatz des fehlenden Insulins und der fehlenden Pankreasenzyme für die Verdauung im Vordergrund [1]. Darüber hinaus werden in erster Linie die Komplikationen der Erkrankung behandelt, was häufig auch eine therapeutische Endoskopie (Abb. 5.16) oder eine offene Operation erfordern kann. Klinische Studien mit dem Ziel, den natürlichen Verlauf der Pankreatitis

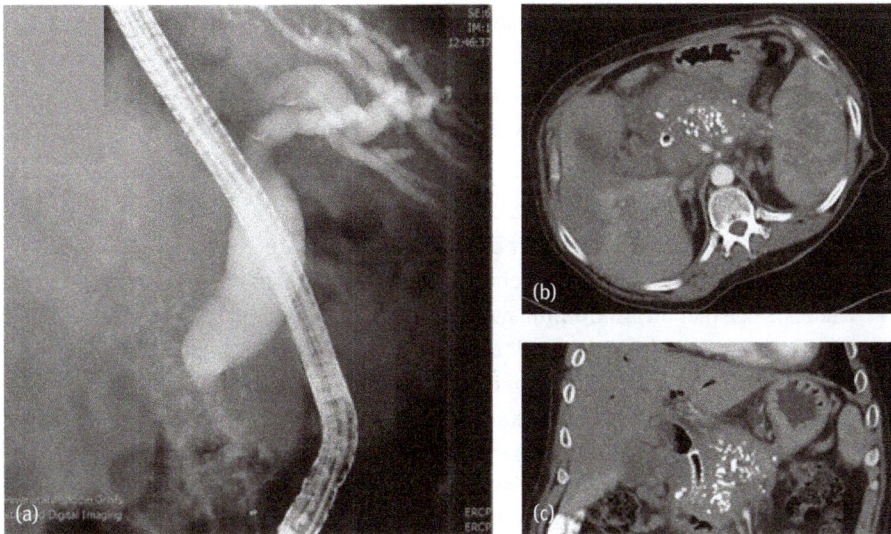

Abb. 5.16: Patient mit chronischer Pankreatitis und Verkalkungen im Pankreaskopf, die zu einem Aufstau des Hauptgallengangs geführt haben (ERCP mit Kontrastmittel im Gallengang in Teil (a). In Teil (b) und (c) ist die Computertomographie desselben Patienten gezeigt.

zu beeinflussen, werden zurzeit auch in Deutschland durchgeführt, haben aber bisher nicht zur Etablierung einer kausalen Therapie geführt.

Krankheitsfolgen

Aus internationalen Veröffentlichungen geht hervor, dass ein Drittel der Patienten, die an einer chronischen Pankreatitis leiden, ihren erlernten Beruf nicht mehr ausüben können und 40 % wegen ihrer Erkrankung arbeitsunfähig oder berentet werden [8]. Die Sterblichkeit der Erkrankung ist im Vergleich zur Normalbevölkerung über einen 15-Jahreszeitraum um 33 % erhöht [9] mit einer Hazard Ratio (HR) von 5,0. Patienten mit chronischer Pankreatitis sterben häufiger an Krebs (10,2 % im Vergleich zu 3,3 % bei Kontrollen) insbesondere an einem Pankreaskarzinom (HR 6,9). Dabei spielt keine Rolle, ob die chronische Pankreatitis mit einem Alkoholabusus assoziiert ist oder nicht. Das Risiko für zerebrovaskuläre Erkrankungen ist bei Patienten mit chronischer Pankreatitis auf das 1,3-fache (jeweils HR), das für Nierenerkrankungen auf 1,7, für Lungenerkrankungen auf 1,9, für Magen- und Duodenalulzera auf 3,6 und für Diabetes mellitus auf 5,2 erhöht, nicht dagegen das Risiko für einen Herzinfarkt [9].

Risiko für eine Krebserkrankung

Bei Vorliegen einer chronischen Pankreatitis ist das Risiko für ein Pankreaskarzinom 16-fach erhöht und bei Patienten, die zusätzlich rauchen 25-fach [10]. Das kumulative Lebenszeitrisiko für ein Pankreaskarzinom bei chronischer Pankreatitis beträgt etwa 5 %. Das relative Risiko für ein Pankreaskarzinom bei chronischer Pankreatitis beträgt 13 % [5] und bei hereditärer Pankreatitis 69 % [11]. Bemühungen um Präventions- oder Früherkennungsstrategien gegen das Pankreaskarzinom (Kap. 10.4.1) bei chronischer Pankreatitis waren bisher weitgehend erfolglos.

Offene Fragen

- Eine Reihe erblicher Faktoren für die Pankreatitis wurde inzwischen identifiziert, das Verständnis anderer möglicher kausaler Faktoren mit Behandlungsoption wie zum Beispiel die Mikrolithiasis oder Sludge sind ungeklärt.
- Zwar hat es in den letzten zehn Jahren erhebliche Fortschritte bei der Aufklärung der zellulären Ursachen der Pankreatitis sowie dem Verständnis der Immunantwort gegeben, diese in einen kausalen Therapieansatz umzusetzen, erfordert aber weitere größere Forschungsanstrengungen.
- Das Verständnis der Schmerzentstehung als führendes Symptom der Pankreatitis ist Grundvoraussetzung für eine Therapie, die die Lebensqualität verbessert und die Morbidität der Patienten senkt. Hier fehlt es an fachübergreifenden Konzepten, um vor allem Patienten zu identifizieren, für die endoskopische oder chirurgische Verfahren nicht zu einer Besserung der Symptome führt.

– Die Mechanismen der Fibrosierung des Organs und der Krebsentstehung bei chronischer Entzündung im Pankreas sind Mechanismen, die bei chronischen Entzündungen von Leber und Darm sehr ähnlich ablaufen. Hier stehen Anstrengungen für eine organübergreifende Erforschung dieser Mechanismen im Vordergrund, die sich direkt in therapeutische Konzepte übersetzen ließen.

Literatur

[1] Beyer G, Hoffmeister A, Michl P, et al. S3-Leitlinie Pankreatitis – Leitlinie der Deutschen Gesellschaft für Gastroenterologie, Verdauungs- und Stoffwechselkrankheiten (DGVS) – September 2021 – AWMF Registernummer 021–003. Z Gastroenterol. 2022;60(3):419–521.

[2] Hernandez CA, Lerch MM. Sphincter stenosis and gallstone migration through the biliary tract. Lancet. 1993;341(8857):1371–3.

[3] Mayerle J, Sendler M, Hegyi E, et al. Genetics, Cell Biology, and Pathophysiology of Pancreatitis. Gastroenterology. 2019;156(7):1951–1968.e1.

[4] Beyer G, Habtezion A, Werner J, Lerch MM, Mayerle J. Chronic pancreatitis. Lancet. 2020;396 (10249):499–512.

[5] Peery AF, Crockett SD, Murphy CC, et al. Burden and cost of gastrointestinal, liver, and pancreatic diseases in the United States: Update 2018. Gastroenterology. 2019;156(1):254–72.

[6] Working Group IAP/APA Acute Pancreatitis Guidelines. IAP/APA evidence-based guidelines for the management of acute pancreatitis. Pancreatology. 2013;4(2):e1-15.

[7] Beyer G, Mayerle J. (Lipase elevation) MMW Fortschr Med . 2021;163(18):66–69.

[8] Gastard J, Joubaud F, Farbos T, et al. Etiology and course of primary chronic pancreatitis in western France. Digestion. 1973;9(5):416–28.

[9] Bang UC, Benfield T, Hyldstrup L, Bendtsen F, Beck Jensen JE. Mortality, cancer, and comorbidities associated with chronic pancreatitis: a Danish nationwide matched-cohort study. Gastroenterology. 2014;146(4):989–94.

[10] Mahajan UM, Oehrle B, Sirtl S, et al. Independent Validation and Assay Standardization of Improved Metabolic Biomarker Signature to Differentiate Pancreatic Ductal Adenocarcinoma From Chronic Pancreatitis. Gastroenterology. 2022;163(5):1407–1422.

[11] Ellis I, Lerch MM, Whitcomb DC. Genetic testing for hereditary pancreatitis: guidelines for indications, counselling, consent and privacy issues. Pancreatology. 2001;1(5):405–15.

5.6.2 Epidemiologie und Gesundheitsökonomie

Juliana Hoeper, Christoph Schwarzbach, Ute Lohse, Ansgar Lange, Jan Zeidler, J.-Matthias von der Schulenburg

Prävalenz und Inzidenz

Lankisch et al. [1] ermittelten eine auf klinischen Anzeichen und verschiedenen diagnostischen Tests basierte altersadjustierte Inzidenz der akuten Pankreatitis in der Region Lüneburg über die Jahre 1987 bis 2006 von 16,0 pro 100.000 Personen pro Jahr bei Männern und 10,2 pro 100.000 Personen pro Jahr bei Frauen. Insgesamt konnten die Autoren kaum eine Veränderung der Inzidenz im Verlauf der betrachteten 20 Jahre feststellen. Lankisch et al. [2] analysierten zudem die Inzidenz der akuten Pankreatitis bei Patienten, die eine Dialyse erhalten hatten. Insgesamt wurden Informationen von 72.101 Patienten, die mindestens 6 Wochen dialysiert worden waren, eingeholt. Es zeigt sich eine Inzidenz von 75 Fällen pro 100.000 Personen pro Jahr. Völzke et al. [3] untersuchten die Prävalenz der chronischen Pankreatitis auf Basis des SHIP (Study of Health in Pomerania) Datensatzes. Nach Angaben der Probanden konnte eine selbstberichtete Prävalenz der chronischen Pankreatitis von 0,7 % ermittelt werden.

In einer jüngeren Studie haben Iannuzzi et al. 2022 [4] eine systematische Literaturrecherche und eine Metaanalyse bevölkerungsbezogener Studien durchgeführt, um die sich verändernden zeitlichen Trends der Inzidenz der akuten Pankreatitis weltweit zu untersuchen.

Die Inzidenz der akuten Pankreatitis hat von 1961 bis 2016 zugenommen (durchschnittliche jährliche Veränderung 3,07 %; 95 % KI: 2,30–3,84 %). Eine steigende Inzidenz wurde in Nordamerika (durchschnittliche jährliche Veränderung 3,67 %; 95 % KI: 2,76–4,57 %) und Europa (durchschnittliche jährliche Veränderung 2,77 %; 95 % KI: 1,91–3,63 %) beobachtet. In Asien war die Inzidenz der akuten Pankreatitis stabil (durchschnittliche jährliche Veränderung −0,28 %; 95 % KI: −5,03–4,47 %). Die häufigsten Ursachen waren Gallenerkrankungen und Alkohol.

Aufgrund der regional begrenzten Studienlage werden die Krankenhausfallzahlen aufgrund einer chronischen und akuten Pankreatitis dargestellt. Bei der chronischen Pankreatitis ist seit dem Jahr 2010 ein leichter, aber kontinuierlicher Anstieg zu beobachten, der ab dem Jahr 2020 leicht abnimmt (Abb. 5.17).

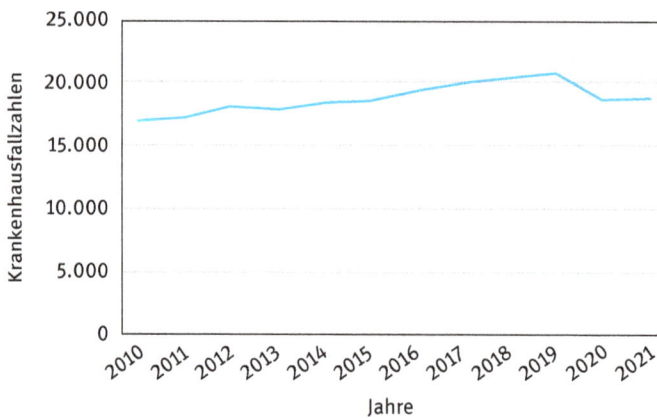

Abb. 5.17: Krankenhausfallzahl der chronischen Pankreatitis (ICD: K86) 2010–2021 (eigene Darstellung in Anlehnung an das Statistische Bundesamt [5]).

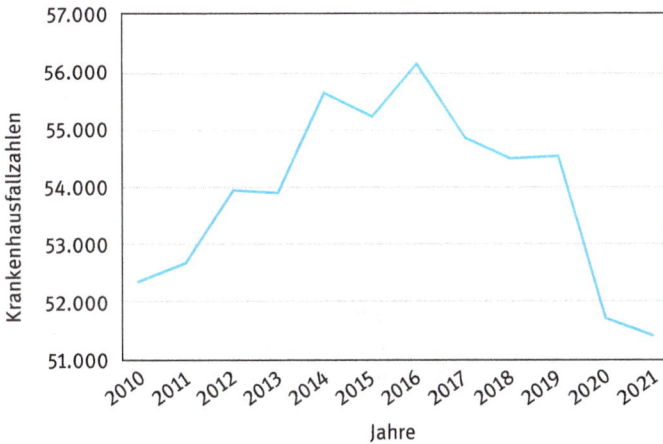

Abb. 5.18: Krankenhausfallzahl der akuten Pankreatitis (ICD: K85) 2010–2021 (eigene Darstellung in Anlehnung an das Statistische Bundesamt [5]).

So wurden im Jahr 2010 insgesamt 16.957 Fälle einer chronischen Pankreatitis stationär aufgenommen. Im Jahr 2019 waren es 20.779 und im Jahr 2020 nur 18.559 Fälle. Bei der akuten Pankreatitis stieg die Fallzahl von 2010 (52.373 Fälle) bis 2016 (56.149 Fälle) an und fällt seither bis auf einen Wert von 51.456 Fällen im Jahr 2021 (Abb. 5.18).

Arbeitsunfähigkeits- und Sterbefälle sowie Rentenzugänge wegen verminderter Erwerbsfähigkeit

Im Jahr 2020 starben insgesamt 1.356 Personen an einer akuten Pankreatitis (ICD: K85) [6] (Tab. 5.17).

Tab. 5.17: Akute Pankreatitis (ICD K85).

	2016/2017	**2020**
Behandlungsfälle Krankenhaus (2017)	54.885	51.720
Krankenhausverweildauer (2017)	9,5 Tage	9,2 Tage
Behandlungstage Krankenhaus (2017)	519.906	475.041
Sterbefälle Krankenhaus	1.447	1.356
Inzidenz Krankenhaus (Fälle pro 100.000 Einwohner, altersstandardisiert)	66	61
Arbeitsunfähigkeitsfälle (ohne Rentner) (2016)	16.235	15.503
Arbeitsunfähigkeitstage (2016)	395.532	399.662

Tab. 5.17: (fortgesetzt)

	2016/2017	2020
Fälle stationäre Rehabilitation (2017)	687	503
vorzeitige Berentungen wegen verminderter Erwerbsfähigkeit (2015)	61	n. v.
Durchschnittliches Berentungsalter (2015)	52,95 (m) 51,00 (w)	n. v.

Arbeitsunfähigkeitsfälle (ohne Rentner) und Arbeitsunfähigkeitstage von Bundesministerium für Gesundheit (2016/2020), Sterbefälle, Behandlungsfälle Krankenhaus, Krankenhausverweildauer und Behandlungstage Krankenhaus von Statistisches Bundesamt (Todesursachenstatistik 2016/2020, Krankenhausstatistik 2016/2020), restliche Daten von Gesundheitsberichterstattung des Bundes (www.gbe-bund.de, 2015/2017/2020)

Tab. 5.18: Chronische Pankreatitis (ICD K86).

	2016/2017	2020
Behandlungsfälle Krankenhaus (2017)	20.012	18.559
Krankenhausverweildauer (2017)	6,9 Tage	6,4 Tage
Behandlungstage Krankenhaus (2017)	137.532	118.881
Sterbefälle Krankenhaus	358	462
Inzidenz Krankenhaus (Fälle pro 100.000 Einwohner, altersstandardisiert)	24	22
Arbeitsunfähigkeitsfälle (ohne Rentner) (2016)	6.307	6.285
Arbeitsunfähigkeitstage (2016)	191.229	194.880
Fälle stationäre Rehabilitation (2017)	812	752
vorzeitige Berentungen wegen verminderter Erwerbsfähigkeit (2015)	229	n. v.
Durchschnittliches Berentungsalter (2015)	51,83 (m) 53,09 (w)	n. v.

Arbeitsunfähigkeitsfälle (ohne Rentner) und Arbeitsunfähigkeitstage von Bundesministerium für Gesundheit (2016/2020), Sterbefälle, Behandlungsfälle Krankenhaus, Krankenhausverweildauer und Behandlungstage Krankenhaus von Statistisches Bundesamt (Todesursachenstatistik 2016/2020, Krankenhausstatistik 2016/2020), restliche Daten von Gesundheitsberichterstattung des Bundes (www.gbe-bund.de, 2015/2017/2020)

Im Gegensatz zur akuten Pankreatitis starben im Jahr 2020 462 Personen an einer chronischen Pankreatitis (ICD: K86) [6] (Tab. 5.18). Damit stieg die Anzahl der Sterbefälle moderat von 450 im Jahr 2000 auf 462 Fälle im Jahr 2020. Die Anzahl der Arbeitsunfähigkeitstage aufgrund der akuten Pankreatitis ist von 2011 (347.661 Tage) bis 2020 (399.662 Tage) gestiegen.

Die Anzahl der Rentenzugänge wegen verminderter Erwerbsfähigkeit bei der akuten Pankreatitis ist eher gering. Im Jahr 2016 konnten 61 Rentenfälle aufgrund einer akuten Pankreatitis (ICD: K85) identifiziert werden. Dahingegen verursachte die chronische Pankreatitis (ICD: K86) insgesamt 229 Rentenfälle. Dabei lässt sich zwischen 2010 und 2016 ein leichter Rückgang beobachten. Diese Rentenfälle werden insbesondere von den Männern verursacht (67 % bei ICD: K86 chronische Pankreatitis; 76 % bei ICD: K85 akute Pankreatitis).

Krankheitskosten

Die Studie von Tittelbach-Helmrich et al. [7] analysierte Kosten in der Pankreaschirurgie und berücksichtigte neben Patienten mit chronischer Pankreatitis auch Patienten mit einem Pankreaskarzinom. In dieser Studie wurden im Durchschnitt Kosten in Höhe von 10.015 € für den stationären Aufenthalt im Rahmen einer Pankreaskopfresektion festgestellt. War die Pankreaskopfresektion von Komplikationen begleitet, lagen die Kosten im Durchschnitt bei 15.339 € und variierten in Abhängigkeit der Verläufe zwischen 10.441 € und 33.217 €. Die Studie wird ausführlicher im Kapitel der malignen Erkrankungen im Abschnitt für das Pankreaskarzinoms erläutert (siehe Kap. 8.4.2).

Sarri et al. (2019) [8] berichten die Ergebnisse einer systematischen Literaturrecherche. Dabei wurde eine Studie aus den USA identifiziert, die für Patienten mit einer schweren akuten Pankreatitis durchschnittliche stationäre Kosten von 136.730 US-$ (unbekanntes Kostenjahr) berichten, wenn die Patienten auf die Intensivstation verlegt wurden und nicht überlebten. Für diejenigen, die überlebten ergaben sich 88.434 US-$. Weiterhin berichten die Autoren die Ergebnisse identifizierter Studien bzgl. der Länge des Aufenthalts auf der Intensivstation in fünf EU-Ländern (milde bis schwere akute Pankreatitis: 7,6 Tage und schwere akute Pankreatitis: 3,8–28,4 Tage) [8]. Bei Patienten mit einer schweren akuten Pankreatitis berichteten die meisten Studien eine Krankenhausaufenthaltsdauer von 21 bis 51 Tagen.

Fazit

Anhand der systematischen Literaturrecherche wird deutlich, dass die epidemiologisch und noch stärker die gesundheitsökonomische Evidenz zur akuten und chronischen Pankreatitis sehr gering ausfällt. Eine der Studien zeigt, dass die Inzidenz der akuten Pankreatitis in den meisten Ländern der westlichen Welt im Laufe der Zeit stetig ansteigt. Für Deutschland liegen dieser Untersuchung aber auch nur eine der vorliegenden älteren Studien zugrunde [1]. Diese älteren Studien, die Studie von

Tittelbach-Helmrich et al. [7] sowie die Krankheitskostenberechnung vom statistischen Bundesamt [9] stellen keine umfassenden Analysen der jeweiligen Fragestellungen dar. Somit besteht in diesem Indikationsgebiet noch erheblicher Forschungsbedarf.

Literatur

[1] Lankisch PG, Karimi M, Bruns A, Maisonneuve P, Lowenfels AB. Temporal trends in incidence and severity of acute pancreatitis in Luneburg County, Germany: a population-based study. Pancreatology. 2009;9:420–426.
[2] Lankisch PG, Weber-Dany B, Maisonneuve P, Lowenfels AB. Frequency and severity of acute pancreatitis in chronic dialysis patients. Nephrol Dial Transplant. 2008;23:1401–1405.
[3] Völzke H, Ludemann J, Mayerle J, Kraft M, John U, Lerch MM. Prevalence and determinants of increased serum lipase levels in a general population. Pancreas. 2008;37:411–417.
[4] Iannuzzi JP, King JA, Leong JH, et al. Global Incidence of Acute Pancreatitis Is Increasing Over Time: A Systematic Review and Meta-Analysis. Gastroenterology. 2022;162(1):122–134.
[5] Statistisches Bundesamt. Gesundheit – Tiefgegliederte Diagnosedaten der Krankenhauspatientinnen und -patienten 2020.
[6] Statistisches Bundesamt. Gesundheit – Ergebnisse der Todesursachenstatistik für Deutschland ausführliche 4-stellige ICD-Klassifikation 2020.
[7] Tittelbach-Helmrich D, Abegg L, Wellner U, et al. Insurance costs in pancreatic surgery: Does the pecuniary aspect indicate formation of centers? Chirurg. 2011;82:154–159.
[8] Sarri G, Guo Y, Iheanacho I, Puelles J. Moderately severe and severe acute pancreatitis : a systematic review of the outcomes in the USA and European Union-5. BMJ Open Gastroenterology. 2019;6(1):e000248.
[9] Statistisches Bundesamt. Krankheitskosten in Mio. Euro für Deutschland. Gliederungsmerkmale: Jahre, Geschlecht, ICD10, Einrichtung. www.gbe-bund.de.

6 Gastrointestinale Infektionen

Christoph Lübbert

Der Gastrointestinaltrakt (GI-Trakt) ist mit einer Schleimhautoberfläche von 250–400 m² die größte Kontaktfläche zwischen Körper und exogen zugeführten Stoffen [1]. Dabei kommt es unvermeidlich zum Aufeinandertreffen mit potenziell pathogenen Erregern bzw. Toxinen. Aufgrund des niedrigen pH-Wertes im Magen sowie des Einflusses von Galle und Pankreasenzymen sind Infektionen des oberen GI-Trakts trotz der exponierten Stellung vergleichsweise selten. Geringere Säurekonzentrationen im Dünn- und Dickdarm ermöglichen das Überleben sowohl einer physiologischen Mikrobiota („Darmflora") als auch pathogener Erreger.

Infektiöse Durchfallerkrankungen zählen zu den häufigsten Erkrankungen weltweit. Nach Angaben der Weltgesundheitsorganisation (WHO) sind sie eine der 10 häufigsten Todesursachen, bei Kindern unter 5 Jahren sogar die zweithäufigste Todesursache weltweit mit mehr als 500.000 Todesopfern [2]. Unter den in Deutschland meldepflichtigen Infektionskrankheiten machen gastrointestinale Infektionen bis zu 60 % der Fälle aus [3]. Ursächlich kommen virale (vor allem Noro- und Rotaviren), bakterielle (vor allem *Campylobacter* spp., Salmonellen, darmpathogene *Escherichia coli*, seltener Shigellen) und parasitäre Erreger (vor allem Protozoen wie *Giardia lamblia*) in Betracht. Wichtige Meldedaten des Robert-Koch-Instituts (RKI) für das Jahr 2019 (vor der COVID-19-Pandemie) sind in Tab. 6.1 dargestellt.

Tab. 6.1: Meldepflichtige infektiöse Durchfallerkrankungen in Deutschland im Jahr 2019 [3]. (Auf die Darstellung der Zahlen während der Pandemie wurde an dieser Stelle bewusst verzichtet).

Norovirus-Enteritis	78.665
Campylobacter-Enteritis	61.526
Rotavirus-Enteritis	36.874
Salmonellose	13.693
Giardiasis/Lambliasis	3.296
Clostridioides-difficile-Infektion, schwerer Verlauf	2.262
Yersiniose	2.168
Kryptosporidiose	1.974
EHEC-Erkrankung (außer HUS)	1.877
Shigellose	627

Die Inzidenz der akuten infektiösen Diarrhoe liegt in Europa und Nordamerika bei ca. einer Episode pro Personenjahr [4]. Die meisten dieser Fälle nehmen einen leichten klinischen Verlauf und können ambulant behandelt werden. Allerdings ist ein steigender Anteil von Patienten aufgrund von Vorerkrankungen und/oder aufgrund ihres hohen Alters besonders gefährdet Komplikationen zu erleiden oder sogar an der Erkrankung zu sterben. So hat sich die Zahl der stationären Aufnahmen aufgrund einer akuten infektiösen Durchfallerkrankung in Deutschland zwischen 2001 und 2011 von 127.867 auf 282.199 Fälle mehr als verdoppelt, wobei die Sterblichkeitsrate etwa 10-fach angestiegen ist, insbesondere in der Gruppe der älteren Patienten über 65 Jahre [5]. Als ursächlich ist in erster Linie der signifikante Inzidenzanstieg von *Clostridioides-difficile*-Infektionen (CDI) (früher *Clostridium-*) anzusehen. Die Zahl der seit 2011 in Deutschland an einer gastrointestinalen Infektion Verstorbenen liegt damit deutlich höher als die Zahl der Verkehrstoten [6].

Besondere Bedeutung kommt gastrointestinalen Infektionen auch dadurch zu, dass es sich vornehmlich um leicht übertragbare Erkrankungen handelt, die in Krankenhäusern und Pflegeeinrichtungen zu größeren Ausbrüchen führen können [7]. Epidemien können aber auch durch Infektionsketten kontaminierter Nahrungsmittel bedingt sein, wie die schweren EHEC-Infektionen in Norddeutschland im Jahr 2011, ausgelöst durch kontaminierte Sprossen, gezeigt haben oder der durch kontaminierte Tiefkühlerdbeeren bedingte große Norovirus-Ausbruch insbesondere in Einrichtungen mit Gemeinschaftsverpflegung in Mitteldeutschland im Jahr 2012. Ausbrüche von Norovirus-bedingter Gastroenteritis sind vor allem auf Kreuzfahrtschiffen und anderen Einrichtungen der Tourismusbranche gefürchtet und von großer sozioökonomischer Bedeutung [7]. Für alle gastrointestinalen Infektionen gilt daher, dass die Prävention an allererster Stelle stehen sollte.

Literatur

[1] Lübbert C, Mutters R. Gastrointestinale Infektionen. Internist. 2017;58:149–69.

[2] World Health Organization (WHO). Diarrhoeal disease. http://www.who.int/mediacentre/factsheets/fs330/en/ (letzter Zugriff am 24. August 2022).

[3] Robert-Koch-Institut (RKI). Infektionsepidemiologisches Jahrbuch meldepflichtiger Krankheiten für 2019. Datenstand: 1. März 2020. https://www.rki.de/DE/Content/Infekt/Jahrbuch/Jahrbuch_2020.html (letzter Zugriff am 24. August 2022).

[4] Wilking H, Spitznagel H, Werber D, et al. Acute gastrointestinal illness in adults in Germany: a population-based telephone survey. Epidemiol Infect. 2013;141:2365–75.

[5] Lynen-Jansen P, Stallmach A, Lohse AW, Lerch MM. Development of gastrointestinal infectious diseases between 2000 and 2012. Z Gastroenterol. 2014;52:549–57.

[6] Deutsche Gesellschaft für Gastroenterologie, Verdauungs- und Stoffwechselkrankheiten (DGVS); Lerch MM, Lammert F (Hrsg.): Weißbuch Gastroenterologische Erkrankungen 2018/19. https://www.dgvs.de/wp-content/uploads/2018/07/Weißbuch-Gastroenterologie-2018-19.pdf (letzter Zugriff am 24. August 2022).

[7] Lübbert C. Gastrointestinale Infektionen: Steigende Hospitalisierungs- und Mortalitätsraten. Dtsch Ärztebl. 2019;116(1):S24-S29.

6.1 Clostridioides (früher Clostridium) difficile Infektionen

6.1.1 Medizinische Übersicht

Andreas Stallmach

Definition

Clostridioides difficile (*C. diff.*) ist ein anaerob wachsendes, gram-positives Stäbchenbakterium, welches bei bis zu 80 % der Kleinkinder und 1–3 % der gesunden Bevölkerung zur normalen Darmflora gehört. *C. diff.* bildet Sporen, die gegen Wärme und Austrocknung, aber auch gegen viele Desinfektionsmittel resistent sind. Die überall, insbesondere im Krankenhaus, vorkommenden Sporen werden leicht fäkal-oral übertragen [1].

Pathogenese

Unter physiologischen Bedingungen verhindert die Mikrobiota im Gastrointestinaltrakt direkt und indirekt (z. B. durch sekundäre Gallensäuren) das Auskeimen aufgenommener Sporen. Bilden sich die vegetativen Wachstumsformen, produzieren diese als zentrale Pathogenitätsfaktoren der Infektion die Enterotoxine A (TcdA) und Zytotoxine B (TcdB). Diese Toxine induzieren durch Aktivierung zahlreicher Signalkaskaden eine starke destruktive Inflammation und Apoptose der Enterozyten im Darm. Risikofaktoren für die *Clostridium diff.*-Infektion (CDI) sind somit eine gestörte intestinale Flora („Dysbiose") nach z. B. antibiotischer Therapie und eine reduzierte angeborene und erworbene Immunität insbesondere beim älteren Patienten (Immunseneszenz).

Klinisches Bild und Diagnostik

Die Infektion mit *C. diff.* ist die Hauptursache für nosokomiale gastrointestinale Infektionen in industrialisierten Ländern. Hochvirulente *C. diff.*-Stämme, z. B. der Ribotyp 027, haben in der Häufigkeit auch in Deutschland deutlich zugenommen. Die durch *C. diff.* verursachten Krankheitsbilder reichen von der unkomplizierten Diarrhoe bis hin zum toxischen Megakolon mit letalen Verläufen [2]. Die 30-Tage-Mortalität bei hospitalisierten Patienten mit einer CDI beträgt 25 %–30 % [3]. CDI-Patienten, die versterben, müssen nach Infektionsschutzgesetz ebenso wie Patienten, die wegen einer CDI hospitalisiert, auf eine Intensivstation verlegt oder operiert werden, dem Gesundheitsamt innerhalb von 24 Stunden nach Kenntnis im Rahmen der Arztmeldepflicht zur Kenntnis gebracht werden.

Bei Verdacht auf eine CDI sollte frühzeitig der Nachweis von *C. diff.* aus *einer* breiig-flüssigen Stuhlprobe geführt werden, um rasch eine Therapie einleiten zu können. Als erster Test bietet sich der Glutamat-Dehydrogenase (GDH)-Nachweis an. Der GDH-Nachweis ist aufgrund seiner Sensitivität bei niedriger Spezifität ein kostengünstiger und „schneller" Suchtest in zweistufigen Diagnosealgorithmen. Bei positivem Befund ist eine Bestätigung durch komplementäre Testverfahren (EIA, PCR oder Zellkultur) notwendig.

Therapie

Die CDI-Behandlung soll leitliniengerecht erfolgen [4]. Bei einem leichten Krankheitsbild kann bei Patienten ohne Risikofaktoren und unter klinischer Beobachtung der Spontanverlauf abgewartet und auf eine spezifische Therapie verzichtet werden. Dabei sollte, wenn möglich – wie bei allen Formen der CDI auch – das auslösende Antibiotikum abgesetzt werden. In anderen Fällen ist eine medikamentöse Therapie mit Fidaxomicin oder Vancomycin indiziert; dabei ist beim Vorliegen von Risikofaktoren für ein Rezidiv die Behandlung mit Fidaxomicin zu wählen. Zusätzlich kann Bezlotoxumab eingesetzt werden. Bezlotoxumab ist ein humaner monoklonaler Antikörper gegen das *C. diff*-Toxin B, welcher die Rezidivrate senkt, ohne dass ein Effekt auf die primäre Heilungsrate nachzuweisen ist. Problematisch ist die hohe Rate an Therapieversagen bei Patienten mit Risikofaktoren (Multimorbidität, keine Möglichkeit zur Beendigung der Antibiose, Alter), die teilweise über 60 % beträgt. Fulminante Verläufe auf der Intensivstation erfordern spezifisch angepasste interdisziplinäre Therapiemodalitäten. Ein fäkaler Mikrobiomtransfer (FMT, „Stuhltransplantation") kann nach mehrfachem Versagen der medikamentösen Behandlung in gastroenterologischen Zentren durchgeführt werden [5].

Offene Fragen

CDI stellen besondere Herausforderungen für das Gesundheitssystem dar.

- Neben den hygienischen Problemen in der Betreuung sind insbesondere die Rezidivneigung mit daraus bedingter Mortalität bei älteren Patienten mit Komorbiditäten zu adressierende Probleme. Lange stationäre Aufenthalte, insbesondere bei Patienten mit multiplen Rezidiven, sind mit einer relevanten Unterdeckung der Kosten durch die Erlöse im DRG-System verknüpft (Abb. 6.1) [6]. Ob diese Probleme mit der Einführung neuer Antibiotika wie Cadazolid, Ridinilazol und Surotomycin oder Toxinbindern oder Mikrobiota-basierten Therapieverfahren gelöst werden können, bleibt durch Studien, einschließlich von Projekten der Versorgungsforschung, zu belegen.
- Prophylaktische Ansätze, die das Mikrobiom modifizieren (Probiotika im Sinne von Bakterien oder Hefen), oder Vakzinierungen erscheinen pathophysiologisch sinnvoller; auch hier ist aber der Beleg für einen therapeutischen Mehrwert zu führen.
- Bis zur Etablierung dieser Konzepte ist der FMT bei Patienten mit rezidivierenden CDI ein sinnvolles Therapieprinzip; eine Anerkennung und adäquate Finanzierung einschließlich der Kosten für ein Spenderscreening sind zu fordern.
- Langfristig können nur eine verbesserte prästationäre Risikoreduktion, die Implementierung effektiverer Behandlungskonzepte, angemessene Hygienemaßnahmen und eine bessere Dokumentation des offensichtlichen Mehraufwands in Krankenhäusern, die mit der *C. difficile*-Infektion verbundenen Probleme lösen.

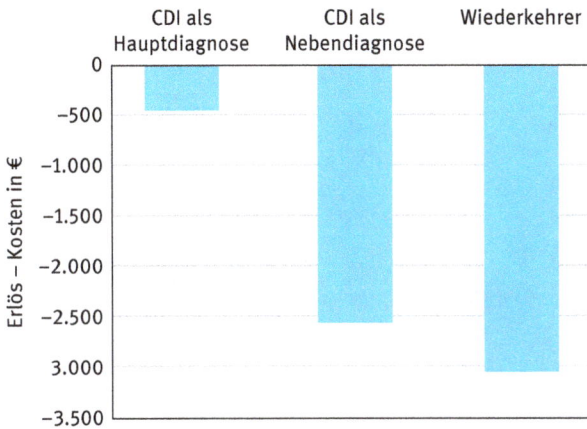

Abb. 6.1: Finanzielle Unterdeckung bei stationär behandelten Patienten mit CDI (nach [6]).

Literatur

[1] Lessa FC, Mu Y, Bamberg WM, et al. Burden of Clostridium difficile infection in the United States. The New England journal of medicine. 2015;372:825–834.

[2] Lübbert C, John E, von Müller L. Clostridium-difficile-Infektion: Leitliniengerechte Diagnostik- und Behandlungsoptionen. Deutsches Ärzteblatt international. 2014;111:723–731.

[3] Katzer KC, Hagel S, Reuken PA, Bruns T, Stallmach A. Development and validation of a simple and robust model to predict 30-day mortality in patients with Clostridioides difficile-associated enterocolitis. BMJ Open Gastroenterol. 2020;7(1):e000468. doi: 10.1136/bmjgast-2020-000468.

[4] Manthey C, Reuken PA, et al. Aktualisierte S2k-Leitlinie zu gastrointestinalen Infektionen. In Vorbereitung.

[5] Hagel S, Fischer A, Ehlermann P, et al. Fecal microbiota transplant in patients with recurrent Clostridium difficile infection—a retrospective multicenter observational study from the Micro-Trans registry. Deutsches Ärzteblatt international. 2016;113(35–36):583–589.

[6] Grube RF, Heinlein W, Scheffer H, et al. Ökonomische Auswirkungen einer Clostridium-difficile-Enterokolitis in deutschen Krankenhäusern auf der Basis von DRG-Kostendaten. Zeitschrift fur Gastroenterologie. 2015;53:391–397.

6.1.2 Epidemiologie und Gesundheitsökonomie

Juliana Hoeper, Christoph Schwarzbach, Ute Lohse, Ansgar Lange, Jan Zeidler, J.-Matthias von der Schulenburg

Prävalenz und Inzidenz

Im Jahr 2021 wurden 1.594 Fälle von *Clostridium difficile*-Infektionen (CDI) mit schwerem Verlauf gemeldet [1]. Das entspricht einer Inzidenz von 1,92 Fällen pro 100.000 Einwohner, wobei die höchste Inzidenz in der Altersgruppe der Personen über 79 Jahren vorliegt. Obwohl die tatsächlichen Zahlen aufgrund der sich ändernden Referenzdefinitionen, die zum Teil auch auf Länderebene abweichen, schwer zu

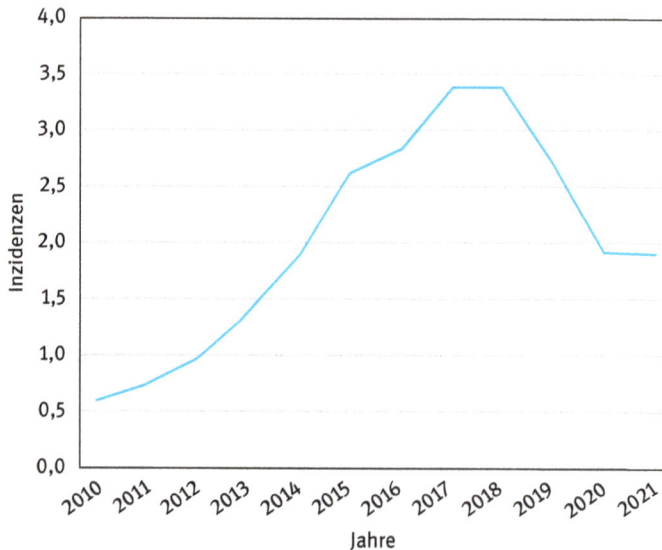

Abb. 6.2: Inzidenz von Clostridium difficile pro 100.000 Einwohner Jahr 2010–2021 (eigene Darstellung in Anlehnung an RKI [1]).

erfassen sind, ist ein Anstieg von 2010 bis 2018 und seither eine Reduktion zu verzeichnen (siehe Abb. 6.2). Das RKI erfasst zudem den Anteil der hospitalisierten Fälle und den Anteil der Verstorbenen bei den jeweiligen meldepflichtigen Fällen. Bemerkenswert ist, dass im Falle der *Clostridium difficile*-Infektion mit schwerem Verlauf, 2020 fast alle dieser Fälle hospitalisiert wurden (96 %) und rund 19 % verstorben sind [2].

Die Daten des Robert-Koch-Instituts stellen zudem den deutlichen Anstieg der Inzidenz der *Clostridium difficile*-Infektion mit dem Alter dar (siehe Abb. 6.3) [1].

Gastmeier et al. [4] und Bauer et al. [5] untersuchten die Inzidenz für die *Clostridium difficile*-assoziierte Diarrhö (CDAD). Gastmeier et al. ermittelten eine Inzidenz in Höhe von 465 Fällen pro 100.000 Einweisungen (8,4 % konnten als schwerwiegend eingestuft werden) wohingegen Bauer et al. eine Inzidenz von 600 Fällen pro 100.000 Einweisungen dokumentieren konnte. Beide Studien zeigten darüber hinaus, dass ein Großteil der Fälle nosokomial verursacht ist.

Neben einer hohen Krankheitsbelastung spielt auch die Durchseuchung mit *Clostridium difficile* eine entscheidende Rolle. In ihrer 2018 veröffentlichten Studie untersuchten Arvand et al. [6] die Häufigkeit des *Clostridium difficile*-Erregers bei Patienten aus fünf verschiedenen deutschen Rehabilitationskliniken in den Jahren 2010 und 2011. Von den 305 in die Studie eingeschlossenen Patienten konnte bei 11,1 % der *Clostridium difficile*-Erreger nachgewiesen werden. Die Häufigkeit variierte dabei stark zwischen den Kliniken (1,6 %–26,3 %) und war signifikant höher in neurologischen Rehabilitationskliniken. Huebner et al. [7] analysierten in ihrer Studie aus dem

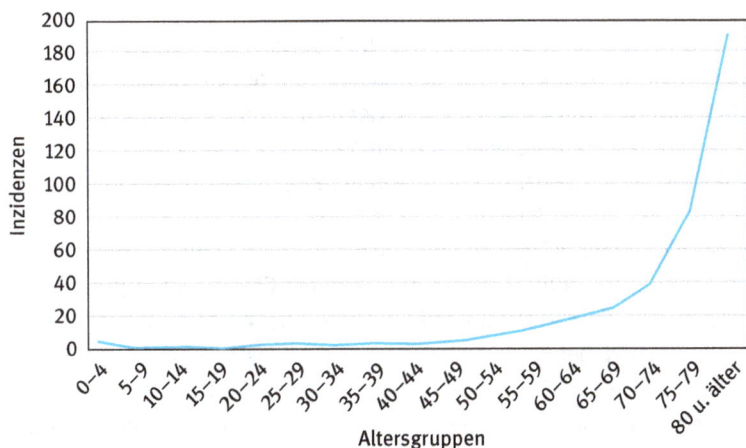

Abb. 6.3: Inzidenz der Clostridium difficile-Infektion mit schwerem Verlauf pro 100.000 Einwohner nach Altersgruppen 2021 (eigene Darstellung in Anlehnung an RKI [1]).

Jahr 2016 die Punktprävalenz von multiresistenten Bakterien und *Clostridium difficile* in 329 deutschen Krankenhäusern. Aus den aus 2014 stammenden Daten von 73.983 Patienten, ergab sich eine *Clostridium difficile* Punktprävalenz in Höhe von 0,74 %.

Arbeitsunfähigkeits- und Sterbefälle sowie Rentenzugänge wegen verminderter Erwerbsfähigkeit

Im Jahr 2020 wurden insgesamt 3.089 Sterbefälle aufgrund von infektiösen Darmkrankheiten (ICD: A00-A09) registriert (Tab. 6.2) [8]. Mit 950 Fällen war die *Clostridium difficile*-Infektion (ICD: A04.7) für ca. 30 % aller Sterbefälle verantwortlich (Abb. 6.4).

Da die Arbeitsunfähigkeitsdaten und Informationen zu den Rentenzugängen aufgrund von verminderter Erwerbsfähigkeit nicht ausreichend detailliert vorliegen, um zwischen unterschiedlichen gastrointestinalen Infektionen zu differenzieren, werden die Zahlen dazu aggregiert dargestellt.

Für den ICD Bereich A04 „Sonstige bakterielle Darminfektionen", unter dem auch die Zahlen zu *Clostridium difficile* zusammengefasst sind, wurden für das Jahr 2020 insgesamt 16.301 Fälle mit 137.068 AU-Tagen identifiziert. Einschränkend muss darauf hingewiesen werden, dass aufgrund des fehlenden Detaillierungsgrades der Informationen nicht eindeutig bestimmbar ist, auf welche Krankheit diese Werte entfallen. So zählen zu diesem Bereich z. B. auch Infektionen mit *Escherichia coli* (*E. coli*).

Die Zahlen der Rentenzugänge aufgrund von verminderter Erwerbsfähigkeit im Zusammenhang mit infektiösen Darmkrankheiten sind sehr gering und werden daher nicht weiter dargestellt. Lediglich 11 Fälle wurden im Jahr 2015 registriert [10].

Krankheitskosten

Grube et al. [12] analysieren in ihrer Studie aus 2015 darüber hinaus die ökonomischen Folgen einer CDAD in deutschen Krankenhäusern auf der Grundlage von DRG-Kostendaten. Das Projekt der DRG-Arbeitsgruppe der Deutschen Gesellschaft für Gastroenterologie, Verdauungs- und Stoffwechselkrankheiten (DGVS) umfasst dabei die Analyse von 2.767 Fällen mit CDAD. Die Analysen ergaben, dass sowohl bei Patienten mit einer CDAD als Hauptdiagnose (n = 817) als auch als Nebendiagnose (n = 1.840) eine deutlich erhöhte Verweildauer gegenüber der Kontrollgruppe nachgewiesen werden konnte. Die Fallkosten in der Gruppe mit CDAD als Hauptdiagnose waren im Schnitt um 535 € höher als in der Kontrollgruppe (4.132 € vs. 3.597 €). In der Gruppe mit CDAD als Nebendiagnose stiegen die Fallkosten sogar um 6.300 € (19.381 € vs. 13.082 €). Für beide Gruppen konnte eine deutliche Unterdeckung ihrer durch das DRG-System erreichten Erlöse gegenüber der Kontrollgruppe gezeigt werden (Kap. 6.1.1, Abb. 6.1). Mittels einer systematischen Literaturrecherche untersuchen Stadler et al. [13] ökonomische Evaluationen der Transplantation von fäkalen Mikrobiota für verschiedene Indikationen. Initial berichten sie aus zwei weiteren Studien für das Jahr 2015 Kosten für die *Clostridium difficile*-Infektion (CDI) und die damit verbundene Behandlung von 6,3 Milliarden US-$ für die USA und 3 Milliarden € pro Jahr für Europa. Die Kosten lagen demnach zwischen 5.798 € und 11.202 € pro Episode. Für die fäkale Mikrobiota-Transplantation (FMT) waren die ökonomischen Ergebnisse bei der Behandlung einer initialen CDI nicht eindeutig. Bei der Behandlung der wiederkehrenden CDI zeigten die Studien, dass FMT dominant oder zumindest kosteneffektiv bei einem Schwellenwert von $50.000 US$/QALY war.

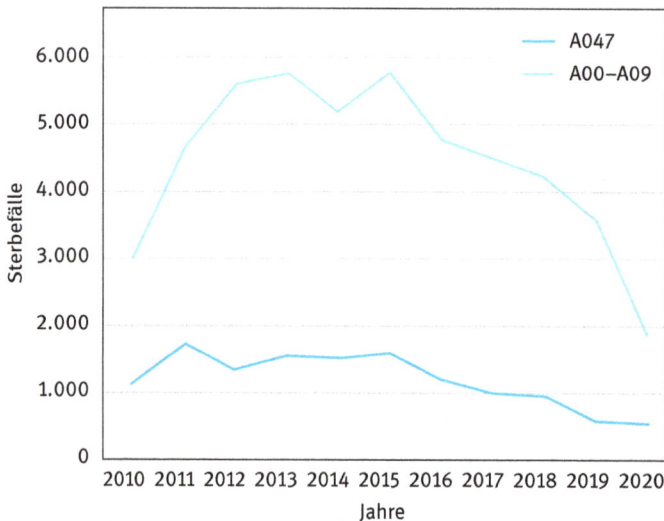

Abb. 6.4: Sterbefälle von infektiösen Darmkrankheiten (ICD A00-A09) und *Clostridium difficile*-Infektion (ICD A04.7) (eigene Darstellung in Anlehnung an das Statistische Bundesamt [8]).

Tab. 6.2: Infektiöse Darmkrankheiten (ICD A00-A09).

	2016/2017	2020
Behandlungsfälle Krankenhaus	251.726	147.199
Krankenhausverweildauer	4,6 Tage	4,8 Tage
Behandlungstage Krankenhaus	1.145.924	707.335
Sterbefälle Krankenhaus	4.008	3.089
Inzidenz Krankenhaus (Fälle pro 100.000 Einwohner, altersstandardisiert)	n. v.	166
Arbeitsunfähigkeitsfälle (ohne Rentner)	2.735.246	1.944.759
Arbeitsunfähigkeitstage	11.910.668	9.874.074
Fälle stationäre Rehabilitation	369	196
vorzeitige Berentungen wegen verminderter Erwerbsfähigkeit (2015)	11	n. v.
Durchschnittliches Berentungsalter	48,33 Jahre (m) 48,80 Jahre (w)	n. v.

Arbeitsunfähigkeitsfälle (ohne Rentner) und Arbeitsunfähigkeitstage von Bundesministerium für Gesundheit (2016/2020), Sterbefälle, Behandlungsfälle Krankenhaus, Krankenhausverweildauer und Behandlungstage Krankenhaus von Statistisches Bundesamt (Todesursachenstatistik 2016/2020, Krankenhausstatistik 2016/2020), restliche Daten von Gesundheitsberichterstattung des Bundes (www.gbe-bund.de, 2015/2017/2020)

Fazit

Die teils fehlende Differenzierungsmöglichkeit der verschiedenen Erkrankungen der ICD A00–A09 erschwert die eindeutige Zuordnung und Untersuchung der betrachteten CDI. Es zeigt sich eine mit dem Alter stark ansteigende Inzidenz, wobei die Sterbefälle seit einigen Jahren rückläufig sind. Aus ökonomischer Perspektive stellen die Infektionen eine Herausforderung dar und bedürfen gleichzeitig noch weiterer Forschung.

Literatur

[1]   Robert Koch-Institut. SurvStat@RKI 2.0; https://survstat.rki.de.
[2]   Robert Koch-Institut 2020. Infektionsepidemiologisches Jahrbuch meldepflichtiger Krankheiten für 2020, Berlin.
[3]   Statistisches Bundesamt. Gesundheit – Tiefgegliederte Diagnosedaten der Krankenhauspatientinnen und -patienten 2020.
[4]   Gastmeier P, Weitzel-Kage D, Behnke M, Eckmanns T. Surveillance of Clostridium difficile-associated diarrhoea with the German nosocomial infection surveillance system KISS (CDAD-KISS). International journal of antimicrobial agents. 2009;33(1):19-23.

[5]   Bauer MP, Notermans DW, van Benthem BH, et al. Clostridium difficile infection in Europe: a hospital-based survey. Lancet (London, England). 2011;377:63–73.

[6]   Arvand M, Ruscher C, Bettge-Weller G, Goltz M, Pfeifer Y. Prevalence and risk factors for colonization by Clostridium difficile and extended-spectrum beta-lactamase-producing Enterobacteriaceae in rehabilitation clinics in Germany. The Journal of hospital infection. 2018;98:14–20.

[7]   Huebner N-O, Dittmann K, Henck V, Wegner C, Kramer A. Epidemiology of multidrug resistant bacterial organisms and Clostridium difficile in German hospitals in 2014: Results from a nationwide one-day point prevalence of 329 German hospitals. BMC infectious diseases. 2016;16:467.

[8]   Statistisches Bundesamt. Gesundheit – Ergebnisse der Todesursachenstatistik für Deutschland ausführliche 4-stellige ICD-Klassifikation 2020.

[9]   Bundesministerium für Gesundheit. Arbeitsunfähigkeit: Fälle und Tage nach Diagnosen 2020 – Ergebnisse der Krankheitsartenstatistik der gesetzlichen Krankenversicherung.

[10]   Deutsche Rentenversicherung Bund. Statistik des Rentenzugangs. Zugegriffen: 15. Januar 2019.

[11]   Watt M, McCrea C, Johal S, Posnett J, Nazir J. A cost-effectiveness and budget impact analysis of first-line fidaxomicin for patients with Clostridium difficile infection (CDI) in Germany. Infection 2016;44:599–606.

[12]   Grube RF, Heinlein W, Scheffer H, et al. Economic burden of Clostridium difficile enterocolitis in German hospitals based on routine DRG data. Zeitschrift fur Gastroenterologie. 2015;53:391–397.

[13]   Stalder T, Kapel N, Diaz S, et al. A systematic review of economic evaluation in fecal microbiota transplantation. Infection Control and Hospital Epidemiology. 2020;41(4):458–466.

6.2 Salmonellosen

6.2.1 Medizinische Übersicht

Simone Lieberknecht, Maria Vehreschild

Definition

Salmonellen sind gramnegative stäbchenförmige Bakterien und werden der Familie der *Enterobacteriaceae* zugeordnet. Es werden die beiden Spezies *S. bongori* und *S. enterica* voneinander unterschieden, wobei letztere in sechs Subspezies unterteilt wird. Aufgrund des klinischen Erscheinungsbildes werden üblicherweise Enteritis-Salmonellen von den Typus- und Paratyphus-Salmonellen abgegrenzt. Die erste Gruppe, zu der *Salmonella* Enteritidis und *Salmonella* Typhimurium gehören, führt beim Menschen meist zu Durchfallerkrankungen. Sie leben als natürliche Kommensalen im Darm von Tieren wie Vögeln, Reptilien oder landwirtschaftlichen Nutztieren, weshalb durch sie verursachte Erkrankungen zu den Zoonosen gezählt werden. Die typhoidalen Serotypen *Salmonella* typhi sowie *S.* paratyphi wiederum treten (mit Ausnahme einer Variante des Paratyphus B) ausschließlich beim Menschen auf und können schwere systemische Infektionen mit möglicher Darmbeteiligung hervorrufen. Der Begriff Salmonellose bezieht sich auf durch nichttyphoidale Salmonellen verursachte Erkrankungen, welche Gegenstand des nachfolgenden Kapitels sind.

Pathogenese

Nichttyphoidale Salmonellen zählen zu den Hauptverursachern infektiöser Gastroenteritiden weltweit. Während Salmonellen in Deutschland vor ca. zwei Jahrzehnten noch der führende Erreger bakterieller Durchfallerkrankungen waren, verringerten sich die Fallzahlen seit Einführung der Schutzimpfung für Geflügel kontinuierlich [1]. Demnach wurden im Jahr 2018 15.732 Salmonellen Infektionen an das RKI gemeldet [2]. Typischerweise tritt der Erkrankungsgipfel im Spätsommer auf mit den höchsten Inzidenzen unter Kleinkindern. Hauptreservoir sind landwirtschaftliche Nutztiere wie Geflügel, Rinder oder Schweine. Eine Infektion erfolgt meist peroral durch den Verzehr von rohem Fleisch oder nicht ausreichend erhitzten eihaltigen Speisen und Milchprodukten. Auch Erkrankungen durch kreuzkontaminierte Lebensmittel oder durch direkten Kontakt mit Salmonellen ausscheidenden Tieren wie z. B. als Haustiere gehaltenen Reptilien sind möglich [3]. Selten sind Übertragungen von Mensch zu Mensch vor allem unter nosokomialen Bedingungen bei prädisponierten Patienten oder unter mangelhafter Einhaltung der Hygienevorschriften beschrieben [2]. Die Infektionsdosis ist mit 10^4–10^6 meist relativ hoch. Abhängig von dieser und dem Serovar beträgt die Inkubationszeit 6–72 Stunden. Die Erkrankung manifestiert sich als akute Durchfallerkrankung, begleitet von Kopfschmerzen, leichtem Fieber und gelegentlich auch Erbrechen. Sie ist meist selbstlimitierend mit einem Sistieren des Fiebers nach zwei bis drei Tagen und einer Resolution der Diarrhoen innerhalb von einer Woche. Es werden jedoch auch Bakteriämien beschrieben (ca. 5 % bei gesunden Erwachsenen), die insbesondere bei Säuglingen, älteren oder abwehrgeschwächten Personen auftreten und zu einem septischen Verlauf mit extraintestinalen Manifestationen führen können. Das Risiko für eine invasive Infektion ist im Vergleich mit anderen bakteriellen Durchfallerregern bis zu 6-mal höher [4]. Die Ausscheidung der Bakterien und damit die Ansteckungsfähigkeit erstreckt sich im Durchschnitt auf 4–7 Wochen. Zur dauerhaften Erregerausscheidung (definiert als Salmonellenausscheidung über 1 Jahr) kommt es bei ansonsten gesunden Erwachsenen in nur unter einem Prozent, bei allerdings teils höheren Inzidenzen unter kleinen Kindern, älteren Menschen oder Patienten mit Pathologien der Gallenwege [5].

Diagnostik

Bei Verdacht auf eine infektiöse Gastroenteritis sollte vor allem bei länger andauernden Diarrhoen (> 3 Tage), Blut im Stuhl oder schweren Verläufen mit Hospitalisation eine Asservation von Stuhlkulturen erfolgen. Auch Rektalabstriche, Erbrochenes oder kontaminierte Lebensmittel sind für die mikrobiologische Diagnostik geeignet. Der Nachweis erfolgt durch die kulturelle Erregeranzucht mit nachfolgender Differenzierung über serologische, biochemische oder genotypische Verfahren. Der kulturelle Nachweis erlaubt auch eine Antibiotika-Resistenzbestimmung, welche aufgrund der zunehmenden Resistenzentwicklung stets angestrebt werden sollte [6]. Da der mikrobiologische Nachweis meist 2–3 Tage in Anspruch nimmt, stehen auch verschiedene

Schnelltests zur Verfügung, die beispielsweise bestimmte von Salmonellen freigesetzte Enzyme erkennen können. Immer häufiger zur Anwendung kommen zudem Multiplex-PCR-Methoden, mit denen durch Detektion spezifischer Gene schon kleinste Erregermengen identifiziert werden können.

Bei systemischen Verlaufsformen mit Bakteriämie können Salmonellen auch in Blutkulturen angezüchtet werden. Es sollte also immer daran gedacht werden, insbesondere bei Patienten mit persistierendem Fieber oder einem erhöhten Risiko für invasive Infektionen, auch Blutkulturen abzunehmen.

Prävention und Therapie

Salmonellen können sich bei Temperaturen zwischen 10° C bis 47° C vermehren und lassen sich nicht durch Einfrieren abtöten. Lediglich ein Erhitzen der Nahrung auf über 70° C für mindestens 10 Minuten oder das gründliche Waschen und Schälen von Nahrungsmitteln schützt ausreichend vor einer Infektion. Darüber hinaus sind zur Prävention die allgemeinen Regeln der Händehygiene und die entsprechenden Bedingungen bei der Produktion, Lagerung und dem Transport von Lebensmitteln einzuhalten. Salmonellen (Dauer)ausscheider dürfen nicht in Lebensmittelbetrieben tätig sein. Bei Ausbrüchen ist das Gesundheitsamt zu informieren, bei vermuteter Übertragung durch kontaminierte Lebensmittel müssen auch die Lebensmittelüberwachungsbehörden benachrichtig werden.

Therapeutisch sollte bei unkomplizierten Salmonellosen keine Antibiotikatherapie durchgeführt werden [7]. Diese könnte sogar einen negativen Einfluss auf den Krankheitsverlauf durch eine verlängerte Erregerausscheidung oder durch Generierung von Resistenzen haben. Hier steht vor allem eine symptomatische Symptomkontrolle mit ausreichender Flüssigkeit- und Elektrolytzufuhr im Vordergrund. Bei schweren Verläufen mit Zeichen einer systemischen Infektion (z. B. hohes Fieber) oder nachgewiesener Bakteriämie ist jedoch eine antibiotische Therapie indiziert. Auch bei Patienten mit erhöhtem Komplikationsrisiko wie beispielsweise bei Neugeborenen, älteren Personen, Immunsupprimierten oder Patienten mit Herzklappen- oder Gefäßerkrankungen wird eine präemptive Gabe von Antibiotika empfohlen. Für die gezielte Therapie kommen präferiert Azithromycin oder Ceftriaxon zum Einsatz. Ciprofloxacin sollte aufgrund der Resistenzsituation und der potenziellen Nebenwirkungen nur noch bei nachgewiesener Sensibilität und Kontraindikation für die Antibiotika der ersten Wahl eingesetzt werden. Von der European Food Safety Authority (efsa) im Jahr 2020 erhobene Daten geben für Ciprofloxacin eine Resistenzrate von 21,4 % (S. enteritidis) bzw. 10 % (S. typhimurium) an. Im Vergleich betrug diese bei Cefotaxim und Azithromycin jeweils lediglich 0,8 % [6]. Bei Patienten ohne Immundefekt beträgt die Therapiedauer üblicherweise 5–7 Tage, bei Personen mit geschwächtem Immunsystem mindestens zwei Wochen. Die amerikanische CDC-Leitlinie beispielsweise empfiehlt eine 2–6-wöchige Therapie bei HIV-Patienten mit schlechtem Helferzellstatus [8]. Auch Bakteriämien und fokale Absiedlungen (z. B.

Abszesse, Osteomyelitis, Arthritis, Endokarditis) bedürfen einer längeren Therapie-dauer, welche je nach Krankheitsbild individuell festzulegen ist. Asymptomatische Dauerausscheider bedürfen in der Regel keiner Erregereradikation. Eine Notwendig-keit hierfür kann aber bei Beschäftigten in der Lebensmittelbranche oder bei HIV-Pa-tienten und anderen Personengruppen mit erhöhtem Risiko für Komplikationen be-stehen. Hierbei sollten auch prädisponierende Faktoren wie beispielsweise potenziell als Erregerreservoir dienende Pathologien der Gallenblase abgeklärt und gegebenen-falls therapiert werden.

Literatur

[1] Lynen Jansen P, Lohse AW, Lerch MM. Entwicklung infektiöser Durchfallerkrankungen zwischen den Jahren 2000 und 2012. Z Gastroenterol. 2014; 52(6):549–557.
[2] RKI Ratgeber. Salmonellose: Robert Koch Institut, 2016 [01.09.2022]. Available from: https://www.rki.de/DE/Content/Infekt/EpidBull/Merkblaetter/Ratgeber_Salmonellose.html, letzter Zu-griff 12.05.2023.
[3] Murphy D, Oshin F. Reptile-associated salmonellosis in children aged under 5 years in South West England. Arch Dis Child. 2015;100(4):364–5.
[4] Helms M, Simonsen J, Mølbak K. Foodborne bacterial infection and hospitalization: a registry-based study. Clin Infect Dis. 2006;42(4):498–506.
[5] Buchwald DS, Blaser MJ. A review of human salmonellosis: II. Duration of excretion following infection with nontyphi Salmonella. Rev Infect Dis. 1984;6(3):345–56.
[6] European Food Safety Authority. Antimicrobial resistance in Europe. 2020.
[7] Onwuezobe IA, Oshun PO, Odigwe CC. Antimicrobials for treating symptomatic non-typhoidal Salmonella infection. Cochrane Database Syst Rev. 2012;11(11):Cd001167.
[8] National Institutes of Health A. Guidelines for prevention and treatment of opportunistic infecti-ons in HIV-infected adults and adolescents: recommendations from CDC, the National Institutes of Health, and the HIV Medicine Association of the Infectious Diseases Society of America. : CDC; [Available from: https://clinicalinfo.hiv.gov/en/guidelines/hiv-clinical-guidelines-adult-and-adolescent-opportunistic-infections/bacterial-enteric?view=full], letzter Zugriff 12.05.2023.

6.2.2 Epidemiologie und Gesundheitsökonomie

Juliana Hoeper, Christoph Schwarzbach, Ute Lohse, Ansgar Lange, Jan Zeidler,
J.-Matthias von der Schulenburg

Prävalenz und Inzidenz

Salmonellen sind sehr verbreitet. Aufgrund der namentlichen Meldepflicht von Sal-monellen bedingten Gastroenteritiden liegen gute und aktuelle Zahlen zur Inzidenz vor. Insgesamt wurden 2021 in Deutschland 10.004 Salmonellosen an das RKI über-mittelt [1]. Die Zahl der Erkrankungen ist rückläufig, die Inzidenz hat 2021 im Ver-gleich zu den Zahlen aus 2010 um über 60 % abgenommen (2010 mit 31 Fällen vs. 2021 mit 12 Fällen pro 100.000 Einwohnern) (Abb. 6.5), wobei auch hier die Auswir-kungen der Corona-Pandemie 2020 und 2021 berücksichtigt werden müssen.

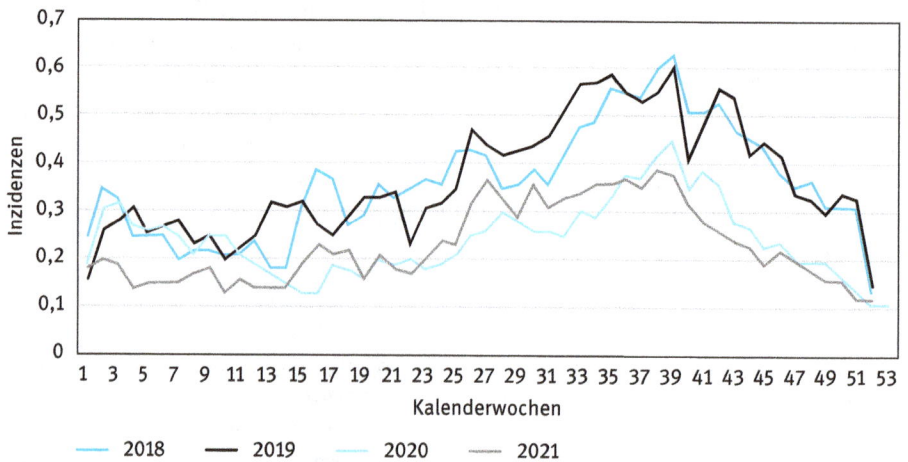

Abb. 6.5: Inzidenz der durch Salmonellen verursachten Gastroenteritiden pro 100.000 Einwohner pro Kalenderwoche für die Jahre 2018–2021 (eigene Darstellung in Anlehnung an das RKI [1]).

Die dargestellte Inzidenz zeigt einen deutlichen saisonalen Verlauf und geringere Werte für die Jahre 2020 und 2021. Im zeitlichen Verlauf eines Jahres liegt die höchste Anzahl an gemeldeten Fällen im September. Für 2020 wurden insgesamt 109 Ausbrüche mit 592 Fällen gemeldet. Davon war ein Salmonellosenausbruch überregionaler Natur mit einer ungewöhnlichen Größe von 161 Fällen. Im Median dauerte ein Salmonellenausbruch 35 Tage, wobei eine große Spannbreite vorliegt. Lediglich 7 % aller Salmonellosen wurden 2020 als Teil eines Ausbruchs eingestuft, also mit einem epidemiologischen Zusammenhang zueinander. Kinder bis 4 Jahren haben die höchste Inzidenz. Diese nimmt dann bis zu der Altersgruppe der 40–49-Jährigen ab und steigt anschließend wieder leicht an. Zusätzlich geben die Zahlen der Krankenhausstatistik Auskunft über die Entwicklung im Zeitverlauf [2]. Demnach sank die Zahl der stationären Fälle (ICD A02, sonstige Salmonelleninfektionen) im Laufe der Jahre auf nunmehr 2.878 Fälle im Jahr 2021 (Abb. 6.6).

Arbeitsunfähigkeits- und Sterbefälle sowie Rentenzugänge wegen verminderter Erwerbsfähigkeit

Für die ICD A02 „Sonstige Salmonelleninfektionen" konnten im Jahr 2020 1.981 AU-Fälle mit 24.982 AU-Tagen registriert werden [4]. Im gleichen Jahr wurden insgesamt 3.089 Sterbefälle aufgrund von infektiösen Darmkrankheiten (ICD: A00-A09) registriert [5]. Mit 27 Fällen waren Sonstige Salmonelleninfektionen (ICD: A02) nur für einen kleinen Teil aller Sterbefälle verantwortlich.

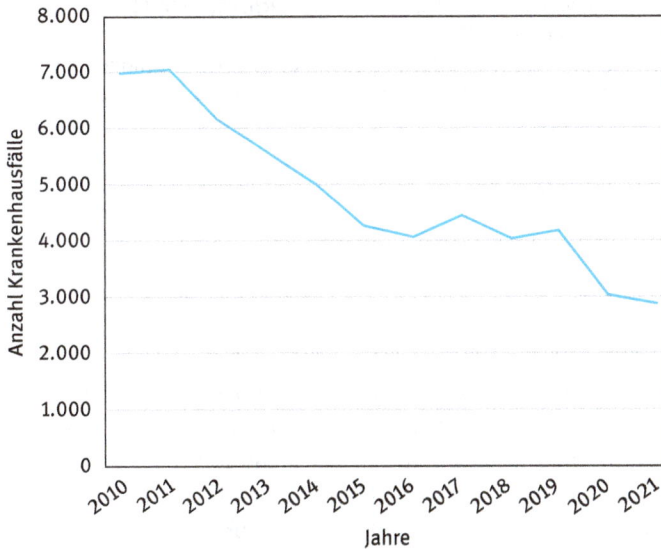

Abb. 6.6: Krankenhausfälle (eigene Darstellung in Anlehnung an das Statistische Bundesamt [3]).

Krankheitskosten

Zu den Kosten von Salmonelleninfektionen konnte im Rahmen der Literaturrecherche lediglich eine relevante Arbeit identifiziert werden, die allerdings auf Daten des Jahres 1977 basiert [6] und daher an dieser Stelle nicht weiter diskutiert wird. Die geringe Evidenz hängt unter Umständen mit der geringen Letalität der Krankheit in Deutschland zusammen.

Fazit

Insgesamt sind Prävalenz und Inzidenz der Salmonellosen in Deutschland seit einiger Zeit rückläufig. Dies könnte sich jedoch durch neue Varianten des Bakteriums ändern. Insbesondere sind gravierende Auswirkungen u. a. auch von Salmonellen auf epidemiologische und gesundheitsökonomische Aspekte durch die Zunahme von antimikrobieller Resistenz zu erwarten.

Literatur

[1] Robert Koch-Institut. SurvStat@RKI 2.0; https://survstat.rki.de.
[2] Statistisches Bundesamt. Krankenhausstatistik – Diagnosedaten der Patienten und Patientinnen in Krankenhäusern. Zugegriffen: 15. Januar 2019.
[3] Statistisches Bundesamt. Gesundheit – Tiefgegliederte Diagnosedaten der Krankenhauspatientinnen und -patienten 2020.
[4] Bundesministerium für Gesundheit. Arbeitsunfähigkeit: Fälle und Tage nach Diagnosen 2020 – Ergebnisse der Krankheitsartenstatistik der gesetzlichen Krankenversicherung.

[5]   Statistisches Bundesamt. Gesundheit – Ergebnisse der Todesursachenstatistik für Deutschland ausführliche 4-stellige ICD-Klassifikation 2020.

[6]   Krug W, Rehm N 1983. Nutzen-Kosten-Analyse der Salmonellosebekämpfung. Schriftenreihe des Bundesministers für Jugend, Familie und Gesundheit, Band 131. Kohlhammer, Stuttgart.

6.3 Norovirus-Infektionen

6.3.1 Medizinische Übersicht

Christoph Lübbert

Definition

Noroviren (früher als Norwalk-like-Viren bezeichnet) gehören zur Gruppe der Calici-viren [1]. Elektronenmikroskopisch stellen sich Noroviren als unbehüllte Viruspartikel mit einem Durchmesser von 27–40 nm dar [2]. Basierend auf der Sequenz des Hauptkapsidproteins VP1 werden nach der aktuell gültigen, im Jahr 2019 vereinheitlichten internationalen Nomenklatur 10 verschiedene Genogruppen (GI bis GX) mit insgesamt 49 Genotypen unterschieden, wobei vor allem die Genogruppen GI, GII und GIV für den Menschen relevant sind [3]. Diese sind weltweit verbreitet und für einen Großteil der nicht bakteriell bedingten gastrointestinalen Infektionen bei Kindern und Erwachsenen verantwortlich. Noroviren sind durch häufige Punktmutationen im Virusgenom ständigen Veränderungen unterworfen, die zur Entstehung neuer Virusvarianten mit veränderter Antigenität führen. Eine Antigendrift wird vor allem beim Genotyp GII.4 beobachtet. Neben Driftvarianten verändern sich Noroviren auch durch Rekombination von Genomabschnitten zwischen verschiedenen Noroviren (Antigenshift), sowohl intra- als auch intergenotypisch [4].

Im Konsiliarlabor für Noroviren am Robert Koch-Institut (RKI) sind moderne molekularbiologische Methoden zur Charakterisierung von Noroviren (Virusvariabilität, Genotypisierung, Nachweis von epidemischen Zusammenhängen, phylogenetische Analyse) etabliert, die ständig an die aktuellen Sequenzdaten angepasst werden [5]. Diese Daten werden in enger Zusammenarbeit auf europäischer Ebene ausgetauscht, um rasch Informationen über die aktuell zirkulierenden Virusvarianten in Europa und der Welt zu erhalten (Abb. 6.7).

Epidemiologie

Noroviren verursachen 12–24 % aller Fälle von akuter Gastroenteritis weltweit, 11–17 % aller Gastroenteritis-Fälle in Notaufnahmen oder Krankenhäusern und jährlich 70.000–200.000 Todesfälle [6]. Das höchste Sterberisiko weisen immungeschwächte oder ältere Patienten mit einer schwer verlaufenden Norovirus-Erkrankung auf. In Deutschland sind Infektionen mit Noroviren nach § 6 und § 7 Infektionsschutzgesetz (IfSG) seit dem Jahr 2001 meldepflichtig. In den Jahren 2010 bis 2019 wurden jedes Jahr durchschnittlich 94.000 Norovirus-Infektionen an das RKI übermittelt [4].

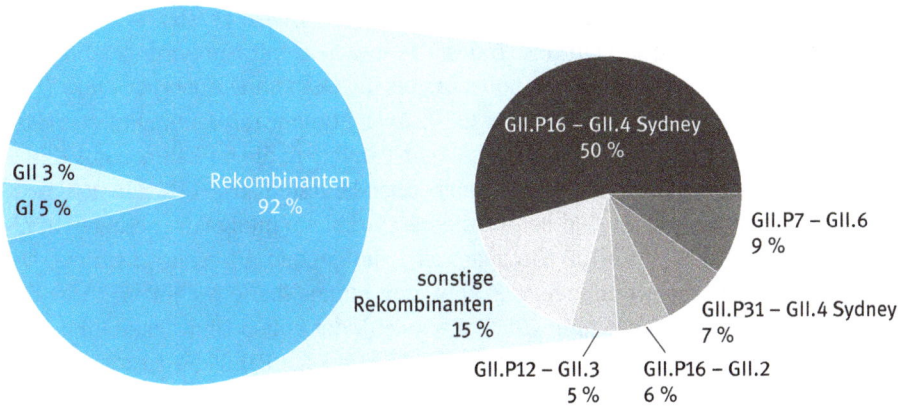

Abb. 6.7: Zusammensetzung der zirkulierenden Norovirus-Population im Jahr 2019 in (n = 420) untersuchten Proben am Konsiliarlabor. Quelle: RKI, aus [4].

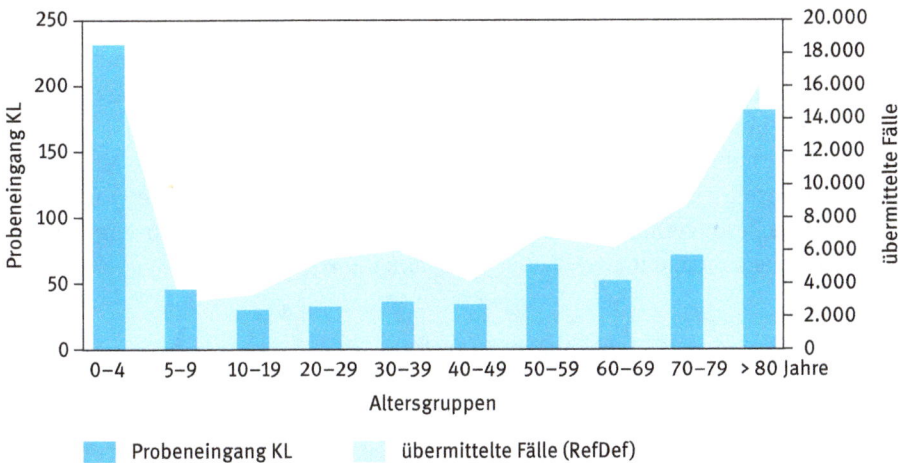

Abb. 6.8: Altersverteilung von Norovirus-Infektionen in Deutschland im Jahr 2019. Quelle: RKI, aus [4].

Die Inzidenz der Norovirus-Gastroenteritis ist bei Kleinkindern am höchsten (Abb. 6.8). In einer Studie aus England betrug die Inzidenz 21,4 Episoden pro 100 Personenjahre bei Kindern unter 5 Jahren, verglichen mit 3,3 Episoden pro 100 Personenjahre bei Kindern über 5 Jahren [7]. Bemerkenswerterweise haben sich Noroviren in einigen Ländern wie den USA und Finnland zur Hauptursache schwer verlaufender Gastroenteritiden bei Kleinkindern entwickelt, nachdem Rotavirus-Erkrankungen durch die Einführung der Rotavirus-Impfung stark zurückgingen [6]. Schwere und letale Verläufe treten auch bei Erwachsenen im Alter von über 65 Jahren auf. Bei Bewohnern von Pflegeheimen in den USA wurde gezeigt, dass die Zahl der Krankenhauseinweisungen und Todesfälle in Zeiten mit Norovirus-Ausbrüchen in diesen Einrichtungen signifikant höher lag als in Zeiten ohne Ausbrüche [8].

Die Übertragung erfolgt fäkal-oral (z. B. über Kontakt mit kontaminierten Flächen) oder durch orale Aufnahme virushaltiger Tröpfchen, die im Rahmen des Erbrechens entstehen. Infektionen können auch über kontaminierte Lebensmittel bzw. Wasser erfolgen. Noroviren sind hochkontagiös, vor allem infolge der geringen minimalen Infektionsdosis (10–100 Viruspartikel), der langen Virusausscheidung (7–14 Tage) über die klinisch manifeste Erkrankung hinaus (bei etwa einem Drittel der Patienten bereits vor dem Beginn von Symptomen), der hohen Umweltstabilität über einen weiten Temperaturbereich (0° C bis 60° C) und die Fähigkeit zu mehrtägiger Viruspersistenz außerhalb des menschlichen Körpers [6]. In den Industrieländern nimmt die Ausbruchsaktivität in der Regel in den kühleren Wintermonaten zu (Abb. 6.9).

Ausbrüche werden meist in institutionellen Einrichtungen wie Langzeitpflegeeinrichtungen, Kindertagesstätten und Krankenhäusern gemeldet, da es dort zu engem Kontakt zwischen infizierten Personen kommt (Abb. 6.10). Regelmäßig wird über die Jahre ein zyklischer Anstieg von Norovirus-Ausbrüchen verzeichnet, die auf das Auftreten neuartiger, genetisch veränderter Virusstämme zurückzuführen sind, gegen die keine ausreichende Bevölkerungsimmunität besteht [2,4].

Die Kontamination von Lebensmitteln erfolgt häufig durch infizierte Mitarbeiter in der Lebensmittelzubereitung, insbesondere bei verzehrfertigen Salaten und Sandwiches. Eine Besonderheit stellen Ausbrüche nach dem Verzehr von Austern dar, die Noroviren aus kontaminiertem Wasser konzentrieren können [9].

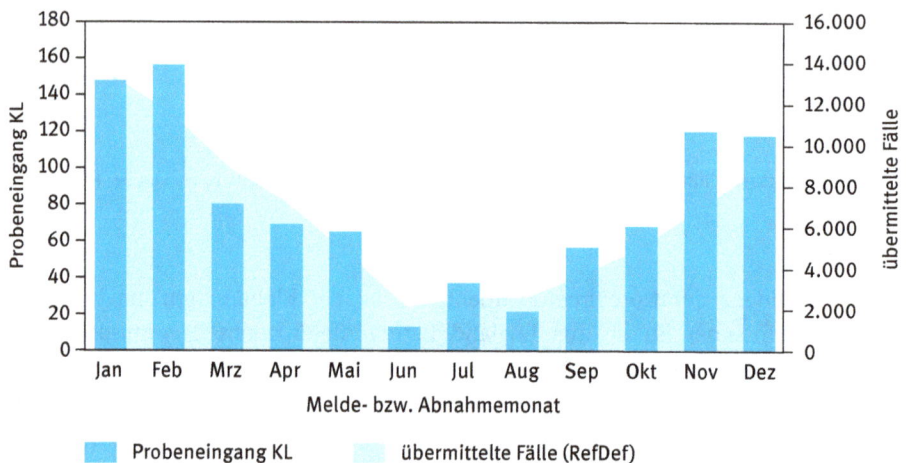

Abb. 6.9: Saisonalität von Norovirus-Infektionen in Deutschland im Jahr 2019. Quelle: RKI, aus [4].

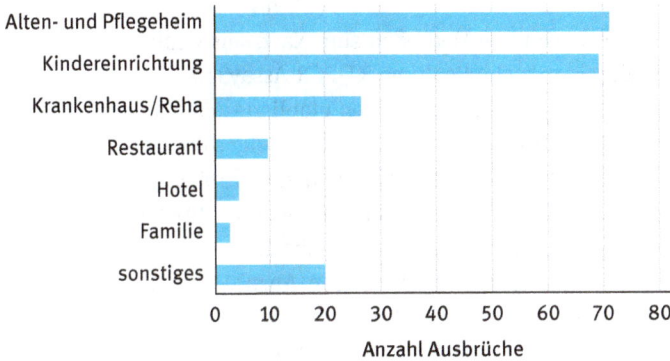

Abb. 6.10: Anzahl der Norovirus-assoziierten Ausbrüche in Deutschland im Jahr 2019 in verschiedenen Einrichtungen. Quelle: RKI, aus [4].

Klinik

Das klinische Erscheinungsbild reicht von einer komplett asymptomatischen Infektion bis hin zu schwerem, dehydrierendem Durchfall. Der Anteil asymptomatischer Virusinfektionen kann in manchen Bevölkerungsgruppen bis zu 50 % betragen. Bei symptomatischen Infektionen beträgt die Inkubationszeit 24–72 Stunden [2]. Die Norovirus-Gastroenteritis verläuft bei immunkompetenten Personen in der Regel selbstlimitierend über 2–5 Tage. Patienten mit Immundefizienz können sich chronisch mit Noroviren infizieren und über mehrere Wochen bis Monate oder sogar Jahre symptomatisch bleiben [10]. Das Abklingen der chronischen Infektion bei Patienten, die sich einer Organtransplantation unterzogen haben und dauerhaft immunsupprimiert sind, hängt ab von der Rekonstitution des Immunsystems und dem Nachweis von Serumantikörpern, die die Bindung des Virus an Histoblutgruppenantigene blockieren können [2,10].

Zu den Hauptmerkmalen der Norovirus-Gastroenteritis gehören akut auftretende nicht-blutige Diarrhö und schwallartiges Erbrechen. Diese Symptome können von Übelkeit, Unterleibskrämpfen und Fieber begleitet sein. Extraintestinale Symptome wie Kopfschmerzen, Myalgien und Unwohlsein sind nicht ungewöhnlich. Dehydrierung ist eine schwere Komplikation, die zu hypovolämischem Schock, Koma und Tod führen kann. Der Schweregrad der Erkrankung hängt von verschiedenen Faktoren ab, u. a. von der Pathogenität des Virus sowie von der Genetik, den Begleiterkrankungen und dem Immunstatus des Wirts [2]. So scheinen beispielsweise Ausbrüche, die durch Noroviren des Typs GII.4 verursacht werden, schwerere Erkrankungen zu verursachen.

Diagnostik

Der direkte Virusnachweis, insbesondere Methoden zum Nachweis viraler RNA, ist diagnostisches Mittel der Wahl. Spezifische Realtime RT-PCR-Assays mit hoher Sensitivität (90–97 %) und Spezifität (100 %) gehören zu den etabliertesten Nachweismethoden [2]. Mittels Sequenzierung bestimmter Genomregionen erfolgt die Genotypisierung. Auch in neueren „Gastroenteritis-Panels", die auf speziellen Multiplex-PCR-Assays für mehr als 20 pathogene Durchfallerreger basieren, sind Noroviren enthalten.

Antigen-Nachweistests enthalten in der Regel eine Mischung aus Norovirus-spezifischen Antikörpern und weisen aufgrund der großen Anzahl von Antigen-Typen Unterschiede in der Sensitivität auf [2]. Immunchromatographische Schnelltests zum Antigen-Nachweis wurden für die Point-of-Care-Diagnostik kommerzialisiert. Darüber hinaus sind Enzym-Immunoassays verfügbar, die eine ähnliche Sensitivität und Spezifität aufweisen. Obwohl die Gesamtsensitivität gering ist (bis zu 52 % für Noroviren der Genogruppe GI und bis zu 78 % für die vorherrschenden GII.4-Noroviren), könnte diese geringe Empfindlichkeit bei Ausbrüchen, bei denen mehrere Proben für Tests zur Verfügung stehen, akzeptabel sein [2].

Therapie

Die Primärbehandlung einer durch Noroviren verursachten Dehydratation erfolgt über die Verabreichung von oralen Rehydratationslösungen (ORS) mit reduzierter Osmolarität (50–60 mmol/l Natrium). Heftiges Erbrechen, eine Verschlechterung der Dehydratation mit Bewusstseinsstörungen oder schwerer Azidose, ein hypovolämischer Schock und eine ausgeprägte Abdominalsymptomatik mit Subileus bzw. Ileus sind Indikationen für eine intravenöse Rehydratation [2].

Probiotika verkürzen bei Kindern die Dauer der Diarrhö und können als Ergänzung zur Rehydratationstherapie in Betracht gezogen werden [11]. Säuglinge sollten weiter gestillt werden und eine frühzeitige Wiederaufnahme der Nahrungsaufnahme nach der Rehydratation wird empfohlen [12]. In Entwicklungsländern wird für Kinder unter 6 Monaten eine Zinksupplementierung empfohlen, deren Bedeutung für Industrieländer, wo Zinkmangel selten ist, aber unklar ist [12].

Motilitätshemmer werden bei der Norovirus-Enteritis nicht empfohlen. Als sicher gelten antisekretorische Medikamente wie Racecadotril [13], wobei sich die verfügbaren Daten vor allem auf Kinder beschränken. Einige Substanzen mit breit angelegter antiviraler Wirkung wie Nitazoxanid haben in kleineren Studien gezeigt, dass sie die Dauer des Durchfalls verkürzen; die Daten sind jedoch weder schlüssig noch ausreichend, um einen routinemäßigen Einsatz zu empfehlen [2]. Darüber hinaus stehen Antiemetika wie Dimenhydrinat zur Verfügung, die das Erbrechen reduzieren, aber nicht allgemein empfohlen werden, da sie die Häufigkeit des Durchfalls erhöhen und andere Nebenwirkungen haben können.

Prävention

Die Beschränkung des Kontakts mit infizierten Personen während der Erkrankung und für 1–2 Tage nach Abklingen der Symptomatik sowie häufiges Händewaschen mit Seife verringern die Übertragungsrate von Noroviren [14]. Im Hinblick auf die Vermeidung von Ausbrüchen sollte erkranktes Personal, insbesondere in Gesundheitseinrichtungen, Gastronomie und Lebensmittelgewerbe, auch bei geringen gastrointestinalen Beschwerden von der Arbeit freigestellt werden und die Arbeit frühestens 2 Tage nach Ende der klinischen Symptomatik unter sorgfältiger Beachtung der Händehygiene wiederaufnehmen [4]. Eine gründliche Desinfektion kontaminierter Oberflächen mit dafür zugelassenen viruziden Desinfektionsmitteln verringert die Verbreitung des Virus in der Umwelt. Zur alkoholischen Händedesinfektion im Ausbruchsfall sind Präparate mit dem Wirkbereich „begrenzt viruzid PLUS" oder „viruzid" geeignet [15].

Impfstoffe auf der Basis von virusähnlichen Partikeln (VLPs) befinden sich in klinischen Studien der Phase 2, und Impfstoffe auf der Basis rekombinanter Adenoviren, die das Norovirus-VP1-Protein exprimieren, befinden sich in klinischen Studien der Phase 1. Bei Freiwilligen, denen intranasal ein monovalenter GI.1 VLP-Impfstoff verabreicht wurde und die mit einem homologen Stamm infiziert waren, betrug die Wirksamkeit des Impfstoffs 47 %, und der Impfstoff verringerte den Schweregrad der Erkrankung im Vergleich zu einem Placebo [16]. Freiwillige, denen intramuskulär ein bivalenter GI.1- und GII.4-VLP-Impfstoff verabreicht wurde, wobei die GII.4-Komponente eine Konsensus-Sequenz aus drei verschiedenen GII.4-Varianten enthielt, zeigten eine Verringerung der Krankheitsschwere, wenn sie anschließend mit einem GII.4-Stamm infiziert wurden [17]. Ein oraler Tablettenimpfstoff, bestehend aus einem nicht replizierenden Adenovirus-basierten Vektor, der das VP1-Gen des Norovirus-Stammes GI.1 exprimiert, und einem doppelsträngigen RNA-Adjuvans, erreichte bei 78 % der freiwilligen Probanden einen ≥ 2-fachen serologischem Titeranstieg nach einer einzigen Immunisierung, bei Nachweis von mukosal geprimten, VP1-spezifische zirkulierende IgA-Antikörper sezernierenden Zellen und IgA-Gedächtnis-B-Zellen [18].

Offene Fragen

Obwohl die Ergebnisse der genannten Impfstudien vielversprechend sind, müssen viele wichtige Fragen weiter untersucht werden, darunter das Verständnis der immunologischen Korrelate, die Bewertung der Dauer des Impfschutzes und das Ausmaß der heterotypischen Antikörperprotektion gegen antigenisch unterschiedliche Virusstämme, insbesondere in Anbetracht der anhaltenden und raschen viralen Evolution, die stetig zum Auftreten neuer Norovirus-Stämme führt.

Literatur

[1]   Robert Koch-Institut (RKI). Infektionsepidemiologisches Jahrbuch meldepflichtiger Krankheiten für 2019. Datenstand: 1. A 2020. https://www.rki.de/DE/Content/Infekt/Jahrbuch/Jahrbuch_2020.html (letzter Zugriff am 24. August 2022).

[2]   Bányai K, Estes MK, Martella V, Parashar UD. Viral gastroenteritis. Lancet. 2018; 392:175–86.

[3]   Chhabra P, de Graaf M, Parra GI, et al. Updated classification of norovirus genogroups and genotypes. J Gen Virol. 2019;100:1393–1406.

[4]   Niendorf S, Faber M, Tröger A, et al. Norovirus-Infektionen in Deutschland, ein Rückblick auf das Jahr 2019. Epid Bull. 2020;24:3–9.

[5]   Robert Koch-Institut (RKI). Konsiliarlabor für Noroviren. https://www.rki.de/DE/Content/Infekt/NRZ/Konsiliar/Noroviren/noroviren_node.html (letzter Zugriff am 24. August 2022).

[6]   Ahmed SM, Hall AJ, Robinson AE, et al. Global prevalence of norovirus in cases of gastroenteritis: a systematic review and meta-analysis. Lancet Infect Dis. 2014;14:725–30.

[7]   Phillips G, Tam CC, Conti S, et al. Community incidence of norovirus-associated infectious intestinal disease in England: improved estimates using viral load for norovirus diagnosis. Am J Epidemiol. 2010;171:1014–22.

[8]   Trivedi TK, DeSalvo T, Lee L, et al. Hospitalizations and mortality associated with norovirus outbreaks in nursing homes, 2009–2010. J Am Med Assoc. 2012;308:1668–75.

[9]   Westrell T, Dusch V, Ethelberg S, et al. Norovirus outbreaks linked to oyster consumption in the United Kingdom, Norway, France, Sweden and Denmark, 2010. Euro Surveill. 2010;15:19524.

[10]   Bok K, Green KY. Norovirus gastroenteritis in immunocompromised patients. N Engl J Med. 2012;367:2126–32.

[11]   Guarino A, Albano F, Ashkenazi S, et al. European Society for Paediatric Gastroenterology, Hepatology, and Nutrition/European Society for Paediatric Infectious Diseases evidence-based guidelines for the management of acute gastroenteritis in children in Europe. J Pediatr Gastroenterol Nutr. 2008;46(2):81-122.

[12]   World Health Organization (WHO), The United Nations Children's Fund (UNICEF). WHO/UNICEF joint statement. Clinical management of acute diarrhoea. New York/Geneva, 2004. https://apps.who.int/iris/bitstream/handle/10665/68627/WHO_FCH_CAH_04.7.pdf (letzter Zugriff am 24. August 2022).

[13]   Salazar-Lindo E, Santisteban-Ponce J, Chea-Woo E, Gutierrez M. Racecadotril in the treatment of acute watery diarrhea in children. N Engl J Med. 2000;343:463–67.

[14]   Hall AJ, Vinje J, Lopman B, et al. Updated norovirus outbreak management and disease prevention guidelines. MMWR Recomm Rep. 2011;60:1–20.

[15]   Schwebke I, Eggers M, Gebel J, et al. Prüfung und Deklaration der Wirksamkeit von Desinfektionsmitteln gegen Viren zur Anwendung im humanmedizinischen Bereich. Bundesgesundheitsbl. 2017;60:353–63.

[16]   Atmar RL, Bernstein DI, Harro CD, et al. Norovirus vaccine against experimental human Norwalk virus illness. N Engl J Med. 2011;365:2178–87.

[17]   Bernstein DI, Atmar RL, Lyon GM, et al. Norovirus vaccine against experimental human GII.4 virus illness: a challenge study in healthy adults. J Infect Dis. 2015;211:870–8.

[18]   Kim L, Liebowitz D, Kin K, et al. Safety and immunogenicity of an oral tablet norovirus vaccine, a phase I randomized, placebo-controlled trial. JCI Insight. 2018;3:e121077.

6.3.2 Epidemiologie und Gesundheitsökonomie

Juliana Hoeper, Christoph Schwarzbach, Ute Lohse, Ansgar Lange, Jan Zeidler, J.-Matthias von der Schulenburg

Prävalenz und Inzidenz

Die Norovirus-Gastroenteritis stellt mit 28.511 gemeldeten Fällen im Jahr 2020 die vierthäufigste meldepflichtige Erkrankung in Deutschland nach COVID-19, Influenza und Campylobacter-Enteritis dar [1]. Die Inzidenz der letzten Jahre zeigt einen rückläufigen Trend (siehe Abb. 6.11).

Die altersspezifischen Inzidenzen unterscheiden sich teilweise deutlich und weisen die höchsten Werte in der Gruppe der Kinder unter 5 Jahren und der Erwachsenen über 79 Jahren auf. Die durchschnittliche Inzidenz ist bei Frauen erhöht im Vergleich zu Männern. 54 % der Fälle führten zu einer Hospitalisierung und in insgesamt 17 Fällen zum Tod. Da nach der Referenzdefinition des RKI die klinisch-labordiagnostisch bestätigten Erkrankungen, nicht aber die klinisch-epidemiologisch bestätigten Erkrankungen meldepflichtig sind, kommt es zu einer Unterschätzung der tatsächlichen Anzahl der Norovirus bedingten Gastroenteritiden.

Die Zahlen des Statistischen Bundesamtes zeigen 7.919 Krankenhausfälle für das Jahr 2020 (ICD: A08.1) [3]. Die Zahl der stationären Fälle mit einer Norovirus Diagnose nimmt seit dem Jahr 2010 tendenziell ab (siehe Abb. 6.12).

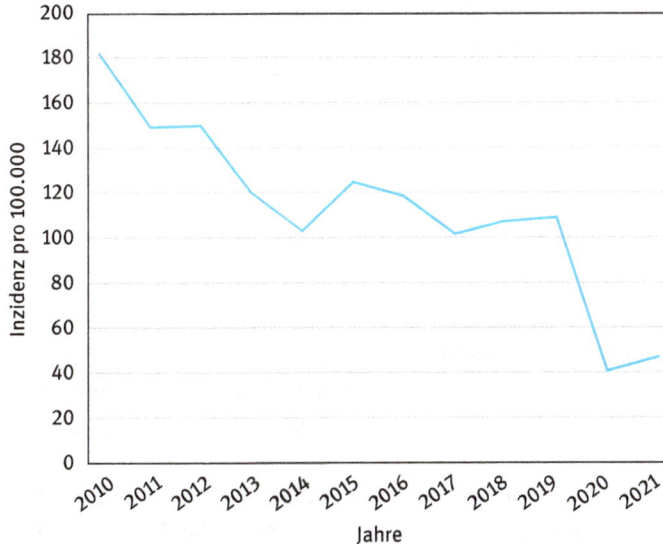

Abb. 6.11: Inzidenz von Norovirus-Gastroenteritis pro 100.000 Einwohner Jahr 2010–2021 (eigene Darstellung in Anlehnung an RKI [2]).

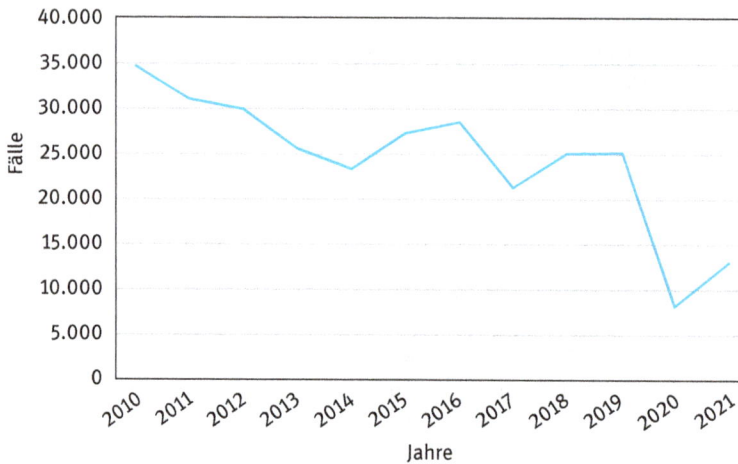

Abb. 6.12: Anzahl der Krankenhauspatienten mit akuter Gastroenteritis durch Norovirus (ICD: A08.1) Jahr 2010–2021 (eigene Darstellung in Anlehnung an RKI [3]).

Arbeitsunfähigkeits- und Sterbefälle sowie Rentenzugänge wegen verminderter Erwerbsfähigkeit

Auf den ICD Bereich A08 „Virusbedingte und sonstige näher bezeichnete Darminfek-tionen" entfallen insgesamt 206.304 Fälle mit 1.059.094 AU-Tagen in 2020 [4]. Es wurden für diesen ICD-Bereich in der Krankenhausstatistik [3] 433 Todesfälle regis-triert. Hierzu werden auch die Norovirusinfektionen (ICD: A08.1) gezählt.

Krankheitskosten

Im Rahmen der systematischen Literaturrecherchen und der anschließenden Hand-recherche konnten keine geeigneten Studien identifiziert werden.

Fazit

Insgesamt zählt die Norovirus-Gastroenteritis über die Jahre hinweg zu einer der häu-figsten meldepflichtigen Erkrankungen. In den letzten Jahren stand hier natürlich COVID-19 deutlich im Vordergrund. Gleichzeitig zeigen sich abnehmende Tendenzen in den Fallzahlen.

Aus gesundheitsökonomischer Sicht liegt keine Evidenz vor. Aufgrund der ho-hen Relevanz unter den meldepflichtigen Krankheiten in Deutschland offenbart die-ses Ergebnis eine deutliche Forschungslücke. Grundsätzlich scheint auch hier eine Analyse auf Grundlage von Routinedaten für eine erste Übersicht denkbar. Insbeson-dere die relativ hohe Hospitalisierungsrate lässt zudem erwarten, dass bedeutende Ausgaben mit der Behandlung des Norovirus einhergehen.

Literatur

[1] Robert Koch-Institut 2020. Infektionsepidemiologisches Jahrbuch meldepflichtiger Krankheiten für 2020, Berlin.

[2] Robert Koch-Institut. SurvStat@RKI 2.0; https://survstat.rki.de.

[3] Statistisches Bundesamt. Gesundheit – Tiefgegliederte Diagnosedaten der Krankenhauspatientinnen und -patienten 2020.

[4] Bundesministerium für Gesundheit. Arbeitsunfähigkeit: Fälle und Tage nach Diagnosen 2020 – Ergebnisse der Krankheitsartenstatistik der gesetzlichen Krankenversicherung.

7 COVID-19 in der Gastroenterologie

7.1 Medizinische Übersicht

Philipp A. Reuken, Andreas Stallmach

Wie kaum ein anderes Ereignis in den letzten Jahrzehnten hat die durch das „Severe acute respiratory syndrome coronavirus 2" (SARS-CoV-2) ausgelöste Pandemie und die daraus resultierenden Einschränkungen unser gesellschaftliches Leben beeinträchtigt. Erste Berichte aus Wuhan, China, Ende 2019 führten dazu, dass es sich bei der durch das SARS-CoV-2-Virus verursachten Erkrankung um eine Lungenentzündung handelt [1], die den Namen „Coronavirus Disease 2019" (COVID-19) erhielt. Entgegen der initialen Einstufung als „Pneumonie" wurde im Verlauf schnell deutlich, dass die Erkrankung sich auch in anderen Organsystemen manifestiert und bei schweren Verlaufsformen als eine „virale Sepsis" zu verstehen ist [2]. So konnte gezeigt werden, dass die Patienten regelhaft auch gastroenterologische Symptome aufweisen, am häufigsten Appetitverlust bei 40–50 %, Diarrhöe bei bis zu 50 % (auch als Erstsymptom) und Übelkeit oder Erbrechen bei 10 % der Patienten [3]. Korrespondierend konnte in Stuhlproben sowohl das Virus selbst als auch ein erhöhtes fäkales Calprotectin als Ausdruck einer Entzündungsreaktion gefunden werden [4]. Dabei kann der GI-Trakt auch über abgeschluckte Viren über den auf Enterozyten exprimierten ACE2-Rezeptor die primäre Eintrittspforte für Viren darstellen.

Die SARS-CoV-2 Pandemie verursachte insbesondere bei Patienten mit immunologisch-vermittelten gastroenterologischen Erkrankungen, wie z. B. einer chronischentzündlichen Darmerkrankung oder einer Autoimmunhepatitis, als auch bei organtransplantierten Patienten aufgrund der damit regelhaft einhergehenden immunsuppressiven Therapien große Ängste. Verschiedene große, internationale Registerstudien konnten zeigen, dass das Risiko für einen schweren Verlauf von COVID-19 bei Patienten mit einer Immunsuppression generell nicht erhöht ist und somit die immunsuppressive Therapie fortgeführt werden sollte [5,6]. Für Patienten mit einer CED wies das Secure-IBD-Register aus, dass Patienten mit einer anti-TNF-Therapie sogar ein geringes Risiko für einen schweren Verlauf von COVID-19 haben. Demgegenüber sind chronische Vorerkrankungen neben dem Alter als einer der wichtigsten Risikofaktoren für einen schweren Verlauf zu nennen, aus gastroenterologischer Perspektive ist hier insbesondere die Leberzirrhose zu nennen [7].

Mit Verbreitung der aktuellen dominierenden Omikron-Varianten und dem damit einhergehenden deutlich geringen Risiko für fatale oder intensivpflichtige Verläufe von COVID-19 gilt umso mehr, dass die Therapie der Grunderkrankung fortgeführt werden soll. Hier ist aufgrund verbreiteter Ängste unter den Patienten eine ausführliche Aufklärung und Beratung durch die behandelnden Gastroenterologen dringend angeraten.

Kritisch muss in Bezug auf COVID-19 angemerkt werden, dass die Einschränkungen, die zu Beginn der COVID-Pandemie in der Behandlung anderer Erkrankungen bestanden haben, auch die Behandlung von gastroenterologischen Patienten beeinträchtigt haben. Beispielhaft kann hier die Rate an neu diagnostizierten Fällen von Hepatitis C genannt werden, die im Jahr 2020 überproportional stark gegenüber 2019 gesunken ist, was langfristig sowohl die Zahl der HCC-Fälle erhöhen kann als auch das Erreichen des WHO Ziels einer Hepatitis C-Eradikation deutlich erschwert [8]. Ebenso ist im Jahr 2020 die Zahl der operativ versorgten kolorektalen Karzinome um ca. 10 % zurückgegangen, bei allerdings stabilen Zahlen an Vorsorgekoloskopien [9]. Die Zahl der CED-Neudiagnosen reduzierte sich im Jahr 2020 um 6,5 % [10].

Eine weitere Herausforderung stellen Patienten mit der Entwicklung von Langzeitfolgen nach durchgemachter SARS-CoV-2-Infektion, dem sogenannten „Post-COVID-Syndrom" dar. Auch wenn hier neuropsychologische Symptome und Dyspnoe führen, berichtet ein ebenfalls relevanter Anteil von Patienten über abdominelle Beschwerden [11]. Die Persistenz von SARS-CoV-2-Viren im Gastrointestinaltrakt und/oder eine Dysbiose bei zumindest Subkollektiven von Patienten mit Post-Covid-Syndrom [12] begründen neue Impulse in der Entwicklung kausaler Therapiekonzepte.

Literatur

[1] Zhu N, Zhang D, Wang W, et al. A Novel Coronavirus from Patients with Pneumonia in China, 2019. N Engl J Med. 2020;382(8):727–33.

[2] Sanyaolu A, Okorie C, Marinkovic A, et al. Comorbidity and its Impact on Patients with COVID-19. SN Compr Clin Med. 2020;2(8):1069–76.

[3] Gross M, op den Winkel P, Aksoy J. Wie wirkt sich SARS-CoV-2 auf Magen, Darm und Leber aus? MMW – Fortschritte Med. 2021;163(1):42–4.

[4] Reuken PA, Wüst M, Löffler B, Bauer M, Stallmach A. Letter: SARS-CoV-2-induced gastrointestinal inflammation. Aliment Pharmacol Ther. 2020;52(11–12):1748–9.

[5] Brenner EJ, Ungaro RC, Gearry RB, et al. Corticosteroids, but not TNF Antagonists, are Associated with Adverse COVID-19 Outcomes in Patients With Inflammatory Bowel Diseases: Results from an International Registry. Gastroenterology. 2020;Aug;159(2):481–491.e3.

[6] Coll E, Fernández-Ruiz M, Sánchez-Álvarez JE, et al. COVID-19 in transplant recipients: The Spanish experience. Am J Transplant. 2021;21(5):1825–37.

[7] Marjot T, Moon AM, Cook JA, et al. Outcomes following SARS-CoV-2 infection in patients with chronic liver disease: An international registry study. J Hepatol. 2021;74(3):567–77.

[8] Tergast TL, Blach S, Tacke F, et al. Updated epidemiology of hepatitis C virus infections and implications for hepatitis C virus elimination in Germany. J Viral Hepat. 2022;29(7):536–42.

[9] Rückher J, Mangiapane S, Seufferlein T, Pflüger M, Wesselmann S. Auswirkungen der Covid-19-Pandemie auf die onkologische Versorgung. In: Klauber J, Wasem J, Beivers A, Mostert C, editors. Krankenhaus-Report 2022 [Internet]. Berlin, Heidelberg: Springer Berlin Heidelberg; 2022 [cited 2022 Nov 23]. p. 109–27. Available from: https://link.springer.com/10.1007/978-3-662-64685-4_6

[10] Te Groen M, Derks MEW, Kuijpers CCHJ, Nagtegaal ID, Hoentjen F. Reduction in Inflammatory Bowel Disease Healthcare During the Coronavirus Disease 2019 Pandemic: A Nationwide Retrospective Cohort Study. Gastroenterology. 2021;160(3):935–937.e1.

[11] Stallmach A, Kesselmeier M, Bauer M, et al. Comparison of fatigue, cognitive dysfunction and psychological disorders in post-COVID patients and patients after sepsis: is there a specific constellation? Infection. 2022;50(3):661–9.

[12] Zollner A, Koch R, Jukic A, et al. Postacute COVID-19 is Characterized by Gut Viral Antigen Persistence in Inflammatory Bowel Diseases. Gastroenterology. 2022;163(2):495–506.e8. doi: 10.1053/j.gastro.2022.04.037.

7.2 Risiko und Auswirkungen auf die Versorgung

Juliana Hoeper, Christoph Schwarzbach, Ute Lohse, Ansgar Lange, Jan Zeidler, J.-Matthias von der Schulenburg

Risiko

Die COVID-19-Pandemie hat die Gesellschaft vor große Herausforderungen gestellt und wird nach aktuellem Stand auch zukünftig Probleme für die medizinische Versorgung darstellen. Häufig war von Risikogruppen die Rede, doch wer genau dazu gehört, war bzw. ist nicht eindeutig dargestellt. Für einige Vorerkrankungen gibt es erste Untersuchungen, wie diese den Verlauf einer COVID-19-Infektion beeinflussen.

In einem Umbrella Review Ansatz und einer Metaanalyse, veröffentlicht im Jahr 2021, wurden Vorerkrankungen und schwere COVID-19-Verläufe untersucht [1]. Bei den Leber- und metabolischen Erkrankungen wurden in dieser Studie chronische Nierenerkrankungen, chronische Lebererkrankungen (einschließlich Zirrhose und Hepatitis), Diabetes, Dyslipidämie und Hyperlipidämie in Betracht gezogen. Die meisten Studien wurden für Diabetes gefunden. Für diese Vorerkrankung wurde für Europa ein erhöhtes Risiko einer Hospitalisierung sowie eines tödlichen Verlaufs einer COVID-19-Erkrankung dokumentiert. Für chronische Nierenerkrankungen zeigten die Studien mehr Heterogenität. Für Europa wurde jedoch eine höhere Aufnahmerate auf die Intensivstation gezeigt. Für die Leberzirrhose war das Risiko im Krankenhaus an COVID-19 zu versterben erhöht. Für die Virushepatitis gab es wenige Schätzungen, diese haben jedoch kein erhöhtes Risiko an einer COVID-19-Erkrankung im Krankenhaus zu versterben. Eine Subgruppenanalyse nach Geschlecht hat gezeigt, dass die Sterblichkeit für Personen unter 50 Jahren u. a. für chronische Nierenerkrankungen erhöht ist.

Die COVID-19-Sterblichkeit bei Patienten mit Leberzirrhose wurde von Brozat et al. (2022) [2] untersucht. 146 Zentren haben Zahlen dokumentiert. Von 7096 Patienten wurden 70 mit einer Zirrhose und einer COVID-19-Infektion identifiziert. Insbesondere höheres Alter und weiter fortgeschrittene Stadien der Zirrhose haben die Mortalität erhöht. Außerdem hat vor allem extrahepatisches Organversagen einen tödlichen Verlauf begünstigt. Insgesamt war die Sterblichkeit nicht höher als bei einer gematchten Kohorte mit vergleichbaren Komorbiditäten. Sharma et al. (2020) [3] haben ebenfalls schwerere Verläufe sowie eine erhöhte Mortalität einer COVID-19-Infektion für Patienten mit einer Leberzirrhose dokumentiert.

In einer Studie von Becchetti et al. (2020) [4] wurde eine Gruppe von Patienten aus verschiedenen europäischen Zentren mit einer Lebertransplantation und COVID-19 untersucht. Die Daten beziehen sich auf die erste COVID-19-Welle und die Stichprobengröße war mit 57 Personen relativ gering, daher sind die Ergebnisse limitiert. Diese Studie hat jedoch gezeigt, dass der Krankheitsverlauf bei lebertransplantierten Patienten nicht notwendigerweise schwerer ist als bei nicht transplantierten Personen. In einer Studie von Belli et al. (2021) [5] wurde jedoch anhand einer Stichprobe von 243 Personen gezeigt, dass 85 % der lebertransplantierten Patienten mit Symptomen und einem positiven PCR-Testergebnis stationär aufgenommen werden mussten und 20,2 % verstarben. Die Studienergebnisse zeigen außerdem ein vierfach höheres Risiko, an COVID-19 zu versterben, wenn die lebertransplantierten Patienten 70 Jahre oder älter sind. Allerdings wurde ein schützender Effekt des Immunsuppressivums Tacrolimus gezeigt, der in vorherigen Studien nicht bekannt war.

In der Studie von Berte et al. (2021) [6] wurde die Seroprävalenz von COVID-19 bei Patienten mit chronisch-entzündlichen Darmerkrankungen (CED) unter Biologikatherapie untersucht. Bei insgesamt 354 eingeschlossenen Patienten wurden im Studienzeitraum (April 2020–Juni 2020) keine Unterschiede zur Normalbevölkerung festgestellt. Kaplan et al. (2022) [7] haben anhand internationaler Registerdaten über mehrere Wellen der COVID-19-Pandemie festgestellt, dass die zeitlichen Trends bei Personen mit CED ähnlich zu denen der Normalbevölkerung sind. Zwischen März 2020 und Juli 2021 wurden 6404 Fälle aus 73 Ländern in das Register eingetragen. Ein Einfluss der Impfungen konnte im Jahr 2021 in Europa und Nordamerika beobachtet werden. Eine Hypothese ist, dass in dieser vulnerablen Gruppe Impfungen früher und häufiger verabreicht wurden.

Gastrointestinale Blutungen als Folge einer COVID-19-Infektion wurden kaum untersucht, obwohl ein erhöhtes Auftreten möglich ist. Zellmer et al. (2021) [8] haben Daten aus zwei Registern herangezogen, um einen potenziellen Zusammenhang zu untersuchen. Insgesamt standen somit 7.673 Fälle zur Verfügung. In einem der Register wurden Daten zwischen März 2020 und Februar 2021 gesammelt und in dem anderen zwischen Februar 2020 und Dezember 2020. Die Ergebnisse zeigen, dass gastrointestinale Blutungen nicht durch COVID-19-Erkrankungen begünstigt werden. Wenn Patienten sich jedoch in einem kritischen Stadium der Erkrankung befinden und Gerinnungshemmer verabreicht bekommen, steigt das Risiko einer gastrointestinalen Blutung erheblich an.

Der Einfluss einer autoimmunen Hepatitis auf eine COVID-19-Erkrankung wurde von Efe et al. [9] in einer multizentrischen internationalen Studie mit 110 eingeschlossenen Patienten untersucht. Im Vergleich zu anderen chronischen Lebererkrankungen wurde bei Patienten mit einer autoimmunen Hepatitis kein schwerer Verlauf einer COVID-19 Infektion entdeckt. Leberzirrhose war der stärkste Prädiktor eines schweren Verlaufs einer COVID-19-Erkrankung bei Patienten mit einer autoimmunen Hepatitis. Immunsuppressiva, die während einer COVID-19-Erkrankung weiter verabreicht wurden, hatten keinen Einfluss auf den Verlauf.

Versorgung

Die medizinische Versorgung war während der Hochphase der Pandemie teilweise eingeschränkt, da viele nicht lebenswichtige Eingriffe verschoben wurden oder Termine nicht wahrgenommen wurden. Italien war vor allem zu Beginn der Pandemie stark getroffen. Köhler et al. (2021) [10] haben den Einfluss der Pandemie auf die Behandlung der Appendizitis in Deutschland anhand von Krankenkassendaten untersucht. Die Erkrankung wurde in die unkomplizierte und die komplexe Appendizitis unterteilt. Während bei ersterer die Fälle stationärer Aufenthalte deutlich weniger wurden, war das für die komplexe akute Appendizitis nicht der Fall, wenn die Betroffenen starke Symptome zeigten. Ossami Saidy et al. (2020) [11] haben den Einfluss der im Rahmen der Pandemie in Kraft getretenen Maßnahmen gegen COVID-19 auf lebertransplantierte Personen in der Charité untersucht. Um die Versorgung weiterhin zu gewährleisten, wurden die Maßnahmen (z. B. Tragen von FFP2-Masken) in den Krankenhäusern früh eingeführt. Die Studie zeigte, dass die Maßnahmen erfolgreich und Patienten nach einer Lebertransplantation nicht anfälliger für eine Infektion waren.

Eine Studie von D'Ovidio et al. (2020) [12] hat den Einfluss von COVID-19 auf Kolorektalkarzinom-Screeningprogramme untersucht. Sie haben gezeigt, dass insgesamt weniger Koloskopien durchgeführt wurden, aber die Durchführung wirksam und sicher war. Es handelt sich hier jedoch um eine kleine Stichprobe mit 60 Personen in der Interventionsgruppe und 238 Personen in der Kontrollgruppe.

Insgesamt sollten auch Alternativen zum traditionellen Arztbesuch in der Praxis oder Ambulanz in Betracht gezogen werden. Beispielsweise verweisen Sharma et al. (2020) [3] auf die Telemedizin, die möglicherweise häufiger genutzt werden sollte.

Fazit

Viele Studien beziehen sich vor allem auf den Beginn der Pandemie Anfang des Jahres 2020. Weitere Studien, die den Verlauf der COVID-19-Pandemie mit verschiedenen Virusvarianten einbeziehen, sind notwendig, um ein umfassendes Bild des Einflusses einer COVID-19-Infektion auf verschiedene Erkrankungen zu erzeugen. Außerdem bedarf es weiterer Studien zu der Frage, inwiefern ausgesetzte Eingriffe oder nicht wahrgenommene Arzttermine Einfluss auf gastroenterologische Erkrankungen hatten.

Literatur

[1]   Treskova-Schwarzbach M, Haas L, Reda S, et al. Pre-existing health conditions and severe CO-VID-19 outcomes: an umbrella review approach and meta-analysis of global evidence. BMC Med. 2021;19(1):212

[2]   Brozat JF, Hanses F, Haelberger M, et al. COVID-19 mortality in cirrhosis is determined by cirr-hosis-associated comorbidities and extrahepatic organ failure: Results from the multinational LEOSS registry. United European Gastroenterol J. 2022;10(4):409–424.

[3] Sharma P, Kumar A, Anikhindi S, et al. Effect of COVID-19 on Pre-existing Liver disease: What Hepatologist Should Know? J Clin Exp Hepatol. 2021;11(4):484–493.

[4] Becchetti C, Zambelli MF, Pasulo L, et al. COVID-19 in an international European liver transplant recipient cohort. Gut. 2020;69(10):1832–1840.

[5] Belli LS, Fondevila C, Cortesi PA, et al. Protective Role of Tacrolimus, Deleterious Role of Age and Comorbidities in Liver Transplant Recipients With Covid-19: Results From the ELITA/ELTR Multi-center European Study. Gastroenterology. 2021;160(4):1151–1163.e3.

[6] Berte' R, Mazza S, Stefanucci MR, et al. Seroprevalence of SARS-CoV2 in IBD Patients Treated with Biologic Therapy. J Crohns Colitis. 2021;15(5):864–868.

[7] Kaplan GG, Underwood FE, Coward S, et al. The Multiple Waves of COVID-19 in Patients with Inflammatory Bowel Disease: A Temporal Trend Analysis. Inflamm Bowel Dis. 2022;28(11):1687–1695.

[8] Zellmer S, Hanses F, Muzalyova A, et al. Gastrointestinal bleeding and endoscopic findings in critically and non-critically ill patients with corona virus disease 2019 (COVID-19): Results from Lean European Open Survey on SARS-CoV-2 (LEOSS) and COKA registries. United European Gastroenterol J. 2021;9(9):1081–1090.

[9] Efe C, Dhanasekaran R, Lammert C, et al. Outcome of COVID-19 in Patients With Autoimmune Hepatitis: An International Multicenter Study. Hepatology. 2021;73(6):2099–2109 Erratum in: Hepatology. 2022;75(3):774.

[10] Köhler F, Acar L, van den Berg A, et al. Impact of the COVID-19 pandemic on appendicitis treatment in Germany-a population-based analysis. Langenbecks Arch Surg. 2021;406(2):377–383 Erratum in: Langenbecks Arch Surg. 2022;407(8):3917.

[11] Ossami Saidy RR, Globke B, Pratschke J, Schoening W, Eurich D. Successful implementation of preventive measures leads to low relevance of SARS-CoV-2 in liver transplant patients: Observations from a German outpatient department. Transpl Infect Dis. 2020;22(6):e13363.

[12] D'Ovidio V, Lucidi C, Bruno G, et al. Impact of COVID-19 Pandemic on Colorectal Cancer Screening Program. Clin Colorectal Cancer. 2021;20(1):e5-e11.

8 Maligne Erkrankungen des Gastrointestinaltraktes

Tumorerkrankungen des Magen-Darm-Trakts machen etwa 20 % der bösartigen Erkrankungen in Deutschland aus und haben daher für Patienten, Behandlerinnen und Behandler, aber auch unser Gesundheitssystem eine sehr große Bedeutung. Durch intensive Vorsorgemaßnahmen wie z. B. die 2003 eingeführte Vorsorgekoloskopie, ist es gelungen, die Sterblichkeit an Darmkrebs deutlich zu senken. Für andere Tumorerkrankungen, wie z. B. den Bauchspeicheldrüsenkrebs, gelingt dies mangels geeigneter Früherkennungsinstrumente weiterhin nicht, so dass das Pankreaskarzinom im Jahr 2030 wahrscheinlich die zweithäufigste Krebstodesursache in der westlichen Welt sein wird.

Die Gastroenterologie nimmt in allen Bereichen der onkologischen Versorgung eine zentrale Rolle ein. Bei der Darmkrebsprävention ist die Vorsorgekoloskopie der Goldstandard. Neue endoskopische Techniken wie die endoskopische Submukosadissektion oder die endoskopische Vollwandresektion ermöglichen in frühen Tumorstadien eine minimal invasive, kurative Therapie. Viele Gastroenterologinnen und Gastroenterologen engagieren sich in der onkologischen Systemtherapie, die in den letzten Jahren durch neue Chemotherapeutika und -kombinationen, aber auch durch die sogenannten „gezielten Tumortherapeutika" und Immuntherapien einen enormen Aufschwung genommen hat. Vielfach sind sie sehr aktiv in der palliativen und supportiven onkologischen Therapie tätig, wenn es z. B. gilt, tumorbedingte Passagestörungen durch Stents zu beheben oder einen adäquaten Ernährungsstatus durch die Anlage entsprechender Ernährungssonden zu erhalten oder herzustellen. Darüber hinaus engagiert sich die deutsche Gastroenterologie auch bei der Qualitätssicherung in der Onkologie. Zahlreiche Gastroenterologinnen und Gastroenterologen tragen Verantwortung als Mitwirkende, Koordinatorinnen oder Koordinatoren von umfassenden S3-Leitlinien zu gastrointestinalen Tumoren (z. B. dem kolorektalen Karzinom oder dem Magenkarzinom) und sind Leiterinnen oder Leiter von DKG-zertifizierten Darmkrebszentren oder onkologischen Zentren. Die folgenden Artikel wollen den aktuellen Kenntnisstand bei den einzelnen Tumorerkrankungen des Magen-Darm-Trakts aufzeigen, aber auch aus Sicht der Gastroenterologie offene Fragen und neue Forschungsfelder auf diesem Gebiet beleuchten.

8.1 Kolorektales Karzinom

8.1.1 Medizinische Übersicht

Christian P. Pox

Definition

Als kolorektale Karzinome werden Adenokarzinome des Kolons und Rektums bezeichnet. Rektumkarzinome umfassen Tumoren, deren distaler Rand sich 16 cm oder weniger proximal der Anokutanlinie befindet, Kolonkarzinome sind Tumoren proximal von 16 cm, d. h. vom Sigma bis zum Coecum [1].

Pathogenese

Die Mehrzahl kolorektaler Karzinome entsteht aus Vorläuferläsionen, sogenannten Adenomen (Adenom-Karzinom-Sequenz), die mit gut charakterisierten molekularbiologischen Veränderungen einhergehen. Am häufigsten ist hierbei die sogenannte chromosomale Instabilität mit einer Mutation des APC-Gens als Schlüsselmutation. Seit einigen Jahren ist ein weiterer Weg bekannt, der mit einer CpG-Insel-Methylierung einhergeht. Hier sind serratierte Adenome der Ausgangspunkt für eine mögliche Karzinomentstehung. Gemeinsam ist beiden Wegen, dass durch eine Entfernung der Vorläuferläsionen eine Karzinomentstehung verhindert werden kann [1].

Diagnostik

Standardverfahren zur Diagnose kolorektaler Karzinome ist die komplette Koloskopie mit Biopsieentnahme zur histologischen Sicherung. Hinweise auf das mögliche Vorliegen eines Karzinoms liefert ein positiver Test auf okkultes Blut im Stuhl (FOBT). Die fäkalen immunochemischen Tests (FIT) sind bzgl. Sensitivität dem Guajak-Verfahren überlegen und haben dieses in Deutschland seit 2017 abgelöst, erreichen aber nicht die Genauigkeit der Koloskopie.

Nach histologischer Sicherung eines kolorektalen Karzinoms sollte eine Ausbreitungsdiagnostik erfolgen, um mögliche Fernmetastasen zu entdecken sowie eine Bestimmung des Tumormarkers CEA, dessen Wert prognostisch relevant ist. Die Ausbreitungsdiagnostik umfasst eine Sonographie des Abdomens insbesondere mit der Frage nach Lebermetastasen sowie eine Röntgenthoraxuntersuchung mit der Frage nach Lungenmetastasen. Bei verdächtigen Befunden bzw. nicht ausreichender Beurteilbarkeit der Leber in der Sonographie sollte ergänzend ein CT-Abdomen bzw. -Thorax erfolgen.

Beim Rektumkarzinom kommt für die Therapieplanung neben der Höhenlokalisation, die mittels starrer Rektoskopie gemessen wird, der lokalen Tumorausdehnung eine entscheidende Rolle zu. Wichtig ist insbesondere die Infiltration bzw. der Abstand des Tumors zur mesorektalen Faszie, die das Bindegewebe um das Rektum (Mesorektum) abgrenzt. Die genaueste Aussage zur Tumorausbreitung (T-Stadium) liefert das MRT, die Genauigkeit der CT ist geringer. Die rektale Endosonographie hat eine hohe Genauigkeit in der Beurteilung des T-Stadiums und stellt bei lokal begrenzten Tumoren die sensitivste Methode dar, ist aber nicht in der Lage, die mesorektale Faszie darzustellen. Die Wertigkeit aller Verfahren in der Beurteilung der Lymphknoten (N-Stadium) ist eingeschränkt [1,2].

Therapie

Die Therapie des kolorektalen Karzinoms sollte wie bei anderen Tumorentitäten individuell in einem interdisziplinären Tumorboard festgelegt werden.

Beim nicht-metastasierten Kolonkarzinom besteht die Therapie in einer onkologischen Resektion, deren Ausmaß durch die Lokalisation des Tumors bestimmt wird. Werden in der histologischen Aufarbeitung des chirurgischen Resektats Lymphknotenmetastasen gefunden, sollte eine adjuvante Chemotherapie erfolgen. Bei Patienten unter 70 Jahren wird primär ein oxaliplatinhaltiges Protokoll eingesetzt, bei älteren Patienten eine 5-FU-Monotherapie. Hierdurch kann die 5-Jahresüberlebensrate um absolut etwa 10–15 % verbessert werden. Eine Altersbegrenzung zur Durchführung einer adjuvanten Chemotherapie kann generell nicht gegeben werden, sinnvoll erscheint eine Grenze bei 80 Jahren.

Beim Rektumkarzinom sollten Tumoren im Stadium T1 oder T2, N0 primär reseziert werden. Die Standardoperation besteht beim Rektumkarzinom in der totalen mesorektalen Exzision (TME). Bei T4- oder T3-Tumoren mit mehr als 5 mm Infiltration in das mesorektale Gewebe und/oder Nachweis pathologischer Lymphknoten im Mesorektum sollte bei Tumorlokalisation im unteren und mittleren Drittel, d. h. bis 12 cm proximal der Anokutanlinie, zur Senkung des Lokalrezidivrisikos eine neoadjuvante Therapie erfolgen. Diese besteht in Deutschland in der Regel aus einer kombinierten Radiochemotherapie. Bei frühen T3-Tumoren im mittleren Rektum kann ebenfalls eine primäre Resektion ohne Vortherapie erfolgen. Bei Lokalisation im oberen Drittel erfolgt heutzutage in der Regel primär eine Resektion des Tumors ggf. mit adjuvanter Chemotherapie analog zum Kolonkarzinom. Wird eine neoadjuvante Therapie beim Rektumkarzinom durchgeführt, ist frühestens 6 Wochen nach Abschluss der Therapie eine erneute Diagnostik zur Beurteilung des Tumoransprechens mittels Endoskopie und Becken-MRT erforderlich. Dieses dient der OP-Planung und der Identifikation von Patienten mit einer Vollremission, für die die Möglichkeit einer engmaschigen Nachsorge ohne OP besteht.

Die operative Resektion sowohl des Kolon- als auch des Rektumkarzinoms kann entweder offen oder – bei entsprechender Expertise – laparoskopisch erfolgen. In Studien waren die onkologischen Ergebnisse vergleichbar.

Liegen bei der Diagnose bereits Fernmetastasen vor, ist festzulegen, ob primär eine operative Resektion der Metastasen möglich ist oder ob diese sekundär nach einer neoadjuvanten Chemotherapie mit Verkleinerung der Metastasen durchgeführt werden sollte. Die Resektion des Primärtumors kann ggf. nach der Resektion der Metastasen erfolgen (liver-first-Prinzip). Nach Resektion isolierter Lebermetastasen ist ein Langzeitüberleben möglich. Bei ausgedehnter Metastasierung ist den Patienten eine palliative Chemotherapie anzubieten. Die Auswahl der eingesetzten medikamentösen Therapieregime hängt wesentlich von den molekularbiologischen Tumoreigenschaften und der Lokalisation ab. Die Bedeutung einer Resektion des Primärtumors bei fehlender Stenose- oder Blutungssymptomatik ist ungeklärt. Durch die heutzutage zur Verfügung stehenden Substanzen hat sich die mediane Überlebenszeit bei metastasierten Patienten von 12 auf über 30 Monate verbessert.

Nachsorge

Nach kurativer Resektion eines kolorektalen Karzinoms sollte eine strukturierte Nachsorge erfolgen.

Offene Fragen

- Aus der Mehrzahl der Vorläuferläsionen der traditionellen und serratierten Adenome entsteht nie ein Karzinom. Die Faktoren, die für eine Entwicklung zu einem Karzinom notwendig sind, sind aktuell nicht bekannt.
- Die Lokalisation von Tumoren geht mit einem unterschiedlichen Ansprechen auf bestimmte Therapieregime einher, ohne dass die Ursache hierfür vollkommen klar ist.
- Die Inzidenz kolorektaler Karzinome ist generell rückläufig. Bei jüngeren Menschen < 50 Jahren ist die Inzidenz ansteigend. Die Gründe hierfür sind unklar.

Literatur

[1] Leitlinienprogramm Onkologie (Deutsche Krebsgesellschaft, Deutsche Krebshilfe, AWMF): S3-Leitlinie Kolorektales Karzinom, Langversion 2.1, 2019, AWMF-Registernummer: 021/007OL, http://www.leitlinienprogramm-onkologie.de/leitlinien/kolorektales-karzinom/ (abgerufen am: 14.02.2023)
[2] Brenner H, Kloor M, Pox CP. Colorectal cancer. Lancet. 2014;383(9927):1490–1502.

8.1.2 Epidemiologie und Gesundheitsökonomie

Juliana Hoeper, Christoph Schwarzbach, Ute Lohse, Ansgar Lange, Jan Zeidler, J.-Matthias von der Schulenburg

Prävalenz und Inzidenz

Das kolorektale Karzinom (Darmkrebs) steht bei Frauen auf Platz 2 und bei Männern auf Platz 3 der häufigsten Krebsneuerkrankung und ist sowohl bei Frauen als auch Männern die dritthäufigste Krebstodesursache in Deutschland [1]. Im Jahr 2018 wurden weltweit 881.000 Todesfälle und fast 1,8 Millionen neue Fälle dokumentiert. Die tatsächliche Todesfallzahl nimmt zu und es wird prognostiziert, dass dieser Anstieg auch bis 2035 anhalten wird. Die Todesfallrate sinkt in den meisten entwickelten Ländern jedoch [2]. Verbesserte Screening-Methoden und Behandlungsmöglichkeiten sowie mehr Bewusstsein in der Bevölkerung könnten Gründe hierfür sein. Regelmäßige Kontrolluntersuchen tragen am meisten dazu bei, einer Erkrankung vorzubeugen [3]. Durch einen gesunden Lebensstil (z. B. normaler BMI, körperliche Aktivität, niedriger Alkoholkonsum) ist es jedoch auch möglich, das Risiko, an einem kolorektalen Karzinom zu erkranken, weiter zu reduzieren [4]. Im Vergleich zu anderen Ländern sind Screening-Programme in Deutschland schon länger implementiert. Das führt dazu, dass die Inzidenzraten signifikant über die Zeit sinken. Oppelt et al. (2019) [5] haben Krebsregisterdaten und Routinedaten miteinander verglichen und die Inzidenz von fortgeschrittenem Darmkrebs in Deutschland untersucht. Die altersstandardisierte Inzidenzrate war ähnlich in beiden Datensätzen. Im Jahr 2014 wurde die Inzidenz bei Männern mit 21,5 je 100.000 Einwohnern und bei Frauen mit 14,9 je 100.000 Einwohnern in der Routinedatenanalyse berichtet. Die Daten aus dem Krebsregister geben eine Inzidenz an, die bei Männern um 2,58 niedriger und bei Frauen um 0,27 höher liegen. Wenn jedoch Fernmetastasen mitberücksichtigt wurden, waren die Zahlen im Krebsregister niedriger.

Mit einem Anteil von 50,4 % weist diese Erkrankung die höchste Inzidenz aller malignen Erkrankungen der Verdauungsorgane auf (Abb. 8.1). Im Jahr 2019 erkrankten insgesamt 61.339 Personen an einem kolorektalen Karzinom (ICD10: C18-C21) [6]. Im Jahr 2019 wurde eine altersstandardisierte Inzidenz von 41,4 pro 100.000 Personen berichtet [7]. Die altersstandardisierte Inzidenz ist bei Männern höher als bei Frauen.

Die Ein-Jahres-Prävalenz lag im gleichen Jahr bei 52.059 Darmkrebserkrankten. Insgesamt sind demnach etwas mehr Männer als Frauen (55,4 % zu 44,6 %) betroffen [6]. Zwischen 1999 und 2002 war ein Anstieg der Inzidenz zu beobachten. Ab 2008 ist die Inzidenz hingegen fast durchgängig gefallen. Diese Entwicklung dürfte mit der eingeführten Früherkennungskoloskopie zusammenhängen (siehe Abb. 8.2 und Kap. 10.2.1).

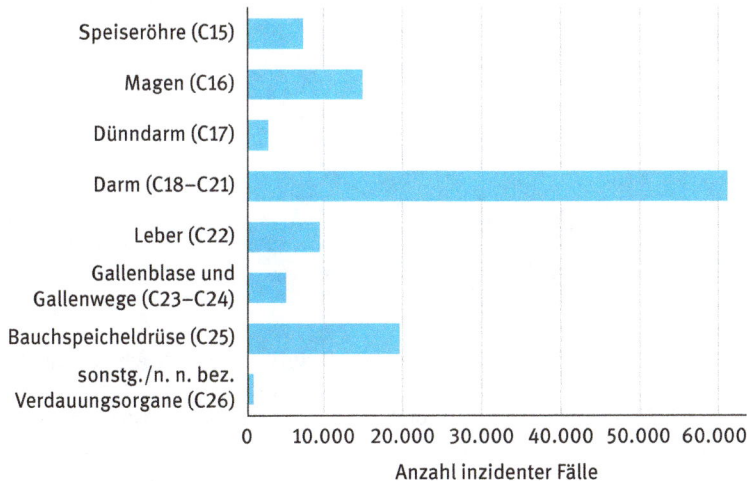

Abb. 8.1: Inzidente Fälle maligner Erkrankungen der Verdauungsorgane 2019 (eigene Darstellung in Anlehnung an Robert Koch Institut [6]).

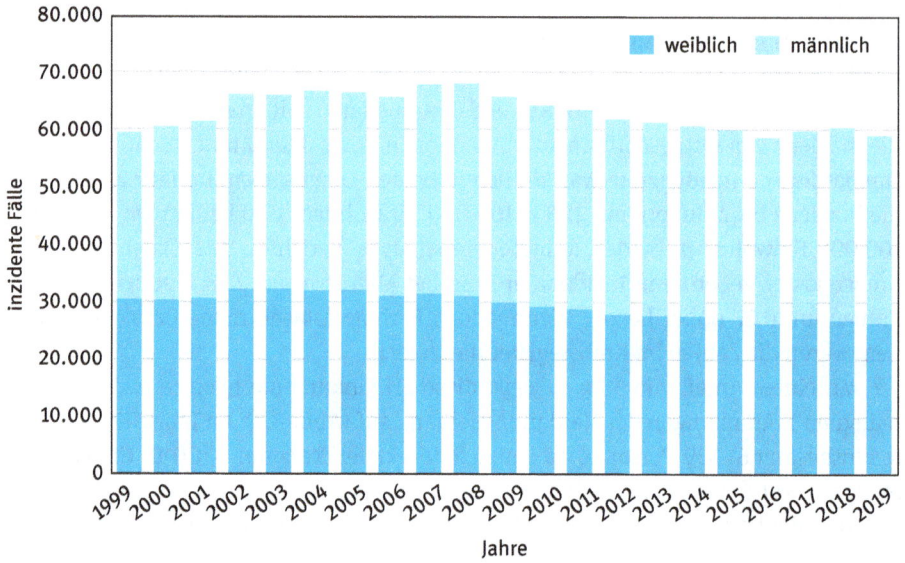

Abb. 8.2: Inzidente Fallzahlen des Kolorektalkarzinoms (ICD 10: C18–C20 ohne C21) im Jahr 2019 (eigene Darstellung in Anlehnung an Robert Koch Institut [6]).

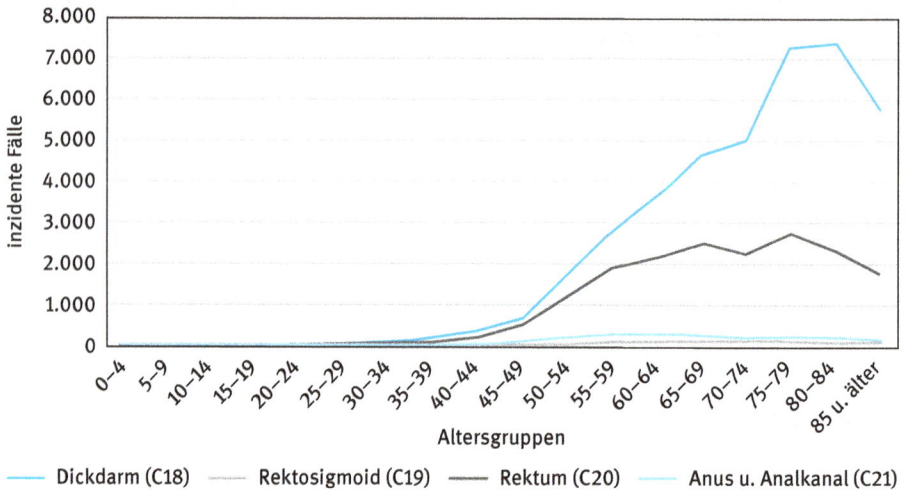

Abb. 8.3: Inzidente Fälle des Kolorektalen Karzinoms (ICD: C18–C21) im Jahr 2019 (eigene Darstellung in Anlehnung an Robert Koch Institut [6]).

Die meisten Diagnosen werden im Alter zwischen 75 und 79 Jahren gestellt, wobei sich im Allgemeinen ein Anstieg mit zunehmendem Alter zeigt (Abb. 8.3). Die Karzinome des rektosigmoidalen Übergangs sowie des Anus treten dabei seltener auf als die Karzinome des Dickdarms und des Rektums.

Während die Darmkrebs-Inzidenz bei den über 55-Jährigen rückläufig ist, steigt sie in der Altersgruppe 20 bis 39 Jahre hingegen um ein bis zwei Prozent pro Jahr [8]. Siegel et al. (2019) [9] haben diesen Trend zwischen 2008 und 2012 auch für Europa beschrieben. Vuik et al. (2019) [10] haben diese Entwicklung zwischen 1990 und 2016 ebenfalls beobachten können. Dieser Entwicklung muss durch eine verbesserte Vorsorge und einem erhöhten Bewusstsein in der jüngeren Gesellschaft Rechnung getragen werden [11].

Arbeitsunfähigkeits- und Sterbefälle sowie Rentenzugänge wegen verminderter Erwerbsfähigkeit

Bezüglich der stationär behandelten Fälle mit Darmkrebs stehen Daten aus der Krankenhausstatistik zur Verfügung [12]. Im Jahr 2020 wurden insgesamt 131.309 Fälle mit Darmkrebs (ICD: C18-C20) stationär aufgenommen. Im Jahr 2015 wurden etwa 30.000 chirurgische Eingriffe durchgeführt [13]. Das kolorektale Karzinom verursacht 33 % aller Sterbefälle der malignen Neubildungen der Verdauungsorgane [14]. Im Jahr 2020 starben 23.787 Krankenhauspatienten an der Erkrankung (Tab. 8.1, Tab. 8.2 und Tab. 8.3).

Tab. 8.1: Bösartige Neubildung des Kolons (ICD C18).

	2016/2017	2020
Behandlungsfälle Krankenhaus	81.208	74.159
Krankenhausverweildauer	11,8 Tage	11,4 Tage
Behandlungstage Krankenhaus	954.616	843.030
Sterbefälle Krankenhaus	16.641	15.692
Inzidenz Krankenhaus (Fälle pro 100.000 Einwohner, altersstandardisiert)	n. v.	83
Arbeitsunfähigkeitsfälle (ohne Rentner)	21.809	23.499
Arbeitsunfähigkeitstage	824.090	932.671
Fälle stationäre Rehabilitation	10.898	7.288
vorzeitige Berentungen wegen verminderter Erwerbsfähigkeit (2015)	1.006	n. v.
Durchschnittliches Berentungsalter (2015)	54,83 Jahre (m) 53,73 Jahre (w)	n. v.

Arbeitsunfähigkeitsfälle (ohne Rentner) und Arbeitsunfähigkeitstage von Bundesministerium für Gesundheit (2016/2020), Sterbefälle, Behandlungsfälle Krankenhaus, Krankenhausverweildauer und Behandlungstage Krankenhaus von Statistisches Bundesamt (Todesursachenstatistik 2016/2020, Krankenhausstatistik 2016/2020), restliche Daten von Gesundheitsberichterstattung des Bundes (www.gbe-bund.de, 2015/2017/2020)

Tab. 8.2: Bösartige Neubildung des rektosigmoidalen Übergangs (ICD C19).

	2016/2017	2020
Behandlungsfälle Krankenhaus	5.426	5.048
Krankenhausverweildauer	10,7 Tage	9,8 Tage
Behandlungstage Krankenhaus	58.039	49.399
Sterbefälle Krankenhaus	551	678
Inzidenz Krankenhaus (Fälle pro 100.000 Einwohner, altersstandardisiert)	n. v.	6
Arbeitsunfähigkeitsfälle (ohne Rentner)	547	595
Arbeitsunfähigkeitstage	48.243	50.503
Fälle stationäre Rehabilitation	639	347
vorzeitige Berentungen wegen verminderter Erwerbsfähigkeit (2015)	95	n. v.
Durchschnittliches Berentungsalter (2015)	53,79 Jahre (m) 52,78 Jahre (w)	n. v.

Arbeitsunfähigkeitsfälle (ohne Rentner) und Arbeitsunfähigkeitstage von Bundesministerium für Gesundheit (2016/2020), Sterbefälle, Behandlungsfälle Krankenhaus, Krankenhausverweildauer und Behandlungstage Krankenhaus von Statistisches Bundesamt (Todesursachenstatistik 2016/2020, Krankenhausstatistik 2016/2020), restliche Daten von Gesundheitsberichterstattung des Bundes (www.gbe-bund.de, 2015/2017/2020).

Tab. 8.3: Bösartige Neubildung des Rektums (ICD C20).

	2016/2017	2020
Behandlungsfälle Krankenhaus	59.118	52.102
Krankenhausverweildauer	10,2 Tage	9,8 Tage
Behandlungstage Krankenhaus	603.061	511.859
Sterbefälle Krankenhaus	7.610	7.417
Inzidenz Krankenhaus (Fälle pro 100.000 Einwohner, altersstandardisiert)	n. v.	59
Arbeitsunfähigkeitsfälle (ohne Rentner)	6.213	5.867
Arbeitsunfähigkeitstage	647.871	735.861
Fälle stationäre Rehabilitation	6.079	4.049
vorzeitige Berentungen wegen verminderter Erwerbsfähigkeit (2015)	1.049	n. v.

Tab. 8.3: (fortgesetzt)

	2016/2017	**2020**
Durchschnittliches Berentungsalter (2015)	54,35 Jahre (m) 53,52 Jahre (w)	n. v.

Arbeitsunfähigkeitsfälle (ohne Rentner) und Arbeitsunfähigkeitstage von Bundesministerium für Gesundheit (2016/2020), Sterbefälle, Behandlungsfälle Krankenhaus, Krankenhausverweildauer und Behandlungstage Krankenhaus von Statistisches Bundesamt (Todesursachenstatistik 2016/2020, Krankenhausstatistik 2016/2020), restliche Daten von Gesundheitsberichterstattung des Bundes (www.gbe-bund.de, 2015/2017/2020)

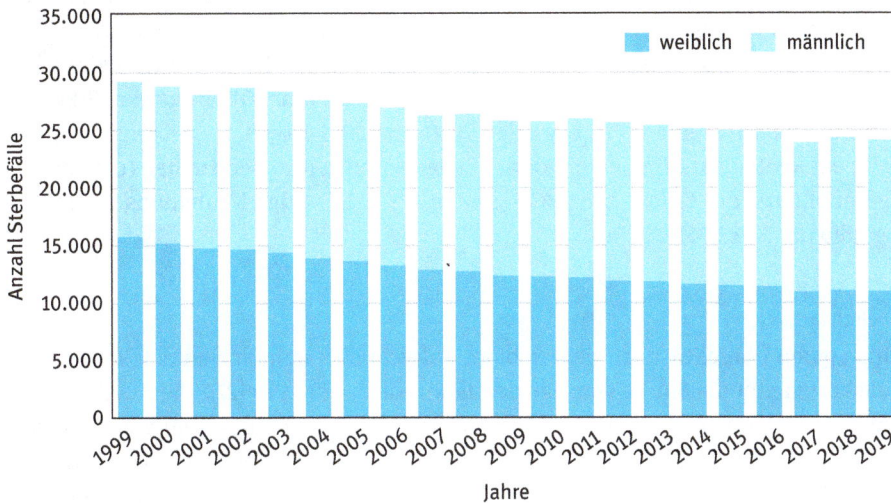

Abb. 8.4: Anzahl der Sterbefälle des kolorektalen Karzinoms (ICD10: C18–C20) (eigene Darstellung in Anlehnung an Robert Koch Institut [6]).

Zwischen 1999 und 2020 konnte ein Rückgang der Sterbefälle von 29.094 auf 23.787 identifiziert werden, wobei sich der Rückgang hier fast ausschließlich durch eine geringere Sterblichkeit der Frauen erklären lässt (Abb. 8.4) (Rückgang Frauen: 32,26 %, Männer: 0,02 %). Zwei Studien von Diers et al. aus dem Jahr 2019 [15] und dem Jahr 2020 [16] haben gezeigt, dass die Sterblichkeit in Krankenhäusern nach einer Darmresektion von der Erfahrung der Chirurgen und den Fallzahlen dieses Eingriffs in dem Haus abhängt. Diese Ergebnisse haben sie ebenso für das Vorkommen von Rettungsversagen gezeigt. Diers et al. haben im Jahr 2021 [17] außerdem noch eine Studie veröffentlicht, in der sie zeigten, dass Krankenhäuser, die sich von der Deutschen Krebsgesellschaft zertifizieren ließen und somit ein bestimmtes Fallzahlvolumen erreichten, eine um 1/3 geringere Sterblichkeit sowie ein geringeres Rettungsversagen vorweisen konnten. In einer weiteren Studie von Diers et al. (2022) [18] wurde gezeigt, dass geriatrische Patienten eine erhöhte Sterblichkeit nach chirurgischen Eingriffen haben. Ghadban et al. (2019) [13] haben jedoch nachgewiesen, dass die Krankenhaussterblichkeit relativ hoch ist und zwischen 2005 und 2015 nicht signifikant gesunken ist.

Darmkrebs hat, im Verhältnis zu anderen malignen Erkrankungen der Verdauungsorgane, bessere Überlebenswahrscheinlichkeiten. Die 1-Jahres-Überlebensrate lag im Jahr 2017/2018 bei 79 % für Frauen und Männer. Nach fünf Jahren sinkt die Überlebenswahrscheinlichkeit auf 54 % für Frauen und 52 % für Männer [6]. Dabei haben neben den verbesserten Therapiemöglichkeiten insbesondere die verbesserten Früherkennungsmaßnahmen eine Bedeutung [19]. Dies wird auch in Kapitel 10 diskutiert

Auch im Hinblick auf den Produktivitätsverlust hat das kolorektale Karzinom eine große Bedeutung. Im Jahr 2020 wurden insgesamt 29.961 Arbeitsunfähigkeitsfälle gemeldet [20]. Diese hohe Bedeutung spiegelt sich auch in den Daten zur verminderten Erwerbsfähigkeit wider. Darmkrebs verursachte im Jahr 2015 insgesamt 2.150 Erwerbsunfähigkeitsrenten [21]. Zwischen 2010 und 2015 ist jedoch ein leichter Rückgang der Renten aufgrund verminderter Erwerbsfähigkeit zu beobachten (bei Bösartige Neubildung des Kolons um 9,63 %; bei ICD C19 Bösartige Neubildung am Rektosigmoid um 20,83 %).

Krankheitskosten

Einen guten Überblick über die durch das kolorektale Karzinom verursachten Krankheitskosten gibt die Studie von Haug et al. aus dem Jahr 2014 [22]. Die Autoren nutzten die Daten der Techniker Krankenkasse und verglichen die Kosten von Patienten mit mindestens einer stationären Darmkrebsdiagnose (ICD: C18–C20) zwischen 2007 und 2010 mit den Kosten einer Kontrollgruppe ohne stationäre Diagnose zwischen 2005 und 2010. Die Ergebnisse wurden nach der Lokalisation des Tumors (Kolon, rektosigmoidaler Übergang, Rektum) und der Behandlungsphase (Anfangsbehandlung, intermediäre Phase, Phase am Lebensende) differenziert (Abb. 8.5). Die Kosten für die Anfangsbehandlungen lagen zwischen 24.351 € und 29.672 € pro Jahr. Die Kosten der intermediären Phase waren mit 1.317 € bis 4.728 € deutlich geringer. Die höchsten jährlichen Kosten entstanden am Lebensende mit bis zu 56.127 € für die Behandlung der bösartigen Neubildung des Kolons.

Henderson et al. haben im Jahr 2021 [23] eine Studie zur ökonomischen Belastung durch das kolorektale Karzinom in Europa veröffentlicht. Insgesamt wurde gezeigt, dass diese Belastung hoch ist und hohe Kosten entstehen. Zwischen 2009 und 2015 sind die Kosten inflationsadjustiert um 32 % gestiegen. So lagen die Kosten im Jahr 2015 bei insgesamt 19,1 Milliarden €. Für Deutschland lagen die Gesundheitskosten bei 925.124.000 €. 42 % der Kosten entstanden durch Krankenhausaufenthalte, 26 % in der ambulanten Versorgung, 8 % in der Primärversorgung, 1 % durch Notfallversorgung und 24 % durch systemische Krebstherapie. Weitere Kosten ent-

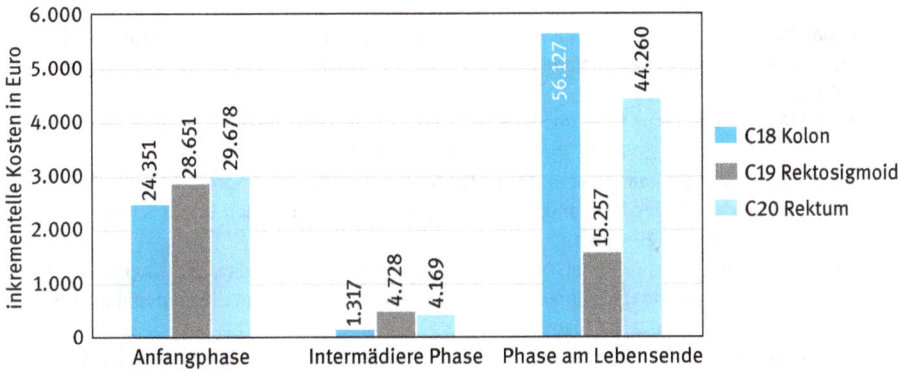

Abb. 8.5: Inkrementelle jährliche Kosten für maligne Erkrankungen des Kolons, Rektosigmoids und Rektums nach verschiedenen Stadien der Erkrankung (eigene Darstellung in Anlehnung an Haug et al. [22]).

standen durch Begleiterkrankungen, Sterblichkeit und informelle Pflege. Insgesamt lagen die Kosten in Deutschland bei 2.753.556.000 €.

Neben Haug et al. [22] ermittelten Emmert et al. [24] Kosten für Patienten, die eine palliative Versorgung erhielten. Den größten Kostenfaktor stellten bei dieser Analyse die Zytostatika (70,19 %) gefolgt von der stationären Versorgung (22,26 %) dar. Die ambulante Versorgung, Transportkosten und sonstige Rehabilitationsleistungen spielen aus finanzieller Perspektive eher eine untergeordnete Rolle. Insgesamt konnten für die Versorgung dieser Patientengruppe im ersten Jahr Kosten in Höhe von 42.362 € ermittelt werden. Dies entspricht in etwa den Berechnungen von Haug et al. [22] zu den Kosten der Phase am Lebensende (Abb. 8.5).

Das statistische Bundesamt (2022) [25] hat die Krankheitskosten bösartiger Neubildungen des Kolons aus dem Jahr 2015 den Kosten aus dem Jahr 2020 gegenübergestellt. Während die Krankheitskosten je Einwohner demnach von 10 € auf 20 € stiegen, erhöhten sich die Gesamtkosten von 1.192 Millionen € auf 1.818 Millionen €.

Fazit

Insgesamt sind Screening-Programme von hoher Relevanz und haben große Erfolge bei der Prävention bzw. der Früherkennung des kolorektalem Karzinoms erzielt. Ein Trend ist jedoch zu beobachten, dass in der jüngeren Bevölkerung die Inzidenz ansteigend ist. Der Fokus sollte auf diese vulnerable Gruppe gelegt werden, um das Bewusstsein in der Gesellschaft zu stärken. Zusammenfassend liegen für das kolorektale Karzinom gute, aber nicht ausreichend aktuelle Krankheitskostenanalysen für Deutschland vor. Die Entwicklung neuer, zunehmend individueller Therapieregime wird die hohe gesundheitsökonomische Belastung dieser Erkrankung weiter steigern.

Literatur

[1]   Robert Koch Institut – Zentrum für Krebsregisterdaten (Hrsg.), Gesellschaft der epidemiologischen Krebsregister in Deutschland e. V. (Hrsg.). Krebs in Deutschland für 2017/2018. Berlin 2021;13.

[2]   Araghi M, Soerjomataram I, Jenkins M, et al. Global trends in colorectal cancer mortality: projections to the year 2035. Int J Cancer. 2019;144(12):2992–3000.

[3]   Carr PR, Weigl K, Edelmann D, et al. Estimation of Absolute Risk of Colorectal Cancer Based on Healthy Lifestyle, Genetic Risk, and Colonoscopy Status in a Population-Based Study. Gastroenterology. 2020;159(1):129–138.e9.

[4]   Cardoso R, Guo F, Heisser T, et al. Colorectal cancer incidence, mortality, and stage distribution in European countries in the colorectal cancer screening era: an international population-based study. Lancet Oncol. 2021;22(7):1002–1013.

[5]   Oppelt KA, Luttmann S, Kraywinkel K, Haug U. Incidence of advanced colorectal cancer in Germany: comparing claims data and cancer registry data. BMC Med Res Methodol. 2019;19(1):142.

[6]   Robert Koch Institut. Zentrum für Krebsregister – Datenbankabfrage. http://www.krebsdaten.de/Krebs/DE/Datenbankabfrage/datenbankabfrage_stufe1_node.html. Zugegriffen: 22. Dezember 2022.

[7]   Sharma R. A comparative examination of colorectal cancer burden in European Union, 1990–2019: Estimates from Global Burden of Disease 2019 Study. Int J Clin Oncol. 2022;27(8):1309–1320.

[8]   Siegel RL, Fedewa SA, Anderson WF, et al. Colorectal Cancer Incidence Patterns in the United States, 1974–2013. Journal of the National Cancer Institute. 2017;109:djw322.

[9]   Siegel RL, Torre LA, Soerjomataram I, et al. Global patterns and trends in colorectal cancer incidence in young adults. Gut. 2019;68(12):2179–2185.

[10] Vuik FE, Nieuwenburg SA, Bardou M, et al. Increasing incidence of colorectal cancer in young adults in Europe over the last 25 years. Gut. 2019;68(10):1820–1826.

[11] Lu XQ, Li Y, Wang W, et al. International incidence trends in early- and late-onset colorectal cancer: a population-based study. Int J Colorectal Dis. 2020;35(6):1077–1086.

[12] Statistisches Bundesamt. Gesundheit – Tiefgegliederte Diagnosedaten der Kranken-hauspatientinnen und -patienten 2020.

[13] Ghadban T, Reeh M, Bockhorn M, et al. Decentralized colorectal cancer care in Germany over the last decade is associated with high in-hospital morbidity and mortality. Cancer Manag Res. 2019;11:2101–2107.

[14] Statistisches Bundesamt. Gesundheit – Ergebnisse der Todesursachenstatistik für Deutschland ausführliche 4-stellige ICD-Klassifikation 2020.

[15] Diers J, Wagner J, Baum P, et al. Nationwide in-hospital mortality following colonic cancer resection according to hospital volume in Germany. BJS Open. 2019;3(5):672–677.

[16] Diers J, Wagner J, Baum P, et al. Nationwide in-hospital mortality rate following rectal resection for rectal cancer according to annual hospital volume in Germany. BJS Open. 2020;4(2):310–319.

[17] Diers J, Baum P, Matthes H, Germer CT, Wiegering A. Mortality and complication management after surgery for colorectal cancer depending on the DKG minimum amounts for hospital volume. Eur J Surg Oncol. 2021;47(4):850–857.

[18] Diers J, Baum P, Lehmann K, et al. Disproportionately high failure to rescue rates after resection for colorectal cancer in the geriatric patient population – A nationwide study. Cancer Med. 2022;11(22):4256–4264.

[19] Brenner H, Schrotz-King P, Holleczek B, Katalinic A, Hoffmeister M. Rückgang der Inzidenz und Mortalität von Darmkrebs in Deutschland. Dtsch Arztebl Int. 2016;113:101–106.

[20] Bundesministerium für Gesundheit. Arbeitsunfähigkeit: Fälle und Tage nach Diagnosen 2020 – Ergebnisse der Krankheitsartenstatistik der gesetzlichen Krankenversicherung.
[21] Deutsche Rentenversicherung Bund. Statistik des Rentenzugangs. Zugegriffen: 4. März 2019.
[22] Haug U, Engel S, Verheyen F, Linder R. Estimating colorectal cancer treatment costs: a pragmatic approach exemplified by health insurance data from Germany. PLoS One. 2014;9:e88407.
[23] Henderson RH, French D, Maughan T, et al. The economic burden of colorectal cancer across Europe: a population-based cost-of-illness study. Lancet Gastroenterol Hepatol. 2021;6(9):709–722.
[24] Emmert M, Pohl-Dernick K, Wein A, et al. Palliative treatment of colorectal cancer in Germany: cost of care and quality of life. Eur J Health Econ. 2013;14:629–638.
[25] Statistisches Bundesamt. Krankheitskosten, Krankheitskosten je Einwohner. Zugegriffen: 21. Dezember 2022.

8.2 Magenkarzinom

8.2.1 Medizinische Übersicht

Jan Bornschein

8.2.1.1 Definition

Zu den Magenkarzinomen zählen alle Adenokarzinome distal der Kardia sowie im weiteren Sinne auch die Adenokarzinome des ösophagogastralen Übergangs (engl.: adenocarcinoma of the esophagogastric junction, AEG). AEG können sowohl anatomisch als auch molekularbiologisch sowohl als Tumore des Magens als auch des Ösophagus gewertet werden [1]. Eine Zuordnung hängt in der Regel vom klinischen und epidemiologischen Kontext ab. AEG werden im Kapitel 8.5.1 Ösophaguskarzinom besprochen.

8.2.1.2 Pathogenese

Der überwiegende Anteil aller Magenkarzinome entsteht auf der Basis einer chronischen Entzündung der Magenschleimhaut. Der wichtigste ätiologische Faktor ist hierbei die Infektion mit *Helicobacter pylori (H. pylori)* [2]. Die Infektion löst eine chronisch-aktive Entzündung der gastralen Mukosa aus, die zur epithelialen Transformation und zur Entwicklung von sowohl prämalignen (d. h. intestinale Metaplasie und Drüsenkörperatrophie), als auch malignen Prozessen führen kann. In jüngerer Zeit wurde auch die Ebstein-Barr Virus Infektion (EBV) mit dem Magenkarzinom assoziiert. Weitere Risikofaktoren schließen unter anderem fortgeschrittenes Alter, eine positive Familienanamnese, vorangegangene Magenoperationen, eine perniziöse Anämie (Auto-Immungastritis), Tabakgenuss (Rauchen), Alkohol, ein hoher Salz- und Nitratkonsum sowie auch übermäßiger Genuss von rotem Fleisch oder prozessierten Fleischprodukten mit ein. Dazu bestehen hereditäre und genetische Risikofaktoren (z. B. die CDH1-Mutation im E-Cadherin Gen beim hereditären diffusen Magenkarzinom im engeren Sinne).

8.2.1.3 Diagnostik

Die Primärdiagnostik sollte primär endoskopisch-bioptisch erfolgen. Bildgebende Verfahren sind der Ösophagogastroduodenoskopie (ÖGD) unterlegen. Eine endoskopische Untersuchung ist vor allem bei Vorliegen von Alarmsymptomen indiziert (therapierefraktäre Dyspepsie, Appetitlosigkeit, rezidivierendes Erbrechen, Dysphagie für AEG, ungeplanter Gewichtsverlust, Anzeichen einer gastrointestinalen Blutung). Nach Diagnosesicherung sollte eine CT-Thorax/Abdomen/Becken zum Staging und Metastasenausschluss erfolgen sowie eine Endosonographie zur Einschätzung der Lokalausdehnung. Weitere Untersuchungsverfahren müssen je nach klinischer Situation berücksichtigt werden, wie z. B. die Staging-Laparoskopie zum Ausschluss einer Peritonealbeteiligung oder die PET-CT zum weiteren Ausschluss von Fernmetastasen [3]. Serologische Tumormarker stehen für das Magenkarzinom nicht zur Verfügung. Histopathologisch wird das Magenkarzinom nach wie vor in den intestinalen und diffusen type von Laurén unterteilt. Moderne molekularbiologische Klassifikationen haben klinisch bislang noch eine untergeordnete Relevanz [4].

8.2.1.4 Therapie
Endoskopische Therapie von Frühkarzinomen

Die Therapie des Magenkarzinoms erfolgt stadienabhängig. Magenfrühkarzinome, die (neben anderen Kriterien) in ihrer Tiefenausdehnung das obere Drittel der Submukosa nicht überschreiten, können endoskopisch angegangen werden. Derartige Eingriffe erfordern allerdings eine hohe Expertise des Endoskopikers, so dass endoskopische Resektionen nur an ausgewiesenen Zentren durchgeführt werden sollen. Kriterien zur Standardisierung und Qualitätssicherung derartiger Eingriffe werden derzeit europaweit erarbeitet.

Chirurgische und multimodale Konzepte bei lokal begrenzten Karzinomen

Bei lokal begrenzten oder auch lokal limitiert fortgeschrittenen Karzinomen soll eine chirurgische Resektion erfolgen (Standard ist hierbei eine D2-Lymphknotendissektion). Laparoskopische Verfahren gewinnen zunehmend an Bedeutung. Ab einer Lokalausdehnung, die die Muscularis propria betrifft, sowie bei Lymphknotenbeteiligung sind multimodale Konzepte angezeigt. Beim Magenkarzinom ist dies in der Regel die peri-operative Chemotherapie nach dem FLOT-Schema (5-Fluorouracil [5-FU], Folinsäure, Oxaliplatin, Docetaxel) [5]. Der Einsatz von zielgerichteten Substanzen in der Neoadjuvanz oder in peri-operativen Konzepten wird derzeit in Studien untersucht.

Palliative Therapie bei fortgeschrittenen und metastasierten Karzinomen

Standard in der palliativen Situation ist die systemische Chemotherapie. Chirurgische Verfahren kommen lediglich bei Komplikationen zum Einsatz (d. h. Blutungen,

Perforation, Obstruktion). Rückgrat einer Systemtherapie ist die Kombination eines Platinderivats mit 5-FU. In der Regel wird eine weitere Substanz (z. B. Docetaxel) hinzugefügt. Als primär zielgerichtete Therapie steht eine Kombination mit dem gegen den Her2-Rezeptor gerichteten Antikörper Trastuzumab zur Verfügung, sofern histopathologisch eine entsprechende Her2 Expression im Tumor nachgewiesen ist [6]. In der Zweitlinie wird derzeit der VEGF2-Antikörper Ramucirumab eingesetzt (entweder in Monotherapie oder in Kombination mit Paclitaxel). Irinotecan-haltige Therapien sind Alternativen. Erst kürzlich zugelassen wurden Immuntherapien mit Checkpoint-Inhibitoren, die sowohl in der Erstlinie (Pembrolizumab) als auch in der Zweitlinie (Nivolumab) erwogen werden können, sofern gewisse histopathologische (PD-L1 Expression) und/oder molekularbiologische (Mikrosatelliteninstabilität, MSI) Kriterien erfüllt sind [7].

Supportivtherapie

Die Therapie des Magenkarzinoms ist Teamarbeit. Nicht nur die Disziplinen, die in die aktive Tumortherapie eingebunden sind (Chirurgie, Gastroenterologie, Onkologie, Strahlentherapie), sondern auch weitere komplementäre Supportivbereiche müssen involviert werden. Dies schließt vor allem die Ernährungstherapie (sowohl palliativ, aber auch peri-operativ) mit ein, als auch die psychosoziale Betreuung und letztendlich die Palliativmedizin. Daher sollte die Versorgung von Magenkarzinompatienten primär an onkologischen Zentren erfolgen, in denen die entsprechenden Versorgungsstrukturen und deren Qualitätssicherung gewährleistet sind.

8.2.1.5 Prävention und Früherkennung

Das größte Potenzial wird in der Primärprävention der *H. pylori*-Eradikation angerechnet [8]. Ein bevölkerungsbasiertes Screening auf die Infektion wird allerdings in Gebieten mit niedriger Inzidenz des Magenkarzinoms wie Deutschland derzeit nicht empfohlen. Auch eine sogenannte Vorsorgegastroskopie wird in Deutschland nicht angeboten. Andererseits kann nach Leitlinie eine regelmäßige endoskopische Überwachung angeboten werden, falls im Rahmen einer anderweitig indizierten ÖGD mit Biopsieentnahme fortgeschrittene prämaligne Veränderungen des Magens festgestellt werden. Dies soll eine Früherkennung von Magenkarzinomen ermöglichen, die dann im Idealfall mit exzellenter Prognose kurativ therapiert werden können [9].

8.2.1.6 Offene Fragen

– Nicht-invasive Biomarker: Es besteht ein großer Bedarf an idealerweise nicht-invasiven Biomarkern, die eine Risikostratifikation und damit Selektion von Individuen ermöglichen, welche dann einer endoskopischen Diagnostik zugeführt werden sollten.

– Weitere Verbesserung der Palliativtherapie: Trotz der gewonnenen Fortschritte bleibt die Prognose für Patienten mit fortgeschrittenem Magenkarzinom nach wie vor desaströs. Multi-modale, individualisierte Kombinationstherapien müssen weiter auf den Prüfstand gestellt werden.

– Relevanz molekularbiologischer Daten: Die enorme Menge an Hochdurchsatzdaten, die insbesondere in den letzten zehn Jahren generiert wurden, müssen effizient in den klinischen Alltag umgesetzt werden. Jegliche neue Studienansätze sollten immer durch eine klare klinische Fragestellung diktiert werden.

Literatur

[1]   Bornschein J, Quante M, Jansen M. The complexity of cancer origins at the gastro-oesophageal junction. Best Pract Res Clin Gastroenterol. 2021;50–51.

[2]   Malfertheiner P, Megraud F, Rokkas T, et al. Management of Helicobacter pylori infection: The Maastricht VI/Florence consensus report. Gut. 2022;Aug 8;gutjnl-2022-327745.

[3]   Moehler M, Al-Batran SE, Andus T, et al. S3-Leitlinie Magenkarzinom-Diagnostik und Therapie der Adenokarzinome des Magens und des ösophagogastralen Übergangs [Internet]. Vol. 57, Zeitschrift fur Gastroenterologie. Georg Thieme Verlag; 2019 [cited 2020 Mar 12]. p. 1517–632. Available from: http://www.ncbi.nlm.nih.gov/pubmed/31826284

[4]   Comprehensive molecular characterization of gastric adenocarcinoma. Nature. 2014;513 (7517):202–9.

[5]   Al-Batran SE, Homann N, Pauligk C, et al. Perioperative chemotherapy with fluorouracil plus leucovorin, oxaliplatin, and docetaxel versus fluorouracil or capecitabine plus cisplatin and epirubicin for locally advanced, resectable gastric or gastro-oesophageal junction adenocarcinoma (FLOT4): a randomised, phase 2/3 trial. Lancet. 2019;393(10184):1948–57.

[6]   Bang Y-J, Van Cutsem E, Feyereislova A, et al. Trastuzumab in combination with chemotherapy versus chemotherapy alone for treatment of HER2-positive advanced gastric or gastro-oesophageal junction cancer (ToGA): a phase 3, open-label, randomised controlled trial. Lancet (London, England). 2010;376(9742):687–97.

[7]   Högner A, Moehler M. Immunotherapy in Gastric Cancer. Curr Oncol. 2022;29(3):1559–74.

[8]   Ford AC, Yuan Y, Forman D, Hunt R, Moayyedi P. Helicobacter pylori eradication for the prevention of gastric neoplasia. Cochrane Database Syst Rev. 2020;2020(7).

[9]   Pimentel-Nunes P, Libânio D, Marcos-Pinto R, et al. Management of epithelial precancerous conditions and lesions in the stomach (MAPS II): European Society of Gastrointestinal Endoscopy (ESGE), European Helicobacter and Microbiota Study Group (EHMSG), European Society of Pathology (ESP), and Sociedade Portuguesa de Endoscopia Digestiva (SPED) guideline update 2019. Endoscopy [Internet]. 2019 Apr 6 [cited 2019 May 10];51(4):365–88. Available from: http://www.thieme-connect.de/DOI/DOI?10.1055/a-0859-1883.

8.2.2 Epidemiologie und Gesundheitsökonomie

Juliana Hoeper, Christoph Schwarzbach, Ute Lohse, Ansgar Lange, Jan Zeidler, J.-Matthias von der Schulenburg

Prävalenz und Inzidenz

Das Magenkarzinom ist mit einem Anteil von 12,2 % der inzidenten Fälle die dritt-häufigste maligne Erkrankung der Verdauungsorgane [1]. 2019 erkrankten 22,3 Män-ner und 13,7 Frauen pro 100.000 Einwohner in Deutschland. In einer systematischen Übersichtsarbeit wurden Trends weltweit untersucht. Insgesamt hat die Überlebens-rate sich in den letzten Jahren verbessert und die Überlebensrate bei Frauen ist höher als bei Männern [2]. Durch die Möglichkeit, die *Helicobacter pylori*-Infektion als eine wesentliche Ursache des Magenkarzinoms zu behandeln, konnte die Zahl der Magen-karzinome in Deutschland deutlich reduziert werden. Dies zeigt sich auch im Rück-gang der Inzidenz zwischen 1999 und 2019 (Abb. 8.6).

Die höchste Inzidenz wird bei den Männern zwischen 75 und 79 Jahren erreicht (Abb. 8.7). Für Frauen liegt der höchste Wert in der Altersgruppe der 80–84-Jährigen. Im Jahr 2019 lag die Fünf-Jahres-Prävalenz bei 32.361 Magenkrebsfällen.

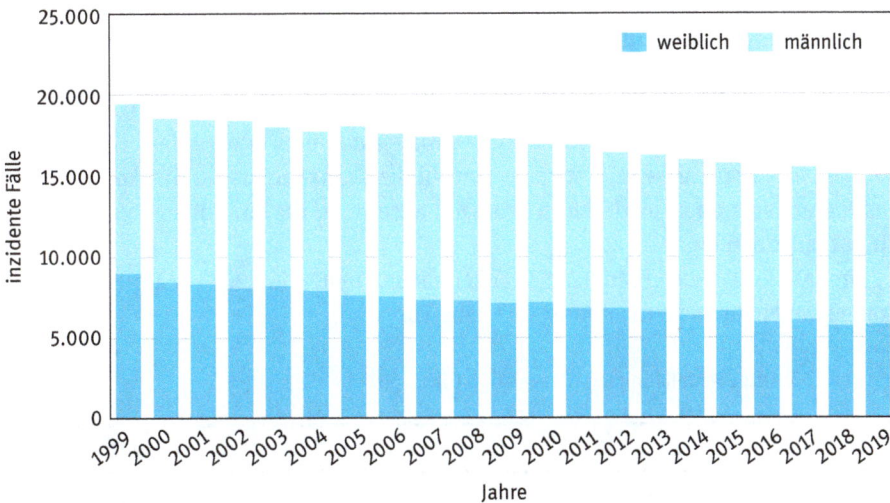

Abb. 8.6: Inzidente Fälle des Magenkarzinoms (ICD: C16) (eigene Darstellung in Anlehnung an Ro-bert Koch Institut [1]).

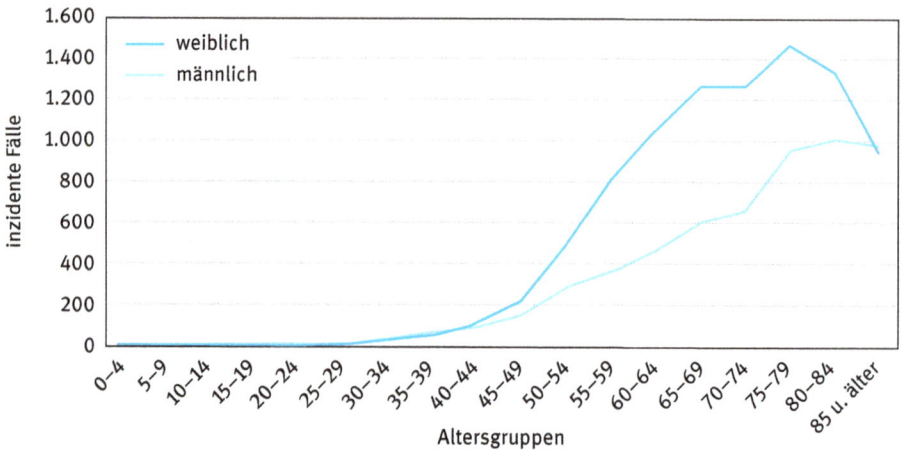

Abb. 8.7: Verteilung der inzidenten Fälle des Magenkarzinoms (ICD: C16) im Jahr 2019 (eigene Darstellung in Anlehnung an Robert Koch Institut [1]).

Arbeitsunfähigkeits- und Sterbefälle sowie Rentenzugänge wegen verminderter Erwerbsfähigkeit

Aufgrund des Magenkarzinoms wurden im Jahr 2020 insgesamt 42.532 Fälle im Krankenhaus behandelt [3]. Diers et al. (2021) haben eine Studie zu der Krankenhaussterblichkeit und Rettungsversagen nach einem chirurgischen Eingriff wegen eines Magenkarzinoms veröffentlicht. Sie haben Daten aus den Jahre 2009 bis 2017 einbezogen. Die Ergebnisse zeigten, dass sowohl die Krankenhaussterblichkeit als auch das Rettungsversagen niedriger in Krankenhäusern ist, die ein höheres Volumen an Eingriffen haben [4].

Im Jahr 2020 verstarben 8.351 Krankenhauspatienten (60,26 % Männer; 39,74 % Frauen) an einem Magenkarzinom [5] (siehe Tab. 8.4).

Tab. 8.4: Bösartige Neubildung des Magens (ICD C16).

	2016/2017	2020
Behandlungsfälle Krankenhaus	45.646	42.532
Krankenhausverweildauer	9,8 Tage	9,5 Tage
Behandlungstage Krankenhaus	446.858	402.244
Sterbefälle Krankenhaus	9.231	8.351
Inzidenz Krankenhaus (Fälle pro 100.000 Einwohner, altersstandardisiert)	n. v.	48
Arbeitsunfähigkeitsfälle (ohne Rentner)	3.974	3.448

Tab. 8.4: (fortgesetzt)

	2016/2017	**2020**
Arbeitsunfähigkeitstage	388.073	416.768
Fälle stationäre Rehabilitation	3.984	2.647
vorzeitige Berentungen wegen verminderter Erwerbsfähigkeit (2015)	727	n. v.
Durchschnittliches Berentungsalter (2015)	54,41 Jahre (m) 52,77 Jahre (w)	n. v.

Arbeitsunfähigkeitsfälle (ohne Rentner) und Arbeitsunfähigkeitstage von Bundesministerium für Gesundheit (2016/2020), Sterbefälle, Behandlungsfälle Krankenhaus, Krankenhausverweildauer und Behandlungstage Krankenhaus von Statistisches Bundesamt (Todesursachenstatistik 2016/2020, Krankenhausstatistik 2016/2020), restliche Daten von Gesundheitsberichterstattung des Bundes (www.gbe-bund.de, 2015/2017/2020)

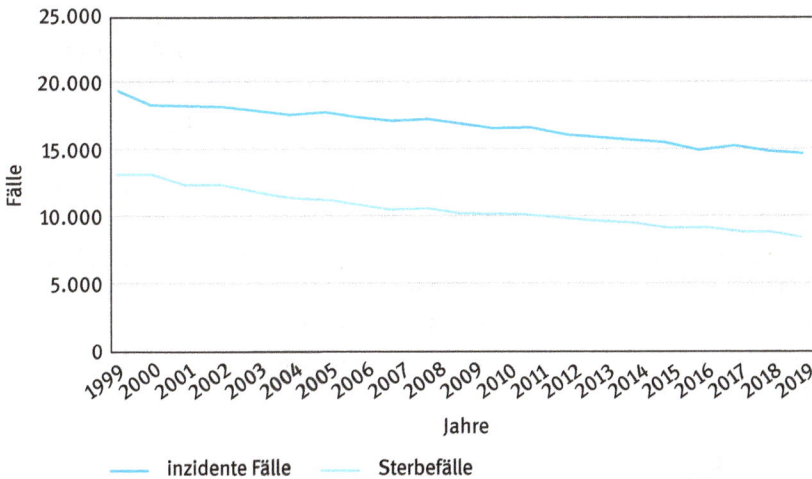

Abb. 8.8: Vergleich zwischen absoluter Inzidenz und Mortalität des Magenkarzinoms (ICD C16) in den Jahren 1999 bis 2019 (eigene Darstellung in Anlehnung an Robert Koch Institut [1]).

Ähnlich der Inzidenz sind auch die Sterbefälle deutlich rückläufig und sanken zwischen 1999 und 2019 von 13.145 Fälle auf 8.527 Fälle (Abb. 8.8). Dieser Rückgang ist ähnlich wie bei der Inzidenz besonders bei den Frauen (von 6.243 Fälle auf 3.428 Fälle) zu beobachten.

Die 1-Jahres-Überlebensrate lag im Jahr 2017–2018 für das Magenkarzinom bei 56 % für Frauen und 59 % für Männer [1]. Die Überlebenswahrscheinlichkeit ist für diese Karzinomerkrankung eher schlecht und betrug nach fünf Jahren 31 % für Frauen und 28 % für Männer.

Auch wenn die Zahlen insgesamt rückläufig sind, verursacht das Magenkarzinom immer noch ein bedeutendes Maß an Arbeitsunfähigkeit [6]. Im Jahr 2020 wurden 3.448 Arbeitsunfähigkeitsfälle aufgrund eines Magenkarzinoms gezählt. Im Durchschnitt wies jeder Fall 121 Arbeitsunfähigkeitstage auf.

Die hohe Krankheitsbelastung spiegelt sich auch in der Anzahl der Rentenzugänge wegen verminderter Erwerbsfähigkeit wider [7]. 15 % aller Rentenzugänge aufgrund verminderter Erwerbsfähigkeit durch bösartige Neubildungen der Verdauungsorgane (ICD C15–C26) lassen sich auf das Magenkarzinom zurückführen, auch wenn hier ebenfalls ein Rückgang der Fälle zwischen 2010 (897 Fälle) und 2014 (727 Fälle) zu beobachten ist. 37 % der betroffenen Frauen und 26 % der Männer erhalten eine Erwerbsunfähigkeitsrente vor dem 50. Lebensjahr.

Krankheitskosten

Im Rahmen der systematischen Literaturrecherchen konnte keine Studie aus Deutschland identifiziert werden, welche die Krankheitskosten des Magenkarzinoms berechnet. Aufgrund dessen wird auf die Ergebnisse der Krankheitskostenstatistik des statistischen Bundesamtes von 2018 zurückgegriffen [8]. Danach verursachte das Magenkarzinom 2008 Kosten in Höhe von 513 Mio. €, davon waren 71 % stationäre und teilstationären Leistungen (Abb. 8.9).

Für das Jahr 2020 berichtet das statistische Bundesamt [9], dass auf das Magenkarzinom 12,22 % der Gesamtkosten, die durch bösartige Neubildungen der Verdauungsorgane (ICD: C15–C26) verursacht wurden, zurückzuführen sind. Weiterhin wurden die Krankheitskosten bösartiger Neubildungen des Magens aus dem Jahr 2015 den Kosten aus dem Jahr 2020 gegenübergestellt. Während die Krankheitskosten je Einwohner bei 10 € blieben, stiegen die Krankheitskosten von 597 Millionen € auf 823 Millionen € an.

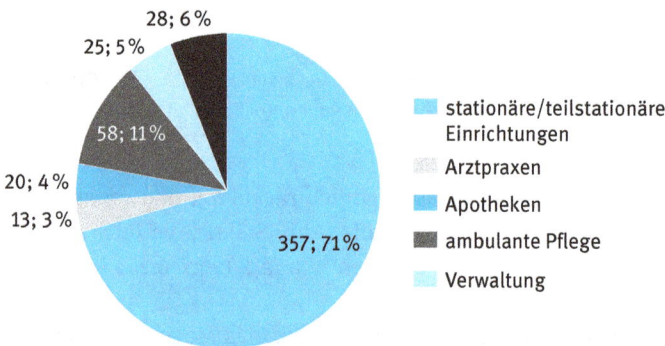

Abb. 8.9: Krankheitskosten des Magenkarzinoms (ICD C16) in Millionen € und in % nach Leistungsbereichen für das Jahr 2008 (eigene Darstellung in Anlehnung an statistisches Bundesamt [6]).

Eine Studie aus Kanada aus dem Jahr 2020 [10] hat eine Kosteneffektivitätsanalyse zu zwei Behandlungsansätzen für das Magenkarzinom durchgeführt. Die laparoskopische totale Gastrektomie wurde einer offenen totalen Gastrektomie gegenübergestellt. Die postoperative gesundheitsbezogene Lebensqualität war bei einem laparoskopischen Eingriff besser, die Kosten dieses Eingriffs waren aber auch höher. Die Autoren haben das inkrementelle Kosten-Effektivitäts-Verhältnis berechnet. Hierfür wurden die Kosten sowie die qualitätsadjustierten Lebensjahre betrachtet. Diese Analyse hat die Kosteneffektivität des laparoskopischen Eingriffs gezeigt.

Ein Review aus dem Jahr 2018 [11] hat sich mit der globalen, durch das Magenkarzinom entstehenden Belastung befasst. Basierend auf der Inzidenz aus dem Jahr 2012 und Durchschnittskosten aus dem Jahr 2017 von 149.999 US$ pro Patient in westlichen Ländern wurden Jahreskosten für das Jahr 2017 von 2.401 Millionen US-$ berechnet.

Fazit

Es zeigt sich, dass Screening-Programme und allgemeine Verbesserungen des Lebensstils wirksam sind, um das Auftreten eines Magenkarzinoms zu verhindern. Das Bewusstsein sollte in der Bevölkerung noch weiter gesteigert werden. Aufgrund der geringen Aktualität der Daten lassen sich keine abschließenden Schlussfolgerungen zu den gesundheitsökonomischen Auswirkungen der Erkrankung treffen. Studien, insbesondere aus Deutschland, sind notwendig.

Literatur

[1] Robert Koch Institut. Zentrum für Krebsregister – Datenbankabfrage. http://www.krebsdaten. de/Krebs/DE/Datenbankabfrage/datenbankabfrage_stufe1_node.html. Zugegriffen: 21. Dezember 2022.

[2] Tuo JY, Bi JH, Yuan HY, et al. Trends of stomach cancer survival: A systematic review of survival rates from population-based cancer registration. J Dig Dis. 2022;23(1):22–32.

[3] Statistisches Bundesamt. Gesundheit – Tiefgegliederte Diagnosedaten der Kranken-hauspatientinnen und -patienten 2020.

[4] Diers J, Baum P, Wagner JC, et al. Hospital volume following major surgery for gastric cancer determines in-hospital mortality rate and failure to rescue: a nation-wide study based on German billing data (2009–2017). Gastric Cancer. 2021;24(4):959–969.

[5] Statistisches Bundesamt. Gesundheit – Ergebnisse der Todesursachenstatistik für Deutschland ausführliche 4-stellige ICD-Klassifikation 2020.

[6] Bundesministerium für Gesundheit. Arbeitsunfähigkeit: Fälle und Tage nach Diagnosen 2020 – Ergebnisse der Krankheitsartenstatistik der gesetzlichen Krankenversicherung.

[7] Deutsche Rentenversicherung Bund. Statistik des Rentenzugangs. Zugegriffen: 4. März 2019.

[8] Statistisches Bundesamt. Krankheitskosten in Mio. Euro für Deutschland: Gliederungsmerkmale: Jahre, Geschlecht, ICD10, Einrichtung. Zugegriffen: 28. Juli 2016.

[9] Statistisches Bundesamt. Krankheitskosten, Krankheitskosten je Einwohner. Zugegriffen: 21. Dezember 2022.

[10] Gosselin-Tardif A, Abou-Khalil M, Mata J, et al. Laparoscopic versus open subtotal gastrectomy for gastric adenocarcinoma: cost-effectiveness analysis. BJS Open. 2020;4(5):830–839.

[11]   Casamayor M, Morlock R, Maeda H, Ajani J. Targeted literature review of the global burden of gastric cancer. Ecancermedicalscience. 2018;12:883.

8.3 Hepatozelluläres Karzinom

8.3.1 Medizinische Übersicht

S. Groß, Michael Bitzer, Nisar P. Malek

Definition

Das Hepatozelluläre Karzinom (HCC) und das intrahepatische Cholangiokarzinom werden international häufig unter Leberkrebs zusammengefasst. Weltweit wurden 2020 > 900.000 Erkrankungen und > 830.000 Todesfälle ermittelt (GLOBOCAN-Daten, [1]). In Deutschland ist die Inzidenz seit 1999 stetig angestiegen und die Erkrankungszahl lag 2017 bei mehr als 8900 Patienten (http://krebsdaten.de). In Deutschland wird zur Einteilung des HCCs hauptsächlich das Barcelona Clinic Liver Cancer (BCLC) Staging-System verwendet [2].

Pathogenese

Die Leberzirrhose stellt das größte Risiko für die Entwicklung eines HCCs dar [3]. Das relative Risiko unterschiedet sich jedoch je nach Ätiologie der Leberzirrhose (Alkoholinduzierte Leberzirrhose, Virushepatitiden [4,5], Fettleber [6], etc.) deutlich. Ein weiterer Risikofaktor ist die fortgeschrittene Leberfibrose (Fibrosegrad ≥ 3) unabhängig von ihrer Ätiologie [7].

Prävention

Neben den bereits etablierten Methoden (Verzicht auf Alkoholkonsum, Impfung gegen Hepatitis B, Behandlung eines Diabetes Typ 2 mittels Metformin) sollte den Patienten zu Kaffeekonsum geraten werden [8–11]. Liegt bereits ein HCC mit einer kurativen Situation vor und es besteht eine Hepatitis C sollte auch eine antivirale Therapie erfolgen [12,13].

Diagnostik

Bei Patienten mit Risikofaktoren ist zur Früherkennung eine halbjährliche native Abdomensonographie durchzuführen [14]. Die Bestimmung des Tumormarkers Alpha-Fetoprotein (AFP) kann zusätzlich erfolgen, ist aber zur alleinigen Diagnostik nicht etabliert [14]. Es stehen mehrere bildgebende diagnostische Verfahren zur Verfügung, die auf einem typischen Perfusionsverhalten in einer zirrhotischen Leber beruhen. Bei der lokalen Tumorausdehnung in der zirrhotischen Leber konnten mehrere Studien eine höhere diagnostische Genauigkeit kontrastverstärkter magnetresonanztomographischen Untersuchungen gegenüber der mehrphasigen Computertomographie feststellen [15–24]. Für die extrahepatische Ausbreitungsdiagnostik wird ein Thorax-CT empfohlen. Zur Bewertung eines Therapieansprechens gelten die RE-CIST- und die EASL-Klassifikationen [25,26].

Die Leberbiopsie soll bei unklaren bildgebenden Befunden, sowie in der palliativen Situation eingesetzt werden [27]. Die Typisierung des HCC soll nach der neusten WHO-Klassifikation erfolgen [28].

Therapie

Alle Patienten mit HCC sollten in einem interdisziplinären Tumorboard besprochen werden. An operativen Techniken stehen die Resektion und Lebertransplantation zur Verfügung. Als Voraussetzung für eine Transplantation müssen die „Mailand-Kriterien" (ein Herd < 5 cm, maximal 3 Herde < 3 cm) eingehalten werden [29]. Es wurden jedoch auch zahlreiche Studien zur Prognose von Patienten außerhalb der Mailand-Kriterien veröffentlicht [30–32]. Hier wurden Selektionskriterien wie z. B. die „up to seven"-Kriterien [29] oder UCSF-Kriterien [30] angewendet. Besonders Patienten, die nach einem Downstaging die Mailand-Kriterien erfüllen, scheinen eine gleich gute Prognose wie Patienten aufzuweisen, die sich bereits initial innerhalb der Mailand-Kriterien befunden haben [30,33].

Je nach Tumorgröße und -lokalisation können auch lokoregionäre Therapien, wie Radiofrequenztherapie (RFA), transarterielle Chemoembolisation (TACE), selektive interne Radiotherapie (SIRT) oder eine stereotaxische Bestrahlung (SBRT) eingesetzt werden. Diese können auch als Bridging zur Transplantation eingesetzt werden [34].

Für Patienten mit fortgeschrittenem HCC im Stadium CHILD A besteht in der Erstlinientherapie eine Empfehlung für die Kombinationstherapie von Atezolizumab (PD L1-Antikörper) mit Bevacizumab (VEGF-Antikörper) [35]. Weitere Erstlinientherapien bei Kontraindikationen oder Unverträglichkeiten sind die Tyrosinkinaseinhibitoren Sorafenib (auch bei Child B – 8 Punkte möglich) [36,37] und Lenvatinib [38]. Nach Tumorprogression unter Sorafenib können die Patienten in der Zweitlinie mit Regorafenib [39], Cabozantinib [40] oder Ramucirumab [41] (AFP ≥ 400 ng/ml) behandelt werden. Off-Label-Therapien können in Deutschland für Immuntherapien für Patienten, die in vorausgegangenen Linien noch keine Immuntherapie erhalten haben [42,43]), beantragt werden.

Offene Fragen

Aktuell werden in Studien bereits die Kombination von Systemtherapien und lokoregionären Therapien untersucht. Ebenso muss der Stellenwert einer (neo-)adjuvanten Therapie noch weiter untersucht werden. Unklarheit besteht aktuell in Bezug auf die optimale Sequenz der zur Verfügung stehenden medikamentösen Therapieoptionen. Weitere Untersuchungen zu Systemtherapien bei Patienten mit einer Child B-Leberzirrhose sollten ebenfalls ergänzt werden.

Literatur

[1]   Population-Globocan-IARC FSb. 2020.

[2]   Llovet JM, Bru C, Bruix J. Prognosis of hepatocellular carcinoma: the BCLC staging classification. Seminars in liver disease. 1999;19(3):329–338.

[3]   Ioannou GN, Splan MF, Weiss NS, et al. Incidence and predictors of hepatocellular carcinoma in patients with cirrhosis. Clinical gastroenterology and hepatology : the official clinical practice journal of the American Gastroenterological Association. 2007;5(8):938–945, 945.e931-934.

[4]   Sangiovanni A, Prati GM, Fasani P, et al. The natural history of compensated cirrhosis due to hepatitis C virus: A 17-year cohort study of 214 patients. Hepatology (Baltimore, Md). 2006;43 (6):1303–1310.

[5]   Yuen MF, Tanaka Y, Fong DY, et al. Independent risk factors and predictive score for the development of hepatocellular carcinoma in chronic hepatitis B. Journal of hepatology. 2009;50 (1):80–88.

[6]   Kanwal F, Kramer JR, Mapakshi S, et al. Risk of Hepatocellular Cancer in Patients With Non-Alcoholic Fatty Liver Disease. Gastroenterology. 2018;155(6):1828–1837.e1822.

[7]   Simeone JC, Bae JP, Hoogwerf BJ, et al. Clinical course of nonalcoholic fatty liver disease: an assessment of severity, progression, and outcomes. Clinical epidemiology. 2017;9:679–688.

[8]   Inoue M, Yoshimi I, Sobue T, Tsugane S. Influence of coffee drinking on subsequent risk of hepatocellular carcinoma: a prospective study in Japan. Journal of the National Cancer Institute. 2005;97(4):293–300.

[9]   Bravi F, Bosetti C, Tavani A, et al. Coffee drinking and hepatocellular carcinoma risk: a meta-analysis. Hepatology (Baltimore, Md). 2007;46(2):430–435.

[10] Aleksandrova K, Bamia C, Drogan D, et al. The association of coffee intake with liver cancer risk is mediated by biomarkers of inflammation and hepatocellular injury: data from the European Prospective Investigation into Cancer and Nutrition. The American journal of clinical nutrition. 2015;102(6):1498–1508.

[11] Setiawan VW, Wilkens LR, Lu SC, et al. Association of coffee intake with reduced incidence of liver cancer and death from chronic liver disease in the US multiethnic cohort. Gastroenterology. 2015;148(1):118–125; quiz e115.

[12] Cabibbo G, Celsa C, Calvaruso V, et al. Direct-acting antivirals after successful treatment of early hepatocellular carcinoma improve survival in HCV-cirrhotic patients. Journal of hepatology. 2019;71(2):265–273.

[13] Dang H, Yeo YH, Yasuda S, et al. Cure With Interferon-Free Direct-Acting Antiviral Is Associated With Increased Survival in Patients With Hepatitis C Virus-Related Hepatocellular Carcinoma From Both East and West. Hepatology (Baltimore, Md). 2020;71(6):1910–1922.

[14] Bruix J, Sherman M. Management of hepatocellular carcinoma: an update. Hepatology (Baltimore, Md). 2011;53(3):1020–1022.

[15] Sun HY, Lee JM, Shin CI, et al. Gadoxetic acid-enhanced magnetic resonance imaging for differentiating small hepatocellular carcinomas (< or = 2 cm in diameter) from arterial enhancing pseudolesions: special emphasis on hepatobiliary phase imaging. Investigative radiology. 2010;45(2):96–103.

[16] Haradome H, Grazioli L, Tinti R, et al. Additional value of gadoxetic acid-DTPA-enhanced hepatobiliary phase MR imaging in the diagnosis of early-stage hepatocellular carcinoma: comparison with dynamic triple-phase multidetector CT imaging. Journal of magnetic resonance imaging : JMRI. 2011;34(1):69–78.

[17] Inoue T, Kudo M, Komuta M, et al. Assessment of Gd-EOB-DTPA-enhanced MRI for HCC and dysplastic nodules and comparison of detection sensitivity versus MDCT. Journal of gastroenterology. 2012;47(9):1036–1047.

[18] Granito A, Galassi M, Piscaglia F, et al. Impact of gadoxetic acid (Gd-EOB-DTPA)-enhanced magnetic resonance on the non-invasive diagnosis of small hepatocellular carcinoma: a prospective study. Alimentary pharmacology & therapeutics. 2013;37(3):355–363.

[19] Maiwald B, Lobsien D, Kahn T, Stumpp P. Is 3-Tesla Gd-EOB-DTPA-enhanced MRI with diffusion-weighted imaging superior to 64-slice contrast-enhanced CT for the diagnosis of hepatocellular carcinoma? PloS one. 2014;9(11):e111935.

[20] Park VY, Choi JY, Chung YE, et al. Dynamic enhancement pattern of HCC smaller than 3 cm in diameter on gadoxetic acid-enhanced MRI: comparison with multiphasic MDCT. Liver international : official journal of the International Association for the Study of the Liver. 2014;34(10):1593–1602.

[21] Chen N, Motosugi U, Morisaka H, et al. Added Value of a Gadoxetic Acid-enhanced Hepatocyte-phase Image to the LI-RADS System for Diagnosing Hepatocellular Carcinoma. Magnetic resonance in medical sciences : MRMS : an official journal of Japan Society of Magnetic Resonance in Medicine. 2016;15(1):49–59.

[22] Tsurusaki M, Sofue K, Isoda H, et al. Comparison of gadoxetic acid-enhanced magnetic resonance imaging and contrast-enhanced computed tomography with histopathological examinations for the identification of hepatocellular carcinoma: a multicenter phase III study. Journal of gastroenterology. 2016;51(1):71–79.

[23] Burrel M, Llovet JM, Ayuso C, et al. MRI angiography is superior to helical CT for detection of HCC prior to liver transplantation: an explant correlation. Hepatology (Baltimore, Md). 2003;38(4):1034–1042.

[24] Di Martino M, De Filippis G, De Santis A, et al. Hepatocellular carcinoma in cirrhotic patients: prospective comparison of US, CT and MR imaging. European radiology. 2013;23(4):887–896.

[25] Bruix J, Sherman M, Llovet JM, et al. Clinical management of hepatocellular carcinoma. Conclusions of the Barcelona-2000 EASL conference. European Association for the Study of the Liver. Journal of hepatology. 2001;35(3):421–430.

[26] Lencioni R, Llovet JM. Modified RECIST (mRECIST) assessment for hepatocellular carcinoma. Seminars in liver disease. 2010;30(1):52–60.

[27] Herausgeber der S3-Leitlinie: Leitlinienprogramm Onkologie der AWMF DKeVuDKeV. „Diagnostik und Therapie des hepatozellulären Karzinoms und biliärer Karzinome". 2021.

[28] Wittekind C. TNM-Klassifikation maligner Tumoren. (8. Auflage, korrigierter Nachdruck). Wiley-VCH, Weinheim. 2020.

[29] Mazzaferro V, Llovet JM, Miceli R, et al. Predicting survival after liver transplantation in patients with hepatocellular carcinoma beyond the Milan criteria: a retrospective, exploratory analysis. The Lancet Oncology. 2009;10(1):35–43.

[30] Yao FY, Mehta N, Flemming J, et al. Downstaging of hepatocellular cancer before liver transplant: long-term outcome compared to tumors within Milan criteria. Hepatology (Baltimore, Md). 2015;61(6):1968–1977.

[31] Chapman WC, Garcia-Aroz S, Vachharajani N, et al. Liver Transplantation for Advanced Hepatocellular Carcinoma after Downstaging Without Up-Front Stage Restrictions. Journal of the American College of Surgeons. 2017;224(4):610–621.

[32] Mehta N, Guy J, Frenette CT, et al. Excellent Outcomes of Liver Transplantation Following Down-Staging of Hepatocellular Carcinoma to Within Milan Criteria: A Multicenter Study. Clinical gastroenterology and hepatology : the official clinical practice journal of the American Gastroenterological Association. 2018;16(6):955–964.

[33] Heimbach JK, Kulik LM, Finn RS, et al. AASLD guidelines for the treatment of hepatocellular carcinoma. Hepatology (Baltimore, Md). 2018;67(1):358–380.

[34] Kulik L, Heimbach JK, Zaiem F, et al. Therapies for patients with hepatocellular carcinoma awaiting liver transplantation: A systematic review and meta-analysis. Hepatology (Baltimore, Md). 2018;67(1):381–400.

[35] Finn RS, Qin S, Ikeda M, et al. Atezolizumab plus Bevacizumab in Unresectable Hepatocellular Carcinoma. The New England journal of medicine. 2020;382(20):1894–1905.

[36] Cheng AL, Kang YK, Chen Z, et al. Efficacy and safety of sorafenib in patients in the Asia-Pacific region with advanced hepatocellular carcinoma: a phase III randomised, double-blind, placebo-controlled trial. The Lancet Oncology. 2009;10(1):25–34.

[37] Llovet JM, Ricci S, Mazzaferro V, et al. Sorafenib in advanced hepatocellular carcinoma. The New England journal of medicine. 2008;359(4):378–390.

[38] Kudo M, Finn RS, Qin S, et al. Lenvatinib versus sorafenib in first-line treatment of patients with unresectable hepatocellular carcinoma: a randomised phase 3 non-inferiority trial. Lancet (London, England). 2018;391(10126):1163–1173.

[39] Bruix J, Qin S, Merle P, et al. Regorafenib for patients with hepatocellular carcinoma who progressed on sorafenib treatment (RESORCE): a randomised, double-blind, placebo-controlled, phase 3 trial. Lancet (London, England). 2017;389(10064):56–66.

[40] Abou-Alfa GK, Meyer T, Cheng AL, et al. Cabozantinib in Patients with Advanced and Progressing Hepatocellular Carcinoma. The New England journal of medicine. 2018;379(1):54–63.

[41] Zhu AX, Kang YK, Yen CJ, et al. Ramucirumab after sorafenib in patients with advanced hepatocellular carcinoma and increased α-fetoprotein concentrations (REACH-2): a randomised, double-blind, placebo-controlled, phase 3 trial. The Lancet Oncology. 2019;20(2):282–296.

[42] El-Khoueiry AB, Sangro B, Yau T, et al. Nivolumab in patients with advanced hepatocellular carcinoma (CheckMate 040): an open-label, non-comparative, phase 1/2 dose escalation and expansion trial. Lancet (London, England). 2017;389(10088):2492–2502.

[43] Zhu AX, Finn RS, Edeline J, et al. Pembrolizumab in patients with advanced hepatocellular carcinoma previously treated with sorafenib (KEYNOTE-224): a non-randomised, open-label phase 2 trial. The Lancet Oncology. 2018;19(7):940–952.

8.3.2 Epidemiologie und Gesundheitsökonomie

Juliana Hoeper, Christoph Schwarzbach, Ute Lohse, Ansgar Lange, Jan Zeidler, J.-Matthias von der Schulenburg

Prävalenz und Inzidenz

Das hepatozelluläre Karzinom (HCC, Leberzellkarzinom, ICD: C22), nimmt einen Anteil von 7,79 % aller inzidenten Fälle von Karzinomen der Verdauungsorgane ein [1]. Zwischen 1999 und 2019 sind die Inzidenzzahlen deutlich angestiegen (von 5.642 Fälle auf 9.463 Fälle). Ähnlich wie bei den anderen malignen Erkrankungen der Verdauungsorgane erkrankten im Jahr 2019 Männer (68,79 %) häufiger als Frauen (31,21 %) (Abb. 8.10). In einer systematischen Literaturrecherche und Metaanalyse von Dasgupta et al. (2020) wurde für europäische Länder insgesamt eine steigende Inzidenz berichtet [2].

Rumgay et al. (2022) [3] haben eine Übersicht über die globale, regionale und nationale Belastung des primärem Leberkarzinoms nach Subtyp veröffentlicht. Für West-Europa wurde für das Jahr 2018 eine altersstandardisierte Inzidenz für das he-

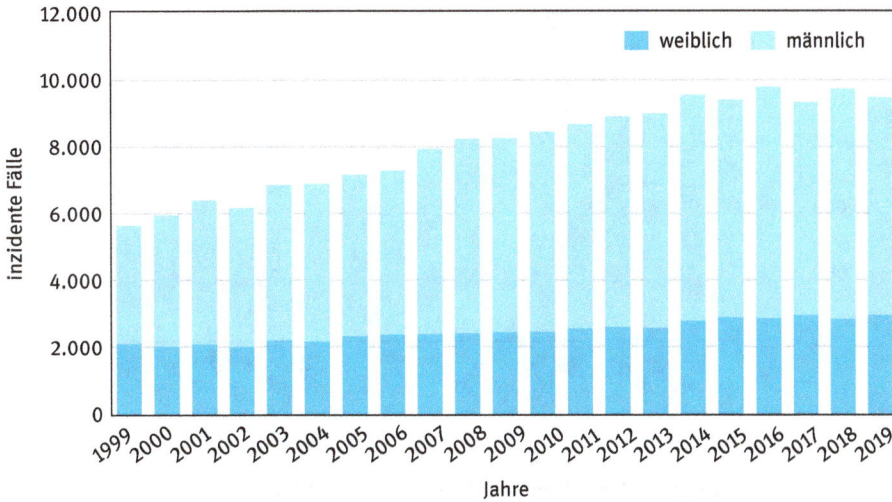

Abb. 8.10: Inzidente Fälle des hepatozellulären Karzinoms (ICD: C22) 1999–2019 (eigene Darstellung in Anlehnung an Robert Koch Institut [1]).

patozelluläre Karzinom von 6,7 je 100.000 Einwohner bei Männern und 1,3 je 100.000 Einwohner bei Frauen (gesamt: 3,9 je 100.000 Einwohner) angegeben [3].

Häufig wird das hepatozelluläre Karzinom als nächste Entwicklungsstufe der Zirrhose betrachtet und Kontrolluntersuchungen erfolgen oft nur für Patienten mit Zirrhose [4]. Es wird jedoch eine ansteigende Betroffenenzahl ohne vorhergehende Zirrhose dokumentiert. Castellana et al. (2021) haben eine systematische Recherche durchgeführt und berichteten eine gepoolte Prävalenz des hepatozellulären Karzinoms ohne Leberzirrhose von 37 % [4].

Während bei den Männern zwischen 1999 und 2019 die Inzidenz deutlich angestiegen ist (von 3.530 Fällen auf 6.510 Fällen), war der Anstieg bei Frauen über die Jahre vergleichsweise geringer (von 2.102 Fällen auf 2.953 Fällen). Bei der Betrachtung der Inzidenz nach verschiedenen Altersklassen zeigt sich mit Abstand die höchste Inzidenz im Alter zwischen 70 und 74 Jahren bei den Männern (Abb. 8.11). Bei den Frauen ist der Anstieg nicht so stark, die höchste Inzidenz liegt zwischen 75 und 79 Jahren und in den folgenden Altersklassen fällt die Kurve nicht so stark ab wie bei den Männern.

Neben der Inzidenz liefern die Daten des epidemiologischen Krebsregisters Informationen zur Prävalenz. Die 5-Jahres-Prävalenz lag im Jahr 2019 bei 13.598 Fällen und verzeichnete damit allein zwischen 2004 und 2019 mehr als eine Verdoppelung.

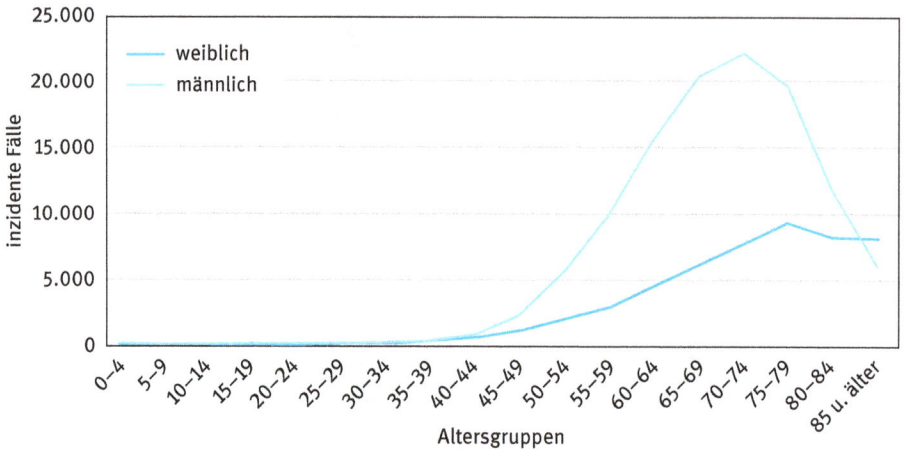

Abb. 8.11: Altersabhängige Verteilung der inzidenten Fälle des hepatozellulären Karzinoms (ICD: C22) im Jahr 2019 (eigene Darstellung in Anlehnung an Robert Koch Institut [1]).

Arbeitsunfähigkeits- und Sterbefälle sowie Rentenzugänge wegen verminderter Erwerbsfähigkeit

Im Jahr 2017 wurden insgesamt 30.073 Fälle stationär aufgrund eines hepatozellulären Karzinoms behandelt [5].

Ähnlich wie die Inzidenz, haben auch die Sterbefälle im Verlauf der Jahre zugenommen. Im Jahr 2016 sind insgesamt 8.036 Personen an einem HCC gestorben (siehe Tab. 8.5).

Tab. 8.5: Bösartige Neubildung der Leber und der intrahepatischen Gallengänge (ICD C22).

	2016/2017	2020
Behandlungsfälle Krankenhaus	30.073	29.696
Krankenhausverweildauer	7,9 Tage	7,7 Tage
Behandlungstage Krankenhaus	237.872	230.030
Sterbefälle Krankenhaus	8.036	8.455
Inzidenz Krankenhaus (Fälle pro 100.000 Einwohner, altersstandardisiert)	n. v.	34
Arbeitsunfähigkeitsfälle (ohne Rentner)	1.487	1.627
Arbeitsunfähigkeitstage	125.942	158.254
Fälle stationäre Rehabilitation	1.086	738
vorzeitige Berentungen wegen verminderter Erwerbsfähigkeit (2015)	288	n. v.

Tab. 8.5: (fortgesetzt)

	2016/2017	2020
Durchschnittliches Berentungsalter (2015)	55,87 Jahre (m) 53,15 Jahre (w)	n. v.

Arbeitsunfähigkeitsfälle (ohne Rentner) und Arbeitsunfähigkeitstage von Bundesministerium für Gesundheit (2016/2020), Sterbefälle, Behandlungsfälle Krankenhaus, Krankenhausverweildauer und Behandlungstage Krankenhaus von Statistisches Bundesamt (Todesursachenstatistik 2016/2020, Krankenhausstatistik 2016/2020), restliche Daten von Gesundheitsberichterstattung des Bundes (www.gbe-bund.de, 2015/2017/2020)

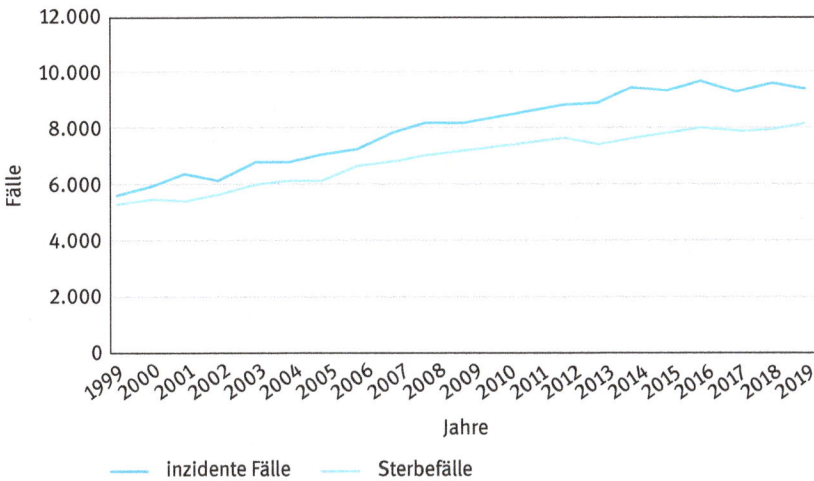

Abb. 8.12: Vergleich zwischen absoluter Inzidenz und Mortalität des Hepatozellulären Karzinoms (ICD: C22) in den Jahren 1999 bis 2019 (eigene Darstellung in Anlehnung an Robert Koch Institut [1]).

Bei einem direkten Vergleich zwischen Inzidenz und den Sterbefällen wird eine kurze Überlebenszeit deutlich (Abb. 8.12). Insgesamt versterben in einem Jahr fast so viele Personen, wie neu Erkrankte hinzukommen. Die altersstandardisierte Überlebensrate liegt für das 1-Jahres-Überleben in Abhängigkeit des Geschlechtes zwischen 42 % für Frauen und 43 % für Männer. Nach fünf Jahren fällt diese Überlebensrate auf 15 % für Frauen und 19 % für Männer [1]. Filmann et al. (2019) [6] haben die Krankenhaussterblichkeit nach einer Leberresektion zwischen 2010 und 2015 in Deutschland untersucht. Die Sterblichkeit ist über den Zeitraum hoch geblieben. Insgesamt lag die Sterblichkeit für alle Leberresektionen bei 5,8 % und bei Patienten mit einem hepatozellulärem Karzinom bei 9,3 %. Studien aus anderen europäischen Ländern zeigen niedrigere Raten. Ein Lösungsansatz, der in anderen Ländern funktioniert, könnte die Zentralisierung der Eingriffe sein. Die Sterblichkeit in Krankenhäusern mit größerem Volumen an Eingriffen ist geringer [6].

Die Arbeitsunfähigkeitsfälle sind gemessen an der Inzidenz eher gering, da die Erkrankung meist Patienten jenseits der Berufstätigkeit betrifft [7]. Im Jahr 2020 wurden 1.627 Arbeitsunfähigkeitsfälle mit einer durchschnittlichen Dauer von 97 Tagen berechnet. Aufgrund der höheren Inzidenz bei den Männern weisen diese auch hier eine höhere Anzahl an Arbeitsunfähigkeitsfällen auf (für Frauen 463 Fälle, für Männer 1.164 Fälle), die im Durchschnitt aber länger dauern (für Frauen 108 Tage, für Männer 93 Tage). Ebenfalls eher gering ist die Anzahl an Rentenzugängen aufgrund verminderter Erwerbsfähigkeit [8]. Im Jahr 2015 erhielten insgesamt 288 (184 Männer, 104 Frauen) Personen aufgrund eines Hepatozellulären Karzinoms eine entsprechende Rente. Zudem zeigt sich keine große Veränderung bei den Erwerbsunfähigkeitsraten zwischen 2010 und 2014.

Krankheitskosten

Für die Leberkrebserkrankungen liegen auf der Basis der durchgeführten systematischen Literaturrecherchen keine Krankheitskostenstudien vor. Auch das statistische Bundesamt gibt keine Daten für die Erkrankung an. Folglich können an dieser Stelle für das hepatozelluläre Karzinom keine gesundheitsökonomischen Aussagen gemacht werden. Analysen in diesem Themenbereich wären aber aufgrund der steigenden Inzidenz und des sehr kurzen Überlebens dieser Erkrankung von großem Interesse.

Fazit

Häufig wird das hepatozelluläre Karzinom mit einer Leberzirrhose in Verbindung gebracht. Ein relevanter Anteil der Fälle tritt jedoch ohne eine Zirrhose auf. Screening-Programme lassen diese Betroffenen bisher weitestgehend außer Acht. Dies sollte in Zukunft angepasst werden. Außerdem wurden keine Studien zu Krankheitskosten gefunden und eingeschlossen. Deshalb ist hier Forschungsbedarf zu sehen. Neben den reinen Krankheitskosten aus Perspektive der Sozialversicherungen sollte eine Analyse möglichst auch die gesellschaftliche Perspektive berücksichtigten, da die Belastung der Angehörigen der Krebserkrankten u. a. durch zusätzliche Pflegezeiten zu weiteren finanziellen Belastungen führt.

Literatur

[1]   Robert Koch Institut. Zentrum für Krebsregister – Datenbankabfrage. http://www.krebsdaten. de/Krebs/DE/Datenbankabfrage/datenbankabfrage_stufe1_node.html. Zugegriffen: 22. Dezember 2022.

[2]   Dasgupta P, Henshaw C, Youlden DR, et al. Global Trends in Incidence Rates of Primary Adult Liver Cancers: A Systematic Review and Meta-Analysis. Front Oncol. 2020;10:171.

[3]   Rumgay H, Ferlay J, de Martel C, et al. Global, regional and national burden of primary liver can-
       cer by subtype. Eur J Cancer. 2022;161:108–118.
[4]   Castellana M, Donghia R, Lampignano L, et al. Prevalence of the Absence of Cirrhosis in Sub-
       jects with NAFLD-Associated Hepatocellular Carcinoma. J Clin Med. 2021;10(20):4638.
[5]   Statistisches Bundesamt. Gesundheit – Tiefgegliederte Diagnosedaten der Kranken-hauspa-
       tientinnen und -patienten 2020.
[6]   Filmann N, Walter D, Schadde E, et al. Mortality after liver surgery in Germany. Br J Surg.
       2019;106(11):1523–1529.
[7]   Bundesministerium für Gesundheit. Arbeitsunfähigkeit: Fälle und Tage nach Diagnosen
       2020 – Ergebnisse der Krankheitsartenstatistik der gesetzlichen Krankenversicherung.
[8]   Deutsche Rentenversicherung Bund. Statistik des Rentenzugangs. Zugegriffen: 4. März 2019.

8.4 Pankreaskarzinom

8.4.1 Medizinische Übersicht

Thomas Seufferlein

In Deutschland gibt es seit 2007 eine S3-Leitlinie, die das gesamte Spektrum der Pathogenese, Risikofaktoren, Diagnostik und Therapie des Pankreaskarzinoms (kurativ
intendiert, palliativ, supportiv) umfasst und von der DGVS als federführende Fachgesellschaft koordiniert wird. Die Leitlinie wird regelmäßig aktualisiert und ist Grundlage der Zertifizierungskriterien für Pankreaskarzinomzentren der Deutschen Krebsgesellschaft [1].

8.4.1.1 Definition

Über 95 % der Tumoren des exokrinen Pankreas sind duktale Adenokarzinome. Zystische Tumoren machen etwa 1 % der Pankreaskarzinome aus. Zu letzteren zählen
u. a. die muzinös-zystischen Neoplasien und intraduktale, papillär-muzinöse Neoplasien (IPMNs).

8.4.1.2 Pathogenese

Anhand morphologischer Kriterien wurde ein Progressionsmodell des duktalen Pankreaskarzinoms mit Vorläuferläsionen, den sogenannten pankreatischen intraepithelialen Neoplasien (PanIns) entwickelt. Dieses Modell beinhaltet auch die Anhäufung
von für das Pankreaskarzinom typischen genetischen Veränderungen (u a. aktivie-
rende K-ras-Mutationen, inaktivierende Mutationen in DPC4/Smad4, p53, CDKN2,
BRCA2). Neben diesem graduellen Modell der Pankreaskarzinogenese gibt es aber
auch hochaggressive Tumoren, die sehr schnell entstehen, da genetische Veränderungen nicht sequenziell, sondern wahrscheinlich gleichzeitig auftreten.

8.4.1.3 Früherkennungssymptome

Es gibt keine effektiven Verfahren zur Früherkennung oder zum Screening der Normalbevölkerung. Die CA19-9-Bestimmung eignet sich nicht als Screeningverfahren. Hier besteht erheblicher Forschungsbedarf. Ein wesentlicher prognosebestimmender Faktor beim Pankreaskarzinom ist das Fehlen typischer Frühsymptome. Die meist unspezifischen Symptome treten in der Regel erst bei fortgeschrittener Erkrankung auf und äußern sich u. a. in Oberbauch- und Rückenschmerzen oder bei Gallengangsobstruktion durch einen schmerzlosen Ikterus.

8.4.1.4 Diagnostik

Der Verdacht auf eine Raumforderung im Pankreas/V. a. Pankreaskarzinom wird oft erstmals im Rahmen einer Oberbauchsonographie geäußert. Zur Bestätigung sowie ggf. zur genauen Beurteilung der lokalen Tumorausdehnung bzw. der Resektabilität erfolgt in der Regel eine Multidetektor-Dünnschichtcomputertomographie (MD-CT) mit biphasischem Kontrastmittelprotokoll oder eine Magnetresonanztomographie (MRT) mit Darstellung des Gangsystems von Galle und Pankreas (MRCP). MRCP, MD-CT und MRT ermöglichen auch eine Beurteilung der systemischen Tumorausbreitung (Staging) und werden ggf. durch weitere Schnittbildverfahren (Thorax-CT) ergänzt. Die Endosonographie eignet sich besonders zur Beurteilung der lokalen Tumorausbreitung. Bei Aszites oder massiv erhöhten CA19-9-Werten kann zur Beurteilung einer möglichen Peritonealkarzinose eine Staging-Laparotomie durchgeführt werden.

Eine endosonographisch gesteuerte Biopsie zur Histologiegewinnung bei unklarer Raumforderung im Pankreas wird nur empfohlen, wenn sich durch das Ergebnis das therapeutische Vorgehen ändert. Vor Beginn einer palliativen Therapie ist die bioptische Diagnosesicherung für die Therapieplanung unbedingt notwendig.

8.4.1.5 Therapie

Chirurgische Therapie

Die chirurgische Therapie ist das einzige potenziell kurative Verfahren. Alle potenziell resektablen, karzinomverdächtigen Raumforderungen im Pankreas sollten daher reseziert werden mit dem Ziel der R0-Resektion in allen Ebenen. Im Gegensatz zu Komorbidität ist das Alter eines Patienten kein Ausschlusskriterium für eine Operation. Mehrere Institutionen haben Kriterien zur Beurteilung der Resektabilität anhand der Bildgebung festgelegt. Neuere Konzepte beziehen neben den anatomischen Parametern in die Beurteilung der Resektabilität auch biologische Kriterien wie den CA19-9 Wert und Patientenfaktoren wie z. B. den ECOG Performance Status mit ein. Bei – auch intraoperativem – Nachweis von Fernmetastasen (z. B. Organmetastasen, Peritonealkarzinose) sollte eine Resektion mangels Prognoseverbesserung unterbleiben.

Um die perioperative Morbidität zu senken, sollte eine präoperative Galleableitung bei Cholestase mittels Stents nur erfolgen, wenn eine Cholangitis vorliegt oder die Operation nicht zeitnah erfolgen kann. Für die pathologische Aufarbeitung bzw. Beurteilung des Operationspräparats wurden in der Leitlinie klare Festlegungen getroffen. So sollte das Resektat mittels Tuschemarkierung aller Resektionsränder aufgearbeitet werden, um den R-Status an allen Absetzungsrändern eindeutig beurteilen zu können.

Adjuvante Therapie

Nach einer R0-Resektion eines Pankreaskarzinoms wird in der Regel in den Tumorstadien UICC-Stadien I–III und bei einem guten Allgemeinzustand (Performance-Status ECOG 0–2) eine adjuvante Chemotherapie durchgeführt. Dazu wurden früher ausschließlich Gemcitabin oder 5-FU ohne Altersbeschränkung für sechs Monate eingesetzt. Hierdurch wird die Fünf-Jahres-Überlebensrate (5-J-ÜLR) der Patienten nach kurativ intendierter Resektion von 9 % auf etwa 20 % angehoben. Die komplette Durchführung der adjuvanten Chemotherapie hat wahrscheinlich größere prognostische Bedeutung als ein früher postoperativer Beginn. Bei fitten Patienten (ECOG 0–1) erzielt ein modifiziertes FOLFIRINOX-Schema im Vergleich zur Gemcitabin-Monotherapie eine signifikante Verbesserung des Überlebens bei höherer Toxizität. Die Kombination aus Gemcitabin und Capecitabin bringt eine geringfügige Verbesserung im Vergleich zu Gemcitabin, v. a. nach einer R0-Resektion. Eine adjuvante Therapie mit Gemcitabin plus nab-Paclitaxel konnte keine signifikante Verbesserung des primären Endpunkts, krankheitsfreies Überleben nach 18 Monaten, im Vergleich zu Gemcitabin zeigen.

Bei R1-Resektionen sollte analog zur adjuvanten Situation eine additive Chemotherapie durchgeführt werden. Außerhalb von Studien gibt es aktuell keine Indikation für eine adjuvante Radiochemotherapie.

Neoadjuvante Therapie

Bei anderen Tumorentitäten wie z. B. dem Magenkarzinom konnte durch multimodale Therapieansätze mit neoadjuvanter oder perioperativer Chemotherapie eine signifikante Verbesserung des Überlebens der Patienten erzielt werden. Analoge Ansätze werden aktuell beim Pankreaskarzinom in Studien verfolgt. Erste Ergebnisse aus Phase-III-Studien sind vielversprechend. Bei grenzwertig resektablen (borderline resectable) Pankreaskarzinomen wird bereits jetzt eine präoperative Chemotherapie mit aktiven Kombinationschemotherapien wie mFOLFIRINOX empfohlen. Auch bei lokal fortgeschrittenen Tumoren kann bei zumindest stabiler Erkrankung nach einer Induktionschemotherapie eine chirurgische Exploration zur Frage der Resektabilität und sofern möglich eine Resektion erfolgen.

Palliative Therapie

Beim metastasierten und beim lokal fortgeschrittenen, inoperablen Pankreaskarzinom besteht die Indikation für eine palliative Chemotherapie, die sofort nach Sicherung der Diagnose begonnen werden sollte. Bei Patienten in schlechtem Allgemeinzustand (ECOG > 2) ist der Nutzen einer Chemotherapie fraglich. Zur Therapie stehen unterschiedliche Chemotherapeutika und -kombinationen zur Verfügung, die in unterschiedlichen Therapielinien eingesetzt werden (Gemcitabin, Gemcitabin plus nab-Paclitaxel, FOLFIRINOX, 5-FU plus nanoliposamales Irinotecan). Damit ist seit kurzem auch beim Pankreaskarzinom eine differenzierte Therapie entsprechend Tumorsituation, Voraussetzungen beim Patienten, aber auch Wünsche des Patienten in gewissem Umfang möglich. Neue erfolgversprechende Therapiekonzepte basieren vor allem auf tumorspezifischen Eigenschaften, wie z. B. Mutationen im BRCA1- oder -2 Gen, Mikrosatelliteninstabilität oder Genfusionen. Allerdings finden sich diese Merkmale nur bei kleinen Subgruppen von Tumoren (< 5 %), sodass der Screening-Aufwand hoch, der therapeutische Einsatz eher selten ist. Insbesondere die Gruppe der KRAS-Wildtyptumoren weist eine Reihe interessanter molekularer Alterationen auf, die sich potenziell für eine gezielte Therapie eignen. Zulassungen gibt es allerdings nur für sehr wenige Alterationen (z. B. NTREK Fusionen). Erstmals ist es jetzt gelungen, für bestimmte KRAS Mutationen (G12C) gezielte Therapeutika zu entwickeln (z. B. Sotorasib), die bei Patienten mit fortgeschrittenem Tumoren Tumoransprechen induzieren [2].

8.4.1.6 Offene Fragen

- Die Identifikation und Etablierung von effektiven Früherkennungs- und Screeningverfahren. Ob hierbei „liquid biopsies", d. h. blutbasierte Analytik (z. B. Tumor-DNA, miRNA, Zytokine, Metabolite), eine Rolle spielen werden, ist Gegenstand intensiver Forschung.
- Weiterentwicklung der molekularen Diagnostik und Etablierung von prädiktiven Biomarkern für neoadjuvante, adjuvante und palliative Therapiekonzepte basierend auf molekularer Analytik von Tumorgewebe oder zirkulierender Tumor-DNA. Damit könnten unnötig aggressive Therapien vermieden, für geeignete Patienten aber optimale Therapiekonzepte entwickelt werden.
- Entwicklung von neuen Therapeutika, die auf Treibermutation beim Pankreaskarzinom abzielen, z. B. KRAS-Mutationen.

Literatur

[1]   Leitlinienprogramm Onkologie (Deutsche Krebsgesellschaft, Deutsche Krebshilfe,AWMF): S3-Leitlinie Exokrines Pankreaskarzinom, Langversion 2.0, 2021, AWMF Registernummer: 032-010OL, https://www.leitlinienprogramm-onkologie.de/leitlinien/pankreaskarzinom/ (abgerufen am 14.02.2023).
[2]   Strickler JH, Satake H, George TJ, et al. Sotorasib in KRAS p.G12C-Mutated Advanced Pancreatic Cancer. New England Journal of Medicine 2022;388:33–43.

8.4.2 Epidemiologie und Gesundheitsökonomie

Juliana Hoeper, Christoph Schwarzbach, Ute Lohse, Ansgar Lange, Jan Zeidler, J.-Matthias von der Schulenburg

Prävalenz und Inzidenz

An einem Pankreaskarzinom (Bauchspeicheldrüsenkrebs) erkrankten im Jahr 2019 insgesamt 19.685 Personen. Dies entspricht einem Anteil von 16,2 % aller malignen Erkrankungen der Verdauungsorgane. Insgesamt sind 24,3 Männer und 23,1 Frauen pro 100.000 jährlich betroffen. Die Analyse der Daten zwischen 1999 und 2019 zeigt, dass die Inzidenz ansteigt (Abb. 8.13) [1].

Die Altersverteilung zeigt bei beiden Geschlechtern die höchste Inzidenz zwischen 75 und 79 Jahren. Während die Inzidenz bei den Männern ab dem 75 Lebensjahr deutlich abfällt, bleibt diese bei den Frauen verhältnismäßig konstant (Abb. 8.14) [1] . Die Jahresprävalenz lag im Jahr 2019 bei 9.916 Fällen [1].

Yu et al. haben Hochrechnungen der Belastung, die durch das Pankreaskarzinom entstehen, für das Jahr 2039 veröffentlicht [2]. Für Deutschland wurde ein Anstieg um 38 % der Fälle von 2019 bis 2039 geschätzt, was unter den höchsten Werten der europäischen Länder ist. Die alternde Bevölkerung sowie ein hoher BMI sind Risikofaktoren, die eine Erkrankung begünstigen.

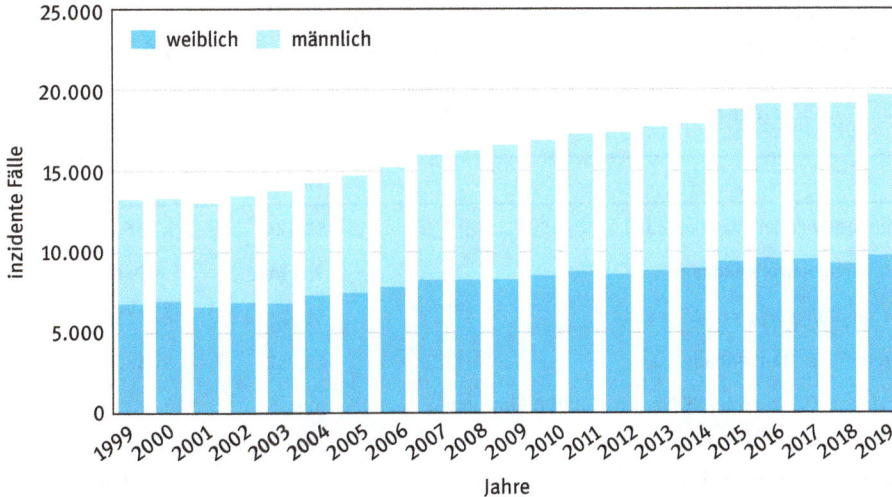

Abb. 8.13: Inzidente Fälle des Pankreaskarzinoms (ICD: C25) im Jahr 2019 (eigene Darstellung in Anlehnung an Robert Koch Institut [1]).

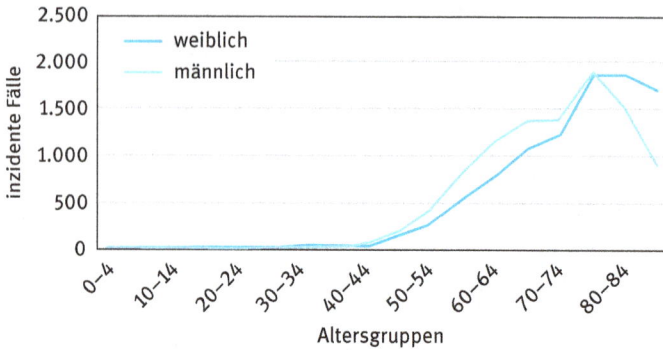

Abb. 8.14: Verteilung der absoluten, inzidenten Fälle des Pankreaskarzinoms (ICD: C25) 2019 (eigene Darstellung in Anlehnung an Robert Koch Institut [1]).

Arbeitsunfähigkeits- und Sterbefälle sowie Rentenzugänge wegen verminderter Erwerbsfähigkeit

Aufgrund des Pankreaskarzinoms wurden im Jahr 2020 insgesamt 56.129 Fälle stationär behandelt [3]. In Deutschland lag die 5-Jahresüberlebensrate zwischen 2013 und 2015 bei 9,5 % [4]. Jüngere Daten für die Jahre 2017/2018 berichten 1-Jahresüberlebensraten von 34 % für Frauen und 36 % für Männer, sowie 5-Jahresüberlebensraten von nur 8 % für Frauen und 9 % für Männer [1]. Im Jahr 2020 starben 18.922 Krankenhauspatienten an einem Pankreaskarzinom (siehe Tab. 8.6).

Tab. 8.6: Bösartige Neubildung des Pankreas (ICD C25).

	2016/2017	2020
Behandlungsfälle Krankenhaus	52.424	56.129
Krankenhausverweildauer	9,8 Tage	9,3 Tage
Behandlungstage Krankenhaus	511.972	523.240
Sterbefälle Krankenhaus	18.052	18.922
Inzidenz Krankenhaus (Fälle pro 100.000 Einwohner, altersstandardisiert)	n. v.	63
Arbeitsunfähigkeitsfälle (ohne Rentner)	2.687	2.631
Arbeitsunfähigkeitstage	322.585	387.359
Fälle stationäre Rehabilitation	2.688	2.172
vorzeitige Berentungen wegen verminderter Erwerbsfähigkeit (2015)	791	n. v.

Tab. 8.6: (fortgesetzt)

	2016/2017	2020
Durchschnittliches Berentungsalter (2015)	54,98 Jahre (m)	n. v.
	54,22 Jahre (w)	

Arbeitsunfähigkeitsfälle (ohne Rentner) und Arbeitsunfähigkeitstage von Bundesministerium für Gesundheit (2016/2020), Sterbefälle, Behandlungsfälle Krankenhaus, Krankenhausverweildauer und Behandlungstage Krankenhaus von Statistisches Bundesamt (Todesursachenstatistik 2016/2020, Krankenhausstatistik 2016/2020), restliche Daten von Gesundheitsberichterstattung des Bundes (www.gbe-bund.de, 2015/2017/2020)

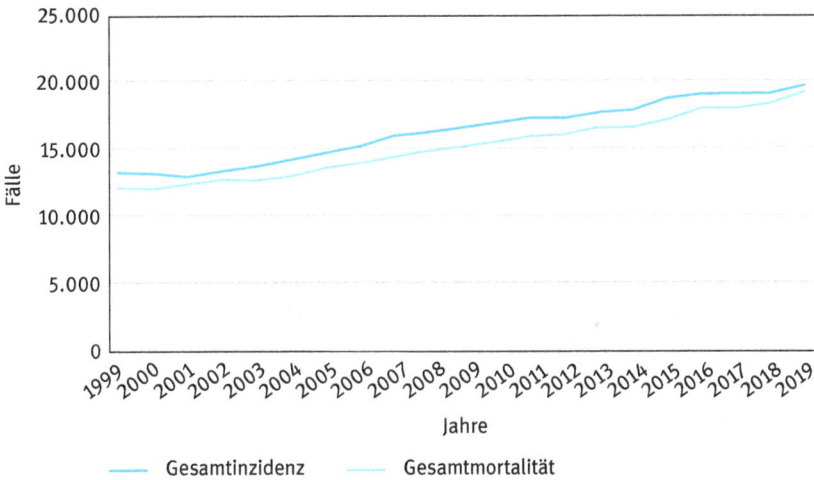

Abb. 8.15: Vergleich zwischen absoluten inzidenten Fällen und Mortalitätsfällen des Pankreaskarzinoms (ICD C25) zwischen den Jahren 1999 und 2019 (eigene Darstellung in Anlehnung an Robert Koch Institut [1]).

Sowohl die Mortalität als auch die Inzidenz sind seit 1999 gestiegen (Abb. 8.15). Des Weiteren nehmen die Sterbefälle aufgrund eines Pankreaskarzinoms im Jahr 2020 einen Anteil von 26,33 % an allen malignen Erkrankungen der Verdauungsorgane ein. Die meisten Männer und Frauen versterben an dieser Diagnose im Alter zwischen 80 und 84 Jahren [1].

Die Sterblichkeit ist sowohl bei Männern als auch bei Frauen, die 65 Jahre oder älter sind, zwischen den Jahren 2000 und 2014 angestiegen [5]. Bei Frauen von 50,77 auf 57,71 je 100.000 Einwohner und bei Männern von 67,80 auf 74,35 je 100.000 Einwohner. Carioli et al. haben eine weitere Studie veröffentlicht, in der Ergebnisse präsentiert werden, dass bei vielen Krebsarten die Sterblichkeit rückläufig ist, was beim Pankreaskarzinom jedoch nicht der Fall ist [6].

Die Überlebensrate für das Pankreaskarzinom ist insgesamt sehr schlecht. Die Ein-Jahres-Überlebenswahrscheinlichkeit für die Jahre 2017/2018 betrug bei den Frauen 34 % und bei den Männern 36 %. Nach fünf Jahren fällt die Überlebenswahrscheinlichkeit auf 8 % bei den Frauen und 9 % bei den Männern [1].

Die deutsche Krebsgesellschaft zertifiziert Zentren. Für die Krebsarten, für die chirurgische Eingriffe ein wichtiger Bestandteil der Therapie sind, wird ein Minimum an chirurgischen Eingriffen vorausgesetzt, um solch eine Zertifizierung zu erhalten. Uttinger et al. [7] haben die Krankenhausmortalität nach einer Pankreasresektion untersucht. Während die Mortalitätsrate in Krankenhäusern, die das Minimum der Fallzahlen erreichen bei 6,1 % liegt, ist diese in Krankenhäusern, die unter der Fallzahl liegen, um 45,87 % höher und liegt somit bei 9,8 % [7].

Insgesamt wurden 2.631 Arbeitsunfähigkeitsfälle aufgrund eines Pankreaskarzinoms im Jahr 2020 identifiziert. Diese Fälle verursachten 387.359 Arbeitsunfähigkeitstage. Frauen haben zwar weniger Arbeitsunfähigkeitsfälle (1.113 bei den Frauen und 1.518 bei den Männern), dafür sind sie im Durchschnitt mit 164 Tagen je Fall deutlich länger arbeitsunfähig als Männer mit im Durchschnitt 135 Tagen je Fall [8]. Neben der hohen Anzahl an Arbeitsunfähigkeitstagen konnten im Jahr 2015 791 Rentenzugänge aufgrund verminderter Erwerbsfähigkeit ermittelt werden [9].

Krankheitskosten

Tittelbach-Helmrich et al. (2011) [10] ermittelten die stationären Kosten der Patientengruppe, die eine Pankreaskopfresektion erhält. Die Autoren verglichen die Kosten bei 36 Patienten mit Komplikationen und ohne Komplikationen nach einer Pankreaskopfresektion. Im Durchschnitt entstanden Kosten in Höhe von 10.015 € für die Gruppe ohne Komplikationen und 15.339 € für die Gruppe mit Komplikationen. Der Großteil der Kosten (64 %) wurde durch die Operation selbst verursacht und betrug 6.432 € für Patienten ohne und 7.608 € für Patienten mit Komplikationen. Die Kosten für die Intensivstation stiegen durch aufgetretene Komplikationen von vorher 22 % auf 34 % an. Im Vergleich dazu ergeben sich aufgrund der unterschiedlichen Verläufe durchschnittliche DRG-Erlöse für Patienten ohne Komplikationen von 13.835 € und bei Patienten mit Komplikationen von 15.062 € [10].

Neben Tittelbach-Helmrich et al. (2011) analysierten Müller-Nordhorn et al. (2005) [11] die Krankheitskosten von Patienten mit Pankreaskarzinomen. Insgesamt wurden 57 Patienten zwischen Dezember 2000 und Februar 2001, die an der Charité in Berlin aufgrund eines Pankreaskarzinoms erstmalig vorstellig waren, eingeschlossen. Insgesamt überlebten die Patienten im Durchschnitt 10,9 Monate. Dabei entstanden pro Monat Kosten in Höhe von 4.075 € pro Patient aus der Perspektive der Gesellschaft, wobei die direkten Kosten mit 3.653 € (90 %) verglichen mit den indirekten Kosten (10 %) den größten Anteil ausmachten. Es waren 86 % auf die Behandlung im Krankenhaus und die Rehabilitation zurückzuführen.

Hernandez et al. (2022) [4] haben eine Literaturübersicht zur ökonomischen Belastung, die durch das Pankreaskarzinom in Europa entsteht, veröffentlicht. Für Deutschland lagen die direkten Kosten im Jahr 2015 bei etwa 721 Millionen €. Insgesamt waren die Kosten, die durch diese Erkrankung entstehen sehr hoch, ebenso wie die Kosten pro Patient pro Monat, auch wenn die direkten Kosten pro Patient durch die kurze Überlebensdauer relativ gering sind. Die indirekten Kosten werden in Zukunft weiter ansteigen [4]. Das Statistische Bundesamt [12] hat die Krankheitskosten für bösartige Neubildungen des Pankreas im Jahr 2015 und 2020 veröffentlicht. Für das Jahr 2015 gaben sie ähnlich zu Hernandez et al. (2022) Kosten von 722 Millionen € und im Jahr 2020 von 1.200 Millionen € an. Die Krankheitskosten je Einwohner betrugen zu beiden Zeitpunkten 10 €.

Die vorliegenden Studien bestätigen die hohen Kosten aufgrund des Pankreaskarzinoms, besonders im stationären Bereich. Insbesondere die Ergebnisse von Tittelbach-Helmrich et al. (2011) [10] zeigten speziell für die durchgeführten Operationen einen hohen Ressourcenverbrauch. Neben dem stationären Bereich verursachten auch andere Leistungsbereiche hohe Kosten, jedoch werden hier die Jahre 2005 und 2006 eingeschlossen, wodurch die Zahlen nicht mehr als repräsentativ zu betrachten sind.

Fazit

Das Pankreaskarzinom hat eine sehr hohe Sterblichkeitsrate und die Diagnostik sowie die Behandlung sind weiterhin schwierig. Die Erkrankung früher zu diagnostizieren, könnte den weiteren Verlauf begünstigen. Es gibt einige Risikofaktoren, die teilweise nicht modifiziert werden können (wie z. B. die Familiengeschichte), aber ebenso spielen Faktoren wie Übergewicht, Raucherstatus, Alkoholkonsum, Ernährung, Pankreatitis, *H. pylori*-Infektionen und der sozioökonomische Status eine Rolle. Während in Deutschland die Zahl der Raucher abgenommen hat, nimmt die Zahl an übergewichtigen und/oder körperlich inaktiven Personen zu [13,14]. Hier sollte angesetzt werden, um das Bewusstsein in der Bevölkerung zu stärken und das Risiko zu verringern.

Literatur

[1]   Robert Koch Institut. Zentrum für Krebsregister – Datenbankabfrage. http://www.krebsdaten. de/Krebs/DE/Datenbankabfrage/datenbankabfrage_stufe1_node.html. Zugegriffen: 22. Dezember 2022.

[2]   Yu J, Yang X, He W, Ye W. Burden of pancreatic cancer along with attributable risk factors in Europe between 1990 and 2019, and projections until 2039. Int J Cancer. 2021;149(5):993–1001.

[3]   Statistisches Bundesamt. Gesundheit – Tiefgegliederte Diagnosedaten der Kranken-hauspatientinnen und -patienten 2020.

[4]   Hernandez D, Wagner F, Hernandez-Villafuerte K, Schlander M. Economic Burden of Pancreatic Cancer in Europe: a Literature Review. J Gastrointest Cancer. 2022;Apr 26.

[5]   Carioli G, Malvezzi M, Bertuccio P, et al. Cancer mortality in the elderly in 11 countries world-wide, 1970–2015. Ann Oncol. 2019;30(8):1344–1355.
[6]   Carioli G, Malvezzi M, Bertuccio P, et al. European cancer mortality predictions for the year 2021 with focus on pancreatic and female lung cancer. Ann Oncol. 2021;32(4):478–487.
[7]   Uttinger KL, Diers J, Baum P, et al. Mortality, complications and failure to rescue after surgery for esophageal, gastric, pancreatic and liver cancer patients based on minimum caseloads set by the German Cancer Society. Eur J Surg Oncol. 2022;48(4):924–932.
[8]   Bundesministerium für Gesundheit. Arbeitsunfähigkeit: Fälle und Tage nach Diagnosen 2020 – Ergebnisse der Krankheitsartenstatistik der gesetzlichen Krankenversicherung.
[9]   Deutsche Rentenversicherung Bund. Statistik des Rentenzugangs. Zugegriffen: 4. März 2019.
[10] Tittelbach-Helmrich D, Abegg L, Wellner U, et al. Insurance costs in pancreatic surgery: Does the pecuniary aspect indicate formation of centers? Chirurg. 2011;82:154–159.
[11] Muller-Nordhorn J, Bruggenjurgen B, Bohmig M, et al. Direct and indirect costs in a prospective cohort of patients with pancreatic cancer. Aliment Pharmacol Ther. 2005;22:405–415.
[12] Statistisches Bundesamt. Krankheitskosten, Krankheitskosten je Einwohner. Zugegriffen: 21. Dezember 2022.
[13] Luo G, Zhang Y, Guo P, et al. Global Patterns and Trends in Pancreatic Cancer Incidence: Age, Period, and Birth Cohort Analysis. Pancreas. 2019;48(2):199–208.
[14] Hu JX, Zhao CF, Chen WB, et al. Pancreatic cancer: A review of epidemiology, trend, and risk factors. World J Gastroenterol. 2021;27(27):4298–4321.

8.5 Ösophaguskarzinom

8.5.1 Medizinische Übersicht

Rainer Porschen, Matthias Ebert

8.5.1.1 Definition

Das Ösophaguskarzinom wird in die histologischen Untergruppen Adenokarzinom (AC) und Plattenepithelkarzinom (SCC) unterteilt. In der aktuellen UICC-Klassifikation wird als Ösophaguskarzinom auch ein Tumor bezeichnet, dessen Zentrum in einem Abstand von 5 cm vom ösophagogastralen Übergang liegt und das in den ösophagogastralen Übergang hineinreicht. Von der Lokalisation her unterscheidet man

- das zervikal gelegene Ösophaguskarzinom
- das intrathorakal gelegene Ösophaguskarzinom (supra- oder infrabifurkal) im oberen, mittleren und unteren Drittel
- und die Karzinome des ösophagogastralen Übergangs (AEG = adenocarcinoma of esophagogastric junction)

Die AEG-Tumore werden entsprechend einem Vorschlag von Siewert in den Typ 1 (distaler Ösophagus: 1–5 cm oberhalb der Z-Linie), Typ 2 (eigentliche Kardiaregion: 1 cm oberhalb bis 2 cm unterhalb der Z-Linie) und den Typ 3 (subkardiale Lokalisation: 2 cm unterhalb) unterteilt.

8.5.1.2 Risikofaktoren

Das Ösophaguskarzinom ist weltweit die achthäufigste Tumorerkrankung. Eine hohe Inzidenz besteht vom Nahen Osten bis nach Nordostchina, aber auch in den südlichen afrikanischen Ländern, in Brasilien und in Argentinien. In den westlichen Industriestaaten steigt die Inzidenz des Adenokarzinoms deutlich an, der Prozentsatz der AC an den Ösophaguskarzinomen liegt dort bei ungefähr 60 %. Die Adeno- und Plattenepithelkarzinome besitzen unterschiedliche Risikofaktoren, die in Tab. 8.7 aufgeführt sind [1].

Tab. 8.7: Risikofaktoren für das Plattenepithel- und das Adenokarzinom des Ösophagus.

Risikofaktor	Plattenepithelkarzinom	Adenokarzinom
Rauchen	+ + +	+ +
Alkohol	+ + +	-
Barrett Ösophagus	-	+ + + +
Gastroösophagealer Reflux	-	+ + +
Übergewicht	-	+ +
schlechter sozioökonomischer Status	+ +	-
Z. n. Verätzung der Speiseröhre	+ + + +	
synchrone/metachrone Kopf-Hals-Tumore	+ + + +	
Z. n. Mediastinalbestrahlung	+ + +	+ + +
Häufiges Trinken sehr heißer Getränke	+	-
Tylosis palmaris et plantaris	+ + +	-
Achalasie	+ +	+

8.5.1.3 Diagnostik und Staging

Eine neu aufgetretene Dysphagie soll zeitnah durch eine Ösophagogastroduodenoskopie abgeklärt werden, bei Verdacht auf ein Karzinom ist die Entnahme von Biopsien indiziert [1]. Die Staging-Untersuchungen umfassen:

- abdominale und zervikale Sonographie
- ösophageale und gastrale Endosonographie
- Hals-/Thorax-/Abdomen-CT
- Bronchoskopie bei anatomischer Lagebeziehung zum Tracheobronchialsystem
- diagnostische Laparoskopie bei Adenokarzinomen des distalen Ösophagus, besonders in fortgeschrittenen Stadien

Die Durchführung einer FDG-PET zur Primärdiagnostik oder zur Responsebeurteilung nach Chemotherapie oder Radiochemotherapie stellt kein Standardverfahren dar und bleibt somit individuellen Fragestellungen vorbehalten. Aufgrund der oft vorhandenen Komorbiditäten bei Patienten mit Ösophaguskarzinom sind auch funktionelle Staging-Untersuchungen (Echokardiographie, Lungenfunktion, Leberfunktion, Ernährungszustand) erforderlich, um mit Hilfe dieses Risiko-Assessments eine Entscheidung über die Therapie durchführen zu können.

8.5.1.4 Kurativ intendierte Therapie der Ösophaguskarzinome
Endoskopische Therapie der Frühkarzinome

Vor einer endoskopischen Therapie von hochgradigen intraepithelialen Neoplasien oder Frühkarzinomen ist eine zusätzliche subtile endoskopische Inspektion mit einer hochauflösenden Videoendoskopie erforderlich. Diese umfasst zusätzlich die Chromoendoskopie mit Essigsäure bzw. Lugol'scher Lösung oder ein computergestütztes digitales Verfahren.

Bei Nachweis einer hochgradigen intraepithelialen Neoplasie oder eines mukosalen Karzinoms (L0, V0, keine Ulzerationen, Grading G1/G2) im Barrett-Ösophagus soll eine endoskopische Resektion mit anschließender thermischer Ablation der nicht-neoplastischen Rest-Barrett-Schleimhaut durchgeführt werden. Bei Patienten mit oberflächlicher Submukosainfiltration eines Adenokarzinoms und ohne Risikokriterien (pT1sm1; < 500 µm Tiefeninvasion, L0, V0, G1/2, < 20 mm, keine Ulzeration) kann die endoskopische Resektion eine ausreichende Alternative zur Operation sein [1].

Bei Plattenepithelkarzinomen beschränkt sich die endoskopische Therapie auf die mukosalen Stadien m1–m2 wegen des frühzeitigeren Risikos einer Lymphknotenmetastasierung beim Plattenepithelkarzinom.

Chirurgische Therapie

Das eingesetzte operative Verfahren ist abhängig von der Lokalisation des Tumors [1].

Multimodale Therapieansätze

Eine zusammenfassende Metaanalyse [2] zeigt, dass eine neoadjuvante präoperative Radiochemotherapie das Gesamtüberleben gegenüber der alleinigen Operation um 22 % verbessert. Dies entspricht einem absoluten Überlebenszuwachs von 8,7 % innerhalb von 2 Jahren. In der CROSS-Studie bei lokal begrenzten, resektablen und nicht-metastasierten Karzinomen des Ösophagus und des ösophagogastralen Übergangs wurde die präoperative Radiochemotherapie mit Carboplatin/Paclitaxel mit der alleinigen Operation verglichen. 29 % der vorbehandelten Tumore wiesen im Resektat eine komplette pathohistologische Remission auf. Beide Gruppen unterschieden sich nicht im Auftreten postoperativer Komplikationen oder in der Krankenhaussterblichkeit (jeweils 4 %). Das mediane Überleben betrug in der kombiniert behandelten Gruppe 49,4 Monate und in der Operationsgruppe 24,0 Monate (p = 0,003). Die Vorteile der kombinierten Therapie in der Gruppe mit SCC waren deutlich stärker ausgeprägt als bei der Gruppe mit AC. Die perioperative Chemotherapie beim gastroösophagealen Adenokarzinom führt zu einer Verbesserung des Überlebens um circa 25 %, ohne die Rate der postoperativen Probleme zu erhöhen [2–5].

Bei Patienten mit einem resektablen Plattenepithelkarzinom des intrathorakalen Ösophagus der Kategorie cT3/cT4 wird die definitive Radiochemotherapie als Alternative zur chirurgischen Resektion angesehen [1]. Das Problem bei diesem Therapieansatz mit definitiver Radiochemotherapie liegt jedoch darin, dass momentan keine bildgebende Methode existiert, die ein Ansprechen auf eine Radiochemotherapie zuverlässig beurteilen bzw. voraussagen lässt.

Palliative Therapie der Ösophaguskarzinome

Im Vergleich zu einer Strahlentherapie bringt die Stentimplantation eine raschere Verbesserung der Schluckfähigkeit bei einer tumorbedingten Stenose und stellt somit die Methode der Wahl dar.

Ein lebensverlängernder Effekt einer alleinigen systemischen palliativen Chemotherapie ist für das Plattenepithelkarzinom des Ösophagus nicht gesichert [1]. Nach Jahren der therapeutischen Stagnation zeigen nun neuere Daten, dass bei einer Untergruppe von Patienten mit erhöhtem Immunscore die Kombination einer Immun-Checkpoint-Inhibition mit einer palliativen Chemotherapie sinnvoller ist [6].

Beim AC des Ösophagus soll der HER2-Status als prädiktiver Faktor für eine Therapie mit Trastuzumab und der PD-L1-Immunscore als prädiktiver Faktor für eine Therapie mit einem Immun-Checkpoint-Inhibitor bestimmt werden. Bei negativem HER2-Status und einem erhöhten PD-L1-Wert soll eine Platin/Fluoropyrimidin-Chemotherapie zusammen mit einem Immun-Checkpoint-Inhibitoren, ansonsten eine alleinige Kombinationschemotherapie eingesetzt werden.

8.5.1.5 Offene Fragen

Die Diagnostik und Therapie des Ösophaguskarzinoms sind zukünftig noch zu optimieren

- Da die meisten Patienten mit einem Barrett-Ösophagus nicht an einem Barrett-Karzinom versterben, sind die Bemühungen zu intensivieren, klinische oder molekularbiologische Risikoparameter zu identifizieren und prospektiv zu evaluieren. Damit könnte die endoskopische Überwachung auf die Patienten beschränkt werden, die ein erhöhtes Risiko haben, in der Barrett-Schleimhaut eine Neoplasie zu entwickeln.
- Die minimal-invasiven Techniken der Operation, einschließlich der Robotik, halten Einzug in der Ösophaguschirurgie und müssen prospektiv validiert werden.
- Da ein lokoregional begrenztes Ösophaguskarzinom auch alternativ zur Operation mit einer definitiven Radiochemotherapie behandelt werden kann, sind kli-

nische, bildgebende oder molekularbiologische Marker zu etablieren, die es frühzeitig erlauben, die Tumorreaktion auf eine Radiochemotherapie zuverlässig vorauszusagen.

– Schließlich hat die Immuntherapie auch bei der palliativen Behandlung des Ösophaguskarzinoms Einzug gehalten. Hier wird es notwendig sein, frühzeitig Resistenzen auf Checkpoint Inhibitoren zu erkennen und neue Kombinationen mit zielgerichteten Therapien zu prüfen.

Literatur

[1] Porschen R, Fischbach W, Gockel, et al. S3-Leitlinie Diagnostik und Therapie der Plattenepithelkarzinome und Adenokarzinome des Ösophagus (Langversion Version 3.1 – Juni 2022, AWMF-Registernummer: 021/023OL. https://www.dgvs.de/wp-content/uploads/2023/03/ZfG-LL_Oe-CA_v3.1_Langversion_17716953-23.03.2023_04.pdf, letzter Zugriff 12.05.2023.

[2] Sjoquist KM, Burmeister BH, Smithers BM, et al. Survival after neoadjuvant chemotherapy or chemoradiotherapy for resectable oesophageal carcinoma: an updated meta-analysis. Lancet Oncology. 2011;12:681–692.

[3] van Hagen P, Hulshof MCCM, van Lanschot JJB, et al. Preoperative chemoradiotherapy for esophageal or junctional cancer. N Engl J Med. 2012;366:2074–2084.

[4] Cunningham D, Allum WH, Stenning SP, et al. Perioperative chemotherapy versus surgery alone for resectable gastroesophageal cancer. New Engl J Med. 2006;355:11–20.

[5] Ronellenfitsch U, Schwarzbach M, Hofheinz R, et al. Perioperative chemo(radio)therapy versus primary surgery for resectable adenocarcinoma of the stomach, gastroesophageal junction, and lower esophagus (Review). The Cochrane Library 2013, Issue 5.

[6] Janjigian YY, Shitara K, Moehler M, et al. First-line nivolumab plus chemotherapy versus chemotherapy alone for advanced gastric, gastro-oesophageal junction, and oesophageal adenocarcinoma (CheckMate 649): a randomised, open-label, phase 3 trial. Lancet. 2021;398:27–40.

8.5.2 Epidemiologie und Gesundheitsökonomie

Juliana Hoeper, Christoph Schwarzbach, Ute Lohse, Ansgar Lange, Jan Zeidler, J.-Matthias von der Schulenburg

Prävalenz und Inzidenz

Das Ösophaguskarzinom (Speiseröhrenkrebs) nimmt mit einer Inzidenz von 8,8 Fällen pro 100.000 Einwohner einen Anteil von 6,0 % an den malignen Erkrankungen der Verdauungsorgane ein. Insbesondere Männer sind mit einer Inzidenz von 13,7 Fällen pro 100.000 Einwohner (Frauen: 4 Fälle pro 100.000 Einwohner) von dieser Krebsform betroffen [1]. Für das Jahr 2012 wurde in einer anderen Studie eine Inzidenz von 14,3 Fällen pro 100.000 Einwohner bei Männern und 3 Fällen pro 100.000 Einwohner bei Frauen leicht abweichende Werte berichtet [2]. Für das Jahr 2020 dokumentierten Li et al. (2021) eine altersstandardisierte Prävalenz von 12,1, eine Inzidenz von 4 und eine Mortalität von 3 je 100.000 Einwohner für die gesamte deutsche Bevölkerung [3].

Nach Zahlen des Robert-Koch-Instituts betrug die Anzahl inzidenter Fälle im Jahr 2019 bei Männern 5626 und bei Frauen 1682 (Abb. 8.16).

Wie der Abb. 8.17 entnommen werden kann, liegt die höchste Anzahl inzidenter Fälle im Alter zwischen 65 und 69 Jahren (Männer: 972 Fälle, Frauen: 249 Fälle) ge-

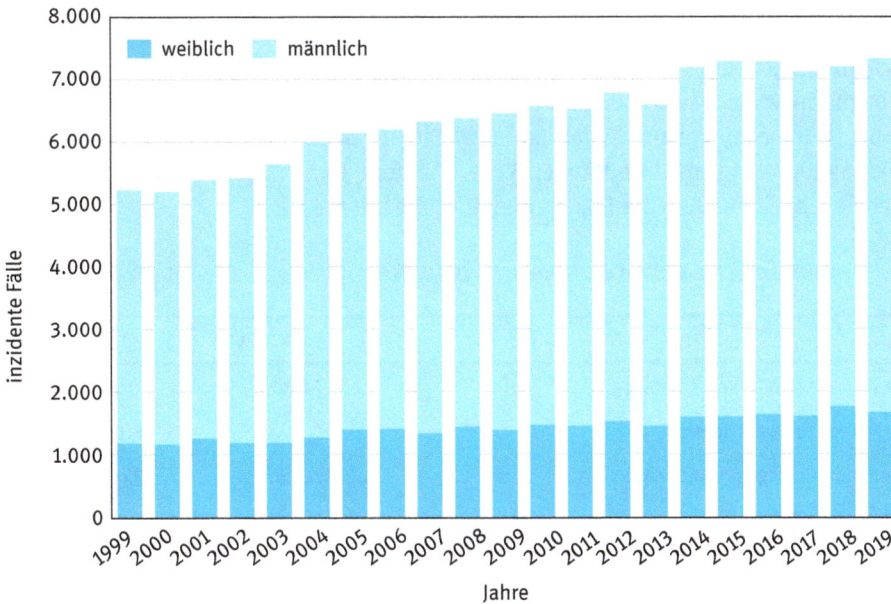

Abb. 8.16: Inzidente Fallzahlen des Ösophaguskarzinoms (ICD: C15) im Jahr 2019 (eigene Darstellung in Anlehnung an Robert Koch Institut [1]).

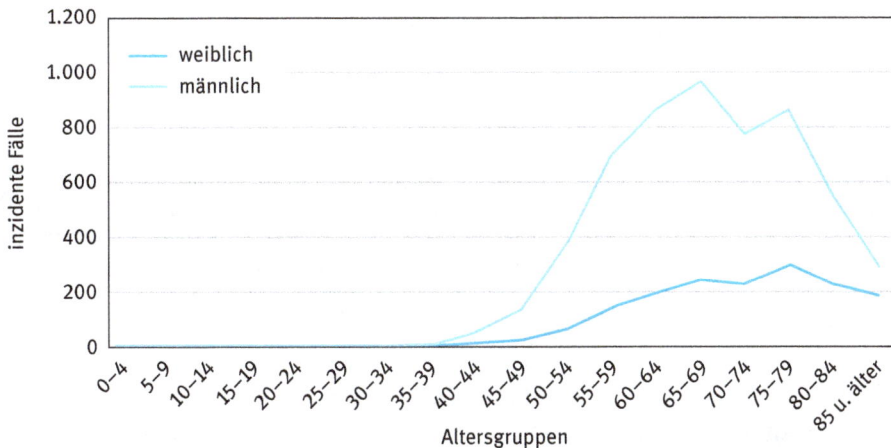

Abb. 8.17: Verteilung der absoluten, inzidenten Fälle des Ösophaguskarzinoms (ICD: C15) im Jahr 2019 (eigene Darstellung in Anlehnung an Robert Koch Institut [1]).

folgt von den 75–79-Jährigen (Männer: 874 Fälle, Frauen: 308 Fälle). Die Prävalenz lag im Jahr 2019 bei 4714 Fällen in Deutschland [1].

Arbeitsunfähigkeits- und Sterbefälle sowie Rentenzugänge wegen verminderter Erwerbsfähigkeit

Bösartige Neubildungen des Ösophagus haben im Jahr 2020 zu 29.489 stationären Behandlungsfällen geführt [4]. Im Jahr 2020 starben 5.954 Personen an einem Ösophaguskarzinom (4.556 Männer, 1.395 Frauen) (Tab. 8.7) [5]. Die 1-Jahres-Überlebenswahrscheinlichkeit in den Jahren 2017/2018 betrug beim Ösophaguskarzinom für Frauen 49 % und für Männer 53 %. Für fünf Jahre fällt die Überlebenswahrscheinlichkeit auf 21 % für Frauen und 22 % für Männer [1].

Tab. 8.8: Bösartige Neubildung des Ösophagus (ICD C15).

	2016/2017	2020
Behandlungsfälle Krankenhaus	29.900	29.489
Krankenhausverweildauer	8,9 Tage	8,6 Tage
Behandlungstage Krankenhaus	265.425	253.667
Sterbefälle Krankenhaus	5.679	5.954
Inzidenz Krankenhaus (Fälle pro 100.000 Einwohner, altersstandardisiert)	n. v.	33
Arbeitsunfähigkeitsfälle (ohne Rentner)	2.331	2.334
Arbeitsunfähigkeitstage	237.606	298.819
Fälle stationäre Rehabilitation	2.117	1.594
vorzeitige Berentungen wegen verminderter Erwerbsfähigkeit (2015)	490	n. v.
Durchschnittliches Berentungsalter (2015)	54,51 Jahre (m) 54,96 Jahre (w)	n. v.

Arbeitsunfähigkeitsfälle (ohne Rentner) und Arbeitsunfähigkeitstage von Bundesministerium für Gesundheit (2016/2020), Sterbefälle, Behandlungsfälle Krankenhaus, Krankenhausverweildauer und Behandlungstage Krankenhaus von Statistisches Bundesamt (Todesursachenstatistik 2016/2020, Krankenhausstatistik 2016/2020), restliche Daten von Gesundheitsberichterstattung des Bundes (www.gbe-bund.de, 2015/2017/2020).

Die deutsche Krebsgesellschaft zertifiziert Zentren. Für die Krebsarten, für die chirurgische Eingriffe ein wichtiger Bestandteil der Therapie sind, werden Mindestzahlen für chirurgische Eingriffe vorausgesetzt, um eine solche Zertifizierung zu erhalten. Uttinger et al. (2022) [6] haben die Krankenhausmortalität nach einer Ösophagusresektion untersucht. Während die Mortalitätsrate in Krankenhäusern, die die Mindest-fallzahlen erreichen bei 5,3 % liegt, ist diese in Krankenhäusern, die unter der Fall-zahl liegen um 40,8 % höher und liegt somit bei 8,2 % [6].

Im Jahr 2020 wurden 2.334 Arbeitsunfähigkeitsfälle aufgrund eines Ösophagus-karzinoms gezählt. Diese Fälle verursachten durchschnittlich 128 Arbeitsunfähig-keitstage [7]. Neben den Arbeitsunfähigkeitstagen wurden im Jahr 2015 insgesamt 490 Renten wegen verminderter Erwerbsfähigkeit bewilligt [8]. Dabei ist die Zahl zwischen 2010 und 2015 von 556 Fällen auf 490 gesunken.

Krankheitskosten

Anhand der systematischen Literaturrecherchen konnte für das Ösophaguskarzinom keine Krankheitskostenstudie identifiziert werden. Auch das statistische Bundesamt stellt im Rahmen der Krankheitskostenstatistik keine Ergebnisse für das Ösophagus-karzinom zur Verfügung. Folglich ist auch für diese maligne Erkrankungsform hoher Forschungsbedarf zu konstatieren.

Fazit

Das Ösophaguskarzinom hat eine hohe Mortalität. Einige Risikofaktoren werden auf-geführt. Der Lebensstil allgemein (BMI, Bewegung, Alkoholkonsum, Raucherstatus, etc.) ist von hoher Bedeutung. Hier sollte für Präventionsprogramme angesetzt wer-den, um das Bewusstsein in der Bevölkerung zu verbessern [3]. Die Relevanz von Screening-Methoden wird außerdem thematisiert. Häufig wird das Ösophaguskarzi-nom erst in einem fortgeschrittenen Stadium entdeckt, was zu schlechten Prognosen führt. Endoskopien sind als Diagnosemethode für das Ösophaguskarzinom weit ver-breitet. Jedoch ist diese Methode invasiv und mit hohen Kosten verbunden [9]. Ins-gesamt fehlen Informationen zu den Krankheitskosten, so dass in Zukunft entspre-chende Studien empfehlenswert sind.

Literatur

[1]   Robert Koch Institut. Zentrum für Krebsregister – Datenbankabfrage. http://www.krebsdaten. de/Krebs/DE/Datenbankabfrage/datenbankabfrage_stufe1_node.html. Zugegriffen: 22. Dezem-ber 2022.

[2]   Florea A, Sangaré L, Lowe K. A Multinational Assessment of Gastric, Esophageal, and Colorectal Cancer Burden: A Report of Disease Incidence, Prevalence, and Fatality. J Gastrointest Cancer. 2020;51(3):965–971.

[3]   Li J, Xu J, Zheng Y, et al. Esophageal cancer: Epidemiology, risk factors and screening. Chin J Cancer Res. 2021;33(5):535–547.

[4]   Statistisches Bundesamt. Gesundheit – Tiefgegliederte Diagnosedaten der Kranken-hauspa-tientinnen und -patienten 2020.

[5]   Statistisches Bundesamt. Gesundheit – Ergebnisse der Todesursachenstatistik für Deutschland ausführliche 4-stellige ICD-Klassifikation 2020.

[6]   Uttinger KL, Diers J, Baum P, et al. Mortality, complications and failure to rescue after surgery for esophageal, gastric, pancreatic and liver cancer patients based on minimum caseloads set by the German Cancer Society. Eur J Surg Oncol. 2022;48(4):924–932.

[7]   Bundesministerium für Gesundheit. Arbeitsunfähigkeit: Fälle und Tage nach Diagnosen 2020 – Ergebnisse der Krankheitsartenstatistik der gesetzlichen Krankenversicherung.

[8]   Deutsche Rentenversicherung Bund. Statistik des Rentenzugangs. Zugegriffen: 4. März 2019.

[9]   Xie Y, Shi L, He X, Luo Y. Gastrointestinal cancers in China, the USA, and Europe. Gastroenterol Rep (Oxf). 2021;9(2):91–104.

8.6 Neuroendokrine Tumoren

8.6.1 Medizinische Übersicht

Thomas M. Gress

8.6.1.1 Definition

Neuroendokrine Tumoren (NET) können u. a. in Pankreas, Gastrointestinaltrakt, Bronchien, Hypophyse, Thymus oder Schilddrüse aus Zellen des diffusen neuroendokrinen Systems entstehen. Wie ihre Ursprungszellen produzieren viele NET spezifische Hormone und werden als funktionell bezeichnet, wenn die Hormonfreisetzung ein typisches klinisches Syndrom verursacht (Tab. 8.8). Nicht-funktionelle NET dagegen führen zu keiner hormonassoziierten Symptomatik. Nach der WHO-Klassifikation von 2010 [1] wird heute von neuroendokrinen Neoplasien des gastroenteropankreatischen Systems (GEP-NEN) gesprochen, die in gut differenzierte neuroendokrine Tumoren G1 und G2 (NET G1 und NET G2) und schlecht differenzierte neuroendokrine Karzinome G3 (NEC G3) eingeteilt werden (Tab. 8.9). Handelt es sich bei den NEC G3 stets um maligne, schnell wachsende Neoplasien, können NET G1 und G2 klinisch einen benignen Verlauf zeigen (z. B. > 90 % der Insulinome) oder zu einem metastasierten Tumorleiden mit langsamer Wachstumsdynamik führen. Als weitere Subgruppe haben sich in den letzten Jahren die gut differenzierten Neuroendokrinen Tumoren mit Proliferationsraten > 20 % (NET G3) herausgestellt. Diese verhalten sich nicht wie NECs, sondern eher wie rasch wachsende NET, sollten auch als solche therapiert werden und haben Eingang in die neue WHO-Klassifikation zunächst für pankreatische NEN [2] und später für NEN des Verdauungstrakts gefunden [21] (Tab. 8.10). Eine kürzlich durchgeführte Analyse der Daten zur Behandlung von NET G3/NEC des Deutschen NET-Registers bestätigte, dass NET-G3-Tumore eher wie NET-G2-Tumore zu behandeln sind, zeigte jedoch keine sichere Evidenz für die beste Erst- und Zweitlinientherapie [22].

Tab. 8.9: Klassifikation und Leitsymptome der häufigsten funktionell aktiven neuroendokrinen Tumoren (in Anlehnung an [20]).

Syndrom	Leitsymptome	verantwortliches Hormon	andere Hormone im Tumor	Malignität (%)	Primärtumorlokalisation	andere PT-Lokalisation
Insulinom	Hypoglykämiesymptome	(Pro-)Insulin	Glukagon, PP	5–10	Pankreas	sehr selten
Zollinger-Ellison-Syndrom (Gastrinom)	Ulkusleiden, Diarrhö, Refluxsymptomatik	Gastrin	Insulin, PP, Glukagon, ACTH, Somatostatin, Chromogranin A	50–80	Pankreas/Duodenum	sehr selten Magen, Gallengang, Ovar
Karzinoid-Syndrom	Flushs, Diarrhö, seltener Bronchokonstriktion, Zeichen der Rechtsherzinsuffizienz bei KHE	Serotonin	Tachykinine, Prostaglandine, Chromogranin A	100	Ileum/Jejunum/Colon ascendens	Pankreas (selten) Appendix (selten) Bronchus (selten) Magen (selten) Ovar (sehr selten)
Verner-Morrison-Syndrom (VIPom, pankreatische Cholera)	ausgeprägte Diarrhö, Symptome durch Hypokaliämie	VIP	PP, Glukagon, Somatostatin, Chromogranin A	75	Pankreas	selten: NN, Mediastinum, Lunge, bei Kindern auch neurogene Tumoren
Glukagonom-Syndrom	Erythema necrolyticans migrans, Diabetes, Gewichtsverlust	Glukagon	PP, Insulin, Somatostatin, Chromogranin A	80	Pankreas	selten
GHRHom/Akromegalie	Akromegaliesymptome	GHRH	Somatostatin, Gastrin, Insulin Chromogranin A	100	Pankreas	Bronchus
CRHom/ACTHom/Cushing-Syndrom	Cushing-Syndrom	CRH, ACTH	Gastrin, PP, Chromogranin A	> 90	Pankreas, Thymus	Bronchus

Verwendete Abkürzungen: ACTH, adrenokortikotrophes Hormon; CRH, corticotrophin-releasing hormone; GHRH, growth hormone-releasing hormone; KHE, Karzinoidherzerkrankung; NN, Nebenniere; PP, pankreatisches Polypeptid; PT, Primärtumor; VIP, vasoaktives intestinales Polypeptid.

Tab. 8.10: WHO-Klassifikation neuroendokriner Neoplasien (NEN).

WHO 2000	WHO 2010 (1)
1. hoch differenzierter neuroendokriner Tumor (WDET)	1. neuroendokriner Tumor G1 (NET G1, ki67 ≤ 2 %) neuroendokriner Tumor G2 (NET G2, ki67 3–20 %)
2. hoch differenziertes neuroendokrines Karzinom (WDEC)	
3. gering differenziertes (kleinzelliges) neuroendokrines Karzinom (PDEC)	2. (klein- oder großzelliges) neuroendokrines Karzinom G3 (NEC G3, ki67 > 20 %)
4. gemischt exokrines-endokrines Karzinom (MEEC)	3. gemischtes Adeno-/Neuroendokrines Karzinom (MANEC)
5. tumorähnliche Läsion (TLL)	4. hyperplastische und präneoplastische Läsionen

Tab. 8.11: Neue WHO-Klassifikation für neuroendokrine Neoplasien des Pankreas (pNEN).

WHO 2017 für Pankreas-NEN (2) und NEN des Verdauungstrakts (21)	Ki67-basierte Grading
1. gut differenzierter NET NET G1 NET G2 NET G3	Ki67 < 3 % Ki67 3–20 % Ki67 > 20 %
2. neuroendokrines Karzinom (NEC) großzelliges NEC kleinzelliges NEC	Ki67 > 20 % Ki67 > 20 %
3. Mischtumoren (mixed neuroendocrine – non neuroendocrine neoplasms)	
4. Vorläuferläsionen: hyperplastische und präneoplastische Läsionen	

8.6.1.2 Pathogenese

Die meisten GEP-NEN treten sporadisch auf, ein kleiner Teil kommt im Rahmen angeborener familiärer Syndrome wie der multiplen endokrinen Neoplasien Typ 1 (MEN-1), dem von-Hippel-Lindau-Syndrom, der Neurofibromatose Typ 1 oder der tuberösen Hirnsklerose vor.

8.6.1.3 Diagnostik

Labordiagnostik

Bei Verdacht auf ein bestimmtes Hormonsyndrom erfolgt zunächst die Sicherung des Syndroms durch eine spezifische Labordiagnostik. Der am besten etablierte Tumormarker ist Chromogranin A, welches mit Tumorlast und Prognose korreliert. Bei den schlecht differenzierten neuroendokrinen Karzinomen wird die neuronenspezifische Enolase als Marker verwendet.

Pathologie

Die Diagnose eines NET und dessen Differenzierungsgrad müssen histologisch gesichert werden. Der Nachweis der Marker Chromogranin A und/oder Synaptophysin sichert den neuroendokrinen Ursprung. Anhand des Proliferationsmarkers Ki67 erfolgt das Grading entsprechend der aktuellen WHO-Klassifikation (Tab. 8.8, Tab. 8.9, Tab. 8.10, Abb. 8.18). Ergänzend erfolgt der Nachweis des Somatostatinrezeptors Typ 2 oder bestimmter Sekretionsprodukte (z. B. Gastrin, Glukagon).

8.6.1.4 Bildgebende Diagnostik

Endosonographie

Die Endosonographie des Pankreas ist zum Nachweis kleiner Primärtumoren oder zur Verlaufskontrolle kleiner Tumoren im Rahmen der MEN-I-Erkrankung gut geeignet und sensitiver als die Schnittbilddiagnostik. Ergänzend ist eine endosonographisch gesteuerte Feinnadelbiopsie zur Diagnosesicherung möglich. Bei NETs in Magen, Duodenum und Rektum erlaubt die Endosonographie vor einer geplanten endoskopischen Resektion die Erkennung der Infiltration tieferer Wandschichten sowie von Lymphknotenmetastasen.

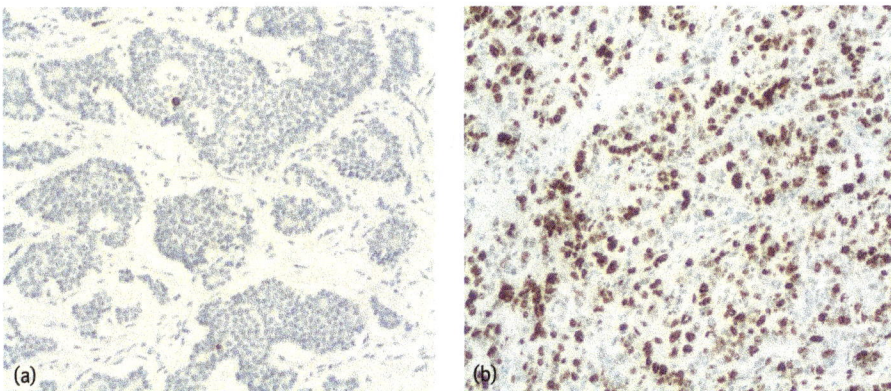

Abb. 8.18: Proliferationsmarker ki67 in histologischen Schnitten von pankreatischen NENs. *bei Ki67 > 20 % NET G3. (a) Nur in einzelnen Zellen findet sich eine Positivität für Ki67 bei einem gut differenzierten NET G1 (Ki67 < 1 %). (b) Die Mehrzahl der Zellen zeigt eine Positivität für Ki67 bei neuroendokrinem Karzinom NEC G3 (Ki67 80 %).

Endoskopie

Die Endoskopie spielt bei Diagnostik und Therapie vor GEP-NENs in Magen, Duodenum und Rektum eine wichtige Rolle. Bei gegebener Indikation zur endoskopischen Resektion sollten rektale NET mittels endoskopischer Submukosa-Dissektion (ESD) oder modifizierter endoskopischer Mukosaresektion (EMR) reseziert werden. Gastrale NET (> 5 mm) sollten mittels ESD oder EMR reseziert werden; kleine NET des Magens (gastrale NET) (< 5 mm) können mit der Biopsiezange entfernt werden. Kleine NET des Zwölffingerdarms (duodenale NET, < 10 mm) sollen mittels EMR abgetragen werden, im Duodenum ist von einer ESD aufgrund eines hohen Perforationsrisikos abzuraten.

Schnittbildgebung

Computertomographie (CT) und Kernspintomographie (MRT): Die Kontrastmittel-CT ist als triphasische Untersuchung zum Staging und zur Verlaufsbeurteilung geeignet. Die MRT ist bezüglich der Sensitivität mindestens gleichwertig zur CT und nicht mit einer Strahlenbelastung assoziiert. Insbesondere vor geplanter Lebermetastasenchirurgie erlaubt die MRT mit leberspezifischem Kontrastmittel und speziellen Diffusionssequenzen die Erkennung auch kleiner Leberläsionen.

Somatostatin-Rezeptorbildgebung

NETs exprimieren an ihrer Zelloberfläche Somatostatinrezeptoren, eine Eigenschaft die seit den 1990er-Jahren zur „Ganzkörperbildgebung" mit 111Indium-markierten Somatostatinanaloga genutzt werden. Die Sensitivität dieser Somatostatin-Rezeptor-Szintigraphie (SSRS) für NET wird mit 80–90 % angegeben. Die Positronenemissionstomographie (PET)-Diagnostik mit z. B. 68Gallium-DOTATOC in Kombination mit der CT erlaubt gegenüber der herkömmlichen SSRS eine höhere Sensitivität und bessere Ortsauflösung bei kürzerer Untersuchungsdauer.

8.6.1.5 Therapie

Die Therapie neuroendokriner Neoplasien ist stets multimodal und sollte in einem ausgewiesenen Zentrum (z. B. Exzellenzzentren der European Neuroendokrine Tumor Society, ENETS) mit einem erfahrenen, interdisziplinären NET-Team erfolgen. Details zur Therapie finden sich in den ENETS-Leitlinien [3–8] und in der Deutschen S2k-Leitlinie der DGVS [9].

Chirurgie

Die Chirurgie ist die Therapie der Wahl im lokalisierten Stadium. Auch im metastasierten Stadium können Patienten mit gut differenzierten pNET G1/G2 von einer kurativ intendierten Metastasenresektion oder von einer palliativen zytoreduktiven Chirurgie profitieren.

Radiofrequenzablation (RFA)

Die RFA erlaubt in Ergänzung zu einer Metastasenchirurgie oder auch alleinig transkutan ultraschall- oder CT-gesteuert die Therapie von GEP-NEN-Lebermetastasen. Bei begrenzter Zahl und Größe der Lebermetastasen kann mit geringer Morbidität eine gute lokale Tumorkontrolle und Symptomlinderung erreicht werden.

Transarterielle Chemoembolisation

Die transarterielle Chemoembolisation (TACE) ist ein etabliertes palliatives Verfahren zur Behandlung nicht resektabler, gut vaskularisierter GEP-NEN-Lebermetastasen. Meist wird in mehreren Sitzungen ein Chemotherapeutikum selektiv in Äste der Arteria hepatica appliziert und das Gefäß anschließend embolisiert. Bei über der Hälfte der behandelten Patienten findet sich ein morphologisches Ansprechen und bei funktionell aktiven Tumoren eine schnelle Symptomkontrolle.

Selektive Interne Radiotherapie (SIRT)

Bei dieser bei GEP-NEN noch wenig etablierten, lokoregionären Therapieform werden bei diffuser Lebermetastasierung mit Yttrium90-beladene Mikrosphären in die Arteria hepatica appliziert, wodurch eine Mikroembolisation und interne Bestrahlung der Lebermetastasen erreicht wird. Ansprechraten zwischen 50 und 60 % werden berichtet, jedoch kann es zu einer erheblichen Lebertoxizität kommen.

8.6.1.6 Systemische Behandlungsoptionen

Somatostatinanaloga (SSA)

Somatostatinanaloga wurden ursprünglich zur Kontrolle hormoneller Symptome bei funktionell aktiven Tumoren zugelassen. Zwei prospektive randomisierte und placebokontrollierte Studien haben die antiproliferative Wirksamkeit der SSA für gut differenzierte enteropankreatische NET G1/G2 mit niedriger Proliferationsrate (Ki67 < 10 %) mit einer signifikanten Verlängerung des progressionsfreien Überlebens demonstriert [10,11]. Somit ist bei guter Verträglichkeit ein Einsatz der Präparate als Erstlinientherapie bei diesen gut differenzierten, langsam wachsenden enteropankreatischen NET G1/G2 gerechtfertigt. SSA führen meist zu einer Tumorstabilisierung und seltener zu einer morphologischen Remission. Bei SSA-refraktärer Diarrhoe im Rahmen des Karzinoidsyndroms der Hemmer der Serotonin-Synthese Telotristat Etiprat additiv eingesetzt werden [9,23].

Chemotherapie

Bei Patienten mit metastasierten neuroendokrinen Karzinomen (NEC G3) sollte eine platinbasierte Chemotherapie zeitnah durchgeführt werden. Insgesamt bleibt die Prognose in dieser Subgruppe trotz primär hoher Ansprechraten ungünstig. Es gibt kein etabliertes Zweitlinienschema, eine Reserveoption ist die Kombination von Temozolomid und Capecitabine. Auch gut differenzierte neuroendokrine Tumoren des Pankreas (pNET G1/G2) sind chemosensitiv und werden mit einer Kombination der alkylierenden Substanz Streptozotocin (STZ) mit 5-Fluorouracil (5-FU) oder Doxorubicin mit Ansprechraten von 30–40 % behandelt [12]. Weitere alkylierende Substanzen wie Dacarbazin und sein orales Derivat Temozolomid wirken ebenfalls bei pNET. Für Dacarbazin als Monotherapie werden Ansprechraten von 25–35 % berichtet [8]. Für die Kombination Temozolomid und Capecitabine als Erstlinientherapie bei pNETG1/G2 wurde in mehreren Fallserien von hohen Ansprechraten von 50–70 % berichtet [13,14].

Molekular-zielgerichtete Therapien

Die Wirksamkeit des Multikinase-Inhibitors Sunitinib [15] und des mTOR-Inhibitors Everolimus [16] wurde bei progredienten, gut differenzierten neuroendokrinen Pankreastumoren in randomisierten, placebokontrollierten Studien gezeigt. Beide Substanzen führten zu einer Verdopplung des progressionsfreien Überlebens und wurden für diese Indikation zugelassen. In der RADIANT-4-Studie zeigte Everolimus auch Effektivität für progrediente, nicht-funktionelle, fortgeschrittene GI-NETs als auch für Lungen-NETs [17,18], sodass auch für diese Entitäten eine Zulassung nach Progress erfolgte.

Peptidrezeptorradiotherapie (PRRT, Radioligandentherapie)

Die Expression von Somatostatinrezeptoren auf der Zelloberfläche der meisten NET erlaubt nicht nur eine Bildgebung mit markierten Somatostatinanaloga, sondern auch eine interne Strahlentherapie mit an Somatostatinanaloga gekoppelten Radionukliden wie 90Yttrium und 177Lutetium, der sogenannten Peptidrezeptorradiotherapie (PRRT). Für die PRRT sind Ansprechraten von 30–35 % beschrieben. Eine Phase-III-Studie konnte im Vergleich zur Therapie mit SSA eine deutliche Verlängerung des progressionsfreien Überlebens und der Remissionsrate durch die PRRT zeigen [19].

8.6.1.7 Offene Fragen

- Intensivierung prospektiver randomisierter Studien zum Vergleich verschiedener Therapieformen.
- Etablierung eines optimierten Einsatzes in der zeitlichen Abfolge verschiedener Therapieverfahren.
- Entwicklung prädiktiver und prognostischer Biomarker zur Identifizierung von Subgruppen, die von spezifischen Therapieverfahren profitieren („personalisierte Medizin").
- Erarbeitung eines evidenzbasierten Therapiekonzepts für neuroendokrine Tumoren mit erhöhter Proliferationsrate (NET G3).
- Prospektive (möglichst randomisierte) Studien zur Etablierung einer evidenzbasierten Zweitlinientherapie bei neuroendokrinen Karzinomen (NEC G3)

Literatur

[1]   Rindi G, Arnold R, Bosman FT, et al. Nomenclature and classification of neuroendocrine neo-
       plasms of the digestive system. In: Bosman FT, Carneiro F, Hruban RH, Theise ND, editors. WHO
       classification of tumors of the digestive system. 4th ed. Lyon: IARC; 2010. p. 13–4.
[2]   Cancer IAfRo. WHO classification of tumours of endocrine organs. 2017.
[3]   Delle Fave G, O'Toole D, Sundin A, et al. ENETS consensus guidelines update for gastroduodenal
       neuroendocrine neoplasms. Neuroendocrinology. 2016;103(2):119–24.
[4]   Falconi M, Eriksson B, Kaltsas G, et al. ENETS consensus guidelines update for the management
       of patients with functional pancreatic neuroendocrine tumors and non-functional pancreatic
       neuroendocrine tumors. Neuroendocrinology. 2016;103(2):153–71.
[5]   Garcia-Carbonero R, Sorbye H, Baudin E, et al. ENETS consensus guidelines for high-grade gas-
       troenteropancreatic neuroendocrine tumors and neuroendocrine carcinomas. Neuroendocrino-
       logy. 2016;103(2):186–94.
[6]   Niederle B, Pape UF, Costa F, et al. ENETS consensus guidelines update for neuroendocrine neo-
       plasms of the jejunum and ileum. Neuroendocrinology. 2016;103(2):125–38.
[7]   Pavel M, O'Toole D, Costa F, et al. ENETS consensus guidelines update for the management of
       distant metastatic disease of intestinal, pancreatic, bronchial neuroendocrine neoplasms (NEN)
       and NEN of unknown primary site. Neuroendocrinology. 2016;103(2):172–85.
[8]   Ramage JK, Herder WW de, Delle Fave G, et al. ENETS consensus guidelines update for colorectal
       neuroendocrine neoplasms. Neuroendocrinology. 2016;103(2):139–43.
[9]   Rinke A, Wiedenmann B, Auernhammer C, et al. S2k-Leitlinie Neuroendokrine Tumore. Zeit-
       schrift für Gastroenterologie. 2018;56:583–681.
[10]   Rinke A, Müller HH, Schade-Brittinger C, et al. Placebo-controlled, double-blind, prospective,
       randomized study on the effect of octreotide LAR in the control of tumor growth in patients with
       metastatic neuroendocrine midgut tumors: a report from the PROMID Study Group. J Clin Oncol.
       2009;27(28);4656–63.
[11]   Caplin ME, Pavel M, Cwikla JB, et al. Lanreotide in metastatic enteropancreatic neuroendocrine
       tumors. N Engl J Med. 2014;371(3):224–33.
[12]   Krug S, Boch M, Daniel H, et al. Streptozocin-based chemotherapy in patients with advanced
       neuroendocrine neoplasms – predictive and prognostic markers for treatment stratification.
       PLoS One. 2015;10(2):e0143822.
[13]   Strosberg JR, Fine RL, Choi J, et al. First-line chemotherapy with capecitabine and temozolomide
       in patients with metastatic pancreatic endocrine carcinomas. Cancer. 2011;117(2):268–75.
[14]   Cives M, Ghayouri M, Morse B, et al. Analysis of potential response predictors to capecitabine/
       temozolomide in metastatic pancreatic neuroendocrine tumors. Endocr Relat Cancer.
       2016;23:759–67.
[15]   Raymond E, Dahan L, Raoul JL, et al. Sunitinib malate for the treatment of pancreatic neuroendo-
       crine tumors. N Engl J Med. 2011;364(6):501–13.
[16]   Yao JC, Shah MH, Ito T, et al. Everolimus for advanced pancreatic neuroendocrine tumors. N Engl
       J Med. 2011;364(6):514–23.
[17]   Strosberg J, El-Haddad G, Wolin E, et al. Phase 3 trial of 177lu-dotatate for midgut neuroendocri-
       ne tumors. N Engl J Med. 2017;376(2):125–35.
[18]   Yao, J. C., Fazio N, Singh S, et al. Everolimus for the treatment of advanced, non-functional neu-
       roendocrine tumours of the lung or gastrointestinal tract (RADIANT-4): a randomised, placebo-
       controlled, phase 3 study. Lancet. 2016;387(10022):968–77.
[19]   Singh S, Carnaghi C, Buzzoni R, et al. Everolimus in neuroendocrine tumors of the gastrointesti-
       nal tract and unknown primary. Neuroendocrinology. 2018;10683):211–20.
[20]   Rinke A, Gress, TM. Neuroendokrine Tumoren – Epidemiologie und Endokrinologie. Viszeralme-
       dizin. 2010;26:226–32.

[21] WHO Classification of Tumours Editorial Board. Digestive System Tumours; WHO Classification of Tumours, 5th ed.; IARC Press: Lyon, France, 2019.

[22] Luecke, et al. Treatment Approaches and Outcome of Patients with Neuroendocrine Neoplasia Grade 3 in German Real-World Clinical Practice. Cancers. 2022;14:2718.

[23] Kulke, et al. Telotristat Ethyl, a Tryptophan Hydroxylase Inhibitor for the Treatment of Carcinoid Syndrome. J Clin Oncol. 2017;35(1):14–23.

8.6.2 Epidemiologie und Gesundheitsökonomie

Juliana Hoeper, Christoph Schwarzbach, Ute Lohse, Ansgar Lange, Jan Zeidler, J.-Matthias von der Schulenburg

Prävalenz und Inzidenz

Die differenzierteste Übersicht zu den epidemiologischen Daten bietet die Veröffentlichung von Maasberg et al. (2018) [1]. Die häufigsten Primärtumorlokalisationen waren demnach mit 25,2 % neuroendokrine Tumore (NET) des Dünndarms, gefolgt von Pankreas (23,4 %) und Metastasen neuroendokriner Tumore mit unbekannter Primärlokalisation (CUP, cancer of unknown primary) mit 8,4 % (Abb. 8.19). Bei den eingeschlossenen Patienten waren ähnlich viele Männer (51 %) wie Frauen (49 %) betroffen.

Zudem analysierten die Autoren die Therapieverfahren, die als Erstlinientherapie durchgeführt werden. 76 % aller Patienten mit neuroendokrinen Tumoren des Dünndarms unterzogen sich einem chirurgischen Eingriff und bei pankreatischen Tumoren lag der Anteil der Operationen bei 53 % [1]. Eine systemische Therapie erhielten 20 % der Patienten mit neuroendokrinen Tumoren des Dünndarms und 39 % mit pankreatischen Tumoren. Eine Chemotherapie erhielten 9 % beziehungsweise 35 %.

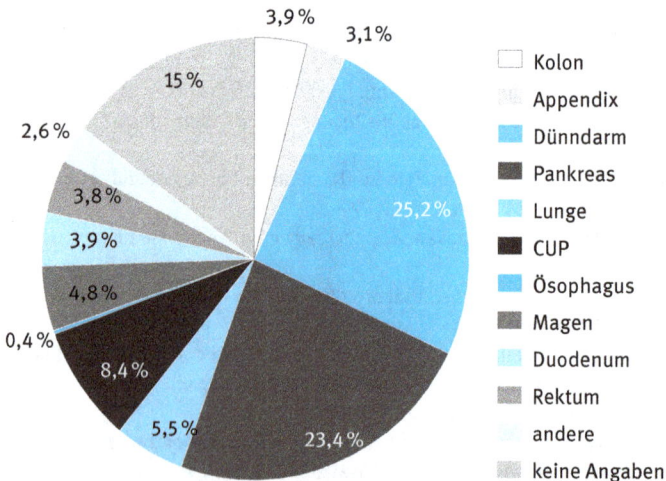

Abb. 8.19: Verteilungen der Primärtumorlokalisation bei den Patienten im NET-Register (eigene Darstellung in Anlehnung an Maasberg et al. 2018 [1]).

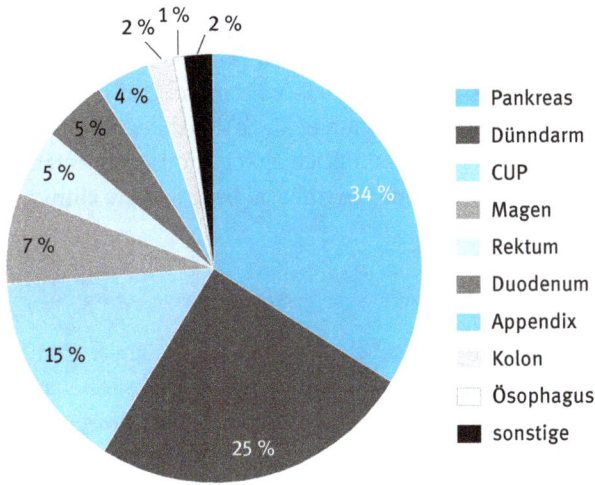

Abb. 8.20: Verteilung der Primärtumorlokalisation (eigene Darstellung in Anlehnung an Begum et al. 2020 [2]).

Im Jahr 2020 von Begum et al. veröffentlichte Zahlen zeigen eine Inzidenz von 4–6 je 100.000 Einwohner und eine Prävalenz von 18–20 je 100.000 Einwohner. Aus den Daten des NET-Registers, die zwischen 1999 und 2012 gesammelt wurden, sind 2.239 Patienten in die Analyse eingeschlossen worden. Das mittlere Diagnosealter lag bei 56,7 Jahren und es waren 43,5 % Frauen und 56,5 % Männer. Die häufigste Primärtumorlokalisation waren in dieser Studie neuroendokrine Tumore der Pankreas mit 34 %, gefolgt von Dünndarm (25 %) und Metastasen neuroendokriner Tumore mit unbekannter Primärlokalisation (15 %) (Abb. 8.20) [2].

Neben den Daten des NET-Registers veröffentlichten Scherübl et al. (2013) [3] Daten zur Inzidenz der neuroendokrinen Tumore des gastroenteropankreatischen Systems (GEP-NET). Im Rahmen dieser Analyse wurden Daten aus dem epidemiologischen Krebsregister der DDR zwischen 1976 und 1988 mit denen der Neuen Bundesländer aus den Jahren 1998 bis 2006 verglichen. Insgesamt zeigten die Ergebnisse eine steigende Inzidenz der GEP-NET von 0,45 im Jahr 1976 auf 2,53 pro 100.000 Einwohner im Jahr 2006. Dies ist auf eine steigende Inzidenz bei Männern zurückzuführen. Eine Differenzierung der Inzidenz nach Primärtumoren zeigte, dass die Zahlen für die NET zwar über alle Bereiche angestiegen sind, aber der größte relative Anstieg der Inzidenz bei den Tumoren des Dünndarms, Kolons und Rektums zu beobachten war.

Arbeitsunfähigkeits- und Sterbefälle sowie Rentenzugänge wegen verminderter Erwerbsfähigkeit

Da den endokrinen Tumoren keine klaren ICD-Kodierungen zugeordnet werden können, können die offiziellen Statistiken zu Todesursache, Arbeitsunfähigkeit und Rentenzugänge aufgrund verminderter Erwerbsfähigkeit nicht genutzt werden. Lediglich die Studie von Maasberg et al. [1] liefert Informationen zu den Überlebenszeiten der

NET. Insgesamt zeigten sich sehr hohe tumorspezifische Überlebensraten von bis zu 88 % nach fünf Jahren und 75 % nach zehn Jahren. Einen Einfluss auf die Überlebensrate hatten unter anderem die Lokalisation des Primärtumors und das TNM-Stadium als prognostisch relevante Parameter. Begum et al. (2020) untersuchten die Überlebensrate von Patienten ohne und Patienten mit einem chirurgischen Eingriff. Die fünf-Jahres-Überlebensrate lag bei 59 % ohne Eingriff und bei 83 % mit chirurgischem Eingriff [2].

Krankheitskosten

Im Rahmen der systematischen Literaturrecherche konnte keine geeignete Krankheitskostenanalyse zu den NET identifiziert werden. Auch die Krankheitskostenanalyse des statistischen Bundesamtes liefert keine weiteren Hinweise auf die gesundheitsökonomische Bedeutung. Auch wenn die Erkrankung zu den seltenen malignen Erkrankungen zählt, kann die gesundheitsökonomische Bedeutung dennoch hoch sein. Insbesondere sind bei den neuroendokrinen Karzinomen die Kosten für die Therapie vergleichsweise hoch, womit Auswirkungen auf die Kosten maligner Erkrankungen des Gastrointestinaltraktes insgesamt zu erwarten sind, aus denen sie sich aber nicht herausrechnen lassen. Auf Grund der langen Überlebenszeit der Patienten, zumindest bei einem großen Teil dieser Tumoren, ergeben sich weiterhin hohe Kosten für die langjährige medikamentöse Therapie und Überwachung der Tumorerkrankung.

Fazit

Neuroendokrine Tumore sind sehr heterogen und daher sind die Ergebnisse teilweise schwer generalisierbar. Außerdem liegt ein hoher Forschungsbedarf insbesondere für Studien, die die Zusatzkosten einer Behandlung der NET bei bereits existierenden Primärerkrankungen analysieren, vor.

Literatur

[1]   Maasberg S, Pape UF, Fottner C, et al. Neuroendokrine Neoplasien im deutschen NET-Register. Z Gastroenterol. 2018;56:1237–1246.
[2]   Begum N, Maasberg S, Pascher A, et al. Long-term outcome of surgical resection in patients with gastroenteropancreatic neuroendocrine neoplasia: results from a German nation-wide multi-centric registry. Langenbecks Arch Surg. 2020;405(2):145–154.
[3]   Scherübl H. Clinically detected gastroenteropancreatic neuroendocrine tumors are on the rise: Epidemiological changes in Germany. WJG. 2013;19:9012.

9 Endoskopie in Deutschland

9.1 Medizinische Übersicht

Alexander G. Meining

Diagnostische Endoskopie

Endoskopie bedeutet: „das Innere betrachten". Der Zugangsweg ins Innere ist hierbei der Anfang oder das Ende des Verdauungstrakts (Mund und Anus). Mittlerweile wird die Endoskopie ubiquitär mittels flexiblen Videoendoskopen durchgeführt. Die Endoskopie ist somit ein wesentliches Verfahren zur Diagnose und Therapie gastroenterologischer Erkrankungen.

Durch die Nutzung moderner optischer Verfahren ist die „digitale" Revolution bereits seit vielen Jahren auch in die Endoskopie eingezogen. Selbst kleine Befunde im Millimeterbereich können durch die hohe Bildauflösung mittlerweile detektiert und charakterisiert werden. Durch die Nutzung von Licht unterschiedlicher Wellenlänge können wichtige Informationen zur Gefäßversorgung der Schleimhaut gewonnen werden. Weiterhin ist durch die Kapselendoskopie eine „schlauchlose" komplette Darstellung des Verdauungstrakts möglich. Mikrooptiken erlauben den digitalen Blick auch in winzige Gangsysteme (Gallengang, Bauchspeicheldrüsengang). Der endoskopische Ultraschall hingegen ermöglicht den detaillierten Blick über das Lumen hinaus und das mit einer Auflösung, die deutlich über der von konventionellen radiologischen Verfahren liegt. Durch all diese Weiterentwicklungen hat die Endoskopie in der Breite einen komplett anderen Stellenwert als noch vor zehn Jahren erfahren.

Weiterhin hat die digitale Revolution mittlerweile auch die Endoskopie erreicht. So gibt es mehrere kommerziell verfügbaren Systeme, welche mithilfe einer künstlichen Intelligenz (KI) vor allem kleinere Polypen bei der Vorsorgekoloskopie dem Untersucher präsentieren. Ähnliche Bestrebungen der Nutzung einer KI beziehen sich auf die Erkennung neoplastischer Läsionen während der Gastroskopie, die Differenzierung erkannter Läsionen und die automatisierte Befunddokumentation [1–3]. Hierbei muss jedoch erwähnt werden, dass vieles noch im Fluss ist und valide Daten zur Nutzung einer KI im Rahmen der Endoskopie gerade erst erhoben werden. Eine abschließende Wertung steht also noch aus.

Therapeutische Endoskopie

Der große Vorteil der therapeutischen Endoskopie liegt in der Minimalisierung des Zugangswegs. Dort, wo früher noch große Operationen mit Bauchschnitt notwendig waren, kann heutzutage bei entsprechend geeigneten Befunden der endoluminale Zugang gleichwertige Ergebnisse mit minimaler Invasivität bieten. Blutungen können suffizient gestillt, Abszesse und Verhalte endosonographisch gesteuert drainiert und frühe Karzinome rein endoskopisch mit entsprechend geringerem Risiko und niedriger post-operativer Mortalität und Morbidität reseziert werden. Dergleichen Eingriffe sind zwischenzeitlich etabliert, der Vorteil dieser endoskopischen Verfahren ist evidenzbasiert und wird daher auch in allen aktuellen Leitlinien empfohlen [4]. Eine weitere Innovation in der therapeutischen Endoskopie ist die perorale endoskopische Myotomie (POEM zur ausschließlich endoskopischen Behandlung der Achalasie des unteren Ösophagussphinkters). Deutschland ist hier sicherlich eines der maßgeblich involvierten Länder in der Etablierung und Weiterentwicklung dieses minimal-endoskopischen Verfahrens [5].

Offene Frage

Basierend auf den aktuellen Zahlen (Kap. 9.2) und den Kalkulationen der Medizintechnikbranche ist in den nächsten Jahren ein deutlicher Zuwachs minimalinvasiver endoskopischer Prozeduren zu erwarten. Die Gesellschaft wird zunehmend älter und der Bedarf an schonenden Eingriffen wird steigen. Allein durch die Inanspruchnahme der Vorsorgekoloskopie steigt die Zahl der endoskopischen Therapie prä- und frühmaligner Veränderungen. Die Endoskopie wird immer mehr zur tragenden Säule unserer Disziplin. Ggf. werden auch mechatronische Weiterentwicklungen, ähnlich wie schon die laparoskopische Chirurgie (OP-Roboter), das Fach weiter beeinflussen.

Was bedeutet dies für die Gastroenterologie? In der (niedergelassenen) Praxis wird die Vorsorge-Endoskopie sicherlich die nächsten fünf bis zehn Jahre – bis andere valide, nicht invasive Tests etabliert sind – verstärkt wahrgenommen werden. Die künstliche Intelligenz wird sich weiter etablieren, ob zur Diagnostik, zur Optimierung des Workflows oder zur Steuerung der Therapie wird sich zeigen. In der stationären Versorgung werden therapeutisch-endoskopische Verfahren zunehmend in Anspruch genommen werden. Trotz der genannten Vorteile der zu erwartenden endoskopischen Innovationen werden dadurch jedoch die Ansprüche an Spezial- und Detailkenntnisse in der Ausbildung des medizinischen Nachwuchses steigen. Dies impliziert wiederum die Bildung von endoskopischen Zentren zur optimalen Umsetzung neuer Technologien und Aufrechterhaltung einer nachhaltigen Qualität in der endoskopischen Versorgung der Bevölkerung.

Last not least bleibt mit Spannung zu erwarten, ob sich die seit Kurzem auf dem Markt eingeführten Einwegendoskope in der Praxis durchsetzen werden. Die gastrointestinale Endoskopie ist heute schon einer der größten Müllverursacher im medizinischen Bereich. Der CO_2-Fußabdruck ist beträchtlich. Es bedarf daher neben der Einführung von sinnvollen Recycling-Konzepte auch eine Schärfung des Bewusstseins, ökologisch sinnvoller zu agieren. Wie dies in Anbetracht der steigenden Zahlen endoskopischer Untersuchungen und dem Trend zum Einwegmaterial aus hygienischen Gründen möglich sein wird, ist sicherlich eine der größeren Herausforderungen der folgenden Jahre.

Literatur

[1] Chen PJ, Lin MC, Lai MJ, et al. Accurate classification of diminutive colorectal polyps using computer-aided analysis. Gastroenterol. 2018;154(3):568–75.

[2] Hassan C, Spadaccini M, Iannone A, et al.. Performance of artificial intelligence in colonoscopy for adenoma and polyp detection: a systematic review and meta-analysis. Gastrointest Endosc. 2021;93(1):77–85.

[3] Dong Z, Wu L, Mu G, et al. A deep learning-based system for real-time image reporting during esophagogastroduodenoscopy: a multicenter study. Endoscopy. 2022;54(8):771–777.

[4] Porschen R, Buck A, Fischbach W, et al. S3-Leitlinie Diagnostik und Therapie der Plattenepithelkarzinome und Adenokarzinome des Ösophagus. Z Gastroenterol. 2015;53:1288–347.

[5] Werner YB, Hakanson B, Martinek J, et al.. Endoscopic or Surgical Myotomy in Patients with Idiopathic Achalasia. N Engl J Med. 2019;381(23):2219–2229.

9.2 Häufigkeit und Gesundheitsökonomie

Juliana Hoeper, Christoph Schwarzbach, Ute Lohse, Ansgar Lange, Jan Zeidler, J.-Matthias von der Schulenburg

Häufigkeit

Die Endoskopie des Magen-Darmtraktes, der Gallenwege und des Pankreas gehört zu den Kernleistungen gastroenterologisch tätiger Ärztinnen und Ärzte und wird in Deutschland in der ambulanten und der stationären Versorgung sowie im Rahmen des ambulanten Operierens (AOP) an Krankenhäusern erbracht. Da eine systematische Recherche keine relevanten Studien zur Häufigkeit der gastrointestinalen Endoskopie ergab und anderweitige aktuellere Daten nicht vorliegen, wird die Häufigkeit ausgewählter endoskopischer Prozeduren im Folgenden für den stationären Bereich auf Basis von DESTATIS-Daten [1] und für den ambulanten Bereich auf Basis einer GKV-Routinedatenanalyse (2012–2015) und einer Datenauswertung des bng, Quelle KBV-Daten (2017–2021) dargestellt [2,3]. Die in Tab. 9.1 dargestellten Positionen des Einheitlichen Bewertungsmaßstabs (EBM) und des Operationen- und Prozedurenkatalogs (OPS) wurden zur näheren Analyse herangezogen. Tab. 9.2 gibt die Zahlen der ambulant durchgeführten und Tab. 9.3 die Zahlen der stationär durchgeführten gastroenterologischen Endoskopien wieder.

Die Bedeutung der Endoskopie nimmt in Deutschland im ambulanten und im stationären Sektor zu. Die Koloskopie zur Früherkennung und Prävention von Darmkrebs ist eine Domäne der niedergelassenen Gastroenterologen. Zwischen 2012 und 2021 stieg die Zahl der jährlich durchgeführten Screening-Untersuchungen (koloskopischer Komplex gemäß Früherkennungsrichtlinie, EBM 01741) kontinuierlich auf über 550.000 im Jahr 2021 an (siehe Tab. 9.2). Im gleichen Zeitraum stieg auch die Zahl der außerhalb der Früherkennungsrichtlinie durchgeführten Koloskopien von 1.348.290 auf 1.424.329 Untersuchungen an (siehe Tab. 9.2). Im ambulanten Bereich wurden im Jahr 2021 darüber hinaus 1.558.948 Endoskopien des oberen Verdauungstraktes (Ösophagogastroduodenoskopien, EBM 13400) abgerechnet (Tab. 9.2).

Im stationären Bereich wurden 2021 rund 1,21 Millionen diagnostische Endoskopien des oberen Verdauungstraktes (OPS 1-63) und ca. 780.000 des unteren Verdauungstraktes (OPS 1-65) durchgeführt (Tab. 9.3) [1]. Diagnostische Endoskopien der
Gallen- und Pankreaswege (OPS 1-64) wurden ca. 133.500-mal im stationären Sektor
im Jahr 2021 durchgeführt. Der zeitliche Verlauf der Prozeduren weist bis 2019 über
die ausgewählten Leistungen hinweg einen steigenden Verlauf auf (Abb. 9.1).

Die oben genannten Screening-Koloskopien sind ein möglicher Bestandteil der gesetzlichen Vorsorgeuntersuchungen. Unter anderem durch diese und weitere Vorsorgeuntersuchungen ist ein Rückgang von Neuerkrankungen und Sterberaten zu verzeichnen. Dazu tragen weiterhin Fortschritte in der Krebstherapie bei, wobei durch die
Präventionsmaßnahmen Erkrankungen vermehrt in frühen, gut therapierbaren Stadien
oder sogar bereits als Vorstufen entdeckt werden. Für 2019 zeigt sich, dass etwa
3,1 Millionen Okkultbluttests, etwa 3,5 Millionen Beratungen und ca. 0,5 Millionen
Screening-Koloskopien wahrgenommen wurden [4]. Das von den Krankenkassen angebotene Screening umfasst ab dem 50. Lebensjahr neben einer entsprechenden Beratung Tests auf okkultes Blut im Stuhl (FOBT) oder Koloskopien in verschiedenen zeitlichen Abständen und differenziert nach Geschlecht. Seit Mitte 2019 werden alle anspruchsberechtigten Bürger zur Darmkrebsfrüherkennung persönlich eingeladen und
über Vor- und Nachteile der jeweiligen Maßnahme informiert [5].

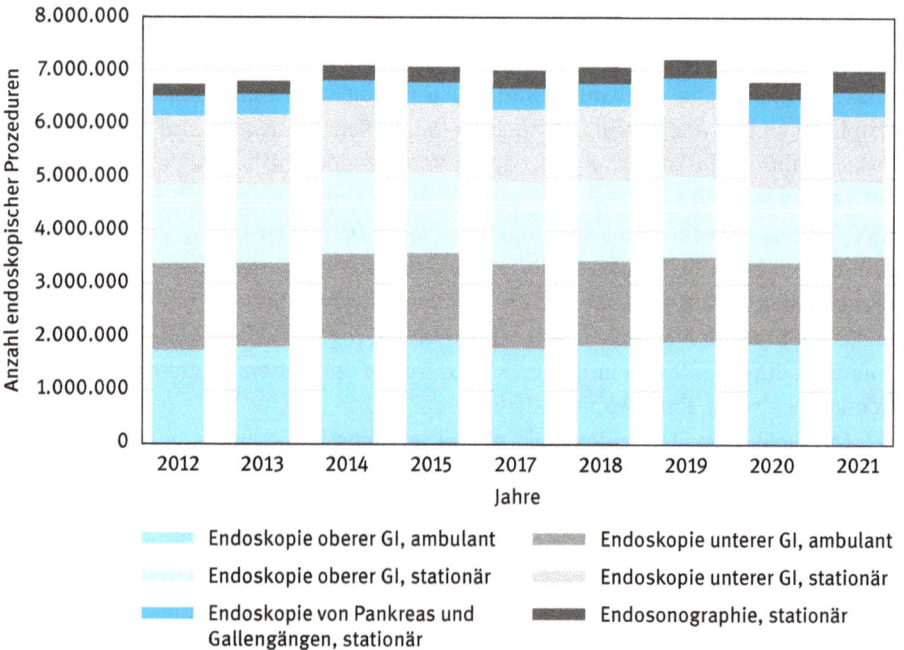

Abb. 9.1: Anzahl endoskopischer Prozeduren 2012–2015 und 2017–2021* (siehe Tab. 9.1, 9.2 und
9.3 für Definitionen und Daten). * Die ambulanten Zahlen spiegeln die Zahlen der Patienten wider,
und stellen daher nur näherungsweise die Häufigkeit dar.

Seit der Einführung des Präventionsprogrammes im Oktober 2002 bis zum Berichtsjahr 2019 erfolgte eine wissenschaftliche Begleitforschung durch das Zentralinstitut für die kassenärztliche Versorgung (ZI). Daten zu den Präventionsuntersuchungen liegen für die Jahre 2003 bis 2019 vor. Die Ergebnisse zeigen, dass seit der Einführung ca. 7,63 Millionen Früherkennungs-Koloskopien abgerechnet wurden. Die Nutzung der angebotenen Früherkennungsuntersuchungen unterschied sich unter anderem nach Geschlecht und Altersgruppe. Neuere Daten wurden seither nicht publiziert.

Neben der Endoskopie hat sich die gastroenterologische Endosonographie in den letzten 20 Jahren zu einem wesentlichen Baustein in der Diagnostik von gut- und bösartigen Erkrankungen des Magen-Darmtraktes, der Gallenwege und des Pankreas entwickelt. Sie wird fast ausschließlich im stationären Bereich durchgeführt. Zunehmend verbreiten sich auch endosonografisch gesteuerte interventionelle Techniken, die mit dem Ziel einer Punktion oder Biopsie pathologischer Prozesse durchgeführt werden. Die für die Gastroenterologie relevanten Endosonographien wurden im Jahr 2021 rund 318.000-mal abgerechnet (Tab. 9.3) [1]. Besonders bemerkenswert ist der deutliche und kontinuierliche Anstieg der endosonografischen Prozeduren (Abb. 9.2). Wurden in 2005 lediglich rund 72.000 Leistungen in diesem Bereich erbracht, so hat sich die Anzahl bis 2021 mehr als vervierfacht.

Zusammenfassend lässt sich sagen, dass in der Niederlassung in Deutschland jährlich ca. 500.000 Koloskopien zur Vorsorge des Darmkrebses durchgeführt wurden. Dazu kommen weitere 1,4 Millionen Koloskopien außerhalb der Früherkennung sowie 1,6 Millionen Endoskopien des oberen Verdauungstrakts in der ambulanten Praxis. Im stationären Bereich wurden rund 1,4 Millionen Endoskopien des oberen Verdauungstrakts und etwa 1,2 Millionen Endoskopien des unteren Verdauungstrakts durchgeführt. Eine Endoskopie der Gallen- und/oder Pankreaswege wird derzeit fast ausschließlich stationär erbracht, diese wurden ca. 440.000mal im Jahr 2021 durchgeführt.

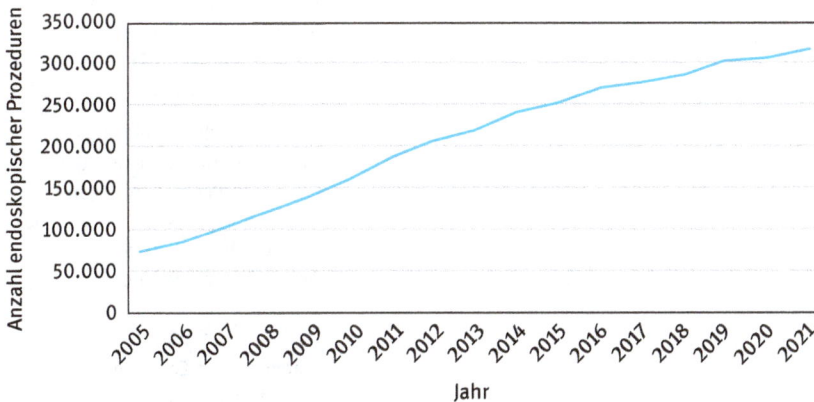

Abb. 9.2: Anzahl endosonografischer Prozeduren (OPS: 3-05*) im Zeitverlauf [1]. *siehe Tab. 9.1 für Definition.

Im Rahmen der Ambulantisierung (siehe AOP-Vertrag 2023) in Deutschland ist davon auszugehen, dass es zu einer deutlichen Verschiebung dieser Fälle innerhalb der Sektoren kommen wird. Ein entsprechendes IGES-Gutachten [6] hat analysiert, welche Leistungen aus dem stationären Bereich auch ambulant durchführbar seien. Unter den TOP 10 dieser möglichen Leistungen werden allein vier gastroenterologische Leistungen aufgeführt (Diagnostische Koloskopie (OPS 1-650, 571.509 Fälle im Jahr 2019), Endoskopische Biopsie am unteren Verdauungstrakt (OPS 1-444, 223.821 Fälle im Jahr 2019), Lokale Exzision von erkranktem Gewebe des Dickdarms (OPS 5-452, 171.732 Fälle im Jahr 2019), Endoskopische Operation an den Gallengängen (OPS 5-513, 165.119 Fälle im Jahr 2019)).

Inwiefern sich die Verschiebung dieser Leistungen in den ambulanten Sektor unter Berücksichtigung des individuellen Risikos der Patientinnen und Patienten, des Risikos des endoskopischen Eingriffs und der strukturellen Anforderungen, vorgegeben bspw. durch die Leitlinie „Qualitätsanforderungen in der gastrointestinalen Endoskopie", auswirkt, wird sich in den nächsten Jahren zeigen.

Tab. 9.1: Untersuchte endoskopische EBM Position und OPS Kodes.

EBM-Position**	Beschreibung
01741	**Totale Früherkennungskoloskopie** gem. Teil II § 3 der Richtlinie für organisierte Krebsfrüherkennungsprogramme (oKFE-RL) (Setzt eine Genehmigung der Kassenärztlichen Vereinigung gemäß § 135 Abs. 2 SGB V voraus) gesamt (Punkte): 1765 gesamt (Euro): 202,82*
13400	**Zusatzpauschale Ösophago-Gastroduodenoskopie** Gesamt (Punkte): 878 Gesamt (Euro): 100,90*
13421	**Zusatzpauschale Koloskopie** (Setzt eine Genehmigung der Kassenärztlichen Vereinigung gemäß § 135 Abs. 2 SGB V voraus) Gesamt (Punkte): 1600 Gesamt (Euro): 183,86*
OPS-Kode**	**Beschreibung**
1-63	Diagnostische Endoskopie des oberen Verdauungstraktes
1-64	Diagnostische Endoskopie der Gallen- und Pankreaswege

Tab. 9.1: (fortgesetzt)

EBM-Position**	Beschreibung
1-65	Diagnostische Endoskopie des unteren Verdauungstraktes
5-422.20,5-422.21,5-422.22,5-422.23,5-422.24,5-422.2x, 5-422.50,5-422.51,5-422.52,5422.53,5-422.54,5-422.55, 5422.56,5422.57,5-422.5x,5-429.1,5-429.7,5-429.8,5-429.a, 5-429.c,5-429.d,5-429.e,5-429.h,5-429.j0,5-429.j1,5-429.j2, 5-429.j3,5-429.j4,5-429.ja,5-429.jb5-429.jc,5-429.jd,5-429.je, 5-429.jx,5-429.k0,5-429.k1,5-429.k2,5-429.kx,5-429.m0, 5-429.m1,5-429.m3,5-429.mx,5-429.u,5-429.x,5-431.20, 5-431.21,5-431.2x,5-433.20,5-433.21,5-433.22,5-433.23, 5-433.24,5-433.2x,5-433.50,5-433.51,5-433.52,5-433.53, 5-433.54,5-433.55,5-433.56,5-433.57,5-433.5x,5-449.13, 5-449.33,5-449.43,5-449.53,5-449.73,5-449.83,5-449.b3, 5-449.c3,5-449.d3,5-449.e3,5-449.h3,5-449.j3,5-449.k3, 5-449.m3,5-449.s3,5-449.x3**	Therapeutische Endoskopien des oberen Verdauungstraktes
5-513 / 5-526	Endoskopische Operationen an den Gallengängen / am Pankreasgang
5-469.03,5-469.73,5-469.83,5-469.b3,5-469.c3,5-469.d3, 5-469.e3,5-469.g3,5-469.h3,5-469.j3,5-469.k3,5-469.m3, 5-469.n3,5-469.p3,5-469.q3,5-469.r3,5-469.s3,5-469.x3, 5-482.01,5-482.11,5-482.31,5-482.41,5-482.51,5-482.61, 5-482.81,5-482.91,5-482.b1,5-482.c1,5-482.d1,5-482.e1, 5-482.x1,5-489.0,5-489.1,5-489.2,5-489.b,5-489.c,5-489.d, 5-489.e,5-489.g0,5-489.g1,5-489.h0,5-489.h1,5-489.j, 5-489.x,5-489.y,	Therapeutische Endoskopie des unteren Verdauungstraktes
3-051, 3-053, 3-054, 3-055, 3-056, 3-057, 3-058	Endosonographie des Verdauungstraktes

* Orientierungspunktwert 2023 (11,4915 Cent),** nach EBM und OPS Katalog 2023

Tab. 9.2: Anzahl endoskopierter Patienten im ambulanten Sektor (2012–2015: entnommen aus [2], Fallzahlen je 100.000 Versicherte hochgerechnet auf GKV-Gesamt; 2017–2021: Datenzusammenstellung bng, entnommen aus [3]).

Bezeichnung	Wert	2012	2013	2014	2015	2017	2018	2019	2020	2021
01741 Koloskopischer Komplex gemäß Früherkennungsrichtlinien	je 100.000 _Versicherte	619	659	744	719					
	GKV-Gesamt	439.490	467.890	528.240	510.490	466.806	469.651	532.525	544.031	557.943
13400 Zusatzpauschale Ösophago-Gastroduodenoskopie	je 100.000 Versicherte	2242	2210	2264	2261					
	GKV-Gesamt	1.591.820	1.569.100	1.607.440	1.605.310	1.586.297	1.566.447	1.567.420	1.503.139	1.558.948
13421 Zusatzpauschale Koloskopie	je 100.000 Versicherte	1899	1937	2042	2087					
	GKV-Gesamt	1.348.290	1.375.270	1.449.820	1.481.770	1.345.342	1.408.128	1.420.239	1.373.854	1.424.329

Tab. 9.3: Absolute Anzahl ausgewählter endoskopischer und endosonographischer Prozeduren im stationären Sektor (eigene Darstellung ausgewählter OPS in Anlehnung an das Statistische Bundesamt [1], Tab. 9.1).

	Diagnostische Endoskopie des oberen Verdauungstraktes	Therapeutische Endoskopie des oberen Verdauungstraktes*	Diagnostische Endoskopie der Gallen- und Pankreaswege	Endoskopische Operationen an den Gallengängen/am Pankreasgang	Diagnostische Endoskopie des unteren Verdauungstraktes	Therapeutische Endoskopie des unteren Verdauungstraktes**	Endosonographie
2005	1.177.032	169.079	118.178	175.616/ 8.692	783.261	242.202	72.760
2006	1.209.980	172.667	119.761	185.382/ 9.775	807.242	263.215	86.081
2007	1.229.883	177.099	121.839	198.107/ 10.527	824.633	290.923	104.510
2008	1.263.253	179.711	122.704	208.912/ 10.721	847.715	312.545	122.273
2009	1.276.715	180.765	124.355	217.517/ 11.704	856.266	335.422	140.182
2010	1.285.235	183.849	123.936	224.260/ 12.172	858.048	358.115	162.478
2011	1.310.898	182.249	126.831	233.080/ 12.417	878.454	379.949	187.180
2012	1.316.339	182.373	126.412	238.875/ 13.332	882.309	394.620	206.875
2013	1.310.471	180.268	127.943	247.057/ 13.707	879.867	404.686	220.373
2014	1.346.802	184.117	130.849	256.493/ 14.593	907.656	420.586	240.349
2015	1.322.817	188.672	128.171	257.309/ 15.437	876.759	420.167	252.974
2016	1.359.561	195.306	132.998	268.120/ 16.925	888.243	436.349	271.337
2017	1.352.123	195.044	134.103	275.684/ 17.737	892.299	445.891	277.604
2018	1.343.215	197.108	135.177	277.597/ 20.219	897.497	466.115	286.837
2019	1.357.704	201.335	134.446	283.818/ 21.236	909.568	477.669	304.659

Tab. 9.3: (fortgesetzt)

	Diagnostische Endoskopie des oberen Verdauungstraktes	Therapeutische Endoskopie des oberen Verdauungstraktes*	Diagnostische Endoskopie der Gallen- und Pankreaswege	Endoskopische Operationen an den Gallengängen/am Pankreasgang	Diagnostische Endoskopie des unteren Verdauungstraktes	Therapeutische Endoskopie des unteren Verdauungstraktes**	Endosonographie
2020	1.204.802	193.989	132.538	284.838/ 21.336	784.570	436.124	307.722
2021	1.212.697	202.267	133.542	288.604/ 22.315	780.396	436.410	318.065

* Werte basierend auf vierstelligen OPS-Kodes (5-422, 5-429, 5-431, 5-433, 5-449)
** Werte basierend auf vierstelligen OPS-Kodes (5-469, 5-482, 5-489)

Gesundheitsökonomische Bedeutung

Trotz der steigenden Häufigkeit stehen keine relevanten Studien zu den Kosten der gastrointestinalen Endoskopie zur Verfügung. Angeführt werden kann hier trotzdem Dahan et al. (2018) [7], die in einer monozentrischen französischen Studie die Kostendeckung im DRG-System für den Teilbereich der endoskopischen Submukosa-Dissektion (ESD) in den Jahren 2015–2017 untersuchten. Demnach standen dort den Kosten von 3463,79 € Einnahmen von 2726,84 € gegenüber. Durch mögliche Komorbiditäten und Komplikationen erhöhten sich die DRG-basierten Einnahmen teilweise und führten so zu einer Kostendeckung.

In einer Studie von Rathmayer et al., veröffentlicht im Jahr 2017, wurden die Kosten endoskopischer Leistungen der Datenjahre 2011 bis 2015 im Rahmen eines DGVS-Projektes untersucht [8]. Dafür wurden Fälle mit genau einer gastroenterologisch-endoskopischen Leistung eingeschlossen und daraus eine Kostenspanne von 230,56 € bis 1.602,37 € je nach Eingriff errechnet (Tab. 9.4). Komplexere Eingriffe waren mit höheren Kosten in Universitätskrankenhäusern verbunden.

Tab. 9.4: Gesamtkosten in der Kostenstellengruppe 8 (Endoskopie) für Leistungen aus den Datenjahren 2011–2015 (eigene Darstellung, Daten entnommen aus [8]).

Leistung	Anzahl analysierter Krankenhäuser	Anzahl analysierter Fälle	mittlere Kosten in der Kostenstellengruppe Endoskopie in €
ÖGD mit oder ohne einfache Biopsie*	74	114.666	230,56
ÖGD mit komplexer Biopsie	74	20.698	257,32
ÖGD mit Schlingenpolypektomie(n)*	67	648	347,42
ÖGD mit EMR oder ÖGD mit Zenker-Divertikulotomie	53	813	523,89
ÖGD mit ESD oder ÖGDmit RFA*	22	446	1515,17
Notfall ÖGD zur Blutstillung*	74	4.219	369,56
ÖGD mit Sklerosierung, Varizentherapie, Ligatur, einfach oder komplex*	70	3.327	370,56
ÖGD mit einem oder mehr selbstexpandierenden Prothesen*	49	481	1353,73
ÖGD mit Entfernung von Fremdkörpern, Stent oder Magenballon*	71	1.730	331,19
ÖGD mit Anlage einer PEG*	74	9.859	390,18
ÖGD mit einer transgastralen Nekrosektomie**	8	39	909,23
ERCP diagnostisch bzw. mit wenig aufwendigen Zusatzleistungen	72	4.122	474,92
ERCP mit Papillotomie ohne oder mit anschließender Steinextraktion. ERCP mit Papillenmanometrie	73	6.398	758,36
ERCP mit Steinextraktion nach Papillotomie in einer früheren Untersuchung	70	3.617	641,41
ERCP mit Lithotripsie	54	573	970,86
ERCP mit 1 oder mehr NICHT selbstexpand. Prothese/n (Kunststoff) Galle/Pankreas mit Papillotomie*	72	10.150	970,86
ERCP mit nicht-selbstexpand. Prothese/n (Kunststoff) Galle/Pankreas mit Bougierung, Dilatation, Lithotripsie oder Steinextraktion	70	3.677	1079,54
ERCP mit 1 oder mehr selbstexpand. Prothese/n Galle/Pankreas, mit oder ohne Bougierung, Dilatation, Lithotripsie oder Steinextraktion*	62	967	1602,37
ERCP mit Papillenresektion**	30	150	786,19
Cholangioskopie/Pankreatoskopie**	24	218	1468,47

Tab. 9.4: (fortgesetzt)

Leistung	Anzahl analysierter Krankenhäuser	Anzahl analysierter Fälle	mittlere Kosten in der Kostenstellengruppe Endoskopie in €
PTCD bzw. PTC	35	644	769,78
PTCD bzw. PTC mit selbstexpandierender/n bzw. nicht selbstexpandierender/n Prothese/n Galle/Pankreas mit und ohne Bougierung, Dilatation, Lithotripsie oder Steinextraktion*	18	409	734,87
Intestinoskopie mit Push-Technik**	38	269	338,25
Intestinoskopie mit Push-Technik und mit Destruktion/Blutstillung**	53	292	407,33
Intestinoskopie mit Push-and-pull-back-Technik (Ballonenteroskopie)	47	504	686,71
Intestinoskopie mit Push-and-pull-back-Technik und mit Gewebedestruktion ODER Exzision ODER Blutstillung*,**	24	97	983,41
Kapselendoskopie (Anlage und Auswertung)	51	392	1066,54
EUS oberer GIT	68	4.922	319,01
EUS oberer GIT mit Feinnadelaspirationszytologie	61	1.229	533,27
EUS oberer GIT mit transgastraler/-duodenaler Drainage einer Pankreaszyste**	26	75	1118,54
EUS Rektum	50	396	145,26
EUS Kolon**	3	10	612,12
Proktoskopie diagnostisch bzw. Analdruckmessung	61	1.424	120,55
Proktoskopie mit Biopsie, oder Haemorrhoidenligatur oder Blutstillung*,**	40	231	134,87
Rekto-/Sigmoideoskopie mit einfacher Biopsie (1 – 5)	68	1.963	200,54
Rekto-/Sigmoideoskopie mit Stufenbiopsie	55	379	225,34
Rekto-/Sigmoideoskopie mit Blutstillung, ODER Polypektomie*	50	954	303,02
Rekto-/Sigmoideoskopie mit 1 oder mehr selbstexpandierenden Prothesen*,**	13	18	1197,87
Koloskopie partielle/totale/Ileokoloskopie ohne/mit einfacher Biopsie*	74	32.294	276,23
Koloskopie partielle/totale/Ileokoloskopie mit	73	7.000	317,95

Tab. 9.4: (fortgesetzt)

Leistung	Anzahl analysierter Krankenhäuser	Anzahl analysierter Fälle	mittlere Kosten in der Kostenstellengruppe Endoskopie in €
Stufenbiopsie bzw. Dickdarmmanometrie			
Koloskopie partielle/totale/Ileokoloskopie mit 1 – 2 Schlingenpolypektomie/n	74	6.248	356,10
Koloskopie partielle/totale/Ileokoloskopie mit > 2 Schlingenpolypektomien	72	2.353	452,36
Koloskopie partielle/totale/Ileokoloskopie mit EMR	62	3.491	479,25
Koloskopie mit Blutstillung*	74	4.477	387,39
Koloskopie mit komplexer Blutstillung ODER als Notfalleingriff	69	2.968	513,98
Koloskopie partielle/totale/Ileokoloskopie mit Bougierung/Dilatation	64	961	432,69

* zusammengefasste Gruppen.
** Kalkulation auf Basis von weniger als 300 Fällen.

Fazit

Die Zahl der Endoskopien nimmt in Deutschland seit einigen Jahren zu. Eine Veränderung dieser Entwicklung gab es allerdings in den Jahren der COVID-19 Pandemie, für die bereits Zahlen vorliegen. Zusätzlich ist eine Verschiebung von stationären zu ambulanten Leistungen zu erwarten. Für den deutschen Versorgungskontext werden unter anderem Kostenstudien benötigt, mit dem Ziel Patientendurchlaufzeiten, Personalbindungszeiten und Sachkosten für definierte endoskopische Leistungen zu ermitteln und somit Kostentransparenz zu schaffen.

Literatur

[1] Statistisches Bundesamt. Krankenhausstatistik – Diagnosedaten der Patienten und Patientinnen in Krankenhäusern.
[2] GKV-Routinedatenanalyse – Health Risk Institute (HRI) (unveröffentlicht).
[3] KBV Dezernat Vergütung und Gebührenordnung. Entwicklung Endoskopie.
[4] Zentralinstitut für die kassenärztliche Versorgung in der Bundesrepublik Deutschland (Hrsg.). Früherkennungskoloskopie Jahresbericht 2019. 2021; https://www.zi.de/fileadmin/images/content/PDFs_alle/Koloskopie-Jahresbericht_2019.pdf Zugegriffen: 20. Dezember 2022
[5] Prütz F, Rommel A, Thom J, Du Y, Sarganas G, et al. Inanspruchnahme ambulanter medizinischer Leistungen in Deutschland – Ergebnisse der Studie GEDA 2019/2020-EHIS. Journal of Health Monitoring. 2021;6(3):49–71.

[6]   Albrecht M, Mansky T, Sander M, Schiffhorst G. Gutachten nach § 115b Abs. 1a SGB V für die Kassenärztliche Bundesvereinigung, den GKV-Spitzenverband und die Deutsche Krankenhaus-gesellschaft. IGES Institut (Hrsg.) 2022.

[7]   Dahan M, Pauliat E, Liva-Yonnet S, et al. What is the cost of endoscopic submucosal dissection (ESD)? A medico-economic study. United European Gastroenterol J. 2019;7(1):138–145.

[8]   Rathmayer M, Heinlein W, Reiß C, et al. Kosten endoskopischer Leistungen der Gastroenterologie im deutschen DRG-System – 5-Jahres-Kostendatenanalyse des DGVS-Projekts (Cost assessment for endoscopic procedures in the German diagnosis-related-group (DRG) system – 5 year cost data analysis of the German Society of Gastroenterology project). Z Gastroenterol. 2017;55 (10):1038–1051.

10 Prävention in der Gastroenterologie

10.1 Primär-, sekundär- und tertiärpräventive Ansätze – ein Überblick

Petra Lynen Jansen, Frank Lammert

Die Gesundheitsausgaben in Deutschland sind im Corona-Jahr 2020 auf einen neuen Höchststand von 440 Milliarden Euro gestiegen. Pandemie, Klimawandel und Fachkräftemangel machen schnelle und effiziente Umbrüche im Gesundheitswesen notwendiger denn je. Die Gründe, warum eine Stärkung der Prävention und des Gesundheitsschutzes dazu gehören sollte, sind bekannt:
- Mit Prävention leben Menschen gesünder, länger und mit besserer Lebensqualität.
- Präventive Maßnahmen sind kostengünstiger als zunehmend teure Therapien.
- Prävention kann dem zunehmenden Fachkräftemangel entgegenwirken.
- Prävention ist nachhaltig, da Diagnostik, Therapie und Rehabilitation vermieden werden können.

Das präventive Potenzial gastroenterologischer Krankheiten ist groß, da sie eine hohe Invaliditätskomponente haben. Sie verringern die Lebensqualität und die Lebenserwartung der Betroffenen und verursachen darüber hinaus hohe gesundheitsökonomische Kosten (Kap. 1) [1]. Die breite Aufklärung der Bevölkerung, die alle sozialen Schichten erreicht, ist eine wichtige Voraussetzung dafür, dass Prävention gelingen kann. Ärztinnen und Ärzten aller Fachrichtungen sollten hier systematisch mit weiteren Gesundheitsberufen zusammenwirken, um Risiken zu erkennen und ihre Patienten beraten können.

Unser Lebensstil hat einen großen Einfluss auf das Erkrankungsrisiko. Das gilt in besonderer Weise für Krankheitsbilder wie Darmkrebs oder die nicht-alkoholische Fettleber. Andere Krankheiten wie beispielsweise chronisch-entzündliche Darmerkrankungen (CED) treten oft bereits im Kindes- und Jugendalter auf, beeinträchtigen lebenslang die Gesundheit der Betroffenen und führen zu zahlreichen Folgeerkrankungen, die künftig besser vermieden werden müssen. Wissenschaftliche Studien legen nahe, dass bis zu 70 % aller Krebserkrankungen vermeidbar sind [2].

Die primäre Prävention gastroenterologischer Krankheiten folgt hier zunächst dem, was insgesamt für die Vermeidung von Volkskrankheiten gilt: Übergewicht und Bewegungsmangel gehören zu den Hauptursachen für nichtübertragbare Krankheiten wie Bluthochdruck, Schlaganfall, Diabetes mellitus Typ 2, Krebs, Herz-Kreislauf-, Nieren- oder Atemwegskrankheiten und gastroenterologischen Krankheiten. Forderungen, wie sie die Deutsch Allianz der Nicht-übertragbaren Krankheiten stellt, werden daher von der DGVS unterstützt. Täglich mindestens eine Stunde Bewegung (Sport) in Kita und Schule, die Besteuerung adipogener und die Entlastung gesunder

Lebensmittel, Qualitätsstandards für Kita- und Schulverpflegung und ein Verbot von an Kinder gerichtete Lebensmittelwerbung sind Wege, Prävention in der Breite zu implementieren. Hierfür sollte eine bessere Vernetzung der diversen aktiven Akteure angestrebt werden.

Neben diesen grundsätzlichen Ansätzen sind in der Gastroenterologie seit vielen Jahren spezifische Präventionsmaßnahmen etabliert (Tab. 10.1). Das Besondere der Verdauungsorgane ist, dass ihren chronischen und bösartigen Erkrankungen ein gemeinsamer Pathomechanismus von der Entzündung über die Fibrose (Vernarbung) bis hin zur Krebsentstehung zugrunde liegt. Dieser Prozess wird durch genetische Einflüsse, aber auch durch Umweltfaktoren beeinflusst, die identifiziert werden müssen, um neue Präventionsmaßnahmen zu entwickeln (Abb. 10.1).

In der Gastroenterologie gibt es bereits hervorragende Beispiele, wie dies geschehen kann: So hat die Erkenntnis, dass Magengeschwüre durch Helicobacter pylori-Bakterien verursacht werden, den operativen Eingriff unnötig gemacht und die Zahl der Magenkarzinome deutlich reduziert. Ein weiteres Beispiel ist die Darmkrebsvorsorge. Deutschland hatte hier eine Vorreiterrolle. Im Oktober 2002 wurde die Darmkrebsvorsorge in den Leistungskatalog der Gesetzlichen Krankenversicherung aufgenommen. Seither ist die Zahl der Neuerkrankungen und Todesfälle an Darmkrebs um mehr als 20 % zurückgegangen. Inzwischen nehmen ca. 20 % der Berechtigten die Vorsorge im Rahmen des Einladungsverfahrens in Anspruch. Das sind noch zu wenige, denn auch 2020 starben in Deutschland 23.725 Menschen an Darmkrebs. Demographische Berechnungen legen nahe, dass sich die Inzidenz bei zu geringer Teilnahme an der Vorsorge erhöhen wird [3]. Neue Daten, die statt der bisher prognostizierten Senkung der Inzidenz um bis zu 80 % von 30–50 % Reduktion nach 10 Jahren ausgehen, müssen kritisch analysiert werden und sollten nicht dazu führen, dass die Erfolgsgeschichte der Vorsorgekoloskopie in Frage gestellt wird (Kap. 10.2) [4]. Ein großer Erfolg für die gastroenterologische Prävention war die Einführung des Hepatitis-Screenings. Seit Oktober 2021 steht den Versicherten eine Abklärung im Rahmen der Gesundheitsuntersuchung offen. Die Mutterschutzrichtlinie wurde 2023 an-

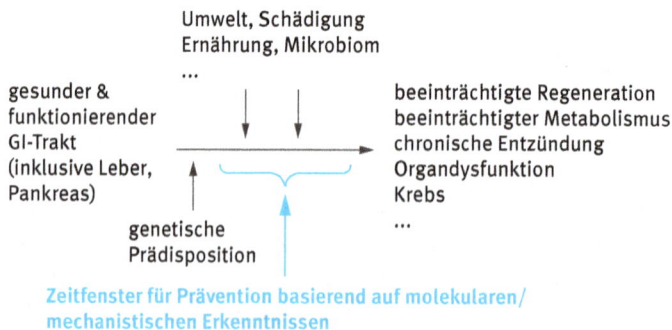

Abb. 10.1: Molekulare Mechanismen chronischer Krankheiten.

gepasst, um ein frühes Hepatitis B Virus-Screening in der Schwangerschaft zu ermöglichen und so durch Therapie der Mutter eine Übertragung auf das Kind zu verhindern.

Für andere häufige Krankheiten des Verdauungssystems, beispielsweise die durch die Fettleber verursachten chronischen Leberentzündungen, existieren die wissenschaftlichen Grundlagen, die Screening-Methoden und der Nachweis des Nutzens (z. B. Verhinderung von Leberkrebs; Kap. 10.5). Hier fehlt jedoch noch der Nachweis, dass ein bevölkerungsbasiertes Leberscreening auch gesundheitsökonomisch effizient ist. Bei einer anderen Gruppe gastroenterologischer Krankheiten stehen wiederum die Erforschung der Pathomechanismen und die Entwicklung der geeigneten Screening-Methoden, die Prävention ermöglichen, im Vordergrund. Hierzu zählt zum Beispiel das Pankreaskarzinom als eine der Krebserkrankungen mit der schlechtesten Prognose (Kap. 10.4.)

In der Sekundär- und Tertiärprävention ist die Gastroenterologie ebenfalls gut aufgestellt. Spezifische Nachsorgeprogramme sind in den S3-Leitlinien zu den gastroenterologischen Leitlinien umfassend beschrieben. Eine durch den Innovationsfonds finanzierte Studie weist jedoch zum Beispiel darauf hin, dass Kontrollkoloskopien nach einer Primäruntersuchung oft nicht leitliniengerecht durchgeführt werden. Die Einführung und Umsetzung eines strukturierten digitalen Recall-Systems könnte hier Abhilfe schaffen. Dies wird zum Teil in Eigeninitiative umgesetzt, und Analysen dieser Initiativen zeigen, dass hierdurch die Vorsorge signifikant verbessert werden kann [5]. Die Digitalstrategie geht, wie diese Beispiel zeigt, mit einer verbesserten Prävention Hand in Hand.

Tab. 10.1: Prävention in der Gastroenterologie: Übersicht über spezifische, existierende Möglichkeiten zur primären und sekundären Prävention gastrointestinaler Krebserkrankungen. Allgemeine Präventionsmaßnahmen wie gesunde Ernährung, körperliche Aktivität sowie Verzicht auf riskanten Alkoholkonsum und Rauchen sind hier nicht aufgeführt.

Krebserkrankung	Risikoerkrankungen	Primäre Prävention	Sekundäre Prävention	Weißbuchkapitel
Gesetzlich umgesetzte Maßnahmen				
Darmkrebs	Adenome	Koloskopie	Koloskopie, Stuhltest auf okkultes Blut (FOBT, FIT)	10.2.
Leberkrebs	Virushepatitis B und D	Impfung		10.6.
Leberzirrhose, Leberkrebs	Virushepatitis B, C und D	Gesundheitsuntersuchung, Hepatitis-Screening, antivirale Medikamente zur Therapie der Virushepatitis		10.6

Tab. 10.1: (fortgesetzt)

Krebserkrankung	Risiko-erkrankungen	Primäre Prävention	Sekundäre Prävention	Weißbuch-kapitel
Wissenschaftlich belegte Maßnahmen und Leitlinienempfehlungen				
Speiseröhren-krebs (Adeno-karzinom)	Refluxkrankheit	Protonenpumpen-inhibitor (PPI)-Thera-pie	Ösophagogastroskopie (Barrett-Ösophagus)	10.3
Magenkrebs Magenlymphom (MALT)	Helicobacter	Eradikation des Heli-cobacter (Antibioti-ka)	Gastroskopie (chro-nische Gastritis)	10.3
Darmlymphome	Zöliakie (einhei-mische Sprue)	Laborchemisches (± genetisches) Screening (Transglu-taminase- Antikör-per)	Ösophagogastroduo-denoskopie, Kapselen-doskopie	10.7
Leberzirrhose, Leberkrebs	Virushepatitis B, C und D	Leberwert-Screening bei Risikopersonen, antivirale Medika-mente zur Therapie der Virushepatitis	Sonographie	10.5
	Fettlebererkran-kungen (NALFD, NASH)	Leberwert-Screening bei Risikopersonen	Sonographie	10.5
	Hereditäre Hämo-chromatose	Genetisches und laborchemisches Screening (HFE-Mu-tation)	Aderlasstherapie	10.8
Gallenblasen-krebs	Gallensteine mit Risikofaktoren	Cholezystektomie	Sonographie	
Forschungsansätze für mögliche Präventionsmaßnahmen				
Darmkrebs	Chronisch-ent-zündliche Darm-erkrankungen	Mikrobiomanalyse	Mikrobiomanalyse	10.2.
Magenkrebs	Helicobacter	Helicobacter-Impfung		10.3.
Pankreaskrebs	Chronische Pan-kreatitis, Diabetes mellitus		Metaboliten-Panel, Screening von Risiko-gruppen (neu diagnos-tizierter Diabetes mel-litus, hereditäre Pan-kreatitis u. a.)	10.4

Prävention in der Gastroenterologie ist auch deswegen von großer Bedeutung, da die Verdauungsorgane für die Entstehung nicht gastroenterologischer Folgeerkrankungen eine entscheidende Rolle spielen. So stellen Ernährung, der Darm und sein Mikrobiom wesentliche Ursachen für die Entwicklung des Diabetes mellitus, der koronaren Herzkrankheit, neuropsychiatrischer Erkrankungen und komplizierter Infektionskrankheiten dar. Da die Verdauungsorgane ein komplexes System von Organen bilden, deren Funktionen eng miteinander zusammenhängen, werden so letztlich systemmedizinische Forschungsansätze – wie sie exemplarisch im Verbundprojekt Liver Systems Medicine (www.lisym.org) realisiert werden – benötigt, die die Erforschung der Krankheitsursachen von Magen, Darm, Leber und Bauchspeicheldrüse integrieren und die darauf aufbauenden Innovationen möglichst rasch zur Entwicklung neuer, effektiver Präventions- und individualisierter Behandlungsansätze nutzen.

Diese Bestandsaufnahme der DGVS soll das enorme Potenzial von Prävention in der Gastroenterologie verdeutlichen und als Grundlage dienen, gezielte Maßnahmen zu entwerfen und umzusetzen, die zur Weiterentwicklung der bestehenden Konzepte nötig sind.

Literatur

[1] Schilling D, Riemann, JF. Prävention gastroenterologischer Tumorerkrankungen. 1 ed: Springer Berlin, Heidelberg; 2020.

[2] Song M, Vogelstein B, Giovannucci EL, Willett WC, Tomasetti C. Cancer prevention: Molecular and epidemiologic consensus. Science (New York, NY). 2018;361(6409):1317–8.

[3] Heisser T, Hoffmeister M, Tillmanns H, Brenner H. Impact of demographic changes and screening colonoscopy on long-term projection of incident colorectal cancer cases in Germany: A modelling study. The Lancet Regional Health – Europe. 2022;20:100451.

[4] Bretthauer M, Løberg M, Wieszczy P, et al. Effect of Colonoscopy Screening on Risks of Colorectal Cancer and Related Death. New England Journal of Medicine. 2022;387(17):1547–1556.

[5] Hueppe D. Prävention oder Früherkennung eines KRK. Was nützt ein Recall-System. Zeitschrift für Gastroenterologie. 2016;54(05):512–513.

10.2 Darmkrebsvorsorge

10.2.1 Medizinische Übersicht

Frank Kolligs

Darmkrebs (kolorektales Karzinom, KRK) zählt mit etwa 60.000 Neuerkrankungen und 24.000 Todesfällen zu den häufigsten Krebserkrankungen in Deutschland [1]. Das mittlere Erkrankungsalter bei Männern ist 71 Jahre und bei Frauen 75 Jahre. Etwa 10 % der Neuerkrankungen werden bei Menschen unter 50 Jahren diagnostiziert. Die Wahrscheinlichkeit, im Laufe seines Lebens an KRK zu erkranken, liegt bei etwa 5 %.

Risikofaktoren und Risikoerkrankungen

Zu den wichtigsten Risikofaktoren zählen auf der einen Seite nicht beeinflussbare Faktoren wie der Alterungsprozess, männliches Geschlecht und eine familiäre Belastung. Auf der anderen Seite stehen die beeinflussbaren Risikofaktoren: Ernährung, Zigarettenkonsum, Körpergewicht und körperliche Aktivität. Studien haben zeigen können, dass der Lebensstil für etwa die Hälfte aller KRK verantwortlich ist [2]. So kann zur Darmkrebsprävention eine gesunde Ernährung mit einem hohen pflanzlichen Anteil und wenig Fleisch sowie viel körperlicher Bewegung und der Vermeidung von Übergewicht empfohlen werden [3].

Etwa 10 % aller Menschen haben einen erstgradig Verwandten mit Darmkrebs, dadurch erhöht sich das KRK-Risiko um das 2 bis 6fache. Noch höher ist das Darmkrebsrisiko, wenn der Erkrankung eine erbliche Komponente zugrunde liegt. Die wichtigsten erblichen Darmkrebssyndrome sind die Familiäre Adenomatöse Polyposis (FAP) und das Lynch-Syndrom (Hereditäres Non-Polyposis Kolorektales Karzinom Syndrom, HNPCC) [4]. So ist das Risiko, an Darmkrebs zu erkranken, für Menschen mit einer FAP nahezu 100 %. Betroffene entwickeln bereits in der frühen Jugend hunderte von Polypen und schon im jungen Erwachsenenalter Darmkrebs. Während eine FAP weniger als 1 % aller Darmkrebsfälle zugrunde liegt, haben 3–5 % aller Darmkrebspatienten das erbliche Lynch-Syndrom. Betroffene haben je nach zugrunde liegendem Gendefekt ein Risiko an Darmkrebs zu erkranken von 50–70 %.

Möglichkeiten der Prävention

Das KRK entwickelt sich über meist 10 und mehr Jahre über gutartige Vorstufen, die als Polypen bzw. Adenome bezeichnet werden. Bereits frühe Studien haben gezeigt, dass diese Adenom-Karzinom-Sequenz durch die frühzeitige Entdeckung der Polypen und deren Entfernung (Polypektomie) unterbrochen werden kann. Zur Früherkennung von Vorstufen und Frühstadien des KRK stehen verschiedene Verfahren zur Verfügung, in Deutschland empfohlen werden die Koloskopie und der immunologische Test auf okkultes Blut im Stuhl (iFOBT). In Deutschland nicht empfohlen und kaum eingesetzt sind die Sigmoidoskopie, Kapselkoloskopie, CT-Kolonographie sowie molekulare Stuhl- und Bluttests. 2002 wurde in Deutschland ein opportunistisches Screening mittels Koloskopie oder alternativ Guaiac-basiertem FOBT (gFOBT) eingeführt. 2017 hat der wesentlich sensitivere iFOBT den gFOBT ersetzt. 2019 wurde ein Einladungsverfahren etabliert. Hier werden gesetzlich Versicherte mit 50, 55, 60 und 65 Jahren zur Durchführung eines iFOBT oder wahlweise einer Koloskopie eingeladen (Textkasten 1) [5]. Männer haben aktuell in Deutschland einen Anspruch auf eine erste Koloskopie ab 50, Frauen ab 55 Jahren. Der iFOBT kann von 50 bis 54 jährlich, danach alle zwei Jahre wahrgenommen werden. Modellrechnungen gehen davon aus, dass unter optimalen Bedingungen mehr als 80 % aller kolorektalen Karzinome und aller KRK-assoziierten Todesfälle durch das Screening verhindert werden können [6].

Bereits 1993 bzw. 2012 konnte die *National Polyp Study* nachweisen, dass durch die Koloskopie mit Entfernung der entdeckten Polypen (Polypektomie) eine Senkung der Häufigkeit von Neuerkrankungen um 66 % und der Sterblichkeit an Darmkrebs um 53 % erreicht werden konnte [7,8]. Auch die bislang erste publizierte prospektiv randomisierte NordICC-Studie konnte jetzt erstmals nachweisen, dass durch die Koloskopie das Risiko, an Darmkrebs zur erkranken gesenkt werden kann [9]. Auch wenn der Umfang der Risikoreduktion in dieser Studie hinter den Erwartungen zurückbleibt – eine abschließende Auswertung ist erst nach Abschluss der Nachbeobachtung möglich – so ist diese Studie ein wichtiger Meilenstein. Bemerkenswert ist auch die hohe Sicherheit der Koloskopie in dieser Studie, bei der es bei 11.843 koloskopierten Personen nur sehr selten zu Komplikationen kam (15 Fälle von Nachblutungen nach Polypektomie, die sämtlich endoskopisch gestillt werden konnten, keine Perforationen, keine Todesfälle).

Für Deutschland konnte gezeigt werden, dass es im Zeitraum von 2000 bis 2016 zu einem Rückgang an Darmkrebs-Neuerkrankungen bei Männern um 22,4 % und bei Frauen um 25,5 % gekommen ist [10]. Die Zahl der durch Darmkrebs bedingten Todesfälle hat um 35,8 % bei Männern und um 40,5 % bei Frauen abgenommen. Dieser Rückgang in der Häufigkeit und Sterblichkeit von Darmkrebs ist wesentlich auf die Vorsorge zurückzuführen. Unter der Annahme, dass die Nutzung der Screening Koloskopie bei der aktuell niedrigen Teilnahmerate von unter 20 % der anspruchsberechtigten Personen bleibt, ist nach einer aktuellen Untersuchung aufgrund der demographischen Entwicklung bis zum Jahr 2050 wieder von einem Anstieg der jährlichen Darmkrebsfälle um bis zu 25 % [11].

Herausforderungen für morgen

Die Teilnahmerate an der Darmkrebsvorsorge muss deutlich gesteigert werden, damit Inzidenz und Mortalität dieser in der Mehrzahl der Fälle vermeidbaren Erkrankung umfassend gesenkt werden können (Textkasten 2). Mit der Koloskopie und dem iFOBT stehen die hierfür notwendigen Instrumente zur Verfügung. Allerdings sind eine Überarbeitung und Vereinfachung des Einladungsverfahrens dringend erforderlich. Das niederländische Einladungsverfahren kann hier wichtige Hinweise liefern: In den Niederlanden wird eine Teilnahmerate von 70 % erreicht [12].

Die Mehrzahl aller Darmkrebsfälle wird nach dem 50. Lebensjahr festgestellt, aber etwa 10 % aller Darmkrebsfälle treten bereits unter einem Alter von 50 Jahren auf. Diese Menschen werden durch das deutsche Programm zur Früherkennung von Darmkrebs nicht erfasst. Während in zahlreichen Ländern weltweit die Zahl der Darmkrebsfälle in der Bevölkerung über 50 Jahren abnimmt, nehmen die Fälle in der jüngeren Bevölkerung zu [13]. Der wichtigste Risikofaktor hierfür ist eine familiäre Belastung für Darmkrebs [14]. Daher ist mehr Aufklärung zu familiärer Belastung notwendig, um das Problembewusstsein in der Bevölkerung zu schärfen. Gleichzeitig muss bei familiärer Belastung ein Angebot zur Vorsorgekoloskopie bereits deutlich vor dem 50. Lebensjahr eingeführt werden.

Textkasten 1: Der gesetzliche Anspruch auf Darmkrebsfrüherkennung [5]
1. Anspruchsberechtigt sind versicherte Personen ab dem Alter von 50 Jahren.
2. Die Früherkennung kann altersabhängig entweder durch einen Test auf okkultes Blut im Stuhl oder eine Koloskopie erfolgen.
3. Versicherte Männer im Alter von 50 bis einschließlich 54 Jahren können zwischen einem jährlichen Test auf okkultes Blut im Stuhl und einer Koloskopie entscheiden.
4. Versicherte Frauen im Alter von 50 bis einschließlich 54 Jahren können sich für einen jährlichen Test auf okkultes Blut im Stuhl entscheiden.
5. Versicherte Männer und Frauen ab dem Alter von 55 Jahren können zwischen einem Test auf okkultes Blut im Stuhl, der alle zwei Jahre durchgeführt wird, und einer Koloskopie entscheiden.
6. Wird eine Koloskopie durchgeführt, ist in den auf das Untersuchungsjahr folgenden neun Kalenderjahren keine Früherkennungsmethode anzuwenden.
7. Es sind höchstens zwei Koloskopien als Früherkennungsmethode durchzuführen. Eine Koloskopie ab dem Alter von 65 Jahren gilt als zweite Früherkennungskoloskopie.

Textkasten 2: Herausforderungen
Um die Zahl der Neuerkrankungen und Todesfälle an Darmkrebs effektiver zu senken, müssen folgende Punkte umgesetzt werden:
–   Steigerung der Teilnahme an der Darmkrebsvorsorge
–   Reform und Vereinfachung des Einladungsverfahrens
–   Anspruch auf Darmkrebsvorsorge vor dem 50. Lebensjahr bei familiärer Belastung
–   Verbesserung der Versorgungsstrukturen bei erblichem Darmkrebs

Literatur

[1] https://www.krebsdaten.de/Krebs/DE/Content/Publikationen/Krebs_in_Deutschland/kid_2021/kid_2021_c18_c20_darm.pdf, Zugriff 15.03.2023
[2] Islami F, Goding Sauer A, Miller KD, et al. Proportion and number of cancer cases and deaths attributable to potentially modifiable risk factors in the United States. CA Cancer J Clin. 2018;68:31–54.
[3] S3-Leitlinie Kolorektales Karzinom: https://www.dgvs.de/wp-content/uploads/2019/01/LL_KRK_Langversion_2.1.pdf, Zugriff 15.03.2023.
[4] Aretz S, Steinke-Lange V, Rädle J. Hereditäre Darmkrebssyndrome: Management und Surveillance-Strategien. Gastroenterologe. 2020;15:259–272.
[5] Richtlinie des Gemeinsamen Bundesausschusses für organisierte Krebsfrüherkennungsprogramme: https://www.g-ba.de/downloads/40-268-5177/2018-07-19_oKFE-RL_Beschluss-oKFE-RL-Aenderung_KFE-RL.pdf, letzter Zugriff 13.05.2023.
[6] Ladabaum U, Dominitz JA, Kahi C, Schoen RE. Strategies for Colorectal Cancer Screening. Gastroenterology. 2020;158:418–432.
[7] Winawer SJ, Zauber AG, Ho MN, et al. Prevention of colorectal cancer by colonoscopic polypectomy. The National Polyp Study Workgroup. N Engl J Med. 1993;329:1977–1981.
[8] Zauber AG, Winawer SJ, O'Brien MJ, et al. Colonoscopic polypectomy and long-term prevention of colorectal-cancer deaths. N Engl J Med. 2012;366:687–696.

[9]   Bretthauer M, Løberg M, Wieszczy P, et al. Effect of Colonoscopy Screening on Risks of Colo-
       rectal Cancer and Related Death. N Engl J Med. 2022;387:1547–1556.
[10]   Cardoso R, Zhu A, Guo F, et al. Inzidenz und Mortalität proximaler und distaler kolorektaler Kar-
       zinome in Deutschland. Dtsch Arztebl. 2021;118:281–287.
[11]   Heisser T, Hoffmeister M, Tillmanns H, Brenner H. Impact of demographic changes and scree-
       ning colonoscopy on long-term projection of incident colorectal cancer cases in Germany: A mo-
       delling study. The Lancet Regional Health – Europe. 2022;20:100451.
[12]   Toes-Zoutendijk E, van Leerdam ME, Dekker E, et al. Real-Time Monitoring of Results During First
       Year of Dutch Colorectal Cancer Screening Program and Optimization by Altering Fecal Immuno-
       chemical Test Cut-Off Levels. Gastroenterology. 2017;152:767–775.e2.
[13]   Saad El Din K, Loree JM, Sayre EC, et al. Trends in the epidemiology of young-onset colorectal
       cancer across 5 continents: a worldwide systematic review. BMC Cancer. 2020;20:288.
[14]   O'Sullivan DE, Sutherland RL, Town S, et al. Risk factors for early-onset colorectal cancer: A sys-
       tematic review and meta-analysis. Clin Gastroenterol Hepatol. 2022;20:1229–1240.e5.

10.2.2 Epidemiologie und Gesundheitsökonomie

Juliana Hoeper, Christoph Schwarzbach, Ute Lohse, Ansgar Lange, Jan Zeidler,
J.-Matthias von der Schulenburg

Inanspruchnahme der Vorsorgekoloskopie

An einem kolorektalen Karzinom (Darmkrebs) erkranken in Deutschland über
60.000 Menschen neu pro Jahr (Stand 2018). Damit ist diese Krebserkrankung die
zweithäufigste bei Frauen und die dritthäufigste bei Männern. Die Mortalität lag im
Jahr 2019 bei rund 24.000 Fällen. Das vergangene Jahrzehnt ist durch eine Abnahme
der altersstandardisierten Neuerkrankungs- und Sterberaten gekennzeichnet [1].
Hauptsächlich verantwortlich für diese Entwicklung sind neben den Fortschritten in
der Krebstherapie besonders die Einführung der gesetzlichen Vorsorgeuntersuchung,
die es nicht nur ermöglicht, Darmkrebs in frühen, gut therapierbaren Stadien zu erkennen, sondern auch Vorstufen kolorektaler Karzinome zu entdecken und die Tumorerkrankung selbst zu verhindern. Für 2019 zeigt sich, dass etwa 3,1 Millionen Okkultbluttests, etwa 3,5 Millionen Beratungen und ca. 0,5 Millionen Screening-Koloskopien wahrgenommen wurden [2]. Das von den Krankenkassen angebotene Screening umfasst ab dem 50. Lebensjahr neben einer entsprechenden Beratung Tests auf
okkultes Blut im Stuhl (FOBT) oder Koloskopien in verschiedenen zeitlichen Abständen und differenziert nach Geschlecht. Seit Mitte 2019 werden alle anspruchsberechtigten Bürger zur Darmkrebsfrüherkennung persönlich eingeladen und über Vor-
und Nachteile der jeweiligen Maßnahme informiert [3].

Im Rahmen des bevölkerungsweiten Surveys „Gesundheit in Deutschland aktuell" (GEDA 2019/2020-EHIS) wurden verschieden Fragen zum Inanspruchnahmever-
halten von Darmspiegelungen gestellt [3]. 34,2 % der Frauen und 20,2 % der Männer
im Alter von 50–54 Jahren haben demnach in den letzten zwölf Monaten einen Stuhltest machen lassen. Insgesamt haben aus der Gruppe aller Berechtigten 42,5 % der
Frauen (95 % KI: 40,7 %–44,3 %) und 41,5 % der Männer (95 % KI: 39,5 %–43,5 %)

in den letzten zwei Jahren einen Stuhltest in Anspruch genommen. Das Angebot einer Koloskopie haben innerhalb der letzten zwei Jahre 58,7 % der berechtigten Frauen (95 % KI: 56,9 %–60,5 %) und 53,4 % der berechtigten Männer (95 % KI: 51,5 %–55,2 %) genutzt. Bei diesen Befragungsergebnissen ist eine Unterscheidung zwischen einer präventiven oder einer symptominduzierten Untersuchung kaum möglich, wobei Abrechnungsdaten auf einen höheren Anteil kurativer Maßnahmen hindeutet [3].

Seit der Einführung des Präventionsprogrammes im Oktober 2002 bis zum Berichtsjahr 2019 erfolgte eine wissenschaftliche Begleitforschung durch das Zentralinstitut für die kassenärztliche Versorgung (ZI). Aus den Jahren 2003 bis 2019 liegen dafür die standardisiert erhobenen Befunde zu den Präventionsuntersuchungen vor. Die Datenbasis wurde durch die Kassenärztliche Bundesvereinigung zur Verfügung gestellt, die wiederum die Datensätze aller Kassenärztlichen Vereinigungen bündelte. Diese umfassen die pflichtmäßigen Routinedokumentationen der zur Durchführung einer Früherkennungs-Koloskopie berechtigten Ärzte. Zusätzlich wurden bei ausgewählten Fällen jährlich Daten durch einen Fragebogenversand an die Praxen nacherhoben [2]. Im Zuge des Krebsfrüherkennungs- und Registergesetzes wurde der G-BA mit der Überführung der bisherigen opportunistischen Früherkennung von Darmkrebs in ein organisiertes Screening-Programm mit Einladungs- und Informationswesen sowie Qualitätssicherung und Erfolgskontrolle beauftragt und die Programmbeurteilung den Gesundheitsforen Leipzig übertragen. Datenauswertungen nach 2019 sind bisher nicht verfügbar. In einer Modellierungsstudie, veröffentlicht im Jahr 2022, wurden anhand von Daten der AOK sowie prognostizierten demographischen Entwicklungen, Fallzahlen des kolorektalen Karzinoms bis zum Jahr 2060 geschätzt [4]. Aufgrund des demographischen Wandels wird vorhergesagt, dass trotz sinkender Inzidenz die tatsächlichen Fallzahlen steigen werden. Um das Level der Fallzahlen des Jahres 2020 beizubehalten, müsste eine höhere Teilnahme der Screening-Angebote erreicht werden. Die Ergebnisse zeigen, dass selbst mit einem Anstieg der Nutzung der Screening-Angebote von 100 % oder sogar 200 % die Fallzahlen in den Jahren 2050 und 2060 höher liegen werden als im Jahr 2020. Bei gleichbleibenden Screenings wird ein Anstieg der Zahlen bei Männern im Jahr 2050 auf 26 % und im Jahr 2060 auf 27 % geschätzt und bei Frauen entsprechend auf 21 % und 18 %.

Die Ergebnisse zeigen, dass seit der Einführung ca. 7,63 Millionen Früherkennungs-Koloskopien abgerechnet wurden. Im Jahr 2019 lag je nach Bundesland die Teilnahmerate der Männer zwischen 1,15 % und 3,02 % und der Frauen zwischen 1,08 % und 2,97 %. 57,8 % der Patienten waren aus der Altersgruppe der 55–64jährigen. Für 10 Jahre kumuliert lagen die Beteiligungsraten im Jahr 2019 je nach Bundesland zwischen 9,6 % und 27,8 % für Männer und zwischen 8,9 % und 28,0 % für Frauen. Die Nutzung der angebotenen Früherkennungsuntersuchungen unterschied sich nach Geschlecht und Altersgruppe. Dies kann auch den nachfolgenden Abbildungen 10.2 und 10.3 entnommen werden. Es zeigt sich eine hohe Nutzung der FOBT in den unteren Altersgruppen. Diese Untersuchung und die Beratung wurden häufiger durch Frauen als durch Männer in Anspruch genommen. In den höheren Altersgruppen kehrt sich diese Relation um. Chen et al. (2019) [5] untersuchen ebenfalls die Inanspruchnahme von FOBT und Koloskopie im Zeitverlauf nach der Einführung des Koloskopie-Screenings im Jahr 2002 (Zeitraum 2003–2005) im Vergleich zum Zeitraum 2013–2016. Insgesamt stieg der Anteil der Befragten, die sich jemals einer Koloskopie unterzogen hatten (für Screening oder Diagnose) von 44,6 % im ersten Zeitraum auf 57,5 % im späteren Zeitraum (p < 0,0001). Auch die Inanspruchnahme innerhalb von 10 Jahren stieg an (38,0 % zu 52,8 %, p < 0,0001). Die Inanspruchnahme des FOBT

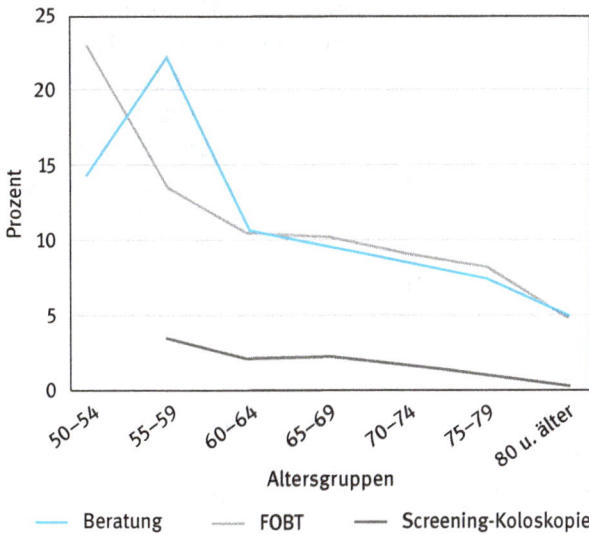

Abb. 10.2: Teilnahme der Frauen an Krebsfrüherkennungsuntersuchungen und an Angeboten zur Prävention des Darmkrebses in Deutschland 2019 in Prozent der anspruchsberechtigten Altersgruppe (eigene Darstellung in Anlehnung an [2]).

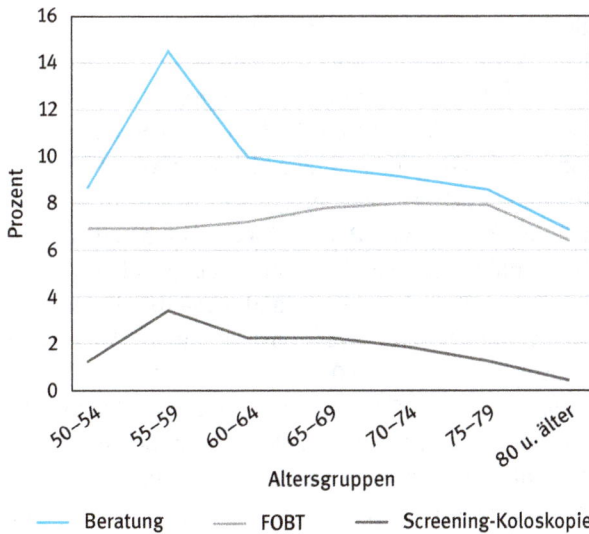

Abb. 10.3: Teilnahme der Männer an Krebsfrüherkennungsuntersuchungen und an Angeboten zur Prävention des Darmkrebses in Deutschland 2019 in Prozent der anspruchsberechtigten Altersgruppe (eigene Darstellung in Anlehnung an [2]).

innerhalb von ein bis zwei Jahren fiel im Vergleich von 54,0 % auf 33,3 %. Die Zahl der Nutzer einer der beiden Varianten (67,2 % für 2013–2016) blieb relativ stabil.

Die Ergebnisse des ZI weisen weiterhin nach, dass 2019 bei 32,4 % der Männer und 22,3 % der Frauen mindestens ein Adenom festgestellt wurde. Bei 8,4 % der Männer und 5,4 % der Frauen wurde dieses als fortgeschritten klassifiziert [2]. Aufgrund des hohen Entartungsrisikos von fortgeschrittenen Adenomen, zieht diese Gruppe einen großen Nutzen aus der Präventionsmaßnahme. Im Jahr 2019 konnten 3.310 kolorektale Karzinome (1.299 Frauen bzw. 0,5 %, 2.010 Männer bzw. 0,8 %) diagnostiziert werden, wobei fast 70 % in die Stadien I und II klassifiziert wurden. Mit dem Alter steigt diese Häufigkeit an. Insgesamt kam es zu 1.033 Komplikationen, was einer Komplikationsrate von 0,203 % entspricht. Dabei traten am häufigsten Blutungen (722 Fälle bzw. 0,142 %) und kardiopulmonale Ereignisse (181 Fälle bzw. 0,036 %) auf. Perforationen kamen in 66 Fällen (0,013 %) vor. Es mussten 248 Fälle stationär behandelt werden [2]. Zum Vergleich stehen die Ergebnisse einer Studie auf Basis von Daten der AOK [6] zur Verfügung, die Screening- und Nicht-Screening Koloskopien untersuchte und miteinander verglich. Demnach lag die Inzidenz von Perforationen bei 0,08 % (95 % KI: 0,03 %–0,17 %) bzw. 0,07 % (95 % KI: 0,04 %–0,11 %) bei Screening- bzw. Nicht-Screening-Koloskopien. Krankenhausaufenthalte aufgrund von Blutungen traten bei 0,05 % (95 % KI: 0,01 %–0,12 %) bzw. 0,11 % (95 % KI: 0,08 %–0,17 %) bei Screening- bzw. Nicht-Screening-Koloskopien auf. Die Häufigkeit von Myokardinfarkten, Schlaganfällen und anderen Nebenwirkungen war in den Koloskopie- und Kontrollgruppen ähnlich. Eine Verletzung der Milz wurde nicht beobachtet. Das Durchschnittsalter und die Komorbiditätsrate der Teilnehmer mit Komplikationen war im Allgemeinen höher als in der Gesamtstudienpopulation.

Bedeutung der Vorsorgekoloskopie

In ihrer 2018 publizierten Studie ermitteln Chen et al. [7] die Auswirkung von Vorsorgekoloskopien auf die durch ein Kolorektales Karzinom bedingten Mortalität im Alter zwischen 55 und 79 Jahren in Deutschland und den USA. Sie konnten für Deutschland zeigen, dass rund 36,6 % alle Todesfälle auf die Nichtinanspruchnahme von Vorsorgekoloskopien zurückzuführen sind und in einem Zeitraum von 10 Jahren 30,7 % der Fälle theoretisch vermeidbar gewesen wären.

Brenner et al. führten im Rahmen von zwei Publikationen Abschätzungen zu den vermiedenen und frühzeitig entdeckten Darmkrebsfällen aufgrund des deutschen Präventionsprogramms durch [8,9]. Anhand der standardisierten Daten (KolosSal-Studie) der ersten 10 Jahre des deutschen Präventionsprogramms (2003–2012) schätzen sie, dass bis dahin insgesamt rund 180.000 Darmkrebsfälle (1 Fall pro 28 Koloskopien) vermieden und mehr als 40.000 Darmkrebsfälle früher erkannt wurden, als dies ohne Screening der Fall gewesen wäre [8]. Dem gegenüber stehen ca. 4.500 Fehldiagnosen. Ein Großteil aller vermiedenen oder früher erkannten Fälle ergab sich aufgrund von Koloskopien bei Personen im Alter von bis zu 75 Jahren (siehe Abb. 10.4). Ca. 28 % der Fehldiagnosen wurden bei Personen über 75 Jahren gestellt.

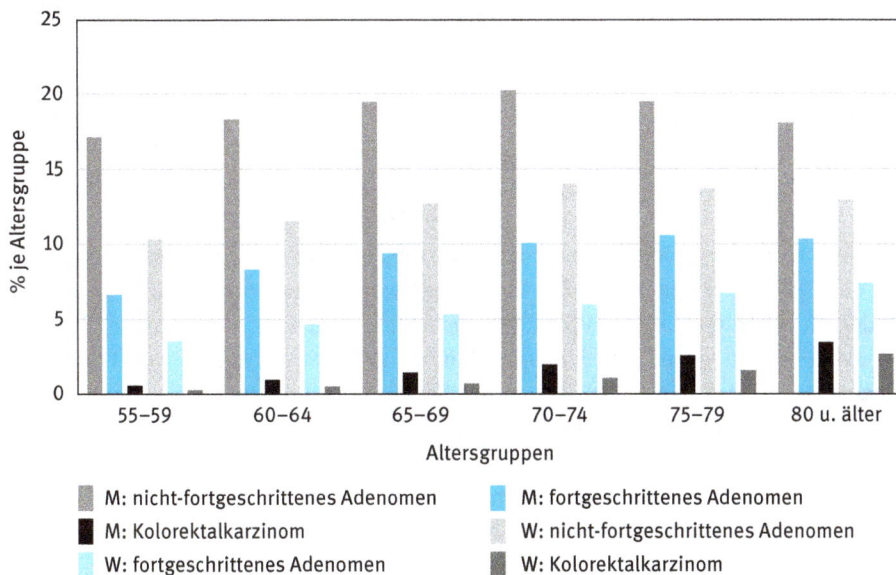

Abb. 10.4: Gefundene Adenome und Karzinome im Rahmen der Vorsorgekoloskopie in Deutschland nach Alter und Geschlecht (2003–2012) (eigene Darstellung in Anlehnung an Brenner et al. [9]).

Die zweite Publikation zu diesem Thema umfasst die in Zukunft zu erwartende Bedeutung des deutschen Darmkrebs-Präventionsprogramms für die Vermeidung von klinisch manifesten Darmkrebsfällen [9]. Nach Schätzungen der Autoren, die mithilfe einer Markov-Modellierung durchgeführt wurden, steigt die Zahl der vermiedenen Fälle von rund 6.500 im Jahr 2015, auf 12.600 im Jahr 2025, 15.400 im Jahr 2035 und auf 16.000 im Jahr 2045. Insgesamt wird die positive Wirkung in der Altersgruppe der 75–84-Jährigen am stärksten ausfallen beziehungsweise generell bei Männern stärker ausfallen als bei Frauen.

Guo et al. (2021) [10] beobachteten in einer großen prospektiven Kohortenstudie aus dem Saarland (mittlere Nachbeobachtungszeit 17,2 Jahre), dass die Vorsorgekoloskopie mit einer starken Reduktion der Inzidenz (bereinigte Hazard Ratio 0,44; 95 % KI: 0,33–0,57) und Mortalität (bereinigte Hazard Ratio 0,34; 95 % KI: 0,21–0.53) von Darmkrebs assoziiert war. Die Reduktion bei distalem Krebs war stärker (bereinigte Hazard Ratio 0,36; 95 % KI: 0,25–,51, bzw. 0,33; 95 % KI: 0,19–0,59) als bei proximalem Krebs (bereinigte Hazard Ratio 0,69; 95 % KI: 0,42–1,13, bzw. 0,62; 95 % KI: 0,26–1,45). Trotzdem wurde auch innerhalb von 10 Jahren nach der Screening-Koloskopie eine starke Senkung der Sterblichkeit an proximalem Krebs beobachtet (bereinigte Hazard Ratio 0,31; 95 % KI: 0,10–0,96). Cardoso et al. (2021) [11] kamen für Deutschland zu ähnlichen Ergebnissen. Demnach fiel die Krebsinzidenz des distalen Dickdarms und des Rektums bei Männern um 34,5 % bzw. 26,2 % und bei

Frauen um 41,0 % bzw. 27,9 %. Proximaler Dickdarmkrebs wurden in deutlich früheren Stadien entdeckt, obwohl die Inzidenz bei Männern annähernd gleichblieb und bei Frauen nur um 7,0 % zurückging.

In einer Studie aus dem Jahr 2022 berichteten Bretthauer et al. [12] die ersten Ergebnisse einer großen, multizentrischen, randomisierten Studie aus Polen, Norwegen, Schweden und den Niederlanden. Die niederländischen Daten waren für diese erste Analyse nicht verfügbar. Es wurden die Effekte eines bevölkerungsweiten Koloskopie-Screenings auf das Risiko von Darmkrebs und damit verbundenen Todesfällen nach 10 Jahren untersucht. Die Teilnehmer wurden nach dem Zufallsprinzip entweder zu einer einmaligen Vorsorgekoloskopie eingeladen (eingeladene Gruppe) oder die Einladung und das Screening blieben aus (Standardversorgung). Von der eingeladenen Gruppe nahmen 42,0 % am Screening teil. Es traten nur wenige (größere Blutung nach Polypenentfernung) oder keine (Perforationen, Screening-bedingte Todesfälle) unerwünschten Ereignisse auf. In Intention-to-Screen-Analysen lag das Darmkrebsrisiko nach 10 Jahren in der eingeladenen Gruppe bei 0,98 % und in der Standardversorgungsgruppe bei 1,20 %, was einer Risikoreduktion von 18 % entspricht (Risikoverhältnis 0,82; 95 % KI: 0,70–0,93). Das Risiko, an Darmkrebs zu sterben, lag in der eingeladenen Gruppe bei 0,28 % und in der Standardversorgungsgruppe bei 0,31 % (Risikoverhältnis 0,90; 95 % KI: 0,64–1,16). Die Anzahl der Personen, die zur Vorsorgeuntersuchung eingeladen werden mussten, um einen Fall von Darmkrebs zu verhindern, betrug 455 (95 % KI: 270–1429). Das Risiko eines Todesfalls jeglicher Ursache betrug 11,03 % in der eingeladenen Gruppe und 11,04 % in der Gruppe mit Standardversorgung (Risikoverhältnis 0,99; 95 % KI: 0,96–1,04). Zusammenfassend reduzierte die Teilnahme an einer Vorsorgekoloskopie das Risiko, nach 10 Jahren an Darmkrebs zu erkranken. Analysen, die unter der Annahme einer vollständigen Teilnahme der eingeladenen Gruppe gemacht wurden, ergeben ein nochmals deutlich reduziertes Risiko für Darmkrebs und damit verbundenen Todfällen.

Gesundheitsökonomie

Eine Studie von Sieg et al. [13] präsentiert die Ergebnisse einer Kosten-Nutzen-Analyse der präventiven Koloskopie in Deutschland. Die Autoren kalkulierten ein Einsparpotential zwischen 121 € und 623 € pro Koloskopie, in Abhängigkeit von verschiedenen Annahmen zu den Kosten der Krebsbehandlung und Progressions- und Rekurrenzraten von Adenomen und Karzinomen. Sie nutzten dazu die Daten einer großen Online-Dokumentation mit über 100.000 Untersuchungen, die mithilfe einer Modellkalkulation für einen Zeitraum von 10 Jahren ausgewertet wurden. Im Ergebnis konnte gezeigt werden, dass ein entsprechendes Programm in Deutschland im Zeitraum von 10 Jahren die Einsparungen durch die Vermeidung von Behandlungskosten aufgrund von Darmkrebs die Kosten des Screenings, der Nachsorge und etwaiger Komplikationen überkompensieren. Ran et al. (2019) [14] untersuchten im

Rahmen einer systematischen Literaturrecherche verschiedene Screening-Strategien in verschiedenen Ländern (wobei nur eine Studie aus Deutschland eingeschlossen wurde) auf ihre Kosten-Effektivität. Jährliche und zweijährliche Guajak-basierte Tests auf okkultes Blut im Stuhl, jährliche und zweijährliche immunchemische Tests im Stuhl, Koloskopie alle 10 Jahre und flexible Sigmoidoskopie alle 5 Jahre waren demnach kosteneffektiv und in den meisten US-Modellen sogar kostensparend im Vergleich zu keinem Screening. Darüber hinaus war die Koloskopie alle 10 Jahre weniger kostspielig und/oder wirksamer als andere in den Vereinigten Staaten übliche Strategien. Insgesamt kommen Mendivil et al. (2019) [15] zu einem ähnlichen Ergebnis, wonach die meisten Studien darauf hindeuten, dass unabhängig von der gewählten Methode ein Darmkrebs-Screening in der Allgemeinbevölkerung ein gutes Kosten-Nutzen-Verhältnis im Vergleich zu keinem Screening bietet. Allerdings waren die identifizierten Studien insgesamt sehr heterogen, so dass sich keine Rückschlüsse auf eine spezifische Implementierungsstrategie eines bevölkerungsbezogenen Screening-Programms ziehen ließen.

Eine jüngere Studie aus den USA, veröffentlicht im Jahr 2022, untersuchte die Kosteneffektivität eines Screening-Tools, welches mit Hilfe von künstlicher Intelligenz Polypen entdecken soll [16]. Die Autoren berechneten durch die Nutzung dieser Technologie eine jährliche Verhinderung von 7.194 Fällen und 2.089 Todesfällen durch ein kolorektales Karzinom. Hochgerechnet wurden die Einsparungen auf 290 Millionen US Dollar geschätzt. Areia et al. (2018) [17] verglichen außerdem zwei Screening-Methoden miteinander. Der zweijährige Fecal Immunochemical Test (FIT) schnitt besser ab als die Koloskopie und war mit 2.694 € pro qualitätsadjustiertem Lebensjahr kosteneffektiv und bietet einen breiteren Zugang zur gesamten Bevölkerung mit dem Nachteil, das im Falle eines positiven Befundes zweizeitig eine Koloskopie durchgeführt werden muss.

Inwieweit Screening-Programme bei familiärem Darmkrebs dazu beitragen können, wurde im Rahmen des Innovationsfondprojektes „Vorsorge bei familiärem Risiko für das kolorektale Karzinom (FARKOR)" überprüft. Demnach sei eine Reduktion der Altersgrenze für die Vorsorgekoloskopie sowie den iFOBT auf 30 Jahre bei Personen mit positiver Familienanamnese sinnvoll, sowohl bezüglich der vermiedenen Todesfälle als auch der Kosten. Der Ergebnisbericht des Projektes liegt derzeit dem GBA zur Entscheidung vor [18].

Neben den genannten Studien, die durchweg positive ökonomische Effekte der Darmkrebsvorsorge ermittelten, merken Tscheulin et al. [19] an, dass die Kosten von sekundären Präventionsprogrammen häufig unterschätzt werden, da nicht direkt bezogene Kosten für das Gesundheitssystem und weitere Sozialversicherungssysteme vernachlässigt würden. Zum einen würden „alternative" Sterbekosten vergessen, da die betroffenen Personen an anderen Ursachen versterben. Darüber hinaus belaste die durch die Prävention bedingte längere Überlebenszeit die Rentenversicherung, da die Betroffenen i. d. R. Beitragsempfänger und nicht Beitragszahler sind. Sie kommen bei der exemplarischen Analyse des deutschen Darmkrebs-Screening Programms zum Schluss, dass Einsparungen in Höhe von 548 Millionen € pro Jahr zu erwarten sind. Gleichzeitig würde das Programm über 2 Milliarden € pro Jahr an Kosten für die Sozialversicherungssysteme erzeugen. Die Publikation unterstreicht damit die Relevanz von nicht direkt krankheitsbezogenen Kosten.

Fazit

In der aktuellen Studienlage sind die Effekte der gesetzlichen Änderungen des Jahres 2019 noch kaum dokumentiert und dementsprechend abzuwarten. Es ist daher mit einer Ausweitung der Untersuchungszahlen zu rechnen. Zukünftig könnten zusätzlich spezifische Bedarfe der Anspruchsberechtigten, aber auch persönliche Einstellungen und Überzeugungen stärker berücksichtigt werden, um die Inanspruchnahme weiter auszubauen. Dies gilt vor allem für jüngere Anspruchsberechtigte, die es besser zu erreichen gilt. Zur Erforschung der Nichtinanspruchnahme ambulanter Leistungen könnten beispielsweise qualitative Forschungsansätze genutzt werden.

Insgesamt liegt mehr Evidenz zur Kosten-Nutzen Betrachtung von Vorsorgekoloskopien vor, wobei deren Qualität aber weiterhin verbesserungsfähig ist [15]. Die meisten Studien beruhen auf gesundheitsökonomischen Modellrechnungen, die lediglich ein grobes Abbild der Realität liefern können und starken Limitationen aufgrund notwendiger Annahmen unterliegen.

Literatur

[1] Robert Koch-Institut (Hrsg) und die Gesellschaft der epidemiologischen Krebsregister in Deutschland e. V. (Hrsg). Krebs in Deutschland für 2017/2018. 2021;13: Berlin.

[2] Zentralinstitut für die kassenärztliche Versorgung in der Bundesrepublik Deutschland (Hrsg.). Früherkennungskoloskopie Jahresbericht 2019. 2021; https://www.zi.de/fileadmin/images/ content/PDFs_alle/Koloskopie-Jahresbericht_2019.pdf Zugriff: 20.12.2022.

[3] Prütz F, Rommel A, Thom J, et al. Inanspruchnahme ambulanter medizinischer Leistungen in Deutschland – Ergebnisse der Studie GEDA 2019/2020-EHIS. Journal of Health Monitoring. 2021;6(3):49–71.

[4] Heisser T, Hoffmeister M, Tillmanns H, Brenner H. Impact of demographic changes and screening colonoscopy on long-term projection of incident colorectal cancer cases in Germany: A modelling study. The Lancet Regional Health – Europe. 2022;20:100–451.

[5] Chen C, Stock C, Jansen L, et al. Trends in colonoscopy and fecal occult blood test use after the introduction of dual screening offers in Germany: Results from a large population-based study, 2003–2016. Prev Med. 2019;123:333–340.

[6] Stock C, Ihle P, Sieg A, et al. Adverse events requiring hospitalization within 30 days after outpatient screening and nonscreening colonoscopies. Gastrointest Endosc. 2013;77(3):419–429.

[7] Chen C, Stock C, Hoffmeister M, Brenner H. Public health impact of colonoscopy use on colorectal cancer mortality in Germany and the United States. Gastrointestinal endoscopy. 2018;87:213–221.e2.

[8] Brenner H, Altenhofen L, Stock C, Hoffmeister M. Prevention, early detection, and overdiagnosis of colorectal cancer within 10 years of screening colonoscopy in Germany. Clinical gastroenterology and hepatology : the official clinical practice journal of the American Gastroenterological Association. 2015;13:717–723.

[9]   Brenner H, Altenhofen L, Stock C, Hoffmeister M. Expected long-term impact of the German screening colonoscopy programme on colorectal cancer prevention: analyses based on 4,407,971 screening colonoscopies. European journal of cancer (Oxford, England : 1990). 2015;51:1346–1353.
[10] Guo F, Chen C, Holleczek B, et al. Strong Reduction of Colorectal Cancer Incidence and Mortality After Screening Colonoscopy: Prospective Cohort Study From Germany. Am J Gastroenterol. 2021;116(5):967–975.
[11] Cardoso R, Zhu A, Guo F, et al. Incidence and Mortality of Proximal and Distal Colorectal Cancer in Germany—Trends in the Era of Screening Colonoscopy. Dtsch Arztebl Int. 2021;118(16):281–287.
[12] Bretthauer M, Løberg M, Wieszczy P, et al. Effect of Colonoscopy Screening on Risks of Colorectal Cancer and Related Death. N Engl J Med. 2022;387(17):1547–1556.
[13] Sieg A, Brenner H. Cost-saving analysis of screening colonoscopy in Germany. Zeitschrift fur Gastroenterologie. 2007;45:945–951.
[14] Ran T, Cheng CY, Misselwitz B, et al. Cost-Effectiveness of Colorectal Cancer Screening Strategies-A Systematic Review. Clin Gastroenterol Hepatol. 2019;17(10):1969–1981.e15.
[15] Mendivil J, Appierto M, Aceituno S, Comas M, Rué M. Economic evaluations of screening strategies for the early detection of colorectal cancer in the average-risk population: A systematic literature review. PLoS One. 2019;14(12):e0227251.
[16] Areia M, Mori Y, Correale L, et al. Cost-effectiveness of artificial intelligence for screening colonoscopy: a modelling study. Lancet Digit Health. 2022;4(6):e436-e444.
[17] Areia M, Fuccio L, Hassan C, et al. Cost-utility analysis of colonoscopy or faecal immunochemical test for population-based organised colorectal cancer screening. United European Gastroenterol J. 2019;7(1):105–113.
[18] Felix Burda Stiftung (Hrsg.). FARKOR – Vorsorge bei familiärem Risiko für das kolorektale Karzinom (KRK). https://www.felix-burda-stiftung.de/unsere-projekte/FARKOR. Zugriff: 22.12.2022
[19] Tscheulin DK, Drevs F. The relevance of unrelated costs internal and external to the healthcare sector to the outcome of a cost-comparison analysis of secondary prevention: the case of general colorectal cancer screening in the German population. The European journal of health economics: HEPAC: health economics in prevention and care. 2010;11:141–150.

10.3 Prävention von Tumoren des Ösophagus und des Magens

10.3.1 Medizinische Übersicht

Joachim Labenz

Prävention von Tumoren des Ösophagus
Barrett-Ösophagus

Der Barrett-Ösophagus ist die einzige bekannte Vorläuferläsion des Barrett-Karzinoms (Adenokarzinom des distalen Ösophagus), einem Malignom mit erheblich zunehmenden Häufigkeiten in den letzten Dekaden (USA: 6-fach; Kap. 7.5). Insbesondere in Ländern der westlichen Welt ist das Adenokarzinom der Speiseröhre mittlerweile häufiger als das Plattenepithelkarzinom [3].

Die Häufigkeit des Barrett-Ösophagus auf Populationsebene ist nicht bekannt. Sie wird auf 1,6–6,8 % geschätzt [3]. Das Risiko einer Person mit Barrett-Ösophagus ein Karzinom zu entwickeln, ist ca. 30- bis 40-fach höher als das der übrigen Bevölkerung. Es wird aktuell auf der Basis von Populationsstudien auf ca. 0,1–0,33 % pro Jahr geschätzt [1,4]. Das Risiko korreliert mit der Ausdehnung der Barrett-Metaplasie. In ca. 60 % der Fälle ergibt sich aus der Anamnese eine symptomatische gastroösophageale Refluxkrankheit (GERD), in 40 % der Fälle spielen bei der Entstehung offenbar andere Mechanismen, wie z. B. Adipositas, eine Rolle [1]. Aufgrund dieser epidemiologischen Daten wird der Barrett-Ösophagus und auch das Barrett-Karzinom nach der Montreal-Definition und Klassifikation der GERD bei den strukturellen ösophagealen Syndromen subsummiert.

Trotz dieser Daten ist das Barrett-Karzinom noch im Vergleich zu anderen Neoplasien ein seltenes Malignom. Aufgrund der steigenden Inzidenz ist aber mit einer erheblichen Zunahme zu rechnen. Aus Daten aus den Niederlanden und England wurde kalkuliert, dass im Jahr 2030 einer von 100 Männern an einem Barrett-Karzinom erkrankt [5].

Primärprävention (Vorsorge)

Da der Barrett-Ösophagus eine erworbene präkanzeröse Kondition ist, stellt sich die Frage, ob eine Vorbeugung möglich ist. Risikofaktoren sind genetische Faktoren (Familienanamnese für Barrett-Ösophagus bzw. Barrett-Karzinom), männliches Geschlecht, weiße Hautfarbe, Alter über 50 Jahre, Rauchen, eine GERD, v. a. bei häufigem und insbesondere auch nächtlichem Sodbrennen, eine viszerale (zentrale) Adipositas und ein negativer Helicobacter-pylori-Status [6]. Rauchen und Übergewicht können patientenseitig beeinflusst werden. Die Frage, ob die Behandlung einer GERD die Entstehung eines Barrett-Ösophagus verhindert, kann nicht eindeutig beantwortet werden. In der deutschen ProGERD-Studie, die die symptomatische und endoskopische Progression der GERD über fünf Jahre untersuchte, entwickelten insgesamt etwa 6 % der Patienten einen Barrett-Ösophagus unter der hausärztlich dirigierten Behandlung. Bei optimierter Therapie mit Protonenpumpeninhibitoren (PPI) scheint dieses Risiko nicht vorhanden zu sein, wie eine Studie, die eine Dauertherapie mit Esomeprazol mit erlaubter Dosisanpassung mit einer Antireflux-Operation über insgesamt fünf Jahre verglich. Wesentlicher Risikofaktor für die Entstehung eines endoskopisch sichtbaren Barrett-Ösophagus war in der ProGERD-Studie der Nachweis einer spezialisierten intestinalen Metaplasie (Umwandlung von Plattenepithel des Ösophagus in Zylinderepithel) im Bereich der endoskopisch unauffälligen Z-Linie [7]. Aus chirurgischen Studien ist – bei kleiner Fallzahl – zu schließen, dass nach einer Antireflux-Operation (Nissen Fundoplicatio) die spezialisierte intestinale Metaplasie bei drei von vier Patienten verschwindet und ein Barrett-Ösophagus nicht entsteht.

Ein generelles Screening auf einen Barrett-Ösophagus kann momentan in Ermangelung entsprechender Outcome-Studien, die auch eine Kosten-Nutzen-Berechnung umfassen, nicht empfohlen werden [2]. Bei Personen bzw. Patienten, die zwei oder mehr der oben angeführten Risikofaktoren auf sich vereinen, kann aber als in-

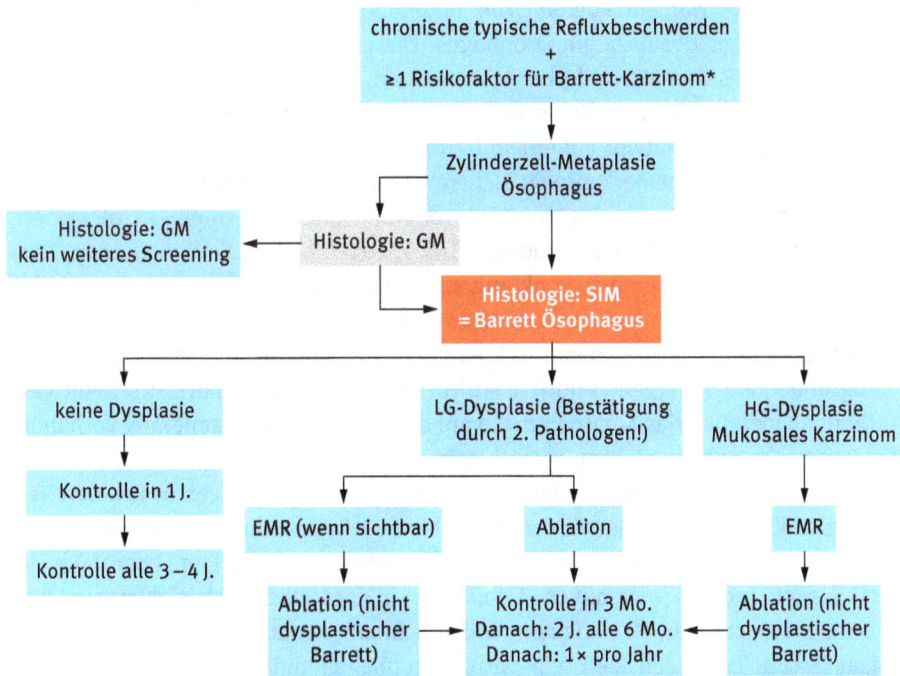

Abb. 10.5: Algorithmus zum **Screening**, zur Überwachung und zur Therapie des Barrett-Ösophagus (nach [1,2]).*Mann mit weißer Hautfarbe ≥ 50 Jahre, positive Familienanamnese Barrett bzw. Barrett-Karzinom, viszerale (zentrale) Adipositas, Rauchen, Helicobacter pylori negativ. GM: Gastrale Metaplasie; SIM: Spezialisierte Intestinale Metaplasie; Dysplasie (LG: low-grade; HG: high-grade); EMR: Endoskopische Mukosaresektion.

dividualmedizinischer Ansatz ein endoskopisches Screening erwogen werden [1,2] (Abb. 10.5).

Die Datenlage zur Karzinomprävention bei Patienten mit Barrett-Ösophagus ist insgesamt kontrovers. Dies spiegelt sich in Leitlinienempfehlungen wider. In einem aktuellen systematischen Review mit Metaanalyse ergab sich ein protektiver Effekt für Protonenpumpeninhibitoren (PPI) und Statine [8]. Allerdings basiert diese Analyse nicht auf randomisierten, kontrollierten Studien. Eine aktualisierte Metaanalyse zum PPI-Effekt, die 12 nicht randomisierte Studien einschloss, ergab einen protektiven Effekt einer PPI-Therapie (OR 0,47; 95 %, LI 0,32–0,71), allerdings galt dies nicht für Studien aus Europa [9] Im Jahr 2005 wurde in England und Kanada (1 Zentrum) eine randomisierte, faktorielle Studie begonnen, in der Patienten mit histologisch gesichertem Barrett-Ösophagus mit einem niedrigdosierten (20 mg Esomeprazol) oder einem hochdosierten PPI (2 × 40 mg Esomeprazol) und ASS 300 mg (in Kanada 325 mg) oder keinem Plättchenaggregationshemmer behandelt wurden [10]. Das primäre Studienziel war ein kombinierter Endpunkt aus Mortalität, Adenokarzinom oder hochgradiger Dysplasie im Ösophagus. Dieser Endpunkt wurde bei Patienten, die hochdosiertes Esomeprazol plus ASS erhielten, nach einem medianen Follow-up von 8,9 Jahren signifikant seltener erreicht. Dementsprechend muss man heute die Frage stellen, ob ein Patient mit einem Barrett-Ösophagus eine solche preisgünstige und in dieser Studie bemerkenswert sichere Therapie erhalten sollte. Eine generelle Empfehlung kann sicher noch nicht erfolgen, bei Risikopatienten muss eine präventive Therapie als Einzelfallentscheidung aber erwogen bzw. diskutiert werden. Risikofaktoren für die Karzinomentwicklung sind insbesondere männliches Geschlecht, Rauchen, die Länge des Barrett-Ösophagus und das Vorhandensein intraepithelialer Neoplasien. Hieraus lässt sich ein Risiko-Score entwickeln, der als Entscheidungshilfe zugrunde gelegt werden kann [11]. Auf der Basis von Metaanalysen scheint eine Antireflux-Operation das Karzinomrisiko auf dem Boden eines präoperativ vorhandenen Barrett-Ösophagus nicht zu beeinflussen.

Berücksichtigt man noch andere klinisch stumme Erkrankungen des oberen Verdauungstrakts, wie z. B. Gastritiden mit erhöhtem Karzinomrisiko (Gastritis Typ A und B), so ergeben sich in Modellrechnungen Kosten pro gerettetem Lebensjahr, die durchaus mit anderen präventiven Maßnahmen in der Medizin vergleichbar sind [12]. Es ist allerdings unklar, ob sich diese Modellrechnungen auch auf Deutschland übertragen lassen. Prinzipiell kann ein Barrett-Ösophagus endoskopisch beseitigt werden. Das bevorzugte Verfahren ist eine Radiofrequenzablation. Allerdings ist diese wie auch andere endoskopische Methoden mit einem nicht zu vernachlässigenden Komplikationsrisiko behaftet [1]. Darüber hinaus verbleiben nicht selten unter dem neu entstehenden Plattenepithel Residuen der Barrett-Schleimhaut, die der Beurteilung einer neoplastischen Progression nicht mehr zugänglich sind. Aufgrund des insgesamt geringen individuellen Karzinomrisikos ist nicht davon auszugehen, dass eine Ablation des nicht dysplastischen Barrett-Epithels Einzug in die Routine halten wird.

Sekundärprävention (Früherkennung)

In der deutschen Leitlinie wird empfohlen, bei der Erstdiagnose eines Barrett-Ösophagus innerhalb eines Jahres eine endoskopisch-bioptische Kontrolle vorzunehmen (Abb. 10.5). Dies trägt der Beobachtung Rechnung, dass nicht selten (frühe) Karzinome bei der Erstendoskopie übersehen werden [1]. Die Endoskopie des Barrett-Ösophagus stellt eine besondere Herausforderung dar, da die Region aufgrund der Bewegungsunruhe und oftmals diskreter Veränderungen schwierig zu beurteilen ist. Es wird eine Endoskopie mit HD-Technologie in allgemeiner Sedierung nach Säuberung des Ösophagus sowohl in pro- als auch in retrograder Sicht unter Einsatz von Techniken zur verbesserten Neoplasie-Demaskierung (z. B. Chromoendoskopie) empfohlen [2]. Bei endoskopisch unverändertem Befund nach einem Jahr können unter Abwägung individueller Risikofaktoren Kontrollen alle drei bis vier Jahre erfolgen. Diese vorsichtige Empfehlung begründet sich auf bisher fehlendem Nachweis einer Senkung der Mortalität und einer entsprechenden Kosten-Nutzen-Analyse, auch wenn Kohortenstudien gezeigt haben, dass Karzinome, die im Rahmen der Überwachung festgestellt werden, ein signifikant früheres Tumorstadium aufweisen, oftmals einer endoskopischen Therapie zugänglich sind und eine deutlich bessere Prognose quoad vitam haben. Dem entgegen steht der hohe Überwachungsaufwand. Insbesondere bei Barrett-Segmenten < 3 cm müssten auf der Basis bisheriger Schätzungen und Daten Tausende von Patients überwacht werden, um ein Barrett-Karzinom zu entdecken [13].

Histologische Vorläufer des Barrett-Karzinoms sind die niedriggradige und die hochgradige Dysplasie. Bei endoskopischem bzw. histologischem Nachweis wird die Abtragung mittels endoskopischer Mukosaresektion (EMR) empfohlen, gefolgt von einer Ablation des residualen nicht-dysplastischen Barrett-Ösophagus aufgrund des inakzeptabel hohen Rezidivrisikos (Zweischrittverfahren) [14]. Offen ist aktuell die Empfehlung für Patienten mit Dysplasie – zumeist niedriggradig – in der Zufallsbiopsie, die sich nicht lokalisieren lässt. Bei Bestätigung durch Referenzpathologie und wiederholter Biopsie ist das Progressionsrisiko so groß, dass eine Ablation befürwortet wird.

Prävention von Tumoren des Magens

Risikofaktoren für die Entwicklung des nicht an der Kardia lokalisierten Magenkarzinoms sind Alter, niedriger sozioökonomischer Status, Tabakrauchen, Alkoholkonsum, familiäre Belastung, vorangegangene Magenoperationen, perniziöse Anämie, Herkunft aus einer Hochrisikopopulation (z. B. Asien, Südamerika), Ernährungs- und Umweltfaktoren sowie insbesondere die Infektion mit *Helicobacter pylori* (Abb. 10.6.) [15].

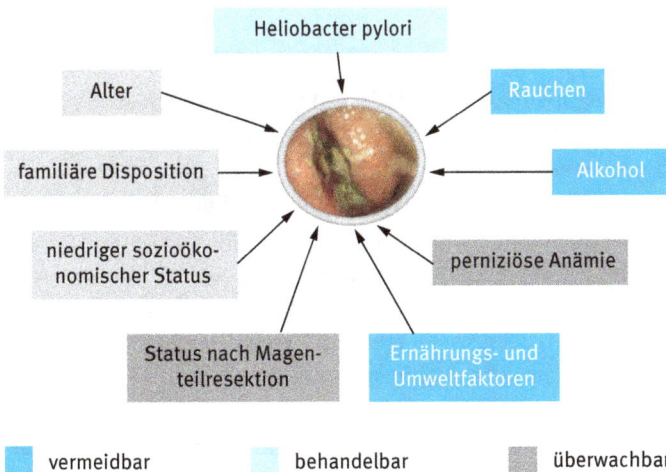

Heliobacter pylori

Alter

familiäre Disposition

niedriger sozioöko-
nomischer Status

Status nach Magen-
teilresektion

Rauchen

Alkohol

perniziöse Anämie

Ernährungs- und
Umweltfaktoren

vermeidbar　　behandelbar　　überwachbar

Abb. 10.6: Risikofaktoren für die Entwicklung eines Magenkarzinoms (nach [15]).

Primärprävention (Vorsorge)

Verzicht auf Rauchen und Alkoholkonsum sowie eine betont pflanzliche Ernährung reich an Oxidantien wie Vitamin C, E und Betacarotin haben das Potenzial, das Risiko für die Entwicklung eines Magenkarzinoms zu reduzieren. Dieser Effekt wurde für die Eradikation der Helicobacter-pylori-Infektion bereits gezeigt. In einer randomisierten, plazebokontrollierten Studie mit bis zu 26,5 Jahre Follow-up konnte das Risiko für ein Magenkarzinom insgesamt um 43 % gesenkt werden, betrachtet man die Personen ohne präkanzeröse Läsionen zum Zeitpunkt der Therapie lag dieser Effekt sogar bei 63 % [16]. Diese Daten werden gestützt durch eine Metaanalyse, die auch einen signifikanten Effekt in Ländern mit niedriger Magenkarzinom-Prävalenz wie Deutschland zeigen konnte [17]. Besonders gefährdet sind erstgradige Angehörige von Magenkarzinompatienten. Bei diesen lässt sich das Risiko für ein Magenkarzinom auf der Basis einer randomisierten, kontrollierten Studie um 55 % senken [18].

Diese insgesamt überzeugende Datenlage zur Primärprävention des Magenkarzinoms hat in der aktuellen deutschen Leitlinie zu den Empfehlungen geführt, dass eine Helicobacter-pylori-Gastritis immer als eine Erkrankung anzusehen ist – unabhängig von Symptomen bzw. Komplikationen [19]. Dementsprechend liegt nach Diagnose auch immer eine Therapieindikation vor. Gescreent werden sollen Risikopatienten (Erstgradige Verwandte von Magenkarzinompatienten, Personen aus Hochrisikoländern), ein Screening anbieten kann man jeder Person ab dem 50. Lebensjahr, z. B. im Rahmen des Darmkrebs-Screenings. Zur Therapie der *Helicobacter-pylori*-Infektion wird leitliniengerecht – ohne vorherige Resistenztestung – eine Bismuth-Quadrupel-Therapie empfohlen [19]. Der Therapieerfolg soll in jedem Fall überprüft werden.

Zur Primärprävention des Magenkarzinoms zählt auch die (endoskopische) Therapie von Magenpolypen mit malignem Potenzial. Dies sind in erster Linie Adenome. Andere Polypen (z. B. hyperplastische Polypen) entarten sehr selten.

Sekundärprävention (Früherkennung)

Patienten mit einer Typ-A-Gastritis haben ein erhöhtes Risiko, an einem Magenkarzinom zu erkranken. In einem systematischen Review mit Metaanalyse ergab sich ein relatives Risiko von 6,8 und eine jährliche Inzidenz von 0,27 % [20]. In einer aktuellen Studie, die 211 Patienten mit Typ-A-Gastritis und einem mittleren Follow-up von 7,5 Jahren einschloss, war das Karzinomrisiko begrenzt auf Patienten mit serologischem Hinweis auf eine abgelaufene *Helicobacter-pylori*-Infektion [21]. Sollten sich diese Daten andernorts bestätigen und auch bei noch längerem Follow-up bestehen bleiben, wäre bei diesen Patienten keine systematische Überwachung erforderlich.

Risikomarker für eine Karzinomentwicklung sind die Atrophie und die intestinale Metaplasie, bei Patienten mit *Helicobacter-pylori*-Gastritis auch eine korpusdominante Gastritis. Ein histopathologisches Staging der Gastritis hinsichtlich Atrophie und intestinaler Metaplasie (OLGA: Operative Link for Gastritis Assessment; OLGIM:

Operative Link for Gastric Intestinal Metaplasia Assessment) in die Schweregrade I–IV erlaubt eine Einschätzung des individuellen Karzinomrisikos [22,23]. Hierzu muss neben den üblichen Biopsien aus Antrum und Corpus eine Biopsie vom Magenangulus entnommen werden [24]. Durch Studien validierte Empfehlungen für Überwachungsendoskopien existieren nicht. Es wird aktuell empfohlen, Patienten mit hohem Risiko (OLGA bzw. OLGIM III und IV) einmal jährlich und solche mit eher niedrigem Risiko alle 3 Jahre zu endoskopieren.

Nach endoskopischer Resektion eines frühen Magenkarzinoms haben Patienten ein hohes Risiko für ein metachrones Rezidiv. Dieses Risiko kann durch eine *Helicobacter-pylori*-Eradikation erheblich gesenkt werden [17]. Zudem bedürfen diese Patienten einer regelmäßigen endoskopischen Überwachung, im ersten Jahr nach 3, 6 und 12 Monaten und dann einmal pro Jahr.

Offene Fragen

- Häufigkeit des Barrett-Ösophagus in der deutschen Bevölkerung unbekannt.
- Identifizierung von Risikopatienten für den Barrett-Ösophagus bzw. das Barrett-Karzinom.
- Verhinderung der Entstehung eines Barrett-Ösophagus.
- Präventionsstrategien zur Senkung des Karzinomrisikos bei Barrett-Ösophagus.
- Optimierte Selektionskriterien für eine Überwachung des Barrett-Ösophagus.
- Vergleichende Evaluation von Ablationsverfahren für den nicht dysplastischen Barrett- Ösophagus.
- Evaluation der Effizienz und Kosteneffektivität einer Vorsorge-Gastroskopie.
- Evaluation eines Helicobacter-pylori-Screenings mit Therapie der Testpositiven auf Bevölkerungsebene.
- Validierung der endoskopisch-makroskopischen Detektion von intestinaler Metaplasie und Atrophie
- Validierung der Überwachungs-Endoskopie bei Risikogastritis

Literatur

[1] Labenz J. Barrett's esophagus. Internist. 2016;57:1079–92.
[2] Weusten B, Bisschops R, Caron E, et al. Endoscopic management of Barrett's esophagus: European Society of Gastrointestinal Endoscopy (ESGE) position statement. Endoscopy. 2017;49:191–8.
[3] Coleman HG, Xie SH, Lagergren J. The epidemiology of esophageal adenocarcinoma. Gastroenterology. 2018;154(2):390–405.
[4] Desai TK, Krishnan K, Samala N, et al. The incidence of oesophageal adenocarcinoma in non-dysplastic Barrett's oesophagus: a meta-analysis. Gut. 2012;61:970–6.
[5] Arnold M, Laversanne M, Brown LM, Devesa SS, Bray F. Predicting the future burden of esophageal cancer by histological subtype: international trends in incidence up to 2030. Am J Gastroenterol. 2017;112:1247–55.
[6] Rubenstein JH, Shaheen NJ. Epidemiology, diagnosis, and management of esophageal adenocarcinoma. Gastroenterology. 2015;149:302–17.

[7]   Leodolter A, Nocon M, Vieth M, et al. Progression of specialized intestinal metaplasia at the cardia to macroscopically evident Barrett's esophagus: an entity of concern in the ProGERD study. Scand J Gastroenterol. 2012;47:1429–35.

[8]   Krishnamoorthi R, Singh S, Ragunathan K, et al. Factors associated with progression of Barrett's esophagus: a systematic review and meta-analysis. Clin Gastroenterol Hepatol. 2018;16:1046–55.

[9]   Chen Y, Sun C, Wu Y, et al. Do proton pump inhibitors prevent Barrett's progression to high-grade dysplasia and esophageal adenocarcinoma? An updated meta-analysis. J Cancer Res Clin Onclol. 2021;147:2681–91.

[10] Jankowski JAZ, de Caestecker J, Love SB, et al. Esomeprazole and aspirin in Barrett's oesophagus (AspECT): a randomised factorial trial. Lancet. 2018;392:400–8.

[11] Parasa S, Vennalaganti S, Gaddam S, et al. Development and validation of a model to determine risk of progression of Barrett's esophagus to neoplasia. Gastroenterology. 2018;154:1282–9.

[12] Gupta N, Bansal A, Wani SB, et al. Endoscopy for upper GI cancer screening in the general population: a cost-utility analysis. Gastrointest Endosc. 2011;74:610–24.

[13] Pohl H, Pecho O, Arash H, et al. Length of Barrett's oesophagus and cancer risk: implications from a large sample of patients with early oesophageal adenocarcinoma. Gut. 2016;65:196–201.

[14] Phoa KN, Pouw RE, Bisschops R, et al. Multimodality endoscopic eradication for neoplastic Barrett oesophagus: results of an European multicentre study (EURO-II). Gut. 2016;65(4):555–62.

[15] Leitlinienprogramm Onkologie (Deutsche Krebsgesellschaft, Deutsche Krebshilfe, AWMF):S3-Leitlinie Magenkarzinom, Langversion 2.0, 2019 AWMF Registernummer: 032/009OL, http://www.leitlinienprogramm-onkologie.de/leitlinien/magenkarzinom/, letzter Zugriff 13.05.2023.

[16] Yan L, Chen Y, Chen F, et al. Effect of Helicobacter pylori eradication on gastric cancer prevention: updated report from a randomized controlled trial with 26.5 years of follow-up. Gastroenterology. 2022;163:154–162.

[17] Lee YC, Chiang TH, Chou CK, et al. Association between Helicobacter pylori eradication and gastric cancer incidence: a systematic review and meta-analysis. Gastroenterology. 2016;150:1113–1124.

[18] Choi JJ, Kim CG, Lee JY, et al. Family history of gastric cancer and Helicobacter pylori treatment. N Engl J Med 2020;382:427–436.

[19] Fischbach W, Bornschein J, Hoffmann JC, et al. S2k-Leitlinie Helicobacter pylori und gastroduodenale Ulkuskrankheit der Deutschen Gesellschaft für Gastroenterologie, Verdauungs- und Stoffwechselkrankheiten (DGVS). Juli 2022 – AWMF-Registernummer 021 – 001.

[20] Vannella L, Lahner E, Osborn J, Annibale B. Systematic review: gastric cancer incidence in pernicious anemia. Aliment Pharmacol Ther 2013;37:375–382.

[21] Rugge M, Bricca L, Guzzinati S, et al. Autoimmune gastritis: long-term natural history in naïve Helicobacter pylori-negative patients. Gut. 2023;72:30–38.

[22] Rugge M, Meggio A, Pravadelli C, et al. Gastritis staging in the endoscopic follow-up for the prevention of gastric cancer: a 5-year prospective study in 1755 patients. Gut. 2019;68:11–17.

[23] Lee JWJ, Zhu F, Srivastava S, et al. Severity of gastric intestinal metaplasia predicts the risk of gastric cancer: a prospective multicentre cohort study (GCEP). Gut. 2022;71:854–863.

[24] Shah SC. Endoscopic detection and management of gastric intestinal metaplasia through training: a practical guide. Gastroenterology. 2022;163:806–811.

10.3.2 Epidemiologie und Gesundheitsökonomie

Juliana Hoeper, Christoph Schwarzbach, Ute Lohse, Ansgar Lange, Jan Zeidler, J.-Matthias von der Schulenburg

Im Rahmen der durchgeführten systematischen Literaturrecherche wurden keine epidemiologischen oder gesundheitsökonomischen Publikationen für diesen Themenbereich identifiziert. Per Handrecherche wurde die S2k-Leitlinie H. pylori und gastroduodenale Ulkuskrankheit, Update Juli 2022 identifiziert [1]. Als ein wesentlicher Risikofaktor für das Magenkarzinom sowie Karzinomen am ösophago-gastralen Übergang wurde H. pylori erkannt. Eine Prävention von H. pylori kann also auch zu einer Senkung der Inzidenz von Magenkarzinomen führen, da in etwa 90 % der Fälle eine Infektion mit H. pylori Auslöser zu sein scheint. Bei Patienten mit erhöhtem Magenkarzinomrisiko, also bspw. mit einer positiven Familienanamnese, empfiehlt die Leitlinie eine Testung auf H. pylori und im positiven Fall die Eradikation, da große Studien gezeigt haben, dass dadurch die Morbidität und Mortalität des Magenkarzinoms gesenkt werden kann.

In der Leitlinie wird außerdem die Kosteneffektivität thematisiert. Ergebnisse zeigen, dass in westlichen Ländern die Kosteneffektivität ab dem 50. Lebensjahr steigt. In den bisherigen Kosteneffektivitätsanalysen ist unberücksichtigt geblieben, dass die Ausgaben der Therapie des Magenkarzinoms in Zukunft steigen werden. Somit kamen die Studien zu dem Ergebnis, dass in westlichen Ländern eine H. pylori „screen & treat"-Strategie möglicherweise kosteneffektiv ist, jedoch keine Basis für eine breite Anwendung einer H. pylori Serologie besteht. Unter Berücksichtigung der Ergebnisse kann diese Art des Screenings ab dem 50. Lebensjahr sinnvoll sein.

Insgesamt lässt sich daraus ein entsprechender Forschungsbedarf ableiten. Weitere Studien, insbesondere mit Blick auf Deutschland sind notwendig.

Literatur

[1] Fischbach W, Bornschein J, et al. Aktualisierte S2k-Leitlinie Helicobacter pylori und gastroduodenale Ulkuskrankheit der Deutschen Gesellschaft für Gastroenterologie, Verdauungs- und Stoffwechselkrankheiten (DGVS). 2022.

10.4 Früherkennung von benignen und malignen Pankreaserkrankungen

10.4.1 Medizinische Übersicht

Markus M. Lerch, Julia Mayerle

Primäre Prävention

Prävention spielt für die Prognose von Pankreaserkrankungen eine wesentliche Rolle. So werden mindestens 31 % der akuten Pankreatitiden durch Gallensteine verursacht und mehr als 22 % durch einen übermäßigen Alkoholgenuss. 24 % aller Patienten, die an einer akuten Pankreatitis erkrankt sind, entwickeln eine chronische Pankreatitis und als unabhängige Risikofaktoren konnten lediglich der Schweregrad der akuten Pankreatitis und ein fortgesetzter Nikotinabusus identifiziert werden [1]. Leider sind Lifestyle-Interventionen bisher nur sehr eingeschränkt erfolgreich [2]. Für die akute Pankreatitis und die chronische Pankreatitis ist also nicht die Früherkennung, sondern die primäre Prävention relevant, um die individuellen Krankheitsfolgen und die sozio-ökonomischen Folgen positiv zu beeinflussen (Kap. 5.6).

Sekundäre Prävention

Früherkennung (Screening) und Überwachung (Surveillance) sind geeignete Verfahren, um die bevölkerungsbezogene Morbidität und Mortalität zu senken. Dabei muss an dieser Stelle darauf hingewiesen werden, dass die Möglichkeit der Früherkennung nicht nur von der Sensitivität und Spezifität der zur Verfügung stehenden Untersuchungsverfahren abhängig ist, sondern vor allem auch von der Inzidenz und Prävalenz der Erkrankung. Maßnahmen zur Früherkennung eines Pankreaskarzinoms, trotz der extrem schlechten Prognose der Erkrankung, sind bevölkerungsweit bei einer Inzidenz von 0,05 % weder nützlich noch kosteneffizient.

Anders ist dies in Risikokohorten für die Entwicklung eines Pankreaskarzinoms mit einer Inzidenz des Pankreaskarzinoms von mindestens 0,7 %. Die Inzidenz eines Pankreaskarzinoms ist bei Patienten mit einer chronischen Pankreatitis > 0,7 %, ebenso bei Patienten mit einem neu aufgetretenem Diabetes mellitus über dem Alter von 50 Jahren sowie bei Patienten mit einem familiären Risiko für ein Pankreaskarzinom über dem Alter von 45 Jahren. Biomathematische Modelle zur Risikovorhersage wie das END-PAC-Model können helfen, Risikokohorten zu identifizieren [3]. Screening auf ein resektables Pankreaskarzinom in der Gruppe der neudiagnostizierten Diabetiker würde die Diagnoserate um 50 % steigern und so nach Einschätzung der WHO die Mortalität um 30–40 % senken [4].

Das hohe Risiko für ein Pankreaskarzinom in der Gruppe der Patienten mit einer hereditären Pankreatitis (kumulatives Risiko 39 %), einem Peutz-Jeghers-Syndrom (kumulatives Risiko 11–36 %) oder einem „familiären atypischen Mole Melanoma" (FAMM-PC, kumulatives Risiko 17 %) indiziert eine Überwachung der Patienten, auch wenn zum aktuellen Zeitpunkt hierfür außerhalb von Studien keine etablierten Algorithmen zur Verfügung stehen.

Chronische Pankreatitis und Pankreaskarzinom – ein Kontinuum

Die chronische Pankreatitis ist ein Prämalignom. Das Risiko an einem Pankreaskarzinom zu erkranken, ist zwei Jahre nach Diagnosestellung einer chronischen Pankreatitis auf das 16,6-fache erhöht [5]. In einer Kohortenstudie an 1.656 Patienten wurde die SIR (standardized incidence ratio) mit 20,2, bei Rauchern mit chronischer Pankreatitis mit 145,8 angegeben [6]. Patienten mit einer hereditären Pankreatitis haben ein kumulatives Lebenszeitrisiko für ein Pankreaskarzinom von 39 % [7,8].

Experimentelle Daten schlagen vor, dass eine anti-inflammatorische Therapie z. B. mit Sulindac/Cox2-Inhibition die Seneszenz begünstigen und die Karzinomentstehung reduzieren. Ebenso kann die Gabe von Metformin die Karzinomentstehung bei chronischer Pankreatitis senken [9]. Randomisierte Studien und somit Therapieempfehlungen mit hohem Evidenzlevel stehen aktuell nicht zur Verfügung.

Die Diagnose eines Pankreaskarzinoms vor dem Hintergrund einer chronischen Pankreatitis stellt den Kliniker vor eine große Herausforderung. Die Diagnosestellung gelingt unter Zuhilfenahme aller aktuell verfügbaren diagnostischen Mittel nur in 67 % der Fälle. Mit dem Ziel der Etablierung einer Überwachungsstrategie wurde ein Metaboliten-Panel entwickelt, das bestehend aus neun Metaboliten (Gesamtheit aller kleinen Moleküle in einer biologischen Probe, kleiner als < 1,5 kDa, wie Glykolipide, Polysaccharide, kurze Peptide [< 14 Aminosäuren und kleine Oligonukleotide]) und CA19-9 mit einem negativen prädiktiven Wert von 99,8 % ein Pankreaskarzinom bei Patienten mit chronischer Pankreatitis ausschließen kann (AUC in resektablen Stadien 0,94 [10,11]). Die Entwicklung des Assays zur Marktreife sowie die Rekrutierung weiterer Risikogruppen wird zurzeit durch das BMBF im Rahmen einer multizentrischen Studie gefördert (META-PAC, MxPancreas-Score). Mit einer Markteinführung kann 2024 gerechnet werden.

Zystische Läsionen der Bauchspeicheldrüse

Die populationsbasierte Prävalenz einer zystischen Pankreasraumforderung (> 2 mm) detektiert im MRT wird mit 48 % angegeben, die Inzidenz liegt bei 2,5 %, wobei durchschnittlich 3,4 Zysten pro Proband detektiert werden [12]. Der diagnostische und therapeutische Aufwand bedingt durch den häufigen „Zufallsbefund" einer zystischen Raumforderung im Pankreas ist immens.

Der Umgang mit zystischen Veränderungen des Pankreas ist ein altes Problem. Eugene Opie hat Anfang des 20. Jahrhunderts erstmals echte Pankreaszysten, die von einem Epithel ausgekleidet werden, von Pseudozysten unterschieden, die von einer Wand aus Kollagen und Granulationsgewebe umgeben sind. Die Differenzialdiagnose der zystischen Läsionen ist vielfältig und umfasst das muzinöse Zystadenom (10 %), die intraduktal-papillär-muzinösen Läsionen (20 %), das muzinöse Zystadenokarzinom (1 %), die kongenitale Zyste (5 %), das seröse Zystadenom mit 30 % und die Pankreaspseudozyste mit mindestens 40 %. Die beiden erstgenannten Läsionen haben ein malignes Potenzial und erfordern deshalb die Früherkennung und Überwachung der Läsion, jedoch sind mehr als zwei Drittel der Läsionen gutartige dysontogenetische Zysten oder Pankreaspseudozysten.

Die Diagnose einer zystischen Läsion des Pankreas erfolgt meist bildgebend. Das MRT ist häufig die Bildgebungsmethode der Wahl. Zur Diskriminierung zwischen einer akuten Flüssigkeitsansammlung, einem Pankreasabszess, einer akuten Pankreaspseudozyste oder eines zystischen Tumors hat die Endosonographie (EUS) die höchste Sensitivität (93–100 %) und Spezifität (92–98 %). Die diagnostische Punktion einer zystischen Läsion mittels EUS hilft bei der Unterscheidung zwischen Prämalignom, Malignom und Pseudozysten. Wenn eine zystische Läsion punktiert wird, sollte in der Zystenflüssigkeit die Amylase oder Lipase, das CEA, die Viskosität und der Muzingehalt bestimmt werden. Hilfreich und immer anzustreben ist eine Zytologie.

Ergibt die EUS-gestützte Punktion der Läsion ein CEA > 400 ng/ml, eine variable erhöhte oder normale Amylase, eine hohe Viskosität, Muzin und epitheliale Zellen, so muss primär von einer muzinösen Läsion ausgegangen werden. Zusätzlich hilfreich zur Differenzierung kann die Bestimmung der Glucose im Zystenaspirat dienen. Es handelt sich dann, wenn kein Ganganschluss nachweisbar ist, um eine muzinöszystische Neoplasie (MCN), die gehäuft bei Frauen im Alter von 30 bis 50 Jahren auftritt, meist im Pankreasschwanz lokalisiert ist und bildgebend wandständige Knoten aufweist. Typisch ist das sog. Eggshell-Muster. Bei nicht invasivem Wachstum ist die Prognose nach der Operation gut. Wird jedoch ein invasives Wachstum nachgewiesen, so beträgt das mittlere Überleben 45 Monate.

Das Zystenpunktat einer MCN unterscheidet sich nicht von einer intraduktal papillär-muzinösen Neoplasie IPMN). Die IPMN ist als präkanzeröse Läsion zu werten. Das maligne Potenzial hängt von der Lokalisation (Hauptgang oder Seitengang) und der Größe der Läsion sowie den soliden Anteilen ab. Läsionen, die im MRT oder EUS < 1 cm sind und von einem Seitengang ausgehen, können nach den Leitlinien [13] nach 1–2 Jahren bildgebend kontrolliert werden. Seitengangläsionen, die zwischen 2 und 3 cm groß sind und keine soliden Anteile aufweisen, sollten nach zwölf Monaten erneut kontrolliert werden. Hingegen müssen Läsionen, die > 3 cm sind, wandständige Knötchen oder eine Zytologie mit höhergradigen Dysplasien aufweisen, reseziert werden.

Die IPMN kann multifokal auftreten und verhält sich in diesem Fall nicht aggressiver. Eine IPMN, die vom Hauptgang ausgeht, sollte immer reseziert werden, da sich in 52–92 % der Fälle in einem Zeitraum von acht Jahren ein Karzinom aus dieser Läsion entwickelt. Für Läsionen des Seitengangs gilt dies in 6–46 % der Fälle. IMPNs sind eine Erkrankung der zweiten Lebenshälfte, sie sind meist im Pankreaskopf lokalisiert und in 24 % der Fälle geht der Diagnose eine akute Pankreatitis voraus.

Das seröse Zystadenom wird in 30 % der zystischen Läsionen ohne Anamnese für eine Pankreatitis diagnostiziert. Es tritt mit einem Verhältnis von 1:3,5 häufiger bei Frauen auf und das mittlere Alter bei Diagnosestellung ist 65 Jahre. Die Läsion liegt in drei Viertel der Fälle im Pankreaskorpus und -schwanz. Der überwiegende Teil der Läsionen ist größer als 4 cm. Das Wachstumsverhalten ist benigne und der Tumor wächst im Schnitt 1 mm pro Jahr. Seit 1978 wurden weniger als 25 Fälle beschrieben, die maligne entartet sind. Das Zystenpunktat ist negativ für Muzin, CEA und Amylase. Es findet sich ein glykogenreiches Epithel in der Zytologie.

Um Empfehlungen zur Früherkennung und Überwachung abgeben zu können, muss primär das Risiko der malignen Entartung definiert werden. Hierbei muss vor allem die Population definiert werden, in der die zystische Raumforderung diagnostiziert wird. So hat zum Beispiel die Detektion einer zystischen Läsion bei einem Patienten mit einem familiären Risiko für ein Pankreaskarzinom eine andere Bedeutung z. B. als Indikatorläsion für eine Pankreaskarzinom als bei einem Patienten ohne familiäre Belastung.

Aus populationsbasierter Sicht ist anzumerken, dass zufällig entdeckte, asymptomatische zystische Läsionen unterhalb einer Größe von 1 cm im Fünf-Jahres-follow-up kein relevantes Risiko für die Entwicklung eines Pankreaskarzinoms darstellen und eine Überwachung nicht notwendig ist [9]. Die in den revidierten Fukuoka-Kriterien verabschiedeten Kriterien zur Risikoeinschätzung einer zystischen Läsion sind auch für den europäischen Patienten anwendbar [14]. Das Risiko einer Seitengang IPMN liegt über einen Zeitraum von zehn Jahren bei 8 % wobei Zysten, die über einen Zeitraum von fünf Jahren < 1,5 cm bleiben ein vernachlässigbares Potenzial für eine Karzinomentwicklung haben [15].

Zystische Läsionen, die unter 3 cm groß sind und keine morphologischen oder klinischen Risikofaktoren (worrisome features oder high-risk stigmata) aufweisen, haben ein Risiko von 0,24 % im Verlauf von fünf Jahren maligne zu entarten. Zysten mit morphologischen Kriterien, die auf Malignität hindeuten (worrisome features: Zyste > 3 cm, verdickte und KM-anreichernde Zystenwand, nicht anreichernde wandständige Knötchen, Lymphadenopathie), haben ein Risiko von 4,1 % im Verlauf von fünf Jahren zu entarten [16], während Zysten mit sogenannten „high-risk stigmata" ein Fünf-Jahres-Karzinomrisiko von 49,7 % aufweisen (Ikterus, Kontrastmittel aufnehmende wandständige Knötchen, Hauptgangerweiterung auf 5–9 mm oder mehr, Pankreatitis, Gewichtsverlust, neuer Diabetes mellitus).

Zusammenfassend liegt die Inzidenz einer zystischen Läsion des Pankreas bei bis zu 45 %.

Nur etwa 2 % sind > 1 cm und klinisch relevant. Die Inzidenz einer muzinösen Läsion liegt bei 4 pro 100.000 Personenjahren. Die Prävalenz liegt bei 26–260 Fällen pro 100.000 Einwohner. Das klinische Problem ist die IPMN. Die IPMN ist eine Erkrankung des Alters, meist ein symptomatischer Zufallsbefund und häufig assoziiert mit Multimorbidität. Die Rate an Karzinomen bei Sendai/Fukuoka-negativen Patienten mit SB-IPMN liegt in der größten prospektiven Studie bei einem von 500 Patienten (0,26 %). Die Überwachungsstrategie sollte immer die individuelle Lebenssituation und die Komorbiditäten des Patienten mitberücksichtigen.

Literatur

[1] Nojgaard C, Becker U, Matzen P, et al. Progression from acute to chronic pancreatitis: prognostic factors, mortality, and natural course. Pancreas. 2011;40:1195–200.

[2] Han S, Kheder J, Bocelli L, et al. Smoking cessation in a chronic pancreatitis population. Pancreas. 2016;45(9):1303–8.

[3] Sharma A, Kandlakunta H, Nagpal SJS, et al. Model to determine risk of pancreatic cancer in patients with New-Onset diabetes. Gastroenterology. 2018;155(3):730–39.

[4] Chari ST, Andersen DK. Metabolic Surveillance for Those at High Risk for Developing Pancreatic Cancer. Gastroenterology. 2021;161(5):1379–1380.

[5] Kirkegard J, Mortensen FV, Cronin-Fenton D. Chronic pancreatitis and pancreatic cancer risk: a systematic review and meta-analysis. Am J Gastroenterol. 2017;112:1366–72.

[6] Hao L, Zeng XP, Xin L, et al. Incidence of and risk factors for pancreatic cancer in chronic pancreatitis: a cohort of 1656 patients. Dig Liver Dis. 2017;49:1249–56.

[7] Howes N, Lerch MM, Greenhalf W, et al. Clinical and genetic characteristics of hereditary pancreatitis in Europe. Clin Gastroenterol Hepatol. 2004;2:252–61.

[8] Rebours V, Boutron-Ruault MC, Schnee M, et al. Risk of pancreatic adenocarcinoma in patients with hereditary pancreatitis: a national exhaustive series. Am J Gastroenterol. 2008;103:111–9.

[9] Soranna D, Scotti L, Zambon A, et al. Cancer risk associated with use of metformin and sulfonylurea in type 2 diabetes: a meta-analysis. Oncologist. 2012;17:813–22.

[10] Mayerle J, Kalthoff H, Reszka R, et al. Metabolic biomarker signature to differentiate pancreatic ductal adenocarcinoma from chronic pancreatitis. Gut. 2018;67:128–37.

[11] Mahajan UM, Oehrle B, Sirtl S, et al. Independent Validation and Assay Standardization of Improved Metabolic Biomarker Signature to Differentiate Pancreatic Ductal Adenocarcinoma From Chronic Pancreatitis. Gastroenterology. 2022;163(5):1407–1422.

[12] Kromrey ML, Bulow R, Hubner J, et al. Prospective study on the incidence, prevalence and 5-year pancreatic-related mortality of pancreatic cysts in a population-based study. Gut 2018;67:138–45.

[13] European Study Group on Cystic Tumours of the Pancreas. European evidence-based guidelines on pancreatic cystic neoplasms. Gut. 2018;67(5):789–804. doi: 10.1136/gutjnl-2018-316027.

[14] Tanaka M, Fernandez-Del Castillo C, Kamisawa T, et al. Revisions of international consensus Fukuoka guidelines for the management of IPMN of the pancreas. Pancreatology. 2017;17(5):738–53.

[15] Pergolini I, Sahora K, Ferrone CR, et al. Long-term risk of pancreatic malignancy in patients with branch duct intraductal papillary mucinous neoplasm in a referral center. Gastroenterology. 2017;153:1284–94.e1.

[16] Mukewar S, de Pretis N, Aryal-Khanal A, et al. Fukuoka criteria accurately predict risk for adverse outcomes during follow-up of pancreatic cysts presumed to be intraductal papillary mucinous neoplasms. Gut. 2017;66(10):1811–7.

10.4.2 Epidemiologie und Gesundheitsökonomie

Juliana Hoeper, Christoph Schwarzbach, Ute Lohse, Ansgar Lange, Jan Zeidler, J.-Matthias von der Schulenburg

Im Rahmen der durchgeführten Literaturrecherche wurden keine epidemiologischen oder gesundheitsökonomischen Publikationen für diesen Themenbereich identifiziert. Daraus lässt sich ein entsprechender Forschungsbedarf ableiten.

10.5 Prävention der Fettleber

10.5.1 Medizinische Übersicht
Jörn M. Schattenberg

Definition
Die nicht-alkoholische Fettlebererkrankung (NAFLD) ist eine der großen Volkskrankheiten. Sie entsteht langsam im Kontext von metabolischen Risikofaktoren, Über- und Fehlernährung, eingeschränkter körperlichen Aktivität [1]. Zusätzlich beeinflussen intrinsische Faktoren, z. B. Genvarianten, das intestinale Mikrobiom und das angeborene Immunsystem die Erkrankung. Die Abgrenzung zur alkoholischen Leberverfettung beruht auf der Anamnese/Befragung und wird näherungsweise bei wöchentlichem Konsum (< 70 g/Woche für Frauen und < 140 g/Woche für Männer) gezogen. Zu der zum Teil über Jahre bestehenden Verfettung kommt es bei der NAFLD durch Entzündungsprozesse zum narbigen Umbau (Fibrose) der Leber. Die Ablagerung von Narbengewebe kann bis hin zur Leberzirrhose führen und ist die Grundlage für die entzündlich bedingten hepatozellulären Karzinome, die bei Patienten entstehen können. Durch die hohe Prävalenz der fortgeschrittenen Fibrose in der erwachsenen Bevölkerung von ca. 1 % stellt die NAFLD heute einer der häufigsten Lebererkrankungen dar. Die Erkrankung ist sowohl medizinisch als auch gesundheitsökonomisch eine große Herausforderung [2].

Spektrum der Erkrankung
Der übergeordnete Begriff der NAFLD bezeichnet ein heterogenes Spektrum von Erkrankungs-bedingten Veränderungen in der Leber. Diese beinhalten Verfettung (Steatose) und Entzündung des Lebergewebes, ausgelöst durch Stoffwechselprozesse, entsprechend dem Stadium der sogenannten nicht-alkoholische Steatohepatitis (NASH). Die Entzündung führt langsam zum narbigen Umbau. Prinzipiell ist jedes Erkrankungsstadium reversibel und behandelbar, so dass sich die NAFLD besonders gut für präventive Maßnahmen eignet. Allerdings schreitet die Erkrankung bei den meisten Betroffenen langsam voran. Die Unschärfe in der Abgrenzung von sozialem Alkoholkonsum und anderen Lebererkrankungen hat zu einer Diskussion um den vor allem in Asien präferierten Begriff der metabolischen Dysfunktion-assoziierten Lebererkrankung (MAFLD) geführt. Eine positive Definition der Erkrankung kann es Ärztinnen und Ärzten erleichtern die Diagnose zu stellen.

Prävalenz
Die Prävalenz der NAFLD wird in Deutschland mit 25 % angenommen. In einem Kollektiv von Patienten zur Vorsorgekoloskopie in den USA zeigte sich eine Prävalenz der fortgeschrittenen Fibrose von 1,6 % [3]. Diese Daten entsprechen ungefähr auch der Prävalenz der fortgeschrittenen Fibrose in Deutschland; in einer Bevölkerungs-basier-

ten Studie lag die Prävalenz bei 1,1 % [4]. Menschen, die mit Diabetes mellitus Typ 2 leben, gehören zu der größten Risikogruppe; hier zeigte sich in einer Metaanalyse von 80 Studien mit 49.419 Menschen die Prävalenz der fortgeschrittene Fibrose bei 17 % [5]. Die NASH ist auch die am schnellsten zunehmend Indikation zur Lebertransplantation bei hepatozellulärem Karzinom: Von 2002 bis 2016 stiegen die Fälle um das 7,7-fach an und machten damit 16,2 % aller HCCs zur Lebertransplantation aus [6,7].

Pathogenese

Pathomechanistisch stehen entzündliche Veränderungen mit Aktivierung von Immunzellen und toxischen Lipiden in der Leber im Vordergrund. Insulinresistenz und ektope Fettablagerungen tragen zum multifaktoriellen Bild der Erkrankung bei. Wenig überraschend sind deshalb kardiovaskuläre Ereignisse und nicht-Leber-eigene Tumoren eine häufige Todesursache von Patienten mit NAFLD.

Diagnostik

Klinische Forschung zu neuen Biomarkern erlaubt es heute, die fortgeschrittenen Erkrankungsstadien und Risikogruppen recht zuverlässig mit einfachen und kostengünstigen Tests zu identifizieren. Eine Leberbiopsie ist nicht erforderlich. Die Einbindung dieser nicht-invasiven Biomarker in Vorsorgestrategien und im Rahmen von Disease Management Programmen (DMPs) der gesetzlichen Krankenkassen bieten in Deutschland ein großes Potenzial, Prävention einfach durchzuführen und die zunehmenden Zahlen von Patienten mit NASH und fortgeschrittenen Erkrankungen frühzeitig zu erkennen. Zu den weit verfügbaren Testverfahren zählen der Fibrose-4 (FIB-4) Score und Ultraschall-basierte Elastographie-Verfahren (Abb. 10.7).

Prävention

Da die NAFLD eine langsam progressive Erkrankung ist, die maßgeblich von Lebensstilentscheidungen beeinflusst wird, ist die Erkrankung ideal, um durch Information und Aufklärung präventiv behandelt zu werden. Präventive Anstrengungen dürfen sich dabei nicht auf die Lebererkrankung als einzelnes beschränken, sondern sollten im Kontext der Prävention von anderen großen Volkserkrankungen und Risikofaktoren der Erkrankungen, z. B. Diabetes mellitus Typ 2, kardiovaskulären Erkrankungen und Tumorerkrankungen erfolgen. In der Realität ist der Schaden, der an der Leber entsteht, jedoch vielen Menschen – und auch Ärztinnen und Ärzten – heute häufig nicht bekannt und bewusst.

Offene Fragen und Handlungsempfehlungen

– Frühzeitige Identifikation einer fortgeschrittenen Lebererkrankung erlaubt es, die Prognose dieser Präkanzerose positiv zu beeinflussen

- Patienten mit fortgeschrittener Fibrose haben ein höheres Risiko für die Entwicklung von leberbezogenen und anderen metabolioschen Erkrankungen und Komplikationen .
- Durch Aufnahme von einfachen Parametern in die bestehenden Disease Management Programme (DMPs), können die Prävalenz von Lebererkrankungen beeinflusst und die Gesamt-Mortalität reduziert werden.
- Eine Sektoren- und Fächer-übergreifende Implementierung eines strukturierten Diagnose- und Versorgungspfades für die einfach erkennbaren und relevante Risikogruppen ermöglicht eine effiziente Verorgung und versetzt Patienten in die Lage eigenständig durch Lebensstiländerungen präventiv tätig zu sein (Patienten Empowerment).

Allgemeinmediziner, Endokrinologen, Gastroenterologen und Fachärzte mit Behandlungsschwerpunkt Übergewicht sollten PatientInnen gezielt auf die NAFLD mit fortgeschrittener Fibrose untersuchen.

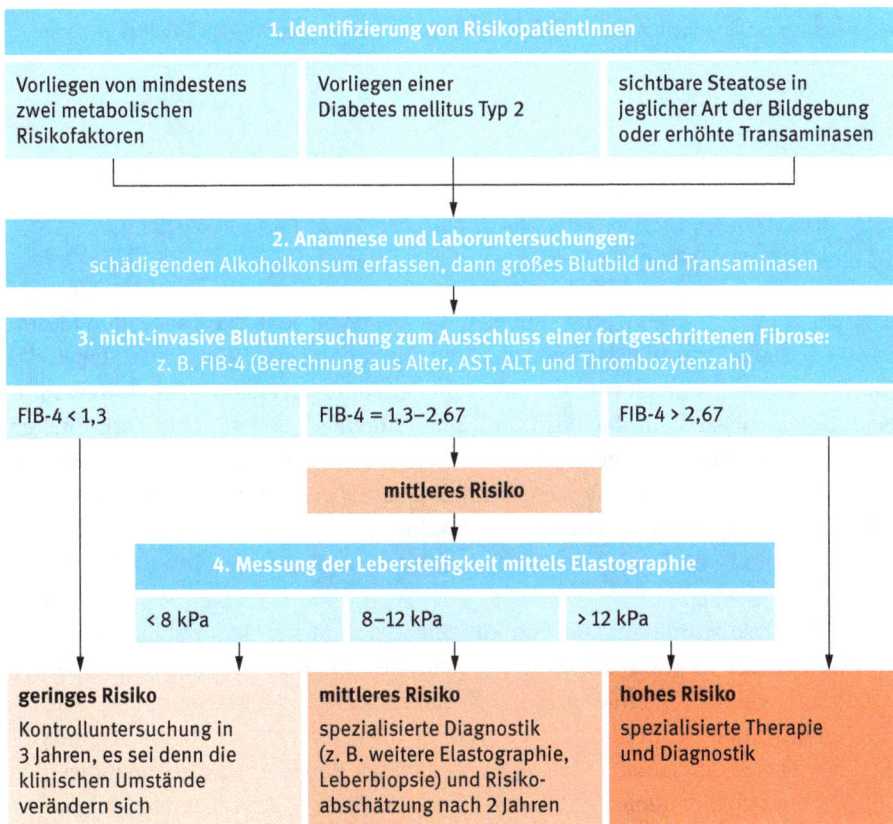

1. Identifizierung von RisikopatientInnen

| Vorliegen von mindestens zwei metabolischen Risikofaktoren | Vorliegen einer Diabetes mellitus Typ 2 | sichtbare Steatose in jeglicher Art der Bildgebung oder erhöhte Transaminasen |

2. Anamnese und Laboruntersuchungen:
schädigenden Alkoholkonsum erfassen, dann großes Blutbild und Transaminasen

3. nicht-invasive Blutuntersuchung zum Ausschluss einer fortgeschrittenen Fibrose:
z. B. FIB-4 (Berechnung aus Alter, AST, ALT, und Thrombozytenzahl)

| FIB-4 < 1,3 | FIB-4 = 1,3–2,67 | FIB-4 > 2,67 |

mittleres Risiko

4. Messung der Lebersteifigkeit mittels Elastographie

| < 8 kPa | 8–12 kPa | > 12 kPa |

| **geringes Risiko** | **mittleres Risiko** | **hohes Risiko** |
| Kontrolluntersuchung in 3 Jahren, es sei denn die klinischen Umstände verändern sich | spezialisierte Diagnostik (z. B. weitere Elastographie, Leberbiopsie) und Risikoabschätzung nach 2 Jahren | spezialisierte Therapie und Diagnostik |

Abb. 10.7: Identifikation von Patienten mit fortgeschrittener Fibrose – modifiziert nach [8].

Literatur

[1] Schattenberg JM, Schuppan D. Nonalcoholic steatohepatitis: the therapeutic challenge of a global epidemic. Curr Opin Lipidol. 2011;22(6):479–88.

[2] Schattenberg JM, Lazarus JV, Newsome PN, et al. Disease burden and economic impact of diagnosed non-alcoholic steatohepatitis in five European countries in 2018: A cost-of-illness analysis. Liver Int. 2021;41(6):1227–42.

[3] Harrison SA, Gawrieh S, Roberts K, et al. Prospective evaluation of the prevalence of non-alcoholic fatty liver disease and steatohepatitis in a large middle-aged US cohort. J Hepatol. 2021;75(2):284–91.

[4] Huber Y, Schulz A, Schmidtmann I, et al. Prevalence and Risk Factors of Advanced Liver Fibrosis in a Population-Based Study in Germany. Hepatol Commun. 2022;Jun;6(6):1457–1466.

[5] Younossi ZM, Golabi P, de Avila L, et al. The global epidemiology of NAFLD and NASH in patients with type 2 diabetes: A systematic review and meta-analysis. J Hepatol. 2019;71(4):793–801.

[6] Younossi Z, Stepanova M, Ong JP, et al. Nonalcoholic Steatohepatitis Is the Fastest Growing Cause of Hepatocellular Carcinoma in Liver Transplant Candidates. Clin Gastroenterol Hepatol. 2019;17(4):748–55 e3.

[7] Wong RJ, Aguilar M, Cheung R, et al. Nonalcoholic steatohepatitis is the second leading etiology of liver disease among adults awaiting liver transplantation in the United States. Gastroenterology. 2015;148(3):547–55.

[8] Kanwal F, Shubrook JH, Adams LA, et al. Clinical Care Pathway for the Risk Stratification and Management of Patients With Nonalcoholic Fatty Liver Disease. Gastroenterology. 2021;161 (5):1657–69.

10.5.2 Epidemiologie und Gesundheitsökonomie

Juliana Hoeper, Christoph Schwarzbach, Ute Lohse, Ansgar Lange, Jan Zeidler, J.-Matthias von der Schulenburg

Serra-Burriel et al. (2019) [1] untersuchten die Kosteneffizienz der transienten Elastographie (TE) als Screening-Methode zur Erkennung von Leberfibrose im Rahmen der Primärversorgung. Derzeit wird die Mehrzahl der Patienten erst in einem fortgeschrittenen Krankheitsstadium diagnostiziert. Eine Früherkennung vor dem Fortschreiten der Krankheit zu einer fortgeschrittenen Fibrose könnte vorteilhaft und kosteneffektiv sein, da somit frühzeitig Lebensstilinterventionen, Patientenberatungen und Krankheitsüberwachungen möglich werden. Im Vergleich zur Magnetresonanztomographie könnte TE ebenfalls kosteneffektiv sein, da die Kosten pro Test deutlich niedriger sind.

Die Analyse wurde anhand von Patientendaten aus sechs unabhängigen prospektiven Kohorten (fünf aus Europa, einschließlich Deutschland, und eine aus Asien) durchgeführt. Die inkrementelle Kosteneffektivität der Screening-Strategie ergab sich im Vergleich zur Standardbehandlung (basierend auf erhöhten Leberenzymaktivitäten im Serum). Zusätzlich wurde die Zahl der Patienten, die gescreent werden müssen, um einen Patienten mit einem Fibrosestadium ≥ F2 zu diagnostizieren, kalkuliert. Das Screening mit TE war kosteneffektiv mit durchschnittlichen inkrementellen Kosten-Effektivitäts-Verhältnissen von 2.570 €/QALY (95 % KI: 2.456–2.683 €/

QALY) für eine Risikogruppe mit alkoholassoziierten Lebererkrankungen (Alter ≥ 45 Jahre) bis zu 6.217 €/QALY (95 % KI: 5.832–6.601 €/QALY) in der Allgemeinbevölkerung. Insgesamt ist TE-Screening mit einer Wahrscheinlichkeit von 12 % sogar kostensparend. Es zeigt sich demnach, dass sich die inkrementelle Kosteneffektivität verbessert, wenn man sich auf Patienten mit Risikofaktoren für chronische Lebererkrankungen konzentriert. Dies schließt Patienten mit Diabetes, Fettleibigkeit oder riskantem Alkoholkonsum ein.

Im Rahmen der durchgeführten Literaturrecherche wurde nur die dargestellte gesundheitsökonomische Studie von Serra-Burriel et al. (2019) [1] für diesen Themenbereich identifiziert. Daraus lässt sich ein entsprechender Forschungsbedarf ableiten.

Literatur

[1] Serra-Burriel M, Graupera I, Torán P, et al. Transient elastography for screening of liver fibrosis: Cost-effectiveness analysis from six prospective cohorts in Europe and Asia. J Hepatol. 2019;71 (6):1141–1151.

10.6 Prävention und Früherkennung von viralen Leberkrankheiten

10.6.1 Medizinische Übersicht

Lisa Sandmann, Markus Cornberg

Virusbedingte Lebererkrankungen können akut bis zum Leberversagen führen, aber auch selbstlimitierend sein oder chronisch verlaufen. Auf dem Boden der chronischen Infektion kann eine fortgeschrittene Leberfibrose oder Leberzirrhose entstehen, die wiederum mit einem erhöhten Risiko für das Auftreten von weiteren Komplikationen (z. B. portale Hypertension mit Aszites und Ösophagusvarizenblutung, hepatozelluläres Karzinom) einhergeht und insgesamt zu einer erhöhten Morbidität und Mortalität führt. Eine erfolgreiche Prävention kann eine akute Infektion und ein mögliches Leberversagen, aber auch die Folgen einer chronischen viralen Lebererkrankung verhindern. Liegt bereits eine chronische Infektion vor, ermöglicht die rechtzeitige Früherkennung die Einleitung einer antiviralen Therapie, sofern diese verfügbar ist, und bietet somit die Möglichkeit, den Verlauf der Krankheit zu beeinflussen. Darüber hinaus kann eine rechtzeitige Diagnose weitere Infektionen verhindern, indem präventive Maßnahmen eingeleitet werden, wie z. B. eine Therapie oder Impfung von Kontaktpersonen.

Hepatitis A

Eine Infektion mit dem Hepatitis-A-Virus (HAV) verläuft akut und chronifiziert nicht. Dennoch sind fulminante Verläufe möglich, die auch zu einem Leberversagen führen können. Eine spezifische antivirale Therapie existiert nicht, allerdings ist eine Impfung gegen HAV praktisch immer erfolgreich und wird daher für alle PatientInnen mit chronischen Lebererkrankungen und Menschen mit erhöhtem Infektionsrisiko (z. B. Reisen in Endemiegebiete) empfohlen [1]. Ausreichende Impftiter scheinen für mindestens 20 Jahre zu bestehen [2], sodass bei Immungesunden keine Auffrischungsimpfungen notwendig sind. Hygienische Maßnahmen zur Unterbindung des Transmissionswegs (fäkal-oral) verhindern eine Infektion.

Hepatitis B

Bei Infektionen mit dem Hepatitis-B-Virus (HBV) sind sowohl akute und selbstlimitierende als auch chronische Verläufe möglich. Ein wirksamer Schutz besteht durch die Impfung, die in Deutschland von der STIKO und auch weltweit von der WHO für alle Kinder unabhängig vom Infektionsrisiko und Erwachsene mit erhöhtem Infektionsrisiko empfohlen ist [1,3]. Bei der vertikalen Transmission (Mutter-Kind-Übertragung) ist das Chronifizierungsrisiko besonders hoch. Neugeborene von HBsAg-positiven Schwangeren werden in den ersten 12 Stunden nach der Geburt aktiv und passiv (Immunglobuline) immunisiert [3]. Seit 2022 stehen neue Hepatitis-B-Impfstoffe zur Verfügung, die bei Menschen mit ansonsten geringerem Ansprechen auf den Impfstoff (z. B. ältere Menschen, Patienten mit Diabetes) bessere Impftiter induzieren (Tab. 10.2) [4,5].

Mit den aktuell verfügbaren Therapieoptionen (Nukleos(t)id-Analoga Tenofovir und Entecavir oder ggf. pegyliertes Interferon alfa) kann eine Suppression der Viruslast und in seltenen Fällen eine immunologische Kontrolle der Infektion erreicht werden. Eine funktionelle Heilung, definiert als HBsAg-Verlust, ist mit den aktuell verfügbaren Therapien nur selten möglich. Allerdings reduziert auch die Suppression der Viruslast das Risiko eines progredienten Krankheitsverlaufs und das Risiko an einem hepatozellulären Karzinom zu erkranken [3]. Zudem sinkt mit abfallender Viruslast das Übertragungsrisiko. Daher sollten HBsAg-positive Schwangere mit einer HBV-DNA von ≥ 200.000 IU/ml mit Tenofovir behandelt werden, da in diesem Fall das Risiko einer Übertragung auf das Neugeborene trotz aktiver und passiver Immunisierung erhöht ist [3]. Aufgrund der verfügbaren Therapieoptionen und den daher bestehenden Möglichkeiten zur Reduktion von Morbidität, Mortalität und Transmissionsrisiko ist ein HBV-Screening unabhängig vom Alter bei Personen mit erhöhten Leberwerten, mit erhöhtem Risiko für eine HBV-Infektion (Migrationshintergrund aus HBsAg-Hochprävalenzregionen, Familien-/Haushaltsangehörige von HBV-Infizierten, medizinisches Personal, sexuelles Risikoverhalten), mit erhöhtem Risiko für einen schweren Verlauf (Transplantatempfänger, Patienten vor einer immunsuppressiven Therapie oder Chemotherapie) und bei Schwangeren empfohlen [3]. Seit Oktober 2021 haben Versicherte ab 35 Jahren einmalig den Anspruch, sich auf Hepatitis B als Bestandteil des sogenannten „Check-Up 35" (Gesundheitsuntersuchung) testen zu lassen. Der HBsAg-Nachweis dient als Screening-Parameter [3], und bei positivem Ergebnis wird die Viruslast (HBV-DNA) durch einen Nukleinsäuretest bestimmt. Weitere Empfehlungen zur Diagnostik sind in der aktuellen Leitlinie aufgeführt [3].

Hepatitis C

Wie die HBV-Infektion erfolgt die Infektion mit dem Hepatitis-C-Virus (HCV) parenteral. Es besteht ein hohes Chronifizierungsrisiko und eine Impfung gegen HCV existiert bisher nicht. Daher besteht die Prävention in der Verhinderung der Transmission durch bspw. Testen von Blutprodukten und ausreichende hygienische Standards. Bei Personen, die Drogen konsumieren, kann eine Übertragung verhindert werden, indem der gemeinsame Gebrauch von Drogenutensilien (z. B. Nadeln) vermieden wird. Aufgrund der erfolgreichen Therapiemöglichkeit der HCV-Infektion mit direkten antiviralen Substanzen, die eine Viruseliminierung in über 99 % erreichen [6], können die Übertragungswege durch Screening von Risikogruppen und bei positivem Virusnachweis durch Therapie unterbrochen werden. Theoretisch wäre es möglich, die HCV-Infektion durch einen breiten Einsatz der Therapie weltweit einzudämmen, sodass die WHO ein Eliminierungsziel bis 2030 definiert hat. Politische Maßnahmen, z. B. die Implementierung von Screening-Maßnahmen, sind jedoch dringend erforderlich [7]. Ein erster Erfolg in Deutschland ist das seit Oktober 2021 eingeführte HCV-Screening mittels anti-HCV im Rahmen des „Check-Up 35". Bei positivem Befund erfolgt die Bestimmung der Viruslast (HCV-RNA). Weitere Empfehlungen zur Diagnostik und Therapie sind in der aktuellen Leitlinie aufgeführt [8].

Hepatitis D

Eine Infektion mit dem Hepatitis-D(elta)-Virus (HDV) kann nur gemeinsam mit einer HBV-Infektion auftreten, da für die Infektion von Leberzellen die Anwesenheit von HBsAg erforderlich ist. Daher schützt eine Impfung gegen HBV auch gegen HDV. Die kürzlich von der EMA (bedingt) zugelassene antivirale Therapie mit dem Eintrittsinhibitor Bulevirtid bietet erstmalig eine zugelassene Therapieoption [9]. Da die HBV/HDV-Koinfektion mit einem erhöhten Leberzirrhose- und HCC-Risiko einhergeht, sollten alle HBsAg-positiven Patienten einmalig auf anti-HDV getestet werden [3]. Eine Reflextestung erfolgt aktuell noch nicht. Wenn anti-HDV nachgewiesen wird, sollte die HDV-RNA durch einen Nukleinsäuretest bestimmt werden [3].

Hepatitis E

Hepatitis E ist eine vermeintlich reiseassoziierte, selbstlimitierende Erkrankung, die in seltenen Risikogruppen zu einem Leberversagen führen kann. Allerdings werden zunehmend autochthone in Deutschland erworbene Hepatitis E Fälle berichtet. In diesen Fällen wird eine zoonotische Übertragung des HEV angenommen, jedoch ist eine Übertragung auch über den Blutweg und fäkal-oral bei Infizierten möglich [10]. Bei den meisten in Deutschland erworbenen autochthone Infektionen handelt es sich um Infektionen mit dem Genotyp 3, während beispielsweise in Asien die Genotypen 1 oder 4 verbreitet sind. Während die Erkrankung bei immunkompetenten Menschen selbstlimitierend ist, kann bei immunsupprimierten Menschen eine chronische HEV-Infektion auftreten [10]. Derzeit gibt es in Europa keine zugelassene Impfung, sondern nur in China. Daher sind Präventionsmaßnahmen zur Reduktion der Transmission für vulnerable Personen besonders wichtig. Hierzu gehört bspw. das ausreichende Erhitzen von Schweinefleisch vor dem Verzehr oder die Testung von Blutprodukten [10], die seit 01.01.2021 in Deutschland verpflichtend ist.

Tab. 10.2: Steckbrief zu den Hepatitisvirusinfektionen.

Hepatitis – Erreger, Übertragung, Diagnostik	Präventionsmöglichkeiten
Hepatitis-A-Virus (HAV) – RNA-Virus (Picornaviridae) – Übertragung: Fäkal-oral – Diagnostik: anti-HAV IgM/IgG, wenn IgM positiv HAV-RNA (Blut und Stuhl)	**Impfungen**: z. B. Havrix, Vaqta (2 Impfungen i. m. 0, 6–12 Monate), Twinrix (HAV/HBV-Kombination, 3 Impfungen i. m. 0, 1, 6 Monate) Hygienemaßnahme v. a. in Risikogebieten („cook it, peal it or forget it")
Hepatitis-B-Virus (HBV) – DNA-Virus (Hepadnaviridae) – Übertragung: parenteral – Diagnostik: HBsAg, anti-HBc – wenn HBsAg positiv: HBeAg, anti-HBe, HBV-DNA (+ anti-HDV)	**Impfungen**: – Engerix-B – Oberflächenantigen HBs + Alum (3 Impfungen i. m. 0, 1, 6 Monate) – Kombinationsimpfstoff mit HAV: Twinrix (3 Impfungen i. m. 0, 1, 6 Monate) Neue Impfungen seit 2022: – PreHevbri (Sci-B-Vac) – drei Oberflächenantigene (HBs + Prä-S1, Prä-S2) + Alum (3 Impfungen i. m. 0, 1, 6 Monate) – Heplisav B – Oberflächenantigen HBs + Adjuvans CpG 1018 (2 Impfungen i. m. 0, 1 Monat) Frühe Diagnose und Therapie der chronischen Hepatitis B
Hepatitis-C-Virus (HCV) – RNA-Virus (Flaviviridae) – Übertragung: parenteral – Diagnostik: anti-HCV, wenn positiv HCV-RNA (bei akuter Hepatitis auch ohne anti-HCV Befund)	Bislang keine Impfung Hygienemaßnahmen, Vermeidung des gemeinsamen Gebrauchs von Gegenständen, die zu einer Übertragung führen können (z. B. Spritzen, Rasierklingen). Frühe Diagnose und Therapie der Hepatitis C
Hepatitis-D-Virus (HDV) – RNA-Virus (Virusoid) – Übertragung: parenteral – Anti-HDV, wenn positiv HDV-RNA	**Impfungen**: HBV-Impfung schützt auch vor einer HDV-Infektion
Hepatitis-E-Virus (HEV) – RNA-Virus (Hepeviridae) – Übertragung In D v. a. durch Verzehr von kontaminiertem Nahrungsmittel (z. B. Schweinefleischprodukte), fäkal-oral, parenteral – Diagnostik: Anti-HEV IgM/IgG, HEV-RNA (bei V. a. auch ohne anti-HEV).	*Bislang* keine Impfung in Deutschland verfügbar. Hecolin als Impfung gegen HEV (Genotyp 4) in China verfügbar. Für Risikogruppen mit fulminantem Verlauf oder chronischer Progression (z. B. Transplantatempfänger): Vermeidung von rohen oder unzureichend erhitzten Schweinefleischprodukten. Testung von Blutprodukten.

Literatur

[1]   RKI. Neuerungen in den Empfehlungen der Ständigen Impfkommission (STIKO) am RKI für 2017/ 2018 2017. https://doi.org/10.17886/EPIBULL-2017-045.

[2]   Shouval D. Immunization against Hepatitis A. Cold Spring Harb Perspect Med 2019;9:a031682. https://doi.org/10.1101/cshperspect.a031682.

[3]   Cornberg M, Sandmann L, Protzer U, et al. S3-Leitlinie der Deutschen Gesellschaft für Gastroenterologie, Verdauungs- und Stoffwechselkrankheiten (DGVS) zur Prophylaxe, Diagnostik und Therapie der Hepatitis-B-Virusinfektion – (AWMF-Register-Nr. 021–11). Z Gastroenterol 2021;59:691–776. https://doi.org/10.1055/a-1498-2512.

[4]   Lee G-H, Lim S-G. CpG-Adjuvanted Hepatitis B Vaccine (HEPLISAV-B®) Update. Expert Rev Vaccines 2021;20:487–95. https://doi.org/10.1080/14760584.2021.1908133.

[5]   Vesikari T, Langley JM, Segall N, et al. Immunogenicity and safety of a tri-antigenic versus a mono-antigenic hepatitis B vaccine in adults (PROTECT): a randomised, double-blind, phase 3 trial. Lancet Infect Dis. 2021;21:1271–81. https://doi.org/10.1016/S1473-3099(20)30780-5.

[6]   Cornberg M, Manns MP. The curing regimens of HCV: A SWOT analysis. Antivir Ther 2022;27:13596535211072672. https://doi.org/10.1177/13596535211072672.

[7]   Wedemeyer H, Tergast TL, Lazarus JV, et al. Securing Wider EU Commitment to the Elimination of HCV. Liver Int 2022. https://doi.org/10.1111/liv.15446.

[8]   Sarrazin C, Zimmermann T, Berg T, et al. Prophylaxe, Diagnostik und Therapie der Hepatitis-C-Virus(HCV)-Infektion. Z Gastroenterol. 2020;58:1110–31. https://doi.org/10.1055/a-1226-0241.

[9]   Sandmann L, Cornberg M. Experimental Drugs for the Treatment of Hepatitis D. J Exp Pharmacol. 2021;13:461–8. https://doi.org/10.2147/JEP.S235550.

[10] European Association for the Study of the Liver. EASL Clinical Practice Guidelines on hepatitis E virus infection. J Hepatol. 2018;68:1256–71. https://doi.org/10.1016/j.jhep.2018.03.005.

10.6.2 Epidemiologie und Gesundheitsökonomie

Juliana Hoeper, Christoph Schwarzbach, Ute Lohse, Ansgar Lange, Jan Zeidler, J.-Matthias von der Schulenburg

Hepatitis B und C Screening

Nach Poethko-Müller et al. (2013) [1] haben rund 33 % der erwachsenen Deutschen in ihrem Leben mindestens 1 Impfdosis gegen den Hepatitis B-Virus (HBV) erhalten. Gegen die Hepatitis C-Virus(HCV)-Infektion existiert derzeit keine Impfung und es ist unklar, ob und wann diese verfügbar sein könnte.

Generell verlaufen beide Krankheitsbilder häufig symptomarm und werden infolgedessen nicht rechtzeitig diagnostiziert. Hinzu kommen Probleme wie Scham und Ängste der Betroffenen sowie ein geringes Wissen und Bewusstsein über sexuell übertragbare Erkrankungen. Das frühzeitige Erkennen von diesen Infektionen ist essenziell, um entweder eine Heilung zu ermöglichen (HCV – insbesondere durch direkt antiviral wirksame Substanzen [DAA]) oder eine Behandlung zu initialisieren, die bei HBV Langzeit- und Spätfolgen (Organschäden, Krebserkrankungen) verhindern kann. Insbesondere bei HCV hat die Relevanz einer frühzeitigen Diagnose durch neue Therapiemöglichkeiten mithilfe der zweiten Generation von DAA zugenommen.

Neben den an das RKI übermittelten Infektionszahlen dieser meldepflichtigen Erkrankungen (vgl. Kap. 5.2.2) muss von einer hohen Dunkelziffer nicht diagnostizierter Fälle ausgegangen werden [2]. Ein einmaliges Screening für HBV und HCV können Versicherte ab dem vollendeten 35. Lebensjahr seit Oktober 2021 im Rahmen des sogenannten Check-ups (Gesundheitsuntersuchung) in Anspruch nehmen. In der Einführungsphase kann diese Untersuchung auch losgelöst vom Check-up erfolgen. Für bestimmte Risikogruppen wird das Screening zusätzlich empfohlen (für Schwangere im Rahmen der Mutterschaftsrichtlinien) oder es ist obligatorisch (für Asylsuchende im Rahmen der Erstuntersuchung). Die Strategie zur Eindämmung von HIV, Hepatitis B und C und anderen sexuell übertragbaren Infektionen des Bundesgesundheitsministeriums [2] sieht Aktivitäten in den folgenden fünf Behandlungsfeldern vor, um die genannten Erkrankungen in Deutschland nachhaltig einzudämmen: (1) Gesellschaftliche Akzeptanz schaffen, (2) Bedarfsorientierte Angebote weiter ausbauen, (3) Integrierte Präventions-, Test- und Versorgungsangebote weiterentwickeln, (4) Sektorübergreifende Vernetzung der Akteure fördern, und (5) Wissensgrundlage und Datennutzung weiter ausbauen. Das dritte Handlungsfeld „Integrierte Präventions-, Test- und Versorgungsangebote weiterentwickeln" hat vor allem das Ziel, die Diagnoseraten zu erhöhen und Spätdiagnosen zu senken. Das Bundesministerium unterstreicht dabei auch, dass neben der Bevölkerung auch die Ärzteschaft besser informiert und sensibilisiert werden muss sowie medizinische Leitlinien um Screening-Verfahren bei bestimmten Indikationen erweitert werden sollten. Die Strategie sieht nur eine Beratung und Umsetzung durch nichtstaatliche Organisationen und Unternehmen vor.

In einer umfassenden Übersichtsarbeit von Sarrazin et al. (2021) [3] wurden verschiedene Studien mit Informationen zum Screening identifiziert, auf die sich die folgenden Ausführungen beziehen. Dementsprechend und obwohl die HCV-Screeningrate in der deutschen Allgemeinbevölkerung nicht bekannt ist, schätzt ein Bericht aus dem Jahr 2018, dass etwa 57 % der Patienten mit HCV diagnostiziert wurden. Eine andere Veröffentlichung schätzte für das Jahr 2015, dass in der Europäischen Union weniger als 30 % der Menschen mit HCV gescreent und weniger als 5 % behandelt wurden. Eine weitere Studie zeigte, dass bei risikobasierten Screenings die meisten unbekannten HCV-Infektionen (83 %) erkannt wurden. Darüber hinaus ergab eine Kohortenmodellierung verschiedener Screening-Strategien, dass das Screening von Menschen, die Drogen injizieren (PWID), die wirksamste Strategie zur Verringerung von HCV-Infektionen wäre. Der übliche HCV-Infektionstest ist der Nachweis von Anti-HCV-Antikörpern im Patientenserum. Die gesetzlichen Krankenkassen zahlen den Ärzten einen finanziellen Bonus, wenn sie nicht das gesamte Labordiagnostikbudget nutzen. Bis April 2018 war der Test auf Anti-HCV-Antikörper extrabudgetär, also von der Budgetberechnung ausgenommen. Nach dieser Reform analysierte eine Studie deren Auswirkungen auf HCV-Tests in 510.656 Patientendatensätzen. Demnach gingen die Anti-HCV-Tests nach der Reform zurück. Dies traf aber ebenfalls auf die Anti-HBV-Tests zu, die weiterhin extrabudgetär finanziert wurden.

Um den Nutzen einer frühzeitigen Diagnose von HBV und HCV für Deutschland zu beantworten, fehlt es allerdings an aussagekräftigen Studien. Zu diesem Ergebnis kommt das Institut für Qualität und Wirtschaftlichkeit im Gesundheitswesen (IQWIG), welches in seinen Nutzenbewertungen aus dem Jahr 2016 sowohl ein Screening auf Hepatitis B als auch auf Hepatitis C untersucht [4,5]. Sie kamen zu dem Schluss, dass für beide Verfahren das Nutzen-Schaden-Verhältnis aufgrund einer unzureichenden Datenlage unklar bleibt. Weiterhin wies das IQWIG darauf hin, dass durch die Möglichkeit einer Impfung bei HBV der Effekt eines Screenings langfristig reduziert würde, da die anzusprechende Population immer kleiner würde. Bei HCV hingegen kommt das IQWIG zu einem tendenziell positiveren Schluss. Da keine Impfung existiert und heutzutage kurative Therapien zur Verfügung stehen, könnte eine frühzeitige Diagnose der häufig symptomlosen HCV-Infektion sogar zu einer Elimination der Krankheit in Deutschland führen. Wie oben dargestellt hat der GBA trotz dieser unklaren Ergebnisse, ein einmaliges Screening seit 2021 in die Gesundheitsuntersuchung ab dem vollendeten 35. Lebensjahr integriert. Ziel ist es, unentdeckte HBV- und HCV-Infektionen zu erkennen und zu behandeln, um so schwerwiegende Spätfolgen zu verhindern [6].

Dies unterstützt eine Modellierungsstudie von Krauth et al. (2019) [7], welche die Auswirkungen verschiedener deutschlandweiter Screening-Strategien auf die langfristige Entwicklung der HCV-Prävalenz, der leberbedingten Mortalität, der qualitätsadjustierten Lebensjahre (QALYs) und der Gesundheitskosten analysierte. Das Ziel war die kosteneffektivste Screening-Strategie (unter den analysierten Strategien) mit einem Zeithorizont bis zum Jahr 2040 zu ermitteln, wobei zwischen der Allgemeinbevölkerung (GP), Menschen, die Drogen injizieren (PWID), und HIV-infizierten Männern, die Sex mit Männern haben (MSM), unterschieden wurde. Das angewandte Modell verglich vier alternative einmalige Screening-Strategien: (1) kein Screening, (2) Basis-Screening, (3) erweitertes Screening und (4) vollständiges Screening. Diese unterschieden sich in der Anzahl der entdeckten und behandelten HCV-Infizierten. Angenommen wurde weiterhin ein Schwellenwert von 20.000 € pro QALY. Die Werte für die inkrementellen Kosten-Effektivitätsanalysen in den Subgruppen legen nahe, dass das erweiterte Screening in der GP und bei MSM kosteneffektiv ist. Für PWID ist demnach das vollständige Screening kosteneffektiv. Darüber hinaus wurde eine gemischte Screening-Strategie für die Gesamtbevölkerung untersucht, die aus den Kosten-Wirksamkeits-Verhältnissen in den Untergruppen abgeleitet wurde (d. h. erweitertes Screening der GP und MSM, sowie vollständiges Screening für PWID) und die besten inkrementellen Kosten-Wirksamkeits-Verhältnisse in der Gesamtbevölkerung ergab. Auf der Grundlage der ICER-Effizienzkriterien leiten die Autoren für die Gesamtbevölkerung die Empfehlung ab, sich auf ein risikobasiertes Screening der GP zu konzentrieren, während für PWID die gesamte Gruppe und bei MSM ein hoher Teil der Gruppe betrachtet werden sollte. Entscheidend sei die Teilnahmerate der schwer zu erreichenden PWID.

Diese Analyse bietet bereits einen guten Einstieg in die Analyse der Screening-Strategien, wobei generell in diesem Bereich die Forschung in Deutschland weiter vorangetrieben werden sollte, um eine ausreichende Datenlage für Entscheidungen zur Einführung von Screeningverfahren für HBV und HCV zu etablieren.

Literatur

[1] Poethko-Müller C, Schmitz R. Impfstatus von Erwachsenen in Deutschland: Ergebnisse der Studie zur Gesundheit Erwachsener in Deutschland (DEGS1) (Vaccination coverage in German adults: results of the German Health Interview and Examination Survey for Adults (DEGS1)). Bundesgesundheitsblatt Gesundheitsforschung Gesundheitsschutz. 2013;56(5–6):845–857.

[2] Bundesministerium für Gesundheit. BIS 2030 – Strategie zur Eindämmung von HIV, Hepatitis B und C und anderen sexuell übertragbaren Infektionen 2018; 2018.

[3] Sarrazin C, Boesecke C, Golsabahi-Broclawski S, et al. Hepatitis C virus: Current steps toward elimination in Germany and barriers to reaching the 2030 goal. Health Sci Rep. 2021;4(2):e290.

[4] Institut für Qualität und Wirtschaftlichkeit im Gesundheitswesen 2018. Screening auf Hepatitis B, 1.0. Aufl. IQWiG-Berichte, Band 667. Institut für Qualität und Wirtschaftlichkeit im Gesundheitswesen (IQWiG), Köln.

[5] Institut für Qualität und Wirtschaftlichkeit im Gesundheitswesen 2018. Screening auf Hepatitis C, 1.0. Aufl. IQWiG-Berichte, Band 668. Institut für Qualität und Wirtschaftlichkeit im Gesundheitswesen (IQWiG), Köln.

[6] Gemeinsamer Bundesausschuss 2020. Pressemitteilung – Methodenbewertung: Screening auf Hepatitis B und C neuer Bestandteil des Gesundheits-Check-ups. https://www.g-ba.de/presse/pressemitteilungen-meldungen/912/ Zugriff: 19.02.2023.

[7] Krauth C, Rossol S, Ortsäter G, et al. Elimination of hepatitis C virus in Germany: modelling the cost-effectiveness of HCV screening strategies. BMC Infect Dis. 2019;19(1):1019.

10.7 Prävention chronisch-entzündlicher Darmerkrankungen einschließlich der Zöliakie

10.7.1 Medizinische Übersicht

Andreas Stallmach

Chronisch entzündliche Darmerkrankungen stellen eine Gruppe komplexer Systemerkrankungen („nicht nur der Darm, der Mensch ist krank") dar. Die Haupttypen dieser Erkrankungen sind der Morbus Crohn, die Colitis ulcerosa, die mikroskopischen Colitiden und die Zöliakie. Insbesondere bei schweren Verläufen gehen diese Erkrankungen mit einer erhöhten Morbidität und Mortalität sowie einer deutlichen Beeinträchtigung der Lebensqualität einher. Die Prävalenz dieser meist bei jungen Menschen auftretenden Erkrankungen hat in den letzten Dekaden dramatisch zugenommen; so sind in Nordeuropa und Nordamerika mehr als 10 Millionen Menschen betroffen [1,2]. Damit repräsentieren die entzündlichen Darmerkrankungen die häufigsten chronisch-entzündlichen Systemerkrankungen des Menschen. Wichtig ist auch, dass durch diese chronische Entzündung die Entstehung von Malignomen im Gastrointestinaltrakt, z. B. des Kolonkarzinoms, gefördert wird [3]. So wird jede fünfte Krebserkrankung mit einer chronischen Entzündung in Zusammenhang gebracht. Daher ist es von höchster Bedeutung, die Ursachen der chronisch-entzündlichen Darmerkrankungen zu erforschen. Aus einem besseren pathophysiologischen Verständnis ergeben sich zwangsläufig bessere Präventionsmöglichkeiten, die nicht nur unter gesundheitsökonomischen Aspekten priorisiert werden müssen.

Pathogenese der chronisch-entzündlichen Darmerkrankungen und Ansatzpunkte für eine effektive Prävention

Die Pathogenese der chronischen-entzündlichen Darmerkrankungen ist komplex und trotz großer Fortschritte in den letzten Jahren noch immer nicht ganz verstanden. Modellhaft konnte für chronische Entzündungen bei Patienten mit Morbus Crohn oder Colitis ulcerosa gezeigt werden, dass aus dem Zusammenspiel genetischer Risikofaktoren und Umwelteinflüssen eine Störung der gastrointestinalen Barriere mit überschießender Aktivierung des Darm-assoziierten Immunsystems resultiert. Schon lange Zeit war die familiäre Häufung der chronisch-entzündlichen Darmerkrankungen bekannt; große Kohorten- und Zwillingsstudien wie z. B. die aus der Biobank „popgen" der Christian-Albrechts-Universität zu Kiel, haben zur Identifikation der mittlerweile mehr als 250 bekannten Risikogene geführt [4]. Dabei wird die Bedeutung genetischer Faktoren für die Entstehung chronisch-entzündlicher Darmerkrankungen eindrucksvoll bei diskordanten eineiigen Zwillingen deutlich. Erkrankt ein Zwilling an einer chronisch-entzündlichen Darmerkrankung, ist die Wahrscheinlichkeit, dass der zweite Zwilling ebenfalls erkrankt, ca. 30–40 %. Andererseits zeigen diese Konkordanzraten, dass für die Entstehung einer entzündlichen Darmerkrankung Umweltfaktoren eine noch größere Bedeutung besitzen müssen [5]. Leider ist die Identifikation von krankheitsauslösenden Umweltfaktoren viel schwieriger und aufwendiger als genetische Untersuchungen. Nur prospektiv verfolgte große Kohorten können hier die dringend benötigten Antworten liefern; hier sind einerseits die klinische Forschung fördernde Institutionen wie z. B. die DFG, andererseits die Klinischen Forscher in der Gastroenterologie gefordert, adäquate Studien zu initiieren.

Dennoch leiten sich schon jetzt aus dem Wissen der aktuell bekannten Umweltfaktoren unmittelbare Präventionsstrategien ab: So reduziert sich bei Patienten mit Zöliakie die mukosale Entzündung nach Einleitung einer Gluten-freien Diät; es kommt zur histologischen Normalisierung der Dünndarmschleimhaut und das langfristig erhöhte Malignomrisiko sinkt. Bei Patienten mit Morbus Crohn ist Rauchen als ein klarer Risikofaktor für die Entstehung und Verschlechterung der Erkrankung identifiziert worden. Rauchende Patienten entwickeln häufiger Komplikationen, müssen öfter operiert werden und werden häufiger mit Immunsuppressiva behandelt. Die günstigen Effekte eines Nikotinverzichtes auf den Krankheitsverlauf sind genauso stark wie die Einleitung einer immunsuppressiven Therapie. Als weiterer frühkindlicher Risikofaktor für die Entstehung entzündlicher Darmerkrankungen ist der Einsatz von Antibiotika identifiziert worden. Werden Kinder und Jugendliche wiederholt mit Antibiotika behandelt, steigt das Risiko für die Entstehung einer Darmerkrankung um den Faktor 6 an. Diese und andere Ergebnisse führten zur Erkenntnis, dass Störungen der kommensalen Mikrobiota im Magen-Darmtrakt („Dysbiose") mittlerweile als Auslöser und Unterhalter eines chronischen Entzündungsprozesses verstanden werden. Seit vielen Jahrzehnten ist bekannt, dass der Magen-Darm-Trakt mit Bakterien, Viren, Pilzen und Parasiten Trillionen von Mikroorganismen beherbergt, die gastrointestinale Mikrobiota. Kein anderes Thema der Biomedizin hat aber in jüngster Zeit unser Verständnis von Gesundheit und Krankheit so stark beeinflusst wie das zur humanen Mikrobiota. Fast banal klingt, dass die gastrointestinale Mikrobiota für Immunfunktionen eine wichtige Rolle spielt, sie ist wesentlich an der Verdauung von Nährstoffen beteiligt und beeinflusst metabolische Funktionen und Signalwege vom Darm zu anderen Organen einschließlich Leber, Muskulatur und Zentralnervensystem. Aktuellste Daten zeigen, dass die Modulation der Mikrobiota bei der Entstehung und Prävention chronischer Entzündungen im Gastrointestinaltrakt, aber auch für die Wirkung moderner immunologischer Krebstherapien („Checkpoint-Inhibitoren") von Bedeutung ist (zur Übersicht siehe [6]). Aus dem wachsenden Verständnis der Interaktionen zwischen Mensch und Mikrobiota bei Gesundheit, aber insbesondere bei chronischen Erkrankungen, ergeben sich somit neue weitreichende Präventionsansätze für zahlreiche Volkskrankheiten, so auch der chronisch-entzündlichen Darmerkrankungen.

Literatur

[1] Schuppan D. (Celiac disease : Pathogenesis, clinics, epidemiology, diagnostics, therapy). Bundesgesundheitsblatt, Gesundheitsforschung, Gesundheitsschutz. 2016; 59: 827–835.

[2] Weimers P, Munkholm P. The Natural History of IBD: Lessons Learned. Current treatment options in gastroenterology 2018, DOI: 10.1007/s11938-018-0173-3:

[3] Waldner MJ, Neurath MF. Master regulator of intestinal disease: IL-6 in chronic inflammation and cancer development. Seminars in immunology. 2014;26:75–79.

[4] Uhlig HH, Muise AM. Clinical Genomics in Inflammatory Bowel Disease. Trends in genetics : TIG. 2017;33:629–641.

[5] Ananthakrishnan AN, Bernstein CN, Iliopoulos D, et al. Environmental triggers in IBD: a review of progress and evidence. Nature reviews Gastroenterology & hepatology. 2018;15:39–49.

[6] Stallmach A, Vehreschild MJGT. Mikrobiom. Wissenstand und Perspektiven: DE GRUYTER; 2016.

10.7.2 Epidemiologie und Gesundheitsökonomie

Juliana Hoeper, Christoph Schwarzbach, Ute Lohse, Ansgar Lange, Jan Zeidler, J.-Matthias von der Schulenburg

Aus der globalen Ausbreitung von Colitis Ulcerosa und Morbus Crohn (vgl. dazu auch Kap. 4.1.2) leiten Ananthakrishnan et al. 2020 [1] Vorschläge für Behandlung und Präventionsmaßnahmen ab. Dies bezieht modifizierbare umweltbedingte Expositionen ein, die das Auftreten von chronisch entzündlichen Darmerkrankungen (CED) verringern können. Für die westlichen Ländern zeigt sich demnach eine steigende Prävalenz und eine Alterung der betroffenen CED-Bevölkerung. Bei Krankenhausaufenthalten und Operationen ist eine rückläufige Tendenz erkennbar, während die therapeutischen Kosten steigen.

Umweltrisikofaktoren spielen bei den CED eine wichtige Rolle, unter anderem: Antibiotikaeinsatz, Art der Geburt, Stillen, Einnahme nicht-steroidaler entzündungshemmender Medikamente, Luftverschmutzung, Ernährung und städtisches Wohnumfeld. Der Zeitpunkt der Umweltexposition variiert dabei über das Alter, wobei sich einige Risikofaktoren auf das frühe Leben beziehen und andere mehr für Erwachsene nach der CED-Diagnose relevant sind. Dies hat auch Auswirkungen auf den Zeitpunkt von Präventionsmaßnahmen. Rauchen ist einer der typischsten Risikofaktoren für CED. Bei Colitis ulcerosa erhöht sich beispielsweise das Erkrankungsrisiko, wenn mit dem Rauchen aufgehört wird. Für die meisten westlichen Kohorten wird berichtet, dass Rauchen ein Risikofaktor für die Entwicklung von CED ist und den Krankheitsverlauf verschlechtert. Der stärkste nachgewiesene Risikofaktor für die Entwicklung von CED ist das Vorhandensein eines betroffenen Verwandten ersten Grades.

Das Interesse an einer diätetischen Behandlung von Morbus Crohn steigt, wobei insbesondere Ausschlussdiäten, kohlenhydratspezifische Diäten und entzündungshemmende Diäten Beachtung finden.

Obwohl noch mehr Daten aus gut konzipierten randomisierten kontrollierten Studien notwendig sind, um zu klären, welche Aspekte der Diäten eine Wirkung haben, wird die Ernährung sehr wahrscheinlich einen wichtigen Einfluss auf den Krankheitsverlauf bei CED haben. Insgesamt existiert für die Prävention in diesen Indikationen noch weitreichender Forschungsbedarf, insbesondere auch für gesundheitsökonomische Fragestellungen.

Literatur

[1] Ananthakrishnan AN, Kaplan GG, Ng SC. Changing Global Epidemiology of Inflammatory Bowel Diseases: Sustaining Health Care Delivery Into the 21st Century. Clin Gastroenterol Hepatol. 2020;18(6):1252–1260

10.8 Früherkennung angeborener Stoffwechselkrankheiten

10.8.1 Medizinische Übersicht

Stephan vom Dahl, Verena Keitel

Definition

Als angeborene Stoffwechselkrankheiten („inborn errors of metabolism", IEM) werden eine heterogene Gruppe seltener, meist monogenetisch vererbter Krankheiten zusammengefasst, die zu Störungen des Stoffwechsels führen (Tab. 10.3) [1]. Die Zahl der betroffenen Patienten im deutschen Sprachraum liegt bei ca. 50.000 [1]. Während Erkennung und Behandlung von Stoffwechselkrankheiten bis vor einigen Jahren vornehmlich in der Pädiatrie stattfanden, haben erfolgreiche Früherkennungsuntersuchungen wie das Neugeborenen-Screening (Tab. 10.4) [2] und die Zulassung neuer Therapieoptionen die Lebenserwartung der Betroffenen verbessert, so dass eine Transition in die Erwachsenenmedizin stark an Bedeutung gewinnt. Einige Stoffwechselkrankheiten wie der Alpha$_1$-Antrypsinmangel, die Hämochromatose, der Morbus Wilson, die akute intermittierende Porphyrie oder mildere Verlaufsformen angeborener Cholestasesyndrome können auch erstmalig im Erwachsenenalter manifest werden.

Pathogenese

Bei den meisten Stoffwechselkrankheiten handelt es sich um monogenetische Defekte. Bis zu 80 % der Stoffwechselkrankheiten werden autosomal-rezessiv vererbt, bis zu 15 % mitochondrial und bis zu 5 % X-chromosomal. Nur ein geringer Anteil ist autosomal-dominant vererbt. Darüber hinaus können Spontanmutationen auftreten [3]. Progressive familiäre intrahepatische Cholestasen (PFIC) bezeichnen angeborene Störungen der Gallebildung und umfasst ebenfalls eine heterogene Gruppe an Krankheiten, die durch Mutationen in verschiedenen Cholestase-assoziierten Genen (Abb. 10.7) ausgelöst werden können [4,5]. Durch moderne Sequenziertechnologien werden kontinuierlich neue Cholestase-assoziierte Gene und damit neue PFIC-Subtypen identifiziert [6]. Im Hinblick auf die Schädigungsmechanismen kann pathophysiologisch zwischen Funktionsdefekt, Intoxikation und Substratmangel bzw. Mischformen unterschieden werden.

Diagnostik

Die meisten Stoffwechselkrankheiten rufen unspezifische Symptome hervor, die sich im Neugeborenenalter als Trinkschwäche, Trinkverweigerung, Gedeihstörung, Muskelhypotonie und später auch als psychomotorische Retardierung äußern können. Dreizehn der in Tab. 10.3 aufgeführten Stoffwechselkrankheiten sind Teil des Neugeborenen-Screenings [2]. Bei Erwachsenen äußern sich Stoffwechselkrankheiten ebenfalls unspezifisch durch z. B. Hepatosplenomegalie, neuropsychiatrische Auffälligkeiten, abdominelle Beschwerden und vieles mehr. Neben den Analysen aus Trockenblut, gewinnt eine umfassende genetische Analyse des gesamten Exoms (Whole Exome Sequencing, WES) bzw. des Gesamtgenoms (Whole Genome Sequencing, WGS) an Bedeutung und wird insbesondere in der Pädiatrie frühzeitig zur Diagnostik eingesetzt. Da die Trefferquote je nach Population von 12–61 % bei genetischen Analysen schwankt und die Trefferquote bei erwachsenen Personen oftmals niedriger ist, hat sich vor Einsatz einer genetischen Analyse zunächst der Ausschluss häufiger Krankheiten bewährt.

Therapie

Die allgemeinen *Prinzipien der Therapie* von Stoffwechseldefekten umfassen a) die Vermeidung der Akkumulation von schädigenden Metaboliten durch Reduktionsdiäten oder Medikamente (Bsp. Phenylalanin bei PKU, Gallensäuren bei PFIC durch IBAT Inhibitoren [7], Givosiran siRNA gegen Δ-Aminolävulinsäuresynthase zur Reduktion der Delta-Aminolävulinsäure und Porphobilinogen bei akuter intermittierender Porphyrie [8]) b) die Induktion von alternativen Abbauwegen der schädigenden Metabolite (Bsp. Natriumbenzoat bei Harnstoffzyklusdefekten), c) die Supplementation fehlender Intermediärmetabolite (Bsp. Glucose bei den hepatischen Glykogenosen, Gallensäuren bei Gallensäuresynthesedefekten), d) die Augmentation von Enzymaktivitäten durch Chaperone, Vitamine und Coenzyme (Bsp. Vitamin B_6 bei Homocystinurie) sowie e) die Supplementation von fehlenden Enzymen durch Enzymersatzpräparate (Bsp. Imiglucerase/Velaglucerase/Taliglucerase bei M. Gaucher [9]). Ein Mangel an Aminosäuren durch Reduktion der natürlichen Eiweißzufuhr bei Aminoacidopathien muss durch entsprechende Aminosäuremischungen ausgeglichen werden. Einige dieser Krankheiten führen unerkannt bzw. unbehandelt zum Tode, insbesondere in Phasen der Katabolie, und erfordern häufig eine lebenslange Einhaltung einer Diät. Notfallsituationen betreffen v. a. metabolische Entgleisungen bei Ahornsirupkrankheit, bei Organoazidopathien (Propionazidämie, Methylmalonazidurie, Glutarazidurie, Isovalerianazidämie), die Schwangerschaft von Müttern mit bekannter Phenylketonurie, die hyperammonämischen Entgleisungen bei Patienten mit Harnstoffzyklusdefekten [10] sowie die akuten Porphyrien. Patienten mit hepatischen Glykogenosen müssen lebenslang vor Hypoglykämien geschützt werden. Patienten mit diesen Krankheiten benötigen einen *Notfallausweis*.

Offene Fragen

– Wie kann eine erfolgreiche Transition der pädiatrischen Patienten in die Erwachsenenmedizin erfolgen; wie kann eine breite Wissensvermittlung an die Erwachsenenmedizin unterschiedlicher Disziplinen implementiert und sichergestellt werden?

– Identifizieren von Risikopatienten für Stoffwechselentgleisungen, schnellen Progress der Erkrankung und von Biomarkern für Therapieansprechen.

- Management von Patienten mit Stoffwechselkrankheit während Schwangerschaft.
- Management von Patienten mit Stoffwechselkrankheit bei metabolischer Entgleisung bzw. während Standard-Akut-Situation vor Ort (Bsp. Unfall, akute Appendizitis am Heimatort), Zugang zu, Erstellung von und Pflege digitaler Notfallausweise.
- Wie kann der rationale Einsatz genetischer Diagnostik bei unklarer Stoffwechselkrankheit im Erwachsenenalter gewährleistet werden?
- Implementierung prospektiver zentraler Register (z. B. ERN-Register) zur Klärung von Langzeitverlauf, Auffinden von Kohorten für klinische Studien, etc.
- Biomarker zum Monitoring des Therapieansprechens angeborener intrahepatischer Cholestasen unter Hemmung der intestinalen Gallensäurerückresorption (IBAT-Inhibition, intestinal ileal bile acid transporter) Therapie, Einfluss der IBATi-Therapie auf den Verlauf der Grunderkrankung auch in Abhängigkeit des genetischen Subtyps.
- Vernetzung von Behandlungszentren, auch im Rahmen der Zentren für seltene Krankheiten.
- Implementation des Gebiets in die Lehre i. R. des Medizinstudiums.

Tab. 10.3: Übersicht über Prävalenz und primäres Manifestationsalter angeborener Stoffwechselkrankheiten (bei Erwachsenen) im dt. Sprachraum [1]. Abk. D, A, CH (Deutschland, Österreich, Schweiz).

	Geschätzte Zahl erwachsener Patienten in D, A, CH	Erstmanifestation meist im Säuglings- oder frühen Kindesalter	Erstmanifestation meist im Erwachsenenalter
Ahornsirupkrankheit	100	X	
Alkaptonurie	> 200		X
Alpha$_1$-Antitrypsinmangel	8.000	X	X
Biotinidase-Mangel	75	X	
Carnitin-Palmitoyltransferase-II-Mangel	200		X
Hereditäre intrahepatische Cholestasen, PFIC	mit nativer Leber > 50	X	X
Cholesterinesterspeicherkrankheit (CSED)	20		X
Congenital-Disorders-Of-Glycosylation (CDG)	50	X	

Tab. 10.3: (fortgesetzt)

	Geschätzte Zahl erwachsener Patienten in D, A, CH	Erstmanifestation meist im Säuglings- oder frühen Kindesalter	Erstmanifestation meist im Erwachsenenalter
Fabry-Krankheit	700		X
Fettsäureoxidationsstörungen (langkettige)	500	X	
Fruktoseintoleranz, hereditäre	1.700	X	
Galaktosämie	300	X	
Gallensäuresynthesestörungen	20	X	(X)
Gaucher-Krankheit	400		X
Glutarazidurie Typ I	25	X	
Glykogenose des Muskels, Typ V, Mc-Ardle-Krankheit	300		
Glykogenose der Leber Typ Ia, b	200	X	
Hämochromatose, primäre	6.000		X
Harnstoffzyklusdefekte	150	X	
Homozystinurie	100	X	
Hyperoxalurien	75	X	
Hyperphenylalaninämie/Phenylketonurie	6.000	X	
Isovalerianazidämie	75	X	
Medium-Chain-Acyl-CoA-Dehydrogenase (MCAD)-Mangel	250	X	
Mitochondriopathien	6.500		X
Mukopolysaccharidosen	350	X	
Peroxisomale Krankheiten	1.000		X
Pompe-Krankheit	150		X
Porphyrien, akute	1.500		X
Porphyrien, chronische	6.000		X
Propionazidämie, Methylmalonazidurie	100	X	
Tetrahydrobiopterinmangelkrankheiten	50	X	
Tyrosinämie, hereditäre, Typ I	25	X	

Tab. 10.3: (fortgesetzt)

	Geschätzte Zahl erwachsener Patienten in D, A, CH	Erstmanifestation meist im Säuglings- oder frühen Kindesalter	Erstmanifestation meist im Erwachsenenalter
Wilson-Krankheit	1.000	X	X
Zerebrotendinöse Xanthomatose	20		X
Zystinose	50	X	
Summe	Ca. 50.000		

Tab. 10.4: Krankheiten des Neugeborenen-Screenings.

Name	Prävalenz bei Neugeborenen
Phenylketonurie (PKU)	1/7.000–1/10.000
Ahornsirupkrankheit	1/200.000
Isovalerianazidämie	1/50.000
Glutaracidurie Typ I	1/80.000
Biotinidase-Mangel	1/80.000
Galaktosämie	1/40.000
MCAD-(Medium-Chain-Acyl-CoA-Dehydrogenase) Mangel	1/11.500
LCHAD-(Long-Chain-Acyl-CoA-Dehydrogenase) Mangel	1/80.000
VLCAD- (Very Long-Chain-Acyl-CoA-Dehydrogenase) Mangel	1/80.000
Carnitinzyklusdefekte, (Carnitin-Palmitoyltransferase I (CPT-I); CPT-II-, Carnitin-Acylcarnitin-Translokase (CACT)-Mangel)	1/200.000
Tyrosinämie Typ I	1/135.000
Hypothyreose	1/4.000
Schwere kombinierte Immundefekte (SCID)	1/32.500
Sichelzellkrankheit	1/3.950
Spinale Muskelatrophie (SMA)	1/6.000–1/11.000
Adrenogenitales Syndrom (AGS)	1/10.000

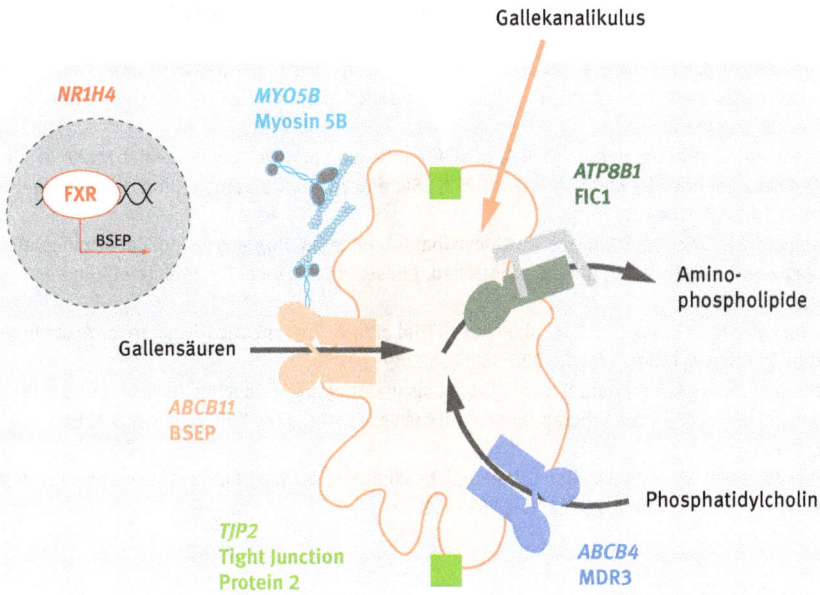

Abb. 10.8: Darstellung der PFIC-assoziierten Genprodukte im Hepatozyten-Couplet. Dargestellt sind zwei benachbarte Hepatozyten, die mit ihrer apikalen Membran den Gallekanalikulus bilden. Die Gallensalzexportpumpe (BSEP, ABCB11) ist für den Transport von Gallensäuren aus den Zellen in die Galle essenziell, während das Multidrug Resistance Protein 3 (MDR3, ABCB4) für die Sekretion der Phospholipide/Phosphatidylcholin in die Galle verantwortlich ist. Familial intrahepatic cholestasis 1 (FIC1, ATP8B1) ist eine ATPase, die für die Aufrechterhaltung einer asymmetrischen Verteilung der Lipide in der Doppelschichtmembran essenziell ist und somit die Funktion der anderen kanalikulären Transportproteine beeinflusst. Der Farnesoid X Rezeptor ist ein Transkriptionsfaktor (FXR, NR1H4), der die Gallensäure-, Lipid- und Glucosehomöostase in den Hepatozyten reguliert. Tight Junction Protein 2 (TJP2) ist Teil der Zell-Zell Adhäsionskomplexe, während Myosin 5B (Myo5B) ein Motorprotein ist, das zur korrekten Polarisierung der Hepatozyten beiträgt. Genvarianten in ATP8B1, ABCB11, ABCB4, TJP2, NR1H4 bzw. Myosin 5B können zu den progressiven familiären intrahepatischen Cholestasen (PFIC) oder weniger schwerwiegenden Verlaufsformen wie der Schwangerschaftscholestase (ICP), dem familiären Gallensteinleiden (Low Phospholipid associated cholelithiasis [LPAC] syndrome) oder zu erhöhten Leberwerten führen.

Literatur

[1]   vom Dahl S, Lammert F, Ullrich K, Wendel U. Vorwort: Zur Prävalenz diagnostizierter Patienten mit angeborenen Stoffwechselkrankheiten in Deutschland, Österreich und der Schweiz. vom Dahl S, Lammert F, Ullrich K, Wendel U, editors. Heidelberg: Springer; 2014.

[2]   Bundesausschuss G. Versicherteninformation Erweitertes Neugeborenen- Screening – Elterninformation zur Früherkennung von angeborenen Störungen des Stoffwechsels, des Hormon-, des Blut-, des Immunsystems und des neuromuskulären Systems bei Neugeborenen 2020.

[3]   Konstantopoulou V. Angeborene Stoffwechselerkrankungen – Orphan Diseases aus Sicht der Pädiatrie. J Klin Endokrinol Stoffw. 2021;14:134–9.

[4]   Ibrahim SH, Kamath BM, Loomes KM, Karpen SJ. Cholestatic liver diseases of genetic etiology: Advances and controversies. Hepatology. 2022;75(6):1627–46.

[5]   Pfister ED, Dröge C, Liebe R, et al. Extrahepatic manifestations of progressive familial intrahepatic cholestasis syndromes: presentation of a case series and literature review. Liver International. 2022(accepted).

[6]   Maddirevula S, Alhebbi H, Alqahtani A, et al. Identification of novel loci for pediatric cholestatic liver disease defined by KIF12, PPM1F, USP53, LSR, and WDR83OS pathogenic variants. Genet Med. 2019;21(5):1164–72.

[7]   Thompson RJ, Arnell H, Artan R, et al. Odevixibat treatment in progressive familial intrahepatic cholestasis: a randomised, placebo-controlled, phase 3 trial. Lancet Gastroenterol Hepatol. 2022;7(9):830–42.

[8]   Balwani M, Sardh E, Ventura P, et al. Phase 3 Trial of RNAi Therapeutic Givosiran for Acute Intermittent Porphyria. N Engl J Med. 2020;382(24):2289–301.

[9]   Niederau C, Rolfs A, vom Dahl S, et al. [Diagnosis and therapy of Gaucher disease. Current recommendations of German therapy centers in the year 2000]. Med Klin (Munich). 2001;96(1):32–9.

[10]   Muller-Marbach AM, Keitel V, Gobel T, et al. [The clinical spectrum of urea cycle defects in adult patients]. Z Gastroenterol. 2011;49(12):1535–42.

10.8.2 Epidemiologie und Gesundheitsökonomie

Juliana Hoeper, Christoph Schwarzbach, Ute Lohse, Ansgar Lange, Jan Zeidler, J.-Matthias von der Schulenburg

Im Rahmen der durchgeführten Literaturrecherche wurden keine epidemiologischen oder gesundheitsökonomischen Publikationen für diesen Themenbereich identifiziert. Daraus lässt sich ein entsprechender Forschungsbedarf ableiten.

11 Perspektiven der gastroenterologischen Weiterbildung und Versorgung

11.1 Perspektiven der gastroenterologischen Weiterbildung und Versorgung im ambulanten und stationären Bereich

Vera Stiehr

Die Gastroenterologie befasst sich mit der Diagnostik, Therapie und Prävention der Erkrankungen der Organe des Verdauungstraktes, also mit der Speiseröhre, dem Magen, dem Dünn- und Dickdarm, der Leber, Gallenblase und Gallengänge sowie der Bauchspeicheldrüse. Viele gastroenterologische Krankheitsbilder werden primär im niedergelassenen Bereich behandelt, wie z. B. die Dyspepsie, die peptische Magenerkrankung, die Divertikulose, die Gallensteine und die gastrointestinalen Tumorerkrankung. Die stationäre Gastroenterologie verteilt sich über eine Vielzahl von Diagnosen unterschiedlicher Erkrankungen des Verdauungstraktes, der Leber und des Pankreas sowie von Erkrankungen, die sich nicht klar einem Schwerpunkt zuordnen lassen. Ein wichtiger Baustein der stationären Gastroenterologie umfasst die gastroenterologische Notfallversorgung, die gastrointestinale Infektiologie und die interventionelle Endoskopie.

Bei der ambulanten Versorgung hat sich je nach Region eine Aufteilung in der Betreuung der Patienten mit gastroenterologischen Erkrankungen ergeben. Auf der einen Seite gibt es den niedergelassenen Gastroenterologen, der seinen Schwerpunkt in der Sprechstunde und der endoskopischen Diagnostik mit Gastroskopie und Koloskopie sieht und auf der anderen Seite den Gastroenterologen, der eine Schwerpunktpraxis, z. B. der Hepatologie, führt. Die Versorgung der Patienten mit onkologischen Erkrankungen des Gastrointestinaltraktes erfolgt häufig immer noch beim niedergelassenen Onkologen.

Der 121. Deutsche Ärztetag hatte eine Gesamtnovelle der MWBO beschlossen, mit der sich die Weiterbildung mehr am Nachweis von Kompetenzen orientieren sollte als an der Erfüllung von Zeiten und Richtzahlen. Es wurde die Grundlage geschaffen, die Ausbildung konsequent auf die erforderlichen Arztkompetenzen auszurichten. Mit der neuen Weiterbildungsordnung soll mehr Flexibilität, Transparenz und Qualität in der Weiterbildung erzielt werden.

Die genauen Inhalte der Weiterbildungsordnung der einzelnen Fachgebiete und auch der Zusatz-Weiterbildungen wurde allerdings nicht entschieden. Diese haben die Weiterbildungsgremien der Bundesärztekammer (BÄK) zusammen mit den Fachgesellschaften und Berufsverbänden sowie den Landesärztekammern erarbeitet.

Schwerpunkt- und Zusatzweiterbildungen können nicht mehr zu einem Teil während der Gebietsweiterbildung abgeleistet werden. Im Gegenzug verkürzen sich die Mindestweiterbildungszeiten bei den Schwerpunkten um die versenkbare Zeit und auch die Zusatzweiterbildungen wurden häufig entsprechend zeitlich angepasst. Als weitere Orientierungshilfe dienen, die auf Bundesebene erarbeiteten Fachlich empfohlenen Weiterbildungspläne (FEWP), die Weiterbildungsinhalte zusätzlich präzisieren. Die Weiterbildungskommission der DGVS war hieran aktiv beteiligt und hat ihre Beurteilungskriterien für die Erteilung einer Weiterbildungsbefugnis im Fachgebiet Gastroenterologie einfließen lassen [1,2]. Die Beurteilungskriterien umfassen die strukturellen Voraussetzungen einer Weiterbildungsstätte, die auf den Qualitätsanforderungen in der Endoskopie [3] aufbauen. Es erfolgt eine Gliederung der Weiterbildung in mehrere Abschnitte, die die gastroenterologische Grundversorgung und Basisdiagnostik sowie spezielle gastroenterologische Krankheitsbilder und endoskopische Techniken sowie die Intensivmedizin umfasst.

Weiterhin können bis zu 18 Monate der gastroenterologischen Weiterbildung im ambulanten Bereich erfolgen, was den sektorenübergreifenden Charakter des Fachgebietes Gastroenterologie widerspiegelt. Ziel sollte es sein, die Weiterbildung für die Ärztinnen und Ärzte in Abhängigkeit von der Weiterbildungsmöglichkeit der Weiterbildungsstätte koordiniert zu gestalten und zu organisieren, z. B. im Rahmen von vertraglich vereinbarten Rotationen oder in Verbundweiterbildungen mit anderen Krankenhäusern, ambulanten Versorgungseinrichtungen oder Schwerpunktpraxen, um die kompletten Weiterbildungsinhalte zu vermitteln.

Einen wesentlichen Beitrag zur Sicherung der Qualität der Weiterbildung soll das elektronische Logbuch leisten, in dem fortlaufend von den Ärzten in Weiterbildung der Kompetenzzuwachs dokumentiert und von den befugten Weiterbilderinnen und Weiterbildern überprüft und entsprechend bestätigt wird. Die kontinuierliche Dokumentation durch die Weiterzubildenden und eine möglichst zeitnahe (zumindest jährliche) Bestätigung durch die Weiterbilder soll beiden Seiten eine bessere Beurteilung des individuellen Weiterbildungsstandes als Grundlage für das mindestens jährlich durchzuführende Weiterbildungsgespräch ermöglichen.

Die Landesärztekammern setzen die neue Weiterbildungsordnung, die auf der (Muster-)Weiterbildungsordnung (MWBO) beruht, die der 121. Deutsche Ärztetag 2018 in Erfurt beschlossen hat, um. Das Inkrafttreten und die Inhalte in den einzelnen Bundesländern sind bei den zuständigen Landesärztekammern nachzulesen. Ab diesem Zeitpunkt kann die bisherige WBO nicht mehr in Anspruch genommen werden.

Der Facharzt für Innere Medizin und Infektiologie wurde auf dem 124. Ärztetag 2021 verabschiedet. Dies macht einmal mehr deutlich, dass die neue Weiterbildungsordnung zu einer neuen Verteilung Gastroenterologie assoziierter Themen führen wird. Die Zusatzweiterbildung Infektiologie bleibt weiter erhalten. Einen weiteren Einfluss auf die Weiterbildung Gastroenterologie wird die neue Zusatzweiterbildung Klinische Akut- und Notfallmedizin haben. Um internistische Notfallpatienten bestmöglich zu versorgen und die Weiterbildung in diesem Bereich sicher zu stellen, ist es wichtig Zusatzweiterbildungen bei Weiterbildungsassistenten zu bewerben, damit Gastroenterologinnen und Gastroenterologen diese zentralen Schnittstellen in der stationären Versorgung besetzen können. Während die medikamentöse Tumortherapie bereits immanenter Bestandteil der Weiterbildung ist, kann und sollte zum Beispiel die Kompetenz im Bereich der Ernährungsmedizin ebenfalls über den Erwerb der Zusatzweiterbildung gesichert werden.

Es werden neue Rotationskonzepte in der Weiterbildung, Kooperationen mit Ernährungsmedizin, Komplementärmedizin und Psychosomatik benötigt, um die Gastroenterologie für die Zukunft wettbewerbsfähig zu machen. Hinzu kommen veränderte medizinische und gesundheitsökonomische Rahmenbedingungen wie der Einzug der künstlichen Intelligenz in die ärztliche Tätigkeit oder die Neuregelung des AOP, die einen erheblichen Einfluss auf das zukünftige gastroenterologische Berufsbild und Ausbildungsbedingungen haben werden.

Neben der Weiterbildung über die Landesärztekammern beschäftigt sich die DGVS seit einigen Jahren verstärkt mit der Nachwuchsförderung innerhalb der Fachgesellschaft. Zwei Bereiche werden in der DGVS besonders hervorgehoben: die Förderung von Wissenschaft mit der Summer School und die Förderung von klinischen Fähigkeiten mit der Winter School. In der Summer School können junge Kolleginnen und Kollegen eigene Ideen für klinische Studien präsentieren, an denen im Rahmen des Workshops gefeilt und optimiert wird. Diese werden im Anschluss von Profis aus der Fachgesellschaft geprüft und bewertet. Ziel ist es, die Chancen für Förderanträge solcher Studienkonzepte zu verbessern und innerhalb der gastroenterologischen Gemeinschaft eine Plattform für derartige Projekte zu bieten. Ein weiteres Format ist die Winter School, deren Ziel es ist, Kolleginnen und Kollegen in den ersten Jahren klinisch zu unterstützen. Im Rahmen von Workshops werden hier klinische Fertigkeiten wie Sonographie und erste Schritte in der Endoskopie, aber auch differentialdiagnostisches Vorgehen und Therapiealgorithmen vermittelt.

Literatur

[1]   Preclik G, Kallinowski B, Labenz J, Lammert F. Empfehlung der Weiterbildungskommission der DGVS: Einheitliche Kriterien für die Erteilung von Weiterbildungsbefugnissen in der Gastroenterologie. Z Gastroenterol. 2016;54:587–90.

[2]   Lynen Jansen P, Kallinowski B, Labenz J, Lammert F. Aktuelles aus der Weiterbildungskommission der DGCS: Stand der Revision der Weiterbildungsordnung. Z. Gastroenterol. 2014;52:1114–1116.

[3]   Denzer U, Beilenhof U, Eickhoff A, et al. S2k-Leitlinie Qualitätsanforderungen in der gastrointestinalen Endoskopie, AWMF Register Nr.021–022, Erstauflage 2015. Z. Gastroenterol. 2015;53:E1–E227.

[4]   Bundesärztekammer. (Muster-)Weiterbildungsordnung 2018: in der Fassung vom 28.06.2022. 2018. [Stand: 25.06.2022].

11.2 Gastroenterologische Weiterbildung und Versorgung in der Intensiv- und Notfallmedizin

Antonios Katsounas, Ali Canbay

Einleitung

Der Gastrointestinaltrakt ist das größte immunologische Organ. Das Pankreas spielt in der Regulierung des Glukosemetabolismus und der Verdauung eine wichtige Rolle. Die Leber ist das wichtigste Stoffwechselorgan mit mehr als 500 komplexen Funktionen. Ausgehend von ihrer Synthesefunktion für Proteine, Hormone und Gerinnungsfaktoren, besitzt sie eine tragende Rolle im Rahmen der Infektabwehr, Metabolisierung von Medikamenten sowie bei der Entgiftung toxischer Substanzen. Daher sind Einschränkungen in der Funktion dieser Organe bei kritisch kranken Patienten mit einer signifikant höheren Mortalität assoziiert.

Instabile Patienten erfordern rasche Entscheidungen. Die zielführende Aufgabe der modernen Intensivmedizin ist es, vital gefährdete Patienten zu stabilisieren, was häufig eine enge interdisziplinäre Zusammenarbeit zur Erstellung komplexer (häufig aber auch individueller) Therapiestrategien erfordert. Um das zu erreichen, müssen Konzepte in das Intensiv- und Notfallmanagement implementiert werden, die dem hohen Erwartungsdruck für die best- bzw. schnellst wirksame Behandlung standhalten und zugleich den erheblichen Aufwand an personellen und materiellen Ressourcen bei der multimodalen Versorgung schwerstkranker Patienten erlöswirksam abbilden können. Bei der Adressierung dieser Ziele streckt sich das Handlungsspektrum über rein medizinische Belange hinaus. Therapieerfolg und somit das menschliche Überleben hängen zwar oft davon ab, dass das Problem früh erkannt und behoben wird, jedoch wird das Behandlungsergebnis nicht nur von der unmittelbaren Wirkung eines ärztlichen Teams bestimmt, sondern auch von der optimalen Umsetzung sorgfältig durchdachter, lang erprobter und gut etablierter Standardabläufe und -verfahren.

Ein repräsentatives Beispiel hierfür stellen die Optimierungen des für die gastroenterologische Intensivmedizin sehr wichtigen Managements des akuten Leberversagens dar. Hier tragen, neben der intensivmedizinischen Beherrschung medizinischer Akutzuständen, v. a. interprofessionelle struktur-, ablauforganisatorische und weiterbildungsbasierte Maßnahmen, mit dem Ziel einer direkten Diagnosesicherung, einer schnellen Patientenevaluation und -listung für eine Lebertransplantation und eines raschen Beginns einer Therapie mit Virostatika, Immunsuppressiva, Toxin-antagonisierender und -eliminierenden Verfahren und Mitteln, zum Erfolg bei. Vor diesem Hintergrund wird es leicht nachvollziehbar, warum eine spezialisierte fachliche Expertise und ein gut funktionierendes Risiko- und Qualitätsmanagement einen wichtigen Bestandteil der modernen Hochleistungsmedizin bei der Behandlung von kritisch kranken Patienten darstellen, wie das oft bei intensivpflichtigen gastroenterologischen Patienten der Fall ist. Richtet man nun seinen Fokus auf die beteiligten Organe mit Komplikationen und/oder die häufigen Organdysfunktionen in der Intensivmedizin, stellt man leicht fest, dass die Gastroenterologie eine zentrale Rolle in der intensivmedizinischen Routine spielt.

Besonders im Bereich der universitären Gastroenterologie als Teil eines interdisziplinären Magen-Darm- und Transplantationszentrums ist die Gewährleistung der Präsenz von ärztlichem und pflegerischem Fahrpersonal mit intensivmedizinischer bzw. notfallmedizinischer Expertise 24/7 ein unumstrittenes „Muss", das die räumliche Grenze der Intensivstation überschreitet und intensivmedizinisches Know-how als Präventiv- (und nicht mehr ausschließlich als Ultima Ratio-) Medizin anwenden lässt.

Darüber hinaus rücken die auf der Intensivstation häufig auftretenden gastroenterologischen sowie hepatologischen Komplikationen und Organdysfunktionen in den Fokus der internistischen Intensivmedizin, die alle erforderlichen Kenntnisse (in Bezug auf Klinik, Diagnostik und Therapie) intensivmedizinisch relevanter gastroenterologischer Erkrankungen in der klinischen Ausbildung umfassen muss. Erforderlich ist auch der Erwerb der für die Betreuung von Akutpatienten in Bezug auf Klinik, Diagnostik und Therapie notwendigen Kenntnisse relevanter gastroenterologischer Notfälle. Die im Jahr 2019 jeweils in den Notaufnahmen (NA) und im Ärztlichen Bereitschaftsdienst (ÄBD) insgesamt am häufigsten registrierten Diagnosen sind Bauch- und Beckenschmerzen (R10) mit 540.148 Behandlungsfällen in den NA und 297.438 Behandlungsfällen im ÄBD gewesen [1]. Diese Entwicklung unterstreicht die Notwendigkeit einer flächendeckend einheitlich bzw. gut strukturierten gastroenterologischen Weiterbildung und Versorgung in der Intensiv- und Notfallmedizin.

Weiterbildungsordnung (WBO)

Die Weiterbildungsordnung, die 2018 in Kraft getreten ist, hat eine realistische Grundlage geschaffen, die Ausbildung zur Fachärztin/zum Facharzt nach den erforderlichen kognitiven Kenntnissen und den Methoden- bzw. Handlungskompetenzen auszurichten. Die Flexibilisierung der Weiterbildung, die der veränderten Berufs- und Lebensgestaltungsbedürfnissen junger Medizinerinnen und Medizinern Rechnung trägt, wird durch die Einführung eines elektronischen Logbuchs signifikant erleichtert.

Die Weiterbildung im Schwerpunkt Gastroenterologie dauert derzeit mindestens 36 Monate, in denen die Behandlung der gastroenterologischen Krankheiten einschließlich der nicht invasiven und endoskopischen Diagnostik und Therapie erlernt wird. Anders als bisher werden im Rahmen der Facharztweiterbildung zukünftig mindestens 24 Monate in zwei weiteren internistischen Fachabteilungen gefordert. Dazu kommen sechs Monate Intensivmedizin und – ebenfalls neu – sechs Monate in der Notfallmedizin. Diese neuen Anforderungen werden nur durch die Bildung von Weiterbildungsverbünden zu erfüllen sein. Einen Einfluss auf die Weiterbildung in der Gastroenterologie wird die neue Zusatzweiterbildung klinische Akut- und Notfallmedizin haben. Um die internistischen Notfallpatienten, die nahezu zwei Drittel der Notfallpatienten ausmachen, bestmöglich zu versorgen und die Weiterbildung auf diesem Gebiet sicherstellen zu können, sollten junge Gastroenterologinnen und Gastroenterologe motiviert werden, diese Zusatzweiterbildung zu erwerben. Langfristiges Ziel ist es, den bis 2030 steigenden Bedarf an Ärztinnen und Ärzten mit der Gebietsbezeichnung Gastroenterologie durch eine gesteigerte Zahl an erfolgreich abgeschlossenen Weiterbildungen in Klinik und Praxis zu decken [2].

Um eine nach den Kriterien der im Jahr 2018 abgeschlossenen Novelle der Muster-Weiterbildungsordnung ausgerichtete Vereinheitlichung der Weiterbildung in Deutschland zu erzielen, bringt sich die Weiterbildungskommission der DGVS in die Entwicklung des Fachlich empfohlenen Weiterbildungsplans der Bundesärztekammer aktiv ein, mit dem Ziel, ihre Beurteilungskriterien für die Erteilung einer Weiterbildungsermächtigung im Fachgebiet Gastroenterologie einfließen lassen [3]. Diese umfassen die strukturellen Voraussetzungen an eine Weiterbildungsstätte, die auf den Qualitätsanforderungen in der Endoskopie [4] aufbauen, und gliedern die Weiterbildung in mehrere Abschnitte, die die gastroenterologische Grundversorgung und Basisdiagnostik, spezielle gastroenterologische Krankheitsbilder und endoskopische Techniken sowie die Intensivmedizin umfassen [3].

Hervorzuheben ist auch, dass das im Jahr 2021 von der Deutschen Gesellschaft für Internistische Intensivmedizin und Notfallmedizin (DGIIN) veröffentlichte Curriculum „Internistische Intensivmedizin" den offiziellen Rahmen der Zusatzweiterbildung „Internistische Intensivmedizin" der Bundesärztekammer mit konkret formulierten Inhalten füllt, die die entsprechenden Weiterbildungsinhalte des „European Diploma in Intensive Care Medicine" der European Society of Intensive Care Medicine berücksichtigen [5]. In dem speziellen Teil dieses Curriculums (Tab. 12, B2/4 Gastroenterologie und Hepatologie) spiegelt sich der sektorübergreifende Charakter des Fachgebiets Gastroenterologie wider.

Literatur

[1]   Wahlster P, Czihal T, Gibis B, et al. Sektorenübergreifende Entwicklungen in der Notfallversorgung – Eine umfassende Analyse ambulanter und stationärer Notfälle von 2009 bis 2015. Gesundheitswesen. 2020;82:548–558. DOI 10.1055/a-0820-3904.

[2]   Preclik G, Kallinowski B, Labenz J, Lammert F. Empfehlungen der Weiterbildungskommission der DGVS: Einheitliche Kriterien für die Erteilung von Weiterbildungsbefugnissen in der Gastroenterologie. Z Gastroenterol. 2016;54:587–90.

[3]   Lynen Jansen P, Kallinowski B, Labenz J, Lammert F. Aktuelles aus der Weiterbildungskommission der DGVS: Stand der Revision der Weiterbildungsordnung. Z Gastroenterol. 2014;52:1114–111.

[4]   Denzer U, Beilenhoff U, Eickhoff A, et al. S2k-Leitlinie Qualitätsanforderungen in der gastrointestinalen Endoskopie, AWMF Register Nr. 021–022 Erstauflage 2015. Z Gastroenterol. 2015;53: E1-E227.

[5]   John S, Riessen R, Karagiannidis C, et al. Curriculum Internistische Intensivmedizin. Med Klin Intensivmed Notfmed 2021;116(1):S1–S45.

11.3 Gastroenterologische Weiterbildung und Versorgung in der Onkologie

Matthias P. A. Ebert

Hintergrund

Nach dem neuen GLOBOCAN 2020-Bericht treten weltweit jährlich ca. 19,3 Millionen neue Krebserkrankungen auf und ca. 10 Millionen Patienten werden an einer Krebserkrankung versterben. Die häufigsten Krebserkrankungen sind das Mammakarzinom (2,3 Millionen Fälle) und das Bronchialkarzinom (2,2 Millionen Fälle), gefolgt von gastrointestinalen Tumorerkrankungen, insbesondere dem kolorektalen Karzinom. Die häufigsten krebsbedingten Todesursachen nach dem Bronchialkarzinom mit 1,8 Millionen Todesfällen sind das kolorektale Karzinom (900.000 Fälle), das hepatozelluläre Karzinom (830.000 Fälle) und das Magenkarzinom (770.000 Fälle). In Europa treten allein 22,8 % aller Krebserkrankungen und 19,6 % aller weltweiten Todesfälle durch Krebserkrankungen auf, obgleich nur 9,7 % der weltweiten Population in Europa leben [1]. Damit sind Tumorerkrankungen in Europa und auch in Deutschland eine relevante Gruppe von Volkskrankheiten mit erheblicher medizinischer, gesundheitspolitischer und gesundheitsökonomischer Bedeutung. Innerhalb der Gastroenterologie machen Tumorerkrankungen mit einem Anteil von 25 % einen großen Teil der Versorgungsaufgaben aus. Die Erforschung und Behandlung von Krebserkrankungen in Deutschland ist dabei einerseits sehr gut ausgebildet und ausdifferenziert, andererseits ist vor allem die klinische Versorgungslandschaft sehr fragmentiert. Neben den Fachgesellschaften, insbesondere der Deutschen Krebsgesellschaft, den verschiedensten internistischen und weiteren Fachgesellschaften und Berufsverbänden, sind die Deutsche Krebshilfe und die Comprehensive Cancer Center – der Zusammenschluss innerhalb des Deutschen Konsortiums für Translationale Krebsforschung unter Einbeziehung des Deutschen Krebsforschungszentrums – als wichtigste strukturgebende Bausteine der Forschung, Aus- und Weiterbildung in Deutschland zu nennen. Die Versorgung von Tumorpatienten ist demgegenüber auf viele verschiedene Partner im stationären und ambulanten Bereich verteilt, mit zahlreichen Herausforderungen an den Schnittstellen in der Versorgungslandschaft.

Weiterbildungsordnung

Die neue Weiterbildungsordnung baut konsequent auf den Erwerb von Kompetenzen innerhalb der Facharztausbildung auf. Eine deutliche Flexibilisierung in der Weiterbildung ergibt sich durch die Einführung des elektronischen Logbuchs. Während für die Ausbildung in der Gastroenterologie (einschließlich Endoskopie, Ultraschall und Funktionsdiagnostik) jedoch nur noch 36 Monate zur Verfügung stehen, müssen nun 24 Monate in anderen internistischen Abteilungen abgeleistet werden, zusätzlich zur

Intensivmedizin und Notfallmedizin. Vor diesem Hintergrund ist eine tiefgreifende Aus- und Weiterbildung in der gastrointestinalen und hepatobiliären Onkologie innerhalb der Facharztausbildung nicht einfach umzusetzen. Die integrative Aus- und Weiterbildung aller Aspekte der gastroenterologischen Onkologie von der Prävention, über die Diagnostik und Therapie bis hin zur Teilnahme und Diskussion in interdisziplinären Boards, einschließlich dem molekularen Tumorboard, ist in diesem engen Rahmen der regulierten Facharztausbildung nur eingeschränkt möglich. Insbesondere besteht für die Gastroenterologie jedoch mit ihrem umfassenden Verständnis von der Pathogenese der Tumorerkrankungen, der klinischen Versorgung betroffener Patienten und den innovativen Entwicklungen in der Präzisionsonkologie ein ideales Entwicklungsfeld mit Potenzial für den ärztlichen und akademischen Nachwuchs. Ziel der Weiterbildung innerhalb der Gastroenterologie muss daher neben der fachgerechten und qualifizierten Versorgung von Patienten mit gastrointestinalen und hepatobiliären Tumorerkrankungen der Ausbau der medikamentösen Tumortherapie und deren Entwicklung im Rahmen der Präzisionsonkologie sein.

Herausforderungen und Zukunftsperspektiven

Trotz der immensen Bedeutung gastrointestinaler Tumorerkrankungen in Deutschland und Europa im Hinblick auf klinische und medizinische Versorgung, Gesundheitspolitik und -ökonomie bestehen erhebliche Strukturdefizite und Herausforderungen für die Entwicklung einer qualifizierten und modernen Patientenversorgung. Die Bedeutung der Prävention und Früherkennung gastrointestinaler und hepatobiliärer Tumorerkrankungen ist lange Zeit nicht ausreichend erkannt und nur unzureichend gefördert worden. Dabei ist die Gastroenterologie mit ihren Erfolgsgeschichten in der Früherkennung und Prävention des kolorektalen Karzinoms (Vorsorgekoloskopie), der Prävention des hepatozellulären Karzinoms (Hepatitis B Impfung, Ultraschall-Screening) und des Magenkarzinoms (H. pylori-Eradikation) prädestiniert für einen strukturellen Aufbau von Forschungs- und Versorgungszentren für Tumorprävention. Hierbei bestehen mit dem Nationalen Krebspräventionszentrum in Heidelberg zahlreiche Möglichkeiten, die Prävention gastrointestinaler und hepatobiliärer Tumorerkrankungen noch besser strukturell zu verankern. Für junge Nachwuchswissenschaftlerinnen und Nachwuchswissenschaftler sowie Ärztinnen und Ärzte bestehen durch Förderprogramme innerhalb der neu gegründeten Clinician Scientist Programme an den Universitätsklinika nun exzellente Möglichkeiten, die eigenen Interessen und Schwerpunkte in der Erforschung gastrointestinaler und hepatobiliärer Tumorerkrankungen auszubauen und darauf aufbauend eine akademische Karriere in der gastrointestinalen Onkologie zu entwickeln. Diese Aktivitäten werden durch die interdisziplinären Studienaktivitäten innerhalb der Arbeitsgemeinschaft Internistische Onkologie (AIO) der Deutschen Krebsgesellschaft unterstützt. Innerhalb der AIO besteht neben den interdisziplinären Organgruppen auch mit den Young Medical Oncologists (YMO) ein Forum für die Entwicklung von Studienkonzepten für junge gastroenterologische Onkologinnen und Onkologen. Auch die DGVS bietet mit den regulären Fortbildungsaktivitäten innerhalb der Arbeitsgemeinschaft Gastrointestinale Onkologie Veranstaltungen zur kontinuierlichen Aus-, Weiter- und Fortbildung in der gastrointestinalen Onkologie an. Neben der Förderung des Nachwuchses im Rahmen von DFG-Einzelförderungen, innerhalb von SFBs, Forschungsgruppen und Graduiertenkollegs mit onkologischen Schwerpunkten, weist auch die Krebshilfe zahlreiche Module zur Förderung von Forschungsaktivitäten in der Onkologie aus. Diese reichen von Einzelprojektförderungen über die Förderung von klinischen Studien bis hin zur Einwerbung von Forschungsprofessuren. Dabei bietet die gastrointestinale Onkologie mit ihren Schwerpunkten in der Pathobiologie dieser Tumorerkrankungen, der Entwicklung neuer patientenzentrierter Organoidmodelle, der Präzisionsonkologie und den molekularen Tumorboards sowie klinischen Studien bis hin zur Mitarbeit in Leitlinien und der Entwicklung neuer Programme für Cancer Survivor und Nachsorgeprogramme zahlreiche Entwicklungsperspektiven für den ärztlichen und wissenschaftlichen Nachwuchs in der Gastroenterologie.

Literatur

[1]   Sung H, Ferlay J, Siegel RL, et al. Global Cancer Statistics 2020: GLOBOCAN Estimates of Incidence and Mortality Worldwide for 36 Cancers in 185 Countries. CA CANCER J CLIN. 2021;71:209–249.

11.4 Gastroenterologische Weiterbildung und Versorgung in der Ernährungsmedizin

Johann Ockenga

Hintergrund

In wohl kaum einem anderen Fach besteht eine so enge Verbindung und Verzahnung zur Ernährungsmedizin als in der Gastroenterologie. Wie in den vorangegangenen Kapiteln dargestellt haben fast alle gastroenterologischen Erkrankungen unmittelbaren Bezug zur oder Einfluss auf die Ernährungsweise wie z. B. Nahrungsmittelunverträglichkeiten, Nahrungsmittelallergien, Zöliakie, Reizdarmsyndrom, chronisch entzündliche Darmerkrankungen, gastrointestinale Tumoren oder chronische Lebererkrankungen. Häufig ist eine Ernährungstherapie auch Bestandteil der Behandlung inklusive der Behandlung kritisch kranker Patienten auf Intensivstation. Zudem weisen Patienten mit gastroenterologischen Erkrankungen in bis zu 42 % ein ernährungsmedizinisches Risiko für eine Mangelernährung oder bereits in 18 % eine vorliegende relevante Mangelernährung auf [1], die unabhängig von der Grunderkrankung die Morbidität, Lebensqualität und auch Mortalität negativ beeinflusst [2]. Aktuelle Studien haben andererseits eindrucksvoll gezeigt, dass durch eine adäquate individuelle Ernährungstherapie sowohl Morbidität als auch Mortalität hoch effektiv mit einer number needed to treat von 20 bzw. 37 mangelernährten Patienten gesenkt werden kann [3,4].

Zwei Drittel der Männer (67 %) und die Hälfte der Frauen (53 %) in Deutschland sind übergewichtig (BMI > 25 kg/m²). Ein Viertel der Erwachsenen (23 % der Männer und 24 % der Frauen) ist stark übergewichtig (adipös, BMI > 30 kg/m²). Es findet sich damit auch immer häufiger übergewichtige bzw. adipöse Patienten mit gastroenterologischen Erkrankungen [5]. Prävalenzstudien zeigen z. B. das 15–40 % der Patienten mit chronisch entzündlichen Darmerkrankungen einen BMI > 30 kg/m² haben oder das adipöse Patienten ein 2,6-fachen Risiko (95 %, CI 1,0–6,4) für eine Reizdarmsymptomatik haben [6]. Die rapide zunehmende Patientengruppe mit Fettlebererkrankungen, die sich insbesondere bei Patienten mit Adipositas und/oder pathologischem Ernährungsverhalten [6] findet, ist eine weitere wichtige Zielgruppe ernährungsmedizinischer Bemühungen.

Nicht zu vergessen ist die Rolle der Ernährung in der Prävention von Erkrankungen des Magen-Darm-Traktes. Neben Bewegungsmangel sind Übergewicht und ungesunde Ernährung wesentliche Risikofaktoren für Erkrankungen der Verdauungsorgane. Schätzungen zufolge sind bis zu 50 % der gastrointestinalen Tumore ernährungsabhängig wie auch die Erkrankungen des metabolischen Syndroms wie Fettleber, Diabetes Typ 2 und Hypertonus durch eine Ernährungsumstellung verhindert oder behandelt werden können. Eine hierfür empfohlene mehr pflanzenbetonte Ernährungsumstellung wäre nicht nur für die Prävention von Erkrankungen sinnvoll, sondern ist auch notwendig zur ökologisch nachhaltigen weltweiten Ernährungsstrategie [7].

Aus dem hier Dargestellten ergibt sich, dass Ernährungsmedizin ein wichtiger und integraler Bestandteil im Verständnis und in der Behandlung von gastroenterologischen Erkrankungen ist. Im klinischen Alltag in der Praxis und Klinik wird daher die Gastroenterologin und der Gastroenterologe oftmals als besonders qualifizierte Fachkraft für ernährungsmedizinische oder metabolische Fragestellungen hinzugezogen. In vielen Institutionen sind daher auch ernährungsmedizinische Arbeitsbereiche gastroenterologischen Fachabteilungen zugeordnet. Hierbei ist das Vorhalten von ernährungsmedizinischen Strukturen und die Zusammenarbeit mit Ernährungsfachkräften wie Diätassistentinnen und Diätassistenten unerlässlich.

In der 2018 verabschiedeten novellierten Weiterbildungsordnung der Bundesärztekammer [8], die u. a. in enger Zusammenarbeit mit der DGVS erarbeitet wurde, wurde dann auch dem Stellenwert der Ernährungsmedizin in der Gastroenterologie und darüber hinaus Rechnung getragen.

Weiterbildungsordnung

In der 2018 novellierten Weiterbildungsordnung zur Facharztweiterbildung im Gebiet der Inneren Medizin mit Schwerpunkt Gastroenterologie finden sich sowohl in dem gemeinsamen Inhalt zum Gebiet der Inneren Medizin als auch bei den spezifischen

Weiterbildungsinhalten zum Schwerpunkt der Gastroenterologie verpflichtende ernährungsmedizinische Weiterbildungsthemen in den Kategorien kognitive und Methodenkompetenzen, als auch in den Handlungskompetenzen. In Tab. 11.1 sind beispielhaft wesentliche Themen aufgeführt, die während der 72 Monate Weiterbildung und insbesondere während der 36 Monate in der Gastroenterologie vermittelt werden müssen.

Tab. 11.1: Wesentliche ernährungsmedizinische Inhalte in der Weiterbildungsordnung zum Facharzt/ Fachärztin für Innere Medizin und Gastroenterologie und der möglichen Zusatzweiterbildung Ernährungsmedizin.

Kognitive und Methodenkompetenz	Handlungskompetenz
Übergreifende Inhalte im Gebiet der Innere Medizin (24 Monate)	
– weiterführende Diagnostik und Therapie und Rehabilitation von Stoffwechselentgleisungen	– Prävention – ernährungsbedingte Gesundheitsstörungen – Stoffwechselentgleisungen – enterale und parenterale Ernährung
Spezifische Inhalte der Gastroenterologie (36 Monate)	
	– Diagnostik und Therapie von ernährungsabhängigen Erkrankungen, z. B. Laktoseintoleranz und Maldigestionssyndrome – spez. Diätetik bei gastroenterologischen Erkrankungen – Diagnostik und Therapie von Essstörungen, – Adipositas und assoziierte gastroenterologische Manifestationen – Ernährungsberatung und Diätetik inkl. Mangelernährung – Supportivtherapie einschließlich Ernährungstherapie bei Tumorerkrankungen
Zusatzweiterbildung Ernährungsmedizin (Curriculare Weiterbildung mit Fallseminaren oder 6 Monate Weiterbildung)	
– Grundlagen der Lebensmittelkunde und Lebensmittelsicherheit, Diätverordnung – differenzierte Methoden der Ernährungsmedizin einschließlich Makro- und Mikronährstoffberechnungen, Energiebedarfsbestimmung und Körperzusammensetzung – Didaktik der Ernährungsberatung	– Festlegung des Energiebedarfes – Ernährungsmedizinische Anamnese einschließlich Auswertung Ernährungsprotokoll – Differenziertes Ernährungs-Assessment – Methoden der Anthropometrie – Indikationsstellung und Durchführung von Ernährungsinterventionen – Ernährungsmanagement in Palliativsituationen

Die DGVS trägt zudem der zunehmenden Bedeutung von ernährungsmedizinischen Themen in der Gastroenterologie Rechnung, indem sie seit 2009 ein Zertifikatseminar „Ernährungsmedizin in der Gastroenterologie" anbietet, welches sich seitdem zu einer gut besuchten regelmäßigen Veranstaltung entwickelt hat.

Die Bundesärztekammer hat durch die Verabschiedung der neuen Zusatzweiterbildung Ernährungsmedizin im Rahmen der Novellierung der Weiterbildungsordnung 2018 die Bedeutung der Ernährungsmedizin zusätzlich unterstrichen [8]. Diese Zusatzweiterbildung umfasst in Ergänzung zu einer Facharztkompetenz (z. B. Gastroenterologie) die Erkennung, Behandlung und Prävention ernährungsabhängiger Erkrankungen sowie von Erkrankungen, die durch angeborene oder erworbene Stoffwechselstörungen hervorgerufen sind. Neben einem 100-Stunden-Kurs Weiterbildung gemäß § 4 Abs. 8 in Ernährungsmedizin sind hier zusätzlich 120 Stunden Fallseminare unter Anleitung eines Weiterbildungsbefugten zu absolvieren. Die Fallseminare können durch 6 Monate Weiterbildung unter Anleitung eines Weiterbildungsbefugten an zugelassenen Weiterbildungsstätten ersetzt werden. Hier bieten sich insbesondere die gastroenterologischen Weiterbildungsstätten aufgrund der schon beschriebenen engen Verbindung zwischen Ernährungsmedizin und Gastroenterologie für die Zusatzbezeichnung Ernährungsmedizin an.

Literatur

[1] Dorothee Volkert, et al. Ernährungssituation in Krankenhäusern und Pflegeheimen. Deutsche Gesellschaft für Ernährung (Hrsg.): 14 DGE-Ernährungsbericht – Vorveröffentlichung Kapitel 2 Bonn (2019) (https://www.dge.de/fileadmin/Dokumente/WISSENSCHAFT/Ernaehrungsberichte/14-DGE-EB/14-DGE-EB-Vorveroeffentlichung-Kapitel2.pdf), letzter Zugriff 23.05.2023.

[2] Schuetz P, Seres D, Lobo DN, et al. Management of disease-related malnutrition for patients being treated in hospital. Lancet. 2021;398(10314):1927–1938.

[3] Gomes F, Baumgartner A, Bounoure L, et al. Association of nutritional support with clinical outcomes among medical inpatients who are malnourished or at nutritional risk: an updated systematic review and meta-analysis. JAMA Netw Open. 2019;2:e1915138.

[4] Schuetz P, Fehr R, Baechli V, et al. Individualised nutritional support in medical inpatients at nutritional risk: a randomized clinical trial. Lancet. 2019;393:2312–21.

[5] Robert Koch Institut. Übergewicht und Adipositas. https://www.rki.de/DE/Content/Gesundheitsmonitoring/Themen/Uebergewicht_Adipositas/Uebergewicht_Adipositas_node.html, letzter Zugriff 23.05.2023.

[6] Bischoff SC, Barazzoni R, Busetto L, et al. European guideline on obesity care in patients with gastrointestinal and liver diseases – Joint European Society for Clinical Nutrition and Metabolism / United European Gastroenterology guideline. United European Gastroenterol J. 2022;10 (7):663–720.

[7] Willett W, Rockström J, Loken B, et al. Food in the Anthropocene: the EAT-Lancet Commission on healthy diets from sustainable food systems. Lancet. 2019;393(10170):447–492.

[8] Bundesärztekammer. Novellierung der Musterweiterbildungsordnung. https://www.bundesaerztekammer.de/fileadmin/user_upload/BAEK/Themen/Aus-Fort-Weiterbildung/Weiterbildung/20220625_MWBO-2018.pdf, letzter Zugriff 23.05.2023.

11.5 Ambulantes Operieren und Sektorübergreifende Versorgung

Ludger Leifeld

Die Gestaltung der Ambulantisierung ist aktuell eines der wichtigsten gesundheitspolitischen Themen und betrifft auch die Gastroenterologie. Es besteht weitgehender Konsens, dass in Deutschland im europäischen und internationalen Vergleich zu viele medizinische Untersuchungen und Therapien stationär durchgeführt werden. Dabei ist es im Sinne der Patientinnen und Patienten, wenn Diagnostik und Therapie so weit wie möglich ambulant durchgeführt werden, sofern Qualität und Sicherheit der Maßnahmen gleichwertig einer stationären Versorgung sind. Eine adäquate Finanzierung ist dabei allerdings notwendig, damit es zu keiner Versorgungslücke kommt.

Bereits jetzt werden in der Gastroenterologie sehr viele Leistungen ambulant erbracht, insbesondere einfache gastroenterologische Prozeduren wie diagnostische Gastroskopien oder Koloskopien, häufig auch mit kleineren therapeutischen Prozeduren wie Polypektomien. So werden in Deutschland jährlich ca. 500.000 Koloskopien zur Vorsorge des Darmkrebses im niedergelassenen Bereich durchgeführt [1]. Dazu kommen weitere 1,4 Millionen Koloskopien außerhalb der Früherkennung sowie 1,6 Millionen Endoskopien des oberen Verdauungstrakts in der ambulanten Praxis. Im stationären Bereich werden rund 1,6 Millionen Endoskopien des oberen Verdauungstrakts und etwa 1 Million Endoskopien des unteren Verdauungstrakts durchgeführt. Anders sieht es bei komplexen gastroenterologischen Leistungen aus. Eine Endoskopie der Gallen- und/oder Pankreaswege wird derzeit fast ausschließlich stationär erbracht, diese werden ca. 420.000mal im Jahr durchgeführt [1]. Dabei besteht Konsens, dass auch viele komplexe Leistungen ambulant durchgeführt werden können, die Refinanzierung war aber im ambulanten Sektor bislang nicht ausreichend gegeben, um entsprechende Strukturen aufzubauen.

Gesetzgeberisch ist im MDK-Reformgesetz eine Erweiterung des AOP-Katalogs (Ambulantes Operieren nach 115b SGB V) vorgeschrieben. Hierzu wurde von GKV-Spitzenverband (GKV), der Kassenärztlichen Bundesvereinigung (KBV) und der Deutschen Krankenhausgesellschaft (DKG) ein Gutachten beim IGES Institut in Auftrag gegeben, das mittlerweile vorliegt [2]. Auch in diesem Gutachten wird in einer Erhebung des Status quo der zu hohe Anteil stationär durchgeführter Prozeduren festgestellt. Es erfolgt ein Vergleich mit dem Gesundheitssystem ausgewählter anderer Länder. Auftragsgemäß wurde ein System vorgeschlagen, mit dem der jeweils unterschiedliche Aufwand einzelner Prozeduren gemessen werden kann („Schweregraddifferenzierung"). Die Gutachter schlagen vor, für jeden Einzelfall eine Prüfung von Kontextfaktoren wie soziale Begleitumstände, Frailty oder relevante Komorbiditäten zu erfassen, die eine stationäre Durchführung der Maßnahme bedingen. Diese Kontextfaktoren entscheiden aber nur über die Frage, ob die Leistung stationär oder ambulant erfolgen soll, ändern aber nicht die Finanzierung der Einzelleistung. Außerdem schlagen die Gutachter einen erweiterten Katalog ambulanter Leistungen vor, die nicht mehr nach Kategorie 1 (in der Regel ambulant) und Kategorie 2 (ambulant oder stationär) unterscheidet.

Die DGVS hat sich in Zusammenarbeit der Kommission Qualität mit der Kommission für Medizinische Klassifikation und Gesundheitsökonomie und der Sektion Endoskopie sowie mit dem bng, der ALGK und dem BVDG bereits frühzeitig mit der Thematik beschäftigt und eigene Vorschläge erarbeitet, um den unausweichlichen und vielfach sinnvollen Prozess der Ambulantisierung mitzugestalten. Anstelle der bislang 55 Prozeduren des bisherigen AOP-Katalogs schlagen wir 179 Prozeduren vor, die ohne Qualitätsverlust auch ambulant erfolgen könnten. Dies schließt Funktionsdiagnostiken ein, die bislang bei fehlender Listung im EBM ambulant gar nicht abgerechnet werden können, aber auch Endosonographien inklusive Punktionen oder Bougierungen. Hingegen hatten wir vorgeschlagen, ERCPs mit Interventionen am Pankreasgang aus dem bisherigen Katalog auszugliedern. Des Weiteren haben wir einen eigenen einfach umsetzbaren Vorschlag zur Schwergraddifferenzierung erarbeitet, der neben Komorbiditäten – anderes als der Vorschlag des IGES-Instituts – auch Unterschiede im Verlauf einzelner Untersuchungen erfasst (Zeitdauer, Personalaufwand). Von ALGK, bng und BVGD wurde ein Gutachten in Auftrag gegeben, welches ein hieran angelehntes Model erarbeitet hat und Finanzierungsvorschläge macht. Letztendlich wird der Erfolg der Ambulantisierung von der Refinanzierung auch komplexer Leistungen im ambulanten Setting, beispielsweise in einer noch zu definierenden „Hybrid-DRG", abhängen.

Im Dezember 2022 überraschte die Selbstverwaltung (Deutsche Krankenhausgesellschaft, Kassenärztliche Bundesvereinigung und GKV-Spitzenverband) mit einem neuen AOP-Vertrag [3], der ohne Mitgestaltungsmöglichkeit der Fachgesellschaften beschlossen wurde. Hierin wurde festgeschrieben, dass der gesamte bisherige AOP-Katalog, bestehend aus über 3200 Prozeduren, ambulant zu erbringen ist. Konkret wird die bisherige Kategorisierung aufgegeben (Kategorie 1: in der Regel ambulant, Kategorie 2: sowohl ambulant als auch stationär). Ebenfalls werden die bisherigen G-AEP-Kriterien aufgegeben, die eine stationäre Durchführung begründeten. Sie werden durch Kontextfaktoren ersetzt. Dies sind derzeit über 1400 ICD, über 5600 OPS, Funktionseinschränkungen wie Pflegebedürftigkeit Grad 4 und 5 und andere. Die Gastroenterologie ist mit 55 OPS betroffen einschließlich oberer und unterer Endoskopie, Polypektomien und Mukosaresektionen, Bougierungen, Stenteinlagen, PEG-Anlagen und diagnostischen sowie interventionellen ERCPs inklusive Papillotomie, Lithotripsien oder Stenteinlagen. Hinzu kommen ablative Verfahren am Ösophagus wie die Radiofrequenzablation. Die Refinanzierung erfolgt nach dem EBM. Eine Schweregraddifferenzierung gilt nur für Re-Operationen und ist damit für die Gastroenterologie nicht relevant. Die Vereinbarung ist gültig ab dem 15. Februar 2023 bzw. für neu hinzugekommene Prozeduren (z. B. RFA Ösophagus) ab 01. April 2023. Die Regelung wird intensiv diskutiert und es bleibt abzuwarten, ob es gelingt, für einige der gastroenterologischen Leistungen zukünftig nach dem § 115f eine bessere Refinanzierung abrechenbar zu machen (Stichwort „Hybrid-DRG"). Dazu ist eine Evaluation dringend erforderlich.

Eine weitere Neuregelung ist die Einführung des § 115e SGB V, nach der Ein-Tagesfälle als tageklinische Behandlung auch ohne Übernachtung im Krankenhaus erbracht und im DRG-System mit leichten Abschlägen (minus 0,04 Bewertungsrelationen/Nacht) abgerechnet werden können, wenn mindestens 6 Stunden Behandlung vorlag. Ausgenommen sind allerdings OPS, die im AOP-Katalog enthalten sind.

Insgesamt bleiben die Regelungen zur sektorübergreifende Versorgung stark im Fluss. Aktuelle Regelungen und eigene Stellungnahmen werden regelmäßig auf der Internetseite der DGVS zusammengefasst (https://www.dgvs.de/versorgung/gesundheitspolitik/sektoruebergreifende-versorgung/).

Literatur

[1] Perspektiven der sektorenübergreifenden Versorgung in der Gastroenterologie. Stellungnahme zur patientenorientierten Weiterentwicklung des ambulanten Operierens (AOP) der Deutschen Gesellschaft für Gastroenterologie, Verdauungs- und Stoffwechselkrankheiten (DGVS) mit Sektion Endoskopie und des Berufsverbands der niedergelassenen Gastroenterologen (bng) – 17. Februar 2020 https://www.dgvs.de/wp-content/uploads/2020/04/STN_Kommission-MKG-AG-Sektroen%C3%BCbergreifende-Versorgung_AOP-Katalog_18.02.2020.pdf, Zugriff: 15.03.2023

[2] https://www.iges.com/sites/igesgroup/iges.de/myzms/content/e6/e1621/e10211/e27603/e27841/e27842/e27844/attr_objs27932/IGES_AOP_Gutachten_032022_ger.pdf, Zugriff: 15.03.2023

[3] https://www.dkgev.de/themen/finanzierung-leistungskataloge/ambulante-verguetung/ambulantes-operieren-115b-sgb-v/, Zugriff: 15.03.2023

12 Perspektiven der gastroenterologischen Forschung und Lehre

Heiner Wedemeyer, Christian Trautwein, Petra Lynen Jansen, Frank Lammert

Das wichtigste Ziel gastroenterologischer Forschung und Lehre ist es, die stetig steigenden Zahlen gastroenterologischer Erkrankungen und die damit einhergehende enorme Belastung für den einzelnen Patienten, aber auch für das Gesundheitssystem insgesamt, zu reduzieren. Hier ist zu beachten, dass nicht nur eine große Zahl von Patienten von gastroenterologischen Erkrankungen betroffen ist, sondern viele unterschiedliche Organsystemes betroffen sind. Weiterhin gibt es besonders in der Gastroenterologie viele seltene Erkrankungen, die nicht ausreichend verstanden sind und für die nur unzureichende Therapien zur Verfügung stehen.

Grundsätzlich bietet die aktuelle gastroenterologische Forschungslandschaft exzellente strukturelle Voraussetzungen. Die Gastroenterologie ist an allen deutschen staatlichen medizinischen Fakultäten entscheidend vertreten. In der Regel ist dies mit einer eigenständigen, bettenführenden Abteilung verbunden. Die gastroenterologischen Kliniken gehören an vielen Standorten in Deutschland zu den forschungsstärksten Abteilungen. Es existiert eine große Breite gastroenterologischer Forschung, die eine große Spanne umfasst und grundlegende Mechanismen von Krankheiten bearbeitet, klinische Verläufe von bestimmten Erkrankungen erklären und verbessern soll, aber auch die Implementierung neuer diagnostischer oder therapeutischer Ansätze in die klinische Praxis zum Ziel hat.

Eckpfeiler gastroenterologischer Forschung sind:
- Grundlagenforschung: Verständnis von Mechanismen, die zu Erkrankungen führen.
- Klinische Forschung: Analyse klinischer Verläufe, Testung von Therapieansätzen und datenwissenschaftliche Forschung inkl. künstlicher Intelligenz.
- Versorgungsforschung: Implementierung neuer diagnostischer oder therapeutischer Ansätze in die klinische Praxis.

Grundlagenforschung

Forschungen zu gastroenterologischen Krankheitsbildern werden durch verschiedene Forschungsförderungseinrichtungen unterstützt. Basis für die Grundlagenforschung sind *Einzelförderungsanträge bei der Deutschen Forschungsgemeinschaft*, die in den letzten 10 Jahren kontinuierlich gestiegen sind. Dies umfasst sowohl Forschungsvorhaben in der Gastroenterologie als auch in der Onkologie, die die Anträge zur Erforschung der malignen Erkrankungen des Magen-Darm-Traktes, der Leber und des Pankreas miterfasst. Die konstant hohe Förderungsrate untermauert die hohe Forschungsaktivität des Fachgebiets.

Traditionell ist die Gastroenterologie stark in durch DFG-begutachtete Verbundförderung eingebunden. Aktuell ist die universitäre Gastroenterologie an der Koordination von vier *Sonderforschungsbereichen und zwei Exzellenzclustern* beteiligt (Tab. 12.1). Allerdings ist hier kritisch zu vermerken, dass zuletzt im Vergleich zur Situation vor 10–20 Jahren weniger Sprecherfunktionen aus gastroenterologischen Kliniken bei Sonderforschungsbereichen ausgeübt werden. Dies zeigt, dass das komplexe und hochkompetitive System der Förderung über Sonderforschungsbereiche kaum noch mit dem klinischen Alltag einer Universitätsmedizin zu vereinbaren ist.

Tab. 12.1: Verbundprojekte und Exzellenzcluster der Gastroenterologie (Stand April 2023).

Abkürzung	Titel	Sprecher	Hochschule
SFB 1321	Modellierung und Targeting des Pankreaskarzinoms	Prof. Dr. Roland M. Schmid Klinik und Poliklinik für Innere Medizin II Technische Universität München	Technische Universität München Ludwig-Maximilians-Universität München
SFB 1382	Die Darm-Leber-Achse – Funktionelle Zusammenhänge und therapeutische Strategien	Prof. Dr. Oliver Papst Institut für Molekulare Medizin Uniklinik der Rheinisch-Westfälisch Technischen Hochschule Aachen	Rheinisch-Westfälische Technische Hochschule Aachen Charité Universitätsmedizin Goethe Universität Frankfurt
SFB/TRR 241	Immun-Epitheliale Signalwege bei chronisch entzündlichen Darmerkrankungen	Prof. Dr. Christoph Becker Medizinische Klinik I Universitätsklinikum der Friedrich-Alexander-Universität Erlangen-Nürnberg	Friedrich-Alexander-Universität Erlangen-Nürnberg Charité Berlin
SFB 1371	Microbiome Signatures – Funktionelle Relevanz des Mikrobioms im Verdauungstrakt	Prof. Dr. Dirk Haller TUM München Lehrstuhl für Ernährung und Immunologie	TUM München LMU München MH Hannover TU Dresden Rheinisch-Westfälische Technische Hochschule Aachen UK Regensburg
EXC	Präzisionsmedizin für chronische Entzündungserkrankungen	Prof. Dr. Stefan Schreiber Klinik für Innere Medizin I Christian-Albrechts-Universität zu Kiel	Christian-Albrechts-Universität zu Kiel
EXC	Individualisierung von Tumortherapien durch molekulare Bildgebung und funktionelle Identifizierung therapeutischer Zielstrukturen (iFIT)	Prof. Dr. Lars Zender Universitätsklinik für Innere Medizin VIII Universität Tübingen	Eberhard-Karls-Universität Tübingen

Darüber hinaus wird die Gastroenterologie durch zahlreiche grundlagenwissenschaftliche Projekte der *Europäischen Union* gefördert, bei denen auch vielfach die Sprecherfunktionen in deutschen Einrichtungen liegt. Onkologische Projekte zu gastrointestinalen Tumoren werden durch die *Deutsche Krebshilfe und andere Stiftungen* im großen Umfang gefördert. Weitere Förderungen von grundlagenwissenschaftlichen Projekten, die unser Fachgebiet betreffen, erfolgen durch das *BMBF* im Rahmen von verschiedenen Verbundprojekten. Zu nennen sind hier zum Beispiel die *Deutschen Gesundheitszentren*, an denen gastroenterologische Klinik beteiligt sind. Hier ist zum Beispiel das Deutsche Zentrum für Infektionsforschung zu erwähnen. In verschiedenen „Thematic Units" werden spezifische gastroenterologische Infektionen (TTU GI infections, TTU Hepatitis) oder aber GI-Infektionen bei vulnerablen Patientengruppen (TTU immunocompromised host) behandelt. *Auch wenn die deutsche Gastroenterologie an verschiedenen Gesundheitszentren beteiligt ist, ist kritisch zu vermerken, dass nach wie vor kein Zentrum sich spezifisch der gastrointestinalen Gesundheit im Ganzen oder einzelnen Organsystemen des Bauchraumes widmet.* Historisch hat es Förderungen im Rahmen der Kompetenznetze in der Medizin für die Themen chronisch-entzündliche Darmerkrankungen und Hepatitis gegeben. Nach Auslaufen dieser Förderungen hat es aber keine strukturelle Förderung des BMBF für das Fachgebiet gegeben, was in Anbetracht der großen Zahl betroffener Patienten und der enormen Krankheitslast kritisch zu hinterfragen ist.

Klinische Forschung

Die Deutsche Forschungsgemeinschaft fördert seit 15 Jahren nicht nur grundlagenwissenschaftliche Projekte, sondern auch klinische Studien. Entsprechend werden zunehmend monozentrische, aber auch multizentrische Studien aus der Gastroenterologie initiiert (Tab. 12.2). Die aktuell geförderten Projekte decken viele Bereiche des Fachgebietes ab und wurden aus der Hepatologie, der Endoskopie, der Onkologie und dem Gebiet der Reizdarmerkrankungen und Allergien gestellt.

In vielen Fällen werden klinische Forschungsprojekte aus institutionellen Mitteln der entsprechenden Einrichtungen finanziert. Die deutsche Gastroenterologie hat hier international eine enorme Sichtbarkeit und seit Jahrzehnten herausragende Studien in führenden Journalen wie dem New England Journal of Medicine oder The Lancet aus allen Teilgebieten des Faches publiziert. *Dennoch ist eine breitere Förderung von klinischen Projekten im Gebiet der Gastroenterologie durch strukturierte Fördermaßnahmen und Programm unbedingt zu fordern.*

Tab. 12.2: DFG-geförderte klinische Studien aus dem Fachgebiet Gastroenterologie seit 2015.

Radiofrequenzablation mittels transpapillärem Katheter bei Patienten mit Cholangiokarzinom (ACTICCA-2) (Prof. Henning Wege, UKE Hamburg/Klinikum Esslingen)

Klatskintumorbehandlung mittels Radiofrequenzablation oder Photodynamischer Therapie über Endoskopische Applikation (KARPFEN) (Prof. Albrecht Hoffmeister, Universitätsklinikum Leipzig)

Additive Therapie nach der Entfernung von Metastasen eines kolorektalen Karzinoms Charité – Universitätsmedizin Berlin (Prof. Dominim Modest, Campus Virchow Klinikum)

Therapie des hepatorenalen Syndroms – akuten Nierenversagens (HRS-AKI) mit transjugulärem intrahepatischem portosystemischem Shunt bei Patienten mit Leberzirrhose: eine randomisierte kontrollierte Studie. (Prof. Christina Ripoll, Universitätsklinikum Jena)

Biliäre Interventionen bei kritisch kranken Patienten mit sekundär sklerosierender Cholangitis (Prof. Heiner Wedemeyer, Medizinische Hochschule Hannover)

Allogene Mikrobiota-Rekonstitution zur Behandlung von Patienten mit Diarrhoe-prädominantem Reizdarmsyndrom (AMIRA-Studie) (Prof. Thomas Seufferlein, Universitätsklinikum Ulm)

Prospektive doppelblinde Studie zur Diagnostik der Weizensensitivität mittels konfokaler Laserendomikroskopie bei Patienten mit Reizdarmsyndrom (PD Dr. Bojarski, Charité – Universitätsmedizin Berlin, Campus Benjamin Franklin)

Multizentrische, randomisierte, kontrollierte Studie zum Vergleich des Gewichtsverlusts mit einem endoskopischen Dünndarmbypass versus Magenballon versus einer Scheinintervention (Prof. Albrecht Hoffmeister, Universitätsklinikum Leipzig)

Granulocyte colony stimulating factor (G-CSF) to treat acute-on-chronic liver failure: a multicenter randomized trial (GRAFT-Trial) (Prof. Thomas Berg, Universitätsklinikum Leipzig)

Die Vereinbarkeit von klinischer Forschung und ein sich immer mehr verdichtender klinischer Alltag ist ein immer größer werdendes Problem der universitären Medizin. Die Etablierung von *„Clinician Scientist-Programmen"* ist an fast allen medizinischen Fakultäten und Universitätskliniken erfolgt. Förderungen erfolgen durch die Deutsche Forschungsgemeinschaft, die Else Kröner-Stiftung oder über entsprechende Landesförderungen. An vielen Standorten werden und wurden entsprechende Programme mit gastroenterologischer Federführung initiiert.

Versorgungsforschung

Letztlich ist es unser Ziel, die Vorsorge von gastroenterologischen Erkrankungen zu verbessern, Patienten mit einer Behandlungsindikation zu identifizieren und neue Therapien in der Routineversorgung zu etablieren. Zahlreiche Versorgungsforschungsprojekte sind in unserem Fachgebiet etabliert. Eine besondere Möglichkeit ist dabei eine Förderung über den Innovationsfond des G-BA. Bereits abgeschlossen sind aus unserem Fachgebiet bereits sieben Innovationsfondsprojekte (Tab. 12.3), vier weitere werden aktuell durchgeführt (Tab. 12.4). Gemeinsames Merkmal der gastroenterologischen Innovationsfondsprojekte ist, dass sie stark auf die Prävention ausgerichtet sind. So sollten mit dem *Projekt FARKOR Menschen mit einem familiär erhöhten Darmkrebsrisiko bereits früh identifiziert werden.* Ziel war es, dieser besonders jungen Risikogruppe, in der die Darmkrebsinzidenz derzeit jährlich um zwei Prozent steigt, eine risikoangepasste Darmkrebsvorsorge anzubieten. *Dieses Projekt konnte erfolgreich abgeschlossen werden. Im Februar 2023 hat die Innovationsfondausschuss des G-BA eine Empfehlung zur Überführung der Maßnahme in die Regelversorgung empfohlen.* Damit wird das Screening für familiären Darmkrebs in absehbarer Zeit in die allgemeine Darmkrebsvorsorge übernommen werden.

Tab. 12.3: Abgeschlossene Innovationsfondsprojekte in der Gastroenterologie.

Abkürzung	Titel	Partner	Status / Ergebnis
CED BIO-ASSIST	Bessere Versorgung von Patienten mit chronisch entzündlichen Darmerkrankungen durch die Delegation von ärztlichen Leistungen an eine Biologika-Nurse	PD Dr. B. Bokemeyer Kompetenznetz Darmerkrankungen, Minden	Abschlussbericht wird erstellt
CED-KQN – Big Data – eHealth	Verbesserung der Versorgung von Kindern und Jugendlichen mit chronisch entzündlichen Darmerkrankungen	PD Dr. Jan de Laffolie Justus-Liebig-Universität, Gießen	Abschlussbericht wird erstellt
EDIUM	Ergebnisqualität bei Darmkrebs: Identifikation von Unterschieden und Maßnahmen zur flächendeckenden Qualitätsentwicklung	Dr. Christoph Kowalski Deutsche Krebsgesellschaft e.V., Berlin	Abgeschlossen. GBA-Beschluss 01.3.2023 Keine Empfehlung zur Überführung in die Regelversorgung
FARKOR	Vorsorge bei familiärem Risiko für das kolorektale Karzinom	Patrizia Ungar Kassenärztliche Vereinigung Bayerns (KVB), München	Abgeschlossen; GBA-Beschluss liegt vor (23.3.23): *Überführung in die Regelversorgung*
KOL-OPT_UH	Fehlversorgung bzgl. Kontroll-Koloskopien in Deutschland: Ausmaß, Determinanten und Konzipierung von Lösungsansätzen	Prof. Dr. Ulrike Haug Leibniz-Institut für Präventionsforschung und Epidemiologie, Bremen	Abgeschlossen. GBA-Beschluss 16.2.2022. Ergebnisse werden weitergeleitet Routinedaten deuten auf eine Fehlversorgung an Kontrollkoloskopien

Tab. 12.3: (fortgesetzt)

Abkürzung	Titel	Partner	Status / Ergebnis
SEAL	Strukturierte Früherkennung einer asymptomatischen Leberzirrhose in Rheinland-Pfalz und im Saarland	Prof. Dr. Peter Galle & Prof. Dr. Frank Lammert I. Medizinische Klinik und Poliklinik, Universitätsmedizin Mainz & Klinik für Innere Medizin II, Universitätsklinikum des Saarlandes	Abgeschlossen. GBA-Beschluss 14.7.2022 Ergebnisse werden weitergeleitet Keine Empfehlung zur Überführung in die Regelversorgung
SIGMO	Die Sigmoidoskopie als evidenzbasiertes Screeningverfahren für Darmkrebs – eine mögliche Option?	Dr. Maren Dreier Institut für Epidemiologie, Sozialmedizin und Gesundheitssystemforschung, Medizinische Hochschule Hannover	Abschlussbericht wird erstellt

Tab. 12.4: Laufende Innovationsfondsprojekte in der Gastroenterologie bzw. mit Schwerpunktbeteiligung.

Abkürzung	Titel	Partner
LeiSe LebEr	Leitlinien für Seltene Lebererkrankungen – autoimmune, genetisch-cholestatische Lebererkrankungen von der Pädiatrie bis zum Erwachsenenalter	Prof. Dr. Ansgar Lohse Universitätsklinikum Hamburg-Eppendorf I. Medizinische Klinik und Poliklinik – Zentrum für Innere Medizin
OPTI-NASH	Zielgruppenspezifische Optimierung von Lebensstilinterventionen zur Verhaltensänderung bei Nicht-Alkoholischer Steato-Hepatitis	Prof. Dr. Christian Krauth Medizinische Hochschule Hannover Institut für Epidemiologie, Sozialmedizin und Gesundheitssystemforschung
Vac-Mac	Impf- und Infektraten bei Multipler Sklerose (MS), chronisch entzündlich-rheumatischen Erkrankungen (CIRD) oder chronisch entzündlichen Darmerkrankungen (CED)	Prof. Dr. Kerstin Hellwig Ruhr Universität Bochum Universitätsklinikum – Katholisches Klinikum Bochum gGmbH – St. Josef Hospital, Klinik für Neurologie
Wissen(s)Star	Wissen macht stark! Empowerment von Eltern und Kind bei funktionellen Bauchschmerzen	Dr. Julia Wager Vestische Caritas Kliniken GmbH Vestische Kinder- und Jugendklinik Datteln

Das Projekt SEAL (Strukturierte Früh-Erkennung einer Asymptomatischen Leberzirrhose) hat erprobt, inwieweit ein Leberwert-Screening beim Hausarzt dabei hilft, mehr Patienten mit chronischen Leberkrankheiten frühzeitig zu diagnostizieren und wirksam zu behandeln. Auch dieses Projekt war prinzipiell erfolgreich und hat die Grundlage für nachfolgende Studien ergeben, auch wenn die Datengrundlage nicht ausreichend war, eine generelle Überführung in die Regelversorgung bereits jetzt umzusetzen.

Wie fördert die DGVS die gastroenterologische Forschung und Lehre von Grundlagenwissenschaft über klinische Forschung zur Versorgungsforschung und die Implementierung von Forschungsergebnissen in den klinischen Alltag?

Als führende wissenschaftliche Fachgesellschaft hat die DGVS die grundsätzliche Verantwortung, den *wissenschaftlichen Nachwuchs im Fachgebiet zu fördern.* Entsprechend hat die DGVS zahlreiche Programme und Kurse auf den Weg gebracht, Kompetenzen zu stärken, Netzwerke zu bilden und wissenschaftliche Erkenntnisse zu präsentieren und kritisch zu diskutieren. Die Junge Gastroenterologie „JuGa" ist eine sehr aktive Gruppe in der Fachgesellschaft, die auch in zahlreichen Gremien inklusive Vorstand der Fachgesellschaft vertreten ist. Die Fachgesellschaft fördert junge Wissenschaftler mit zahlreichen Preisen und einer Vielzahl von Stipendien, die es ermöglichen, hochwertige Dissertationen durchzuführen und Forschungsergebnisse auf dem Jahreskongress Viszeralmedizin vorzustellen.

Die DGVS-Nachwuchskampagne zielt darauf ab, junge Ärztinnen und Ärzte für die Gastroenterologie zu gewinnen. Unter www.gastroenterologe-werden.de können sich Studierende über Inhalte und Möglichkeiten der gastroenterologischen Weiterbildung informieren, PJ-Stellen finden oder Präsentationen zu wichtigen gastroenterologischen Themen herunterladen. Mit der Tauschbörse Lehre ist ein Portal entstanden, das den Austausch von hervorragendem Lehrmaterial unter den Lehrenden in der Gastroenterologie ermöglicht. Hinzu kommen die jährlich vergebenen, zahlreichen Preise und Promotionsstipendien, mit denen die DGVS besonders den wissenschaftlichen Nachwuchs fördert.

Diese Aktivitäten haben dazu beigetragen die Mitgliederzahlen der DGVS, und dabei insbesondere die Anzahl junger Mitglieder unter 35 Jahren, deutlich zu steigern. Die DGVS hat aktuell fast 7000 aktive Mitglieder (Abb. 12.1).

Eine Hauptaufgabe der Fachgesellschaft ist es, neue Erkenntnisse zur Diagnostik und Therapie evidenzbasiert zu evaluieren und Empfehlungen an behandelnde Ärztinnen und Ärzte sowie PatientInnen zu geben. *Die DGVS hat 28 hochwertige, evidenzbasierte Leitlinien erarbeitet,* die kontinuierlich aktualisiert werden und mit denen eine Implementierung wissenschaftlicher Erkenntnisse in die klinische Praxis unmittelbar gewährleistet ist (siehe Anhang). Der Gastroenterologie ist es ein wichtiges Anliegen, ihre Wissensbasis möglichst umfassend auch jungen Ärzten und Wissenschaftlern zur Verfügung zu stellen. Aus diesem Grunde sind alle Leitlinien der DGVS nicht nur über die DGVS-Homepage frei verfügbar, sondern werden auch in andere Wissensdatenbanken integriert. Dieses Ziel wird derzeit in einer Kooperation mit dem insbesondere von Studierenden viel genutzten Portal Amboss umgesetzt.

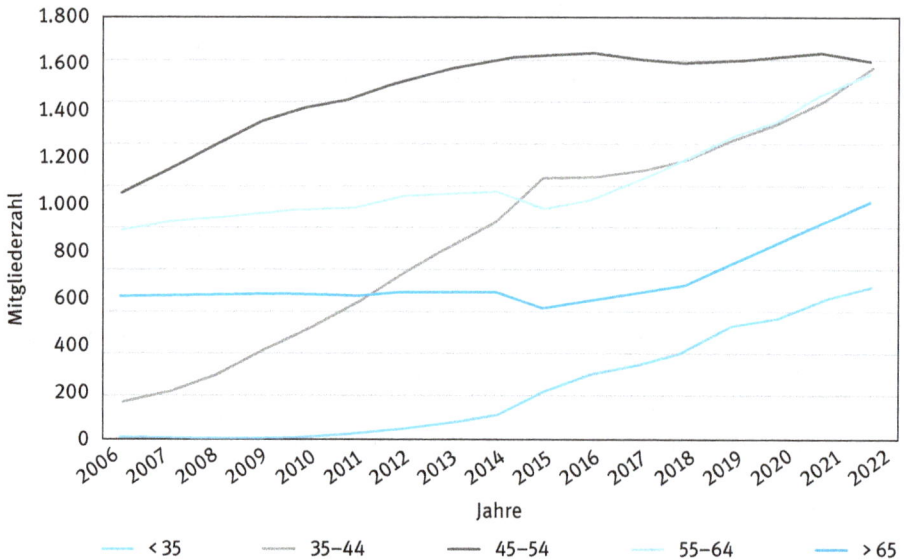

Abb. 12.1: Entwicklung der Mitgliederzahlen der DGVS.

Organ der Fachgesellschaft ist die *Zeitschrift für Gastroenterologie*. Herausgeber*innen und Sektionsleiter*innen werden im Benehmen mit dem Vorstand der Fachgesellschaft benannt. Die Zeitschrift erhält jedes Mitglied der Fachgesellschaft. Leitlinien und andere Mitteilungen der Gesellschaft werden hier publiziert. Die Fachgesellschaft fördert den wissenschaftlichen Diskurs in mehr als 20 *Arbeitsgemeinschaften* zu allen Themen des Fachgebietes. Berufspolitische Fragen zur Umsetzung neuer Therapien erfolgen in Kommissionen und Task Forces, die vom Vorstand entsprechend kurzfristig besetzt werden.

Zukunftsperspektiven

Ein besonderes Merkmal gastroenterologischer Erkrankungen ist die Kaskade chronische Entzündung, Fibrose (Vernarbung) mit entsprechendem Funktionsausfall des betroffenen Organs bis hin zur malignen Entartung (Krebsentstehung). Beispiele hierfür sind die Fettleberhepatitis, die chronisch-entzündlichen Darmerkrankungen oder auch die Entzündung der Bauchspeicheldrüse (Pankreatitis). All diese Erkrankungen können unbehandelt zu Krebserkrankungen in den entsprechenden Organen führen (Leberkrebs, Darmkrebs, Bauchspeicheldrüsenkrebs). Der Verlauf dieser Kaskade wird durch genetische Faktoren und/oder Umweltfaktoren sowie den Lifestyle (Ernährung, Alkohol, Bewegung) unmittelbar beeinflusst.

Über die Leber-Darm-Achse steuert der Magen-Darm-Trakt direkt den Energiehaushalt des Körpers. *Daher haben Veränderungen in der Homöostase des Gastroin-*

testinaltrakts (z. B. Fehlernährung, chronische Entzündungsvorgänge, Veränderungen der Darmflora) einen unmittelbaren Einfluss auf andere Krankheitsbilder. Dies gilt unter anderem für Diabetes, Herz-Kreislauf-Erkrankungen oder neurologische Erkrankungen. Zusammenfassend kommt damit dem Magen-Darm-Trakt die entscheidende „Gate-keeper-Funktion" für die menschliche Gesundheit in einer sich rasant verändernden Industriegesellschaft zu.

Daher trägt gastroenterologische Forschung unmittelbar zum Verständnis organspezifischer und organ-übergreifender Mechanismen sowie zum Verständnis der Kommunikation zwischen den verschiedenen Organen des Körpers bei. Dies hat unmittelbar Einfluss auf die Implementierung neuer, gezielter, aber auch übergreifender Therapieprinzipien. Darüber hinaus können durch neue molekulare Erkenntnisse Rückschlüsse auf neue Präventionsstrategien gezogen werden. Aufgrund der Relevanz gastroenterologischer Wissenschaft für die Erforschung neuer organ-übergreifender pathophysiologischer Konzepte, stellt die Gastroenterologie ein zentrales Fach dar, um integraler Bestandteil übergreifender wissenschaftlicher Netzwerksstrukturen zu sein.

Ein besonderes Anliegen der DGVS ist der Aufbau einer Präventionsstruktur für Deutschland. Die Medizin der letzten Jahrzehnte ist vor allem durch eine Kultur des Reparierens auf der Endstrecke des Lebens gekennzeichnet. Die meisten Kosten im Gesundheitssystem fallen in den letzten zwölf Monaten des Lebens an. Innovative Ansätze in einer alternden Gesellschaft müssen früher ansetzen und darauf abzielen, rechtzeitig mögliche Krankheitsrisiken zu erkennen und diese gezielt über Maßnahmen der Primär- und Sekundärprävention zu verhindern. Die Gastroenterologie hat über die Einführung der Koloskopie, die Hepatitis B-Impfung oder die Heilung der Hepatitis C schon wichtige Präventionsmaßnahmen klinisch implementiert, die Erfolgsgeschichten sind.

Um diese erfolgreichen Ansätze weiter auszubauen, fordert die DGVS die Etablierung eines übergreifenden Nationalen Präventionszentrums (NPZ) unter Einbindung möglichst vieler Partner. Das NPZ soll modular aufgebaut sein, um – beginnend mit einer Kernstruktur – kontinuierlich eine wissenschaftliche Netzstruktur zu entwickeln, die dann zu neuen Präventionsansätzen im Sinne des Patienten und der gesamten Gesellschaft (medizinisch und ökonomisch) führt. Initial könnte dabei eine Vernetzungsstruktur gemeinsam mit den bestehenden Deutschen Gesundheitszentren gebildet werden, wobei im Verlauf weitere Partner wie Krankenkassen, Patienten- und Sozialverbände, Schulen, Apotheken, Psychologen und andere eingebunden werden sollten, um darüber eine direkte Interaktion von der Forschung bis zum Patienten zu erreichen. Daher fordert die DGVS hier die nachhaltige Unterstützung der Politik, um das Konzept des Nationalen Präventionszentrums zum Wohle der Patienten implementieren zu können.

Weiterführende Literatur

Deutsche Forschungsgemeinschaft (DFG). Gepris Datenbank. http://gepris.dfg.de/gepris, letzte Abfrage 04.04.2023.

Gemeinsamer Bundeszuschuss. Innovationsfondprojekte. https://innovationsfonds.g-ba.de/projekte/, letzte Abfrage 04.04.2023 .

13 Gastroenterologie in der Niederlassung

Ulrich Tappe

Rahmenbedingungen der ambulanten Gastroenterologie

Die Gastroenterologie als Teilgebiet der Inneren Medizin ist ein Fach, welches in weiten Teilen im Hinblick auf Diagnostik und Therapie ambulant zu erbringen ist. Gerade in der letzten Zeit wurde über das MDK-Reform-Gesetzt das Thema ambulant vor stationär wieder angestoßen. Nach der Ärztestatistik der Bundesärztekammer für das Jahr 2021 sind von den 4234 verzeichneten gastroenterologisch Berufstätigen aktuell 1587 (37 %) im ambulanten und 2498 (58 %) im stationären Bereich beschäftigt [1]. Während die Zahl der ambulant Tätigen steigt, zeichnet sich allerdings auch in der vertragsärztlichen Versorgung ein zunehmender Trend zum Angestelltenverhältnis ab. So ist gut ein Drittel der Ärztinnen und Ärzte in der ambulanten Versorgung bereits in einer Anstellung. Sicherlich ist diese Entwicklung auch der Frage nach Vereinbarkeit von Familie und Beruf geschuldet. Hemmnisse für eine weitere Entwicklung der vertragsärztlichen Versorgung sind die Bedarfsplanung und Budgetierung des Honorars.

Endoskopie

Die allermeisten der gastroenterologischen Basis-Endoskopie-Untersuchungen wie Gastroskopie und hohe Koloskopie werden im ambulanten Bereich in der Niederlassung erbracht. 2002 wurde das organisierte Darmkrebs-Screening eingeführt, wobei seit April 2019 das Alter für Männer auf 50 Jahre abgesenkt wurde, während für Frauen weiterhin die Vorsorgekoloskopie mit 55 Jahren von den Krankenkassen vergütet wird. Seit Juli 2019 wurde dann noch für die Vorsorgekoloskopie ein Einladungsverfahren ergänzt. Aus den Zahlen der KBV lassen sich dabei über die letzten Jahre ca. 1,8 Millionen ambulant im Kassenarztsystem erbrachte Koloskopien im Jahr dokumentieren (GOP 13421 und GOP 01741), davon sind ca. 500.000 Vorsorgekoloskopien (GOP 01741). Damit haben die niedergelassenen Gastroenterologen in der Versorgung der Bevölkerung in Deutschland eine zentrale Rolle in der Prävention und Diagnostik von Darmerkrankungen. Durch die derzeitige Entwicklung des Kataloges Ambulantes Operieren (§ 115b SGB V) ist zu erwartet, dass auch weitere interventionelle endoskopische Leistungen in der ambulanten Versorgung abgebildet werden. Voraussetzung ist allerdings auch hier eine dem Aufwand entsprechende Honorierung. Schon derzeit besteht ein mangelndes Angebot für ph-Metrie und Manometrie, welche beide als unterfinanzierte Leistungen anzusehen sind und auch die Proktologie wird aus diesen Gründen der nicht ausreichenden Refinanzierung immer weniger im ambulanten Bereich abgebildet.

Betreuung der chronischen Erkrankungen in der Hepatologie und bei CED

Neben der Abklärung abdomineller Beschwerden sind weitere wichtige Betätigungsfelder der ambulanten Gastroenterologie die chronisch entzündlichen Darmerkrankungen und die Hepatologie. Insbesondere durch die Entwicklung neuer Medikationen sind beide Bereichen nahezu gänzlich ambulant geworden. Dies spiegelt sich insbesondere bei den Patienten mit einer chronisch entzündlichen Darmerkrankung (CED) insofern wider. Ca. 85 % der Patienten werden bei niedergelassenen Ärzten und nur etwa 15 % in Krankenhausambulanzen betreut [2].

Diese zentrale Stellung in der Betreuung von chronischen Erkrankungen in der Gastroenterologie ist für die Versorgung der Bevölkerung bedeutend. Nur so kann diese Betreuung einigermaßen flächendeckend angeboten und durchgeführt werden. Im ambulanten Bereich der niedergelassenen Gastroenterologen gibt es genauso wie im stationären Bereich eine breite Fächerung von eher allgemein gastroenterologisch aufgestellten Praxen bis hin zu hochspezialisierten Praxen, die in der Hepatologie oder im CED-Bereich als tertiäre Ansprechpartner für komplexe Erkrankungen tätig sind. Die Vertretung aller dieser niedergelassenen Gastroenterologen erfolgt durch den „Berufsverband Niedergelassener Gastroenterologen Deutschlands (bng e. V.)", in dem über 1300 Gastroenterologen organisiert sind und der damit den überwiegenden Anteil aller niedergelassenen Gastroenterologen repräsentiert.

Ein weiteres wichtiges Feld ist die Teilnahme an Projekten und Untersuchungen im Rahmen der Versorgungsforschung, die bezüglich der erforderlichen großen Fallzahlen durch die Beteiligung der niedergelassenen Gastroenterologen so auch flächendeckend durchgeführt werden können. Zusätzlich nehmen aber auch viele der spezialisierten Praxen im Bereich Hepatologie und CED an Zulassungsstudien nach dem AMG der Phase II und III teil. Mitglieder des bng sind regelmäßig an der Erstellung von Leitlinien der DGVS beteiligt.

Refinanzierung der „sprechenden Medizin"

Ein Problem in der vertragsärztlichen Versorgung durch niedergelassenen Gastroenterologen ist die fehlende Refinanzierung der sprechenden Medizin. Während technischen Leistungen noch einigermaßen kostendeckend dargestellt werden können, ist dieses bei der Versorgung von chronischen Erkrankungen nicht der Fall. Hier bemüht sich der Berufsverband seit Jahren, auch die sprechende Medizin kostendeckend für die niedergelassenen Gastroenterologen im EBM verankert zu bekommen. Nur durch eine entsprechende Refinanzierung der sprechenden Medizin im EBM wird es auch in Zukunft möglich sein, diese wichtige und hochqualifizierte Versorgungsqualität bei CED und Hepatologie in den gastroenterologischen Fachpraxen weiter umsetzen zu können.

Überbrückend wird versucht, die finanzielle Struktur der in der Versorgung von Patienten mit chronischen Erkrankungen in CED und Hepatologie besonders exponierten gastroenterologischen Praxen über Selektivverträge mit den Krankenkassen zu Therapieoptimierungen und besonderen Versorgungslandschaften durch extrabudgetäre Mittel der Kostenträger zu verbessern. In der Zukunft muss aber auch die sprechende Medizin, einschließlich einer möglichen Etablierung einer Delegation von ärztlichen Leistungen durch speziell geschulte Fachassistenzen, entsprechend im EBM dargestellt werden, um die Versorgung der chronisch erkrankten Patienten in der Gastroenterologie langfristig sichern zu können.

Ausblick

Der Bereich der Gastroenterologie beinhaltet ein weites Spektrum der Medizin. Nach dem Konzept „ambulant vor stationär" ist gerade dieses Gebiet geeignet, noch weitere Leistungen in den ambulanten Sektor zu verlagern. Hier sind Kliniker und Vertragsärzte gemeinsam gefordert, Lösungsansätze zu formulieren. Nicht alles, was ambulant möglich ist, wird sich in einer Vertragsarztpraxis darstellen lassen, aber auch nicht alles, was derzeit stationär erfolgt, muss dort verbleiben. Gemeinsame Positionspapiere wurden hier bereits verfasst und veröffentlicht. Für die Versorgung ist es wichtig, dass die Betreuung von Patienten durch eine entsprechende Spezialisierung, z. B. im Bereich CED und Hepatologie, weiter als wichtige Elemente der gastroenterologischen Fachpraxis neben der Endoskopie erhalten bleibt. Das Risiko, sich nur auf eine einigermaßen kostendeckende Honorierung durch die Endoskopie zu stützen, könnte langfristig eine Gefährdung des Bestandspotentials der gastroenterologischen Praxen ergeben.

Literatur

[1] https://www.bundesaerztekammer.de/fileadmin/user_upload/BAEK/Ueber_uns/Statistik/Statistik_2021/2021_Statistik.pdf, Zugriff: 15.03.2023

[2] Bokemeyer B. CED-Behandlung in Deutschland. Der Gastroenterologe. 2007;2:447–455.

Lebendige Erinnerungen gegen das Vergessen

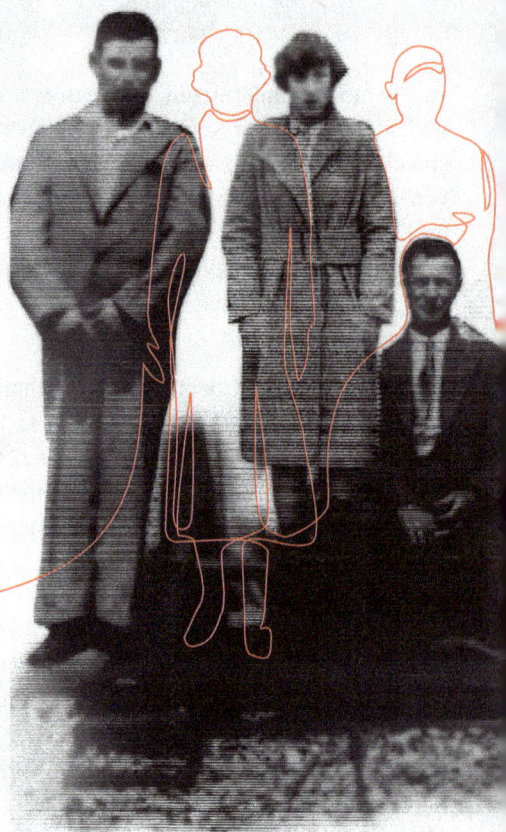

www.dgvs-gegen-das-vergessen.de

Mit der Initiative „Gegen das Vergessen" wurde ein sich kontinuierlich erweiternder Erinnerungsort für die jüdischen Mitglieder, die ab 1933 aus unserer Fachgesellschaft ausgeschlossen, entrechtet, verfolgt, zur Flucht gezwungen oder in Konzentrationslager deportiert wurden, geschaffen.

Damit wir sie und ihre Lebenswege und vielfältigen Beiträge nicht vergessen.
Und damit es sich nicht wiederholt.

Abb. unten: Mitgliederliste 1932/33

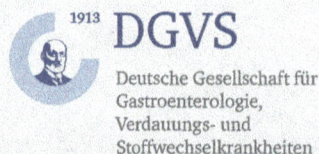

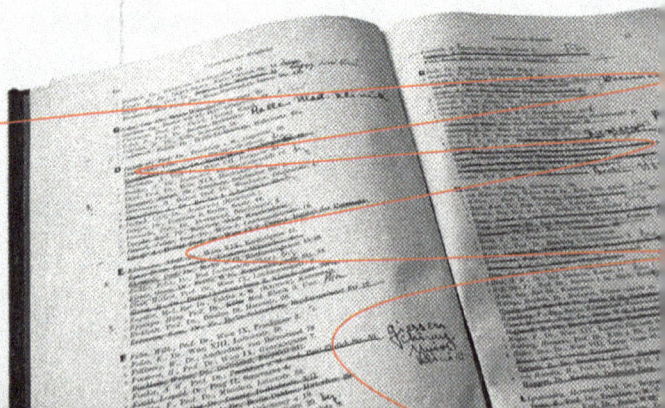

1913 DGVS
Deutsche Gesellschaft für
Gastroenterologie,
Verdauungs- und
Stoffwechselkrankheiten

Eine Erinnerungsarbeit der Deutschen Gesellschaft für Gastroenterologie, Verdauungs- und Stoffwechselkrankheiten

14 Qualitätssicherung in der Gastroenterologie

Ulrike Denzer

Hintergrund

Begriffe wie Qualitätsmanagement (QM) und Total Quality Management (TQM) haben sich nicht primär im Gesundheitswesen entwickelt, sondern stammen aus der Industrie [1]. In den 1990er Jahren wurde dieses Qualitätskonzept auch auf das Gesundheitssystem übertragen. Dabei regelt das SGB V die gesetzliche Verpflichtung zur Teilnahme an einem internen Qualitätsmanagement und zur Beteiligung an der einrichtungsübergreifenden externen Qualitätssicherung (Paragraph 135a SGB V). Die konkrete Ausgestaltung sowohl im ambulanten als auch im stationären Bereich (vertragsärztliche Versorgung und Krankenhäuser) obliegt dem Gemeinsamen Bundesausschuss (G-BA) [2]. Seit 2016 wird der G-BA von dem unabhängigen Institut für Qualitätssicherung und Transparenz im Gesundheitswesen (IQTIG) unterstützt, geregelt nach § 137a SGB V [3]. Aufgaben des IQTIG sind unter anderem die Entwicklung von Instrumenten der Qualitätssicherung, die Darstellung der Versorgungsqualität und die Mitwirkung an deren Umsetzung im Auftrag des G-BA sowie nach dem Krankenhausstrukturgesetz die Entwicklung von „Planungsrelevanten Qualitätsindikatoren" (QIs; § 136 Abs. 1; § 136c Abs. 1 u.2 SGB V). Diese ermöglichen eine vergleichende Bewertung und Übermittlung der Qualitätsergebnisse von Krankenhäusern und von statistischen Auffälligkeiten an die für die Krankenhausplanung zuständigen Landesbehörden und die Landesverbände der Krankenkassen und Ersatzkassen.

Erste Anwendungsbereiche mit definierten QIs sind mittlerweile für Gynäkologische Operationen, Geburtshilfe und Mammachirurgie festgeschrieben. Qualitätssicherungsverfahren im Schnittstellenbereichen zur Gastroenterologie betreffen derzeit die Lebertransplantation und die Cholezystektomie auf Basis der bestehenden S3-Leitlinien.

Zusammen mit weiteren Instrumenten des G-BA zur Qualitätssicherung wie Mindestmengenregelungen und der Richtlinie zur datengestützten einrichtungsübergreifenden Qualitätssicherung wird der Weg zur aktuellen Krankenhausreform des Bundesgesundheitsministerium (BMG) [4] bereitet.

Qualitätssicherung und Qualitätsaspekte in der Gastroenterologie

Die DGVS hat mit dem bestehenden Leitlinienprogramm unter Einbeziehung der beteiligten Fachgesellschaften bereits langjährig einen Grundstein für eine evidenzbasierte und damit auch qualitätsbasierte medizinische Versorgung gelegt. Mit der im Jahr 2017 eingesetzten „Kommission Qualität" mit Vertretern von ALGK, AUG, bng und Sektion Endoskopie unter dem Dach der DGVS wurde die kontinuierliche Arbeit zum Thema implementiert. Die Kommission entwickelte basierend auf den bestehenden Leitlinien definierte QIs für verschiedene gastroenterologische Schwerpunktthemen [5].

Inwieweit QIs für jeden gastroenterologischen Bereich eine klare Vergleichbarkeit der medizinischen Qualität herstellen können, bleibt aufgrund der Komplexität der Krankheitsbilder und der zum Teil langjährigen Verläufe bei chronischen Erkrankungen allerdings zweifelhaft. Die bereits eingesetzten Planungsrelevanten QIs in chirurgischen Bereichen beinhalten meist leichter zu erhebende Parameter aus der Prozessqualität (z. B. Verwendung bestimmter OP-Techniken) und der kurzfristigen Ergebnisqualität (z. B. akute Komplikationsraten). Strukturqualität (wie personelle und apparative Ausstattung) und langfristige Ergebnisqualität (z. B. Adenomrezidivrate und langfristiges Patienten-Outcome), letztere mit aufwändiger und personalintensiver Erhebung, werden methodisch bedingt weniger berücksichtigt. Die höchste Vergleichbarkeit zu chirurgischen Fächern bietet wahrscheinlich die gastroenterologische Endoskopie. Hier wurden im Rahmen der Neuauflage der Leitlinie Qualitätsanforderungen in der Endoskopie in 2023 auch Qualitätsindikatoren mit konkreten Mindestanforderungen für die wesentlichen Prozeduren hinterlegt.

Die Neufassung des Ambulanten Operierens und der Sektorübergreifenden Versorgung nach § 115b aus Januar 2023 beinhaltet ebenfalls Qualitätssicherungsaspekte. Die Umstrukturierung ehemals stationärer in ambulante Eingriffe erfordert strukturelle Veränderungen sowohl räumlich als auch personell. Ambulante therapeutische Eingriffe bedürfen zudem aufgrund des bestehenden Komplikationspotentials einer definierten evidenzbasierten Nachüberwachungszeit und in der unmittelbaren postoperativen Phase zumindest einer telefonischen Nachverfolgung zur Qualitätssicherung (z. B. Komplikationserfassung und Management). Die Kommission Qualität der DGVS hat zusammen mit der Kommission Gesundheitsökonomie in den letzten beiden Jahren Vorschläge für eine sinnvolle Erweiterung des AOP-Katalogs sowie die Schwergraddifferenzierung der AOP-Leistungen erstellt und sich aktiv in den Prozess der Ambulantisierung eingebracht [6]. Trotz und wegen der aktuellen unzureichenden Bedingungen des neuen AOP-Vertrags (unzureichende Erlössituation, unzureichende Kontextfaktoren für die stationäre Aufnahme vorerkrankter oder sozial nicht versorgter Patienten und damit drohende Versorgungslücke) [7] bleibt die DGVS aktiv im Gespräch u. a. mit der Deutschen Krankenhausgesellschaft.

Nicht zuletzt mit der Reform der Krankenhausstruktur nach Versorgungsstufen (Level I–III), deren Umsetzung die Bunderegierung für 2024 plant, kommt auf die medizinischen stationären Einrichtungen eine grundlegende fachübergreifende Neuordnung unter Aspekten der Struktur-, Prozess- und Ergebnisqualität zu [4]. Neben definierten Vorgaben in der Stukturqualität ist geplant, jedem Level ein System von Leistungsgruppen bestehend aus ICD- und OPS-Codes mit Mindestvorgaben zur Vorhaltung zuzuordnen. Hier sind die Fachgesellschaften aufgefordert, sich weiter aktiv an den Leistungsgruppendefinitionen zu beteiligen. Zusammen mit den bereits implementierten Vorgaben zur Qualitätssicherung wie der Mindestmengenregelung in der Chirurgie ist für die Gastroenterologie eine mögliche Differenzierung der Leistungen zwischen den stationären Versorgungs-Leveln denkbar. Die DGVS als berufspolitische Vertretung der Gastroenterologinnen und Gastroenterologen mit Vertreterinnen und Vertretern von AUG, ALGK und BNG wird sich hier aktiv einbringen.

Literatur

[1] Pasche F, Schrappe M. Qualtitätsmanagement: Begriffe und Konzept. Medizinische Klinik 2001;96:497–502.

[2] www.g-ba.de/themen/qualitaetssicherung, Zugriff: 15.03.2023.

[3] www.iqtig.org/das-iqtig, Zugriff: 15.03.2023.

[4] www.bundesgesundheitsministerium.de/themen/gesundheitswesen/krankenhausreform.html, Zugriff: 15.03.2023.

[5] Leifeld L, et al. Quality management in the field of gastroenterology – Proposals of the Quality Commission of the German Society of Gastroenterology, Digestive and Metabolic Diseases (DGVS) for Outpatient and Inpatient Quality Assurance. Z Gastroenterol. 2021;59(7):665–676. doi: 10.1055/a-1451-6350. Epub 2021 Jul 12.

[6] www.dgvs.de/versorgung/gesundheitspolitik/sektoruebergreifende-versorgung/, Zugriff: 15.03.2023.

[7] www.dkgev.de/themen/finanzierung-leistungskataloge/ambulante-verguetung/ambulantes-operieren-115b-sgb-v/, letzter Zugriff: 13.05.2023.

Anhang

Leitlinien der DGVS

Stand: Juni 2023

Leitlinie	Erscheinungsjahr	Status
Oberer Gastrointestinaltrakt		
Helicobacter pylori	2009, 2016, 2022	Gültig bis 04/2027
Refluxkrankheit	2005, 2014, 2023	Gültig bis 06/2027
Zöliakie	2014, 2021	Gültig bis 10/2026
Unterer Gastrointestinaltrakt		
Chronische Obstipation	2013, 2022	Gültig bis 10/2026
Colitis ulcerosa	2011, 2018, 2019, Addendum 2020, 2023	Gültig bis 06/2023
Divertikelkrankheit	2014, 2021	Gültig bis 10/2026
Intestinale Motilitätsstörungen	2011, 2021	Gültig bis 03/2026
Morbus Crohn	2008, 2011, 2014, 2021	Gültig bis 07/2026
Reizdarmsyndrom	2011, 2021	Gültig bis 03/2026
Leber, Galle, Pankreas		
Akute und Chronische Pankreatitis	2012, 2021	Gültig bis 04/2026
Autoimmune Lebererkrankungen weitergeführt als S3-LL LeiSe LebEr (siehe Innovationsfondprojekte)	2017	Wird aktualisiert
Behandlung von Gallensteinen	2007, 2018	Wird aktualisiert
Hepatitis B	2007, 2011, 2021	Gültig bis 06/2026
Hepatitis C	2009, Addenda 03/2014, 06/2014, 09/2014, 02/2015, 01/2018, Addendum 01/2020	Wird aktualisiert
Addendum Hepatitis D	05/2023	Gültig bis 05/2028
Komplikationen der Leberzirrhose	2011, 2018	Gültig bis 11/2023
Lebertransplantation	2023	Gültig bis 12/2027
Nichtalkoholische Fettlebererkrankungen	2015, 2022	Gültig bis 09/2026
Versorgung von Lebertransplantierten während der COVID-19 Pandemie	2021, 2022	Wird aktualisiert

(fortgesetzt)

Leitlinie	Erscheinungsjahr	Status
Maligne Erkrankungen des Gastrointestinaltrakts		
Exokrines Pankreaskarzinom	1999, 2001, 2006, 2013, 2021	Living Guideline
Hepatozelluläres Karzinom	1999, 2013, 2021, 2022	Living Guideline
Kolorektales Karzinom	2004, 2008, 2013, 2014, 2017, 2019	Living Guideline
Magenkarzinom	2002, 2004, 2012, 2019	Living Guideline
Neuroendokrine Tumore	2018	Living Guideline
Ösophaguskarzinom	2015, 2018, 2021, Addendum 2022, vor. 2023	Living Guideline
Infektionen		
Gastrointestinale Infektionen und Morbus Whipple	2015, 2023	Gültig bis vor. 12/2028
Notfälle		
Gastrointestinale Blutungen	2017, Addendum 2022	Wird aktualisiert
Gastrointestinale Endoskopie		
Qualitätsanforderungen in der gastrointestinalen Endoskopie	2015	Wird aktualisiert
Sedierung in der gastrointestinalen Endoskopie	2008, 2015, 2023	Gültig bis 04/2027

Stichwortverzeichnis